# Gesundheit als Wandlungsfähigkeit

Hans-Martin Rieger

# Gesundheit als Wandlungsfähigkeit

Viktor von Weizsäckers Beitrag zu einer
kritischen Medizintheorie

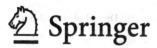 Springer

Hans-Martin Rieger
apl. Professor für Systematische
Theologie und Ethik
Friedrich-Schiller-Universität Jena
Jena, Deutschland

Unterstützt mit einem Druckkostenbeitrag der Reformierten Kirchen Bern-Jura-Solothurn

ISBN 978-3-662-67121-4        ISBN 978-3-662-67122-1   (eBook)
https://doi.org/10.1007/978-3-662-67122-1

Die Deutsche Nationalbibliothek verzeichnet diese Publikation in der Deutschen Nationalbibliografie; detaillierte bibliografische Daten sind im Internet über http://dnb.d-nb.de abrufbar.

Planung/Lektorat: Frau Renate Scheddin
Springer ist ein Imprint der eingetragenen Gesellschaft Springer-Verlag GmbH, DE und ist ein Teil von Springer Nature.
Die Anschrift der Gesellschaft ist: Heidelberger Platz 3, 14197 Berlin, Germany

# Einleitung

Die Begriffe der Gesundheit und der Krankheit sind zentrale Orientierungsbegriffe der Medizin und des Gesundheitswesens. Beide sind umstritten, doch auf
unterschiedliche Weise: Die „Gesundheitsgesellschaft" des 21. Jahrhunderts ist
gekennzeichnet durch die Hochschätzung der Gesundheit und der Erwartung ihrer
Machbarkeit. Die Pluralität und Heterogenität der Gesundheitsbegriffe fügen sich
diesem Trend, sie kommen ihm geradezu entgegen. Eine diffuse Begriffssemantik
erlaubt es einer Vielzahl gesellschaftlicher und wirtschaftlicher Akteure und
Bestimmungsgrößen, sich auf „Gesundheit" beziehen, sich dadurch legitimieren
oder empfehlen zu können. Was das Label „gesund" trägt, gilt per se als wertvoll
und erstrebenswert. Für das Medizinsystem hingegen ist ein abgrenzbarer Krankheitsbegriff konstitutiv, er definiert seine Zuständigkeit und damit das Feld ärztlichen Handelns. Die Inanspruchnahme einer ärztlichen Behandlung setzt eine
vom kranken Menschen selbst in der Regel als Not empfundene Störung voraus.
Diese Störung muss sich mit generalisierbaren pathologischen Erklärungs-
mustern wissenschaftlich erfassen lassen. Die Objektivierung einer physischen
oder psychischen Funktionsstörung ermöglicht beides, eine Distanzierung des
Betroffenen von seiner Krankheit und eine erstattungsfähige ärztliche Behandlung.
Erkauft ist diese Objektivierung dadurch, dass das kranke Individuum selbst als
Subjekt mit dem ihm eigenen Erleben und der ihm eigenen Lebensgeschichte gar
nicht mehr vorzukommen braucht. Dessen drängende Fragen „Warum gerade ich?
Warum gerade jetzt?" zu beantworten gehört vielfach nicht mehr zum Aufgabenbereich naturwissenschaftlicher Medizin. Diese hat Fragen nach dem persönlichen
Krankheitserleben und dem persönlichen Umgang mit einer Krankheit weitgehend ausgelagert und der (Bewältigungs-) Psychologie oder Selbsthilfegruppen
zur Bearbeitung überlassen. Dass die neuere Präzisions- und Prädiktionsmedizin
diese Fragen nun mittels naturwissenschaftlicher Objektivierung auf ihre Weise
selbst zu beantworten antritt, ändert an diesem Befund wenig. Es zeigt vielmehr
die Stringenz, mit der ein Beschreibungssystem auch existentielle Fragen system-
konform zu decodieren vermag, ohne sie dadurch stillstellen zu können.[1] Das
Grundproblem bleibt: Eine Krankheit ist häufig nicht nur eine Funktionsstörung
und damit häufig nicht nur ‚etwas‘, das sich prognostizieren, beseitigen oder

---

[1] Borck (2018); vgl. Woopen (2011).

beheben ließe. Eine Krankheit betrifft zugleich ein Individuum, in dessen Lebensgeschichte sie eingefügt ist und das mit ihr umgehen muss. Sie als ‚etwas' vom eigenen Ich fernhalten zu wollen, könnte sich als Irrtum erweisen.

Es sind also auch und gerade die Phänomene des Lebens, die Fragen nach den angemessenen Begriffsfassungen von Gesundheit und Krankheit aufwerfen: Eine Maschine ist bei Funktionsstörungen oder -ausfällen in der Regel defekt, während ein Mensch auch mit Krankheit gesund sein kann. Er kann offenbar Verluste kompensieren bzw. sich ihnen anpassen. Haben Gesundheit und Krankheit dann nicht schon unmittelbar mit individueller Bewältigungsfähigkeit zu tun? Und selbst bei erfolgreicher Behebung der Störung: Ist die Gesundheit nach einer Erkrankung dieselbe wie diejenige Gesundheit vorher? Liegt hier eine Wiederherstellung eines vormaligen Zustands vor oder müsste die Bezogenheit auf einen individuellen Lebenslauf nicht doch auch anderes in Betracht ziehen? Inwiefern hat die Gesundheit im Alter auch mit der Fähigkeit zur Anpassung oder zur Veränderung zu tun? Inwiefern müssten auch die Endlichkeit und die Verletzlichkeit des Menschen Berücksichtigung finden? Und wieder anders: Inwiefern sind Gesundheit und Krankheit von der Erreichbarkeit individueller Lebensziele und vom sozialen Umfeld abhängig, sodass auch von dieser Seite her ein und dieselbe Funktionsstörung unterschiedliche Menschen höchst unterschiedlich betreffen kann?

Wie zu sehen sein wird, kann auch ein latent mechanisches Verständnis von Krankheit (‚Störung') und Gesundheit (‚Gleichgewicht', ‚Anpassung') nicht verdecken, dass die begrifflichen Fassungen jeweils von Hintergrundannahmen und -vorstellungen abhängig sind, die anthropologisch und medizintheoretisch reflektiert zu werden verdienen. Insbesondere für das Medizinsystem gilt: *Medizin benötigt eine Medizintheorie und ein anthropologisches Konzept, um sich als Wissenschaft selbstständig konstituieren zu können und um dem Einfluss von Vorstellungen und Kategorien anderer gesellschaftlicher Akteure und Bestimmungsgrößen kritisch begegnen zu können. Letztes gilt auch im Blick auf andere Wissenschaftsdisziplinen.*

Diese These erklärt bereits, warum die vorliegende Untersuchung von der Frage nach angemessenen Gesundheits- und Krankheitsbegriffen zur Frage nach den wissenschaftlichen Grundlagen der Biologie weiterführt und solches schließlich im Rahmen der Fragestellung einer kritischen Medizintheorie erörtert. Sie benennt zugleich ein grundlegendes Anliegen des Neurologen und späteren Ordinarius für allgemeine klinische Medizin *Viktor v. Weizsäcker (1886–1957).* Seine Konzeption steht im Mittelpunkt dieser Untersuchung. Unbeschadet des zeitlichen Abstands lassen sich ihr bedeutsame Forschungsimpulse im Blick auf gegenwärtige gesundheitstheoretische und medizintheoretische Fragen entnehmen.

Weizsäckers Arbeit vollzog sich zumindest teilweise im zeitgenössischen Kontext der Diskussionen um die neue (Quanten-) Physik. Auch sie ließ die Übernahme naturwissenschaftlicher Kategorien in Biologie und Medizin zum Problem werden. Die Physik hatte auf ihre Weise das Subjekt in die Beobachtung eingeführt und die Kategorien des klassischen Weltbilds (Raum, Zeit, Kausalität) einer Revision unterzogen. Die Medizin hingegen, der noch viel mehr an einer Berücksichtigung des menschlichen Subjekts liegen musste, drohte der Versuchung zu erliegen, diesbezüglich alles beim Alten zu belassen. Dabei hätte sie ebenso wie die Biologie nun alle Freiheit dazu gehabt, diese Aufgabe auf ihre Weise anzugehen, sprich: naturwissenschaftliche Kategorien nicht einfach auf das Leben im Allgemeinen und den Menschen im Besonderen zu übertragen, sondern mittels Grundlagenforschung zu einer eigenen Begriffs- und Methodenrevision zu gelangen. In den 1920er Jahren beispielhaft diskutiert wurde diese Herausforderung im Zusammenhang des klassischen Reiz-Reaktions-Schemas in Physiologie und Psychologie. Seinem Ungenügen bei einer Anwendung auf ein Lebewesen kam man auch mit allerlei Hilfshypothesen immer weniger bei.

Es war E. Cassirer, der wie kaum ein anderer Wissenschaftsphilosoph diese kontextuelle Herausforderung selbst durchlebte und auch zu benennen verstand:

> „Die moderne Physik hat sich den Fesseln, die die ‚mechanische Weltanschauung' ihr auferlegte, mehr und mehr entzogen und ein anderes und neues Erkenntnis-Ideal ausgebildet. Damit aber rückt auch ihre Beziehung zur Biologie in ein neues Licht. Die Physik darf, ihrer eigenen Selbständigkeit gewiß, nun auch der Biologie eine weit größere Selbständigkeit zugestehen, als es zuvor der Fall war; denn sie gewährt ihr damit nur ein Recht, das sie in ihrer eigenen Kritik und in ihrer Reform des klassischen Systems ständig für sich selbst in Anspruch nehmen mußte."[2]

In diesem Kontext gehört also das programmatische Anliegen Weizsäckers, wissenschaftliche Medizin habe die „mechanomorph" aufgestellten Kategorien, welche die nachklassische theoretische Physik bereits hinter sich gelassen habe, nun auf ihrer Weise zugunsten von „biomorph" aufgestellten Kategorien zu überschreiten.[3] Der sich etablierenden Psychosomatik gab er deshalb die Warnung mit auf den Weg, dass ohne eine solche wissenschaftliche Grundlagenrevision die Gefahr bestünde, neuen Wein in alte Schläuche zu füllen.[4] Mit dieser Warnung ist man auch wieder bei den bereits erwähnten Herausforderungen angelangt, den Bedingungen für eine angemessene Begriffs- und Modellbildung von Gesundheit und Krankheit Beachtung zu schenken.

Die vorliegende Untersuchung lädt dazu ein, zunächst über diese Herausforderungen nachzudenken. Nach einem ersten Überblick über allgemeine Krankheitsdefinitionen und Gesundheitskonzeptionen wird nach den Mindestbedingungen eines menschenangemessenen Begriffs von Gesundheit gefragt. Vieles lässt sich hier phänomenologisch explizieren und plausibilisieren. Die Untersuchung lädt dann aber ebenso dazu ein, einen weiteren Weg des Nachdenkens bis zur biologischen und anthropologischen Grundlagenreflexion kritisch mitzugehen.

---

[2] Cassirer (1957), 217.

[3] Weizsäcker, Einleitung zur Physiologie der Sinne (1926), GS 3, 396.

[4] Über psychosomatische Medizin (1952), GS 6, 517 – eine Anspielung auf einen biblischen Spruch: Lukas 5,37.

Für Weizsäcker selbst ist dieses Weitergehen zu einer Grundlagenreflexion in seinem vielzitierten Schlagwort einer „Einführung des Subjekts in die Medizin" bereits angelegt. Wir werden sehen, dass dieses Schlagwort einen größeren Horizont an Fragen aufreißt (Kap. 5). Es verweist zunächst wohl auf die grundlegende Bedeutung des individuellen Umgangs für die Gesundheit oder Krankheit eines Menschen. Und es verweist zunächst ebenso auf die grundlegende Bedeutung der erstpersonalen Wahrnehmung eines Patienten bzw. einer Patientin für die Anamnese und Pathogenese einer Krankheit. Weizsäckers Programm einer „Einführung des Subjekts in die Medizin" kann in dieser Hinsicht weitgehender Zustimmung sicher sein. Doch es geht bei diesem um einiges mehr: Es geht um eine Umstellung des biologischen und medizinischen Denkens auf die Grundstruktur des Verhältnisses eines Organismus bzw. eines leiblichen Subjekts zu seiner Umwelt. Innerhalb dieses Verhältnisses kommt Gesundheit als lebensgeschichtlich eingebettete Kohärenz oder Responsivität zu stehen. Im Blick auf diese Grundstruktur besteht eine beachtliche Übereinstimmung mit dem Werk des Neurologen K. Goldstein. Anders als für diesen stellt für Weizsäcker allerdings die Erforschung des physiologischen Funktionswandels den entscheidenden Hebel dar, um zu den Ermöglichungsbedingungen der Subjektivität zu gelangen und diese mit empirisch-wissenschaftlichen Mitteln erforschen und explizieren zu können. Damit ließ sich für ihn auch das Schlagwort von der neuronalen „Plastizität", das in der damaligen Forschungsdiskussion seinen Ursprung hat, genauer bestimmen und nach seiner Brauchbarkeit für den Diskurs über Gesundheit und Krankheit befragen.

Die vorliegende Untersuchung vereint ein geschichtliches *und* ein gegenwartsbezogenes medizin- und gesundheitstheoretisches Interesse. Beide werden methodisch allerdings unterschieden und reflektiert aufeinander bezogen. Die Untersuchung tritt deshalb der Versuchung entgegen, Weizsäckers Werk als hochreflektierte, aber doch auch reichlich kryptische Theoriebildung eines schwäbischen Grüblers der Vergangenheit zu überantworten.[5] Sie tritt aber ebenso der Versuchung entgegen, Weizsäckers Werk als Kopiervorlage für eine medizin- oder gesundheitstheoretische Grundlegung der Gegenwart zu empfehlen. Um bereits an dieser Stelle Rechenschaft über den vorausgesetzten Zugang zu geben: Ich halte es für geraten, zwischen *Forschungsimpuls* und *Forschungsbestand* zu unterscheiden.[6] An Beispielen wird eine solche Unterscheidung recht schnell klar: Klassiker der Philosophie wie Kant oder Husserl, Klassiker der Psychologie wie Freud oder Klassiker der Physik wie Einstein oder Heisenberg sind vom Forschungsbestand her (freilich: in unterschiedlicher Weise) überholt, zugleich vermögen ihnen immer wieder Forschungsimpulse abgewonnen zu werden, die gegenwärtige Forschung anregen, mitunter sogar verändern können. In manchen Fällen machen sie auf Ungelöstes und Uneingelöstes, in manchen Fällen auf

---

[5] Gadamer (2018), 111, verstand die kryptische Gedankenbildung seines älteren Heidelberger Kollegen offenbar zeitlebens als positive Herausforderung.

[6] Vgl. Waldenfels (2019), 13.

Grundprobleme aufmerksam, in manchen Fällen lassen sich ihnen bei entsprechender Übersetzung bereits konzeptionelle Alternativen entnehmen.

Für Weizsäcker gilt dies alles in besonderer Weise: Dass er als Klassiker der neueren Medizingeschichte weitgehend in Vergessenheit geraten ist, hat wohl auch damit zu tun, dass sich bei ihm eine hochreflektierte und doch auch praxisnahe Theoriebildung hinter einer schwer durchsichtigen Gedanken- und Sprachwelt verbirgt. Es hat sicher aber auch damit zu tun, dass medizintheoretische und anthropologische Reflexionen sowohl in der Medizin als auch in den Gesundheitswissenschaften ein Schattendasein führen. Das betrifft mittlerweile auch die psychosomatische Medizin.[7] Weizsäckers kritische Feststellung, dass „die gegenwärtige Medizin eine eigene Lehre vom kranken Menschen nicht besitzt",[8] fand im Standardwerk der Psychosomatik von Th. v. Uexküll / W. Wesiack in einer anthropologischen Grundlegung noch eine eigenständige Antwort. In der jüngsten Ausgabe des „Uexküll" wurde die vormalige zeichen- und systemtheoretisch gefasste Grundlegung gestrichen.[9]

Die Unterscheidung zwischen Forschungsimpuls und Forschungsbestand bietet die Gelegenheit, Weizsäckers Konzeption als Gesprächsanregung für gegenwärtige Medizin- und Gesundheitsdiskurse ernst zu nehmen bzw. wieder neu zu entdecken. Ich skizziere zunächst in groben Umrissen, was in diesem Werk selbst für eine solche Erwartung spricht, ehe ich dann einen Überblick über die folgenden Kapitel gebe.

Die Überzeugung, dass Weizsäckers Arbeiten bemerkenswerte Forschungsimpulse für gegenwärtige Fragestellungen enthalten, führt zurück auf eine methodische Unterscheidung, die dieser selbst für seine Forschung vornahm. Strukturanalog liegt diese Unterscheidung auch den Konzeptionen von Goldstein oder Merleau-Ponty zugrunde. Es geht um die Unterscheidung zwischen einer Forschung, die sich auf Vorgänge *im* Organ richtet, und einer Forschung, die sich auf eine Leistung *des* Organs im Verhältnis zu seiner Umwelt richtet. In Weizsäckers eigenen Worten:

> „Es gibt also zwei Wege, die sich keineswegs ausschließen. Auf dem einen sucht man die *Vorgänge* im Organ selbst als materielle unmittelbar oder mittelbar aufzudecken (Physiologie). Auf dem anderen sucht man die *Leistungen* des Organs für das Sehen zu erforschen […] Die Erfolge müssen entscheiden, ob im Wettlauf der Wissenschaften der eine oder der andere Weg einen Vorsprung gewinnt, und auch der Nutzen für die Medizin kann auf jedem der beiden Wege sich früher einstellen: entweder indem wir etwas von der Funktion *im* Organ oder indem wir etwas von der Leistung *des* Organs erfahren.

---

[7] Vgl. aber Henningsen (2021), insbesondere Frick (2009).

[8] Der Arzt und der Kranke (1926), GS 5, 12.

[9] Ich rede von der 8. Auflage von 2016 (Studienausgabe 2018): In den vorigen Auflagen stellte die theoretische Grundlegung von Üexküll / Wesiack gleichsam das Eingangstor des Werkes dar. In der neuen Auflage wurde die Forderung nach einer Anerkennung des Subjekts auf den Kontext des Arzt-Patientengesprächs zurückgenommen (2018, 7–9). Köhle bietet eine elaborierte Interpretation der Semiotik von Ch. Peirce allerdings dann im Rahmen des Kapitels „Sprechen mit unheilbar Kranken" (2018, 305 ff.).

Handelt es sich nun aber um ‚psychosomatische Beziehungen‘, dann hat das letztere, die Leistung des Organs offenbar einen Vorzug, insofern sie von vornherein das Organ nicht nur in seinem inneren Betrieb, sondern nach seiner die Umwelt mit dem Subjekt verknüpfenden Bedeutung erfasst, ohne erst eine befriedigende Erkenntnis des physiologischen Geschehens abwarten zu müssen."[10]

Die erwähnte Umstellung in der Grundstruktur entspricht dem zuletzt genannten Weg. An anderer Stelle wird Weizsäcker noch deutlicher und formuliert kurz und bündig:

„Die Biologie und die Medizin werden erst mit dem Erfolge einer Leistungslehre zufrieden sein können, welche den *Organismus in seiner Umwelt* darstellt."[11]

Im Licht der Unterscheidung von Forschungsimpuls und Forschungsbestand ist diese Entscheidung aus heutiger Sicht als kluger Schachzug zu bewerten: Was die Abläufe und Funktionen *im* Organ, insbesondere im „Zentralorgan" des Gehirns betrifft, hat sich nämlich der Forschungsbestand der Neurophysiologie gegenüber der Zeit Weizsäckers rasant weiterentwickelt. Das gilt unbeschadet dessen, dass ihm die Elektroenzephalografie bereits bekannt war.[12] Entscheidend ist: Dadurch, dass Weizsäcker vom Netzwerkcharakter des Gehirns ausgeht und auf eine Leistungslehre setzt, kann seiner Konzeption eine stärkere Unabhängigkeit vom sich wandelnden Forschungsbestand – etwa im Blick auf die Kenntnis der Aktivierung und der Funktionsabläufe diverser Zentren – zugesprochen werden.

Die Entscheidung, die Erforschung der Leistungen des Organs bzw. des Organismus als Ganzen in seinem Verhalten zur Umwelt in den Blick zu nehmen, ermöglicht wichtige Forschungsimpulse, auch wenn der Bereich, in welchem diese Forschung als empirische Grundlagenforschung durchgeführt wurde, nämlich der Bereich der Sinnesphysiologie, dem historischen Forschungsbestand zuzurechnen ist. Die experimentelle Sinnesphysiologie war damals der Bereich, der in der ‚*scientific community*‘, wie wir heute sagen würden, als Bereich der Erforschung der zentralen Probleme der Psychophysik, insbesondere des Verhältnisses von Psyche und Körper, anerkannt war. Ihre Bedeutung als Grundlegungsfunktion erlangte sie mit der Loslösung der Psychologie von metaphysischen Seelevorstellungen (F. A. Langes vielzitierte Formel einer „Psychologie ohne Seele" gehört in diesen Zusammenhang). Sie entsprach dem Verlangen, die Psychologie an eine experimentelle Physiologie zurückzubinden. Im Hintergrund stand immerhin die philosophische Frage, inwiefern „Leben" oder „Seele" bzw. „Psyche" zum Gegenstand wissenschaftlicher Forschung gemacht werden

---

[10] Über Psychophysik (1943), GS 4, 446f. (Hervorhebungen im Orig.).

[11] Die Tätigkeit des Zentralnervensystems (1939), GS 3, 576 (Hervorhebungen im Orig.).

[12] Über die Alternative, die Weizsäcker noch 1948 in der Festschrift für K. Goldstein formuliert (Über die Hirnverletzten, GS 3, 610), ließe sich streiten. Er behauptet dort, „daß wir die Funktionen im Gehirn und die Vorgänge im Organismus hier [bei Hirnverletzungen, H.-M. R.] gar nicht direkt beobachten können, sondern daß alles Beobachtbare sich nur auf die Weise des *Umganges* eines Menschen mit seiner ihm gegebenen Umwelt bezieht." Vgl. aber zur wissenschaftsmethodischen Problematik heutiger Neurowissenschaften Lyre (2017).

können. Als Reiz oder Empfindung wurde Psychisches nun jedenfalls im Labor messbar. Physiker und Physiologen wie G. Fechner und H. v. Helmholtz konnten diesbezüglich beachtliche Erfolge vorweisen. Auch W. Wundt, der Begründer der wissenschaftlichen Bewusstseinspsychologie, folgte dieser empirisch-experimentellen Methode, vertrat daneben aber auch schon eine phänomen-orientierte verstehende Psychologie.[13] Man könnte sagen, dass Weizsäcker die anerkannte Grundlegungsfunktion der Sinnesphysiologie nutzt, um die Bindung an die Physik, wie er sie etwa in der Korrelationstheorie von Helmholtz am Werk sah, zugunsten einer leiblichen Intentionalität *sui generis* zu überschreiten: Wahrnehmungen gibt es nicht, wie es physikalische Dinge, Äpfel oder Birnen gibt; durch Wahrnehmungen sind wir vielmehr bei den Dingen unserer Welt. Das spricht für einen phänomenologischen Zugang, der sich am Erlebnis als der entscheidenden Beziehungsform zwischen Ich und Welt orientiert. Der genannte Überschritt der Sinnesphysiologie zeigt sich bereits an zentralen Begriffen, die Weizsäcker für den biologischen Akt (!) gebraucht, etwa „Krise" oder „Kohärenz". Es handelt sich um Begriffe, die sich zum Begreifen des Phänomens bzw. des Erlebens von Krankheit und Gesundheit eignen. – Mit diesem etwas ausführlicheren Hinweis ist bereits klar, dass die Unterscheidung von Forschungsimpuls und Forschungsbestand keine Trennung bedeuten kann, erst recht keine Trennung im Korpus der Schriften. Die „Gestaltkreis"-Untersuchung Weizsäckers wird im Folgenden als Forschungsbestand *und* als Forschungsimpuls gelesen. Man muss sie wissenschaftshistorisch lesen, um ihre gegenwärtige Bedeutung zu erfassen.

Die skizzierte Entscheidung, auf eine Erforschung der Leistungen des Organs bzw. des Organismus zu setzen, ist nun schließlich selbst im Kontext der zeitgeschichtlichen Organismusforschung und der aufkommenden Systemforschung zu betrachten. Zugleich ist es gerade diese Entscheidung, die es Weizsäcker erlaubt, die Frage nach dem (leiblichen) Subjekt nicht nur phänomenologisch und lebensgeschichtlich-biographisch anzugehen, sondern auf die Forschungsagenda der Physiologie zu setzen und auf dieser Ebene nach Antworten zu suchen.[14] Hier die Begegnung dieses Subjekts mit seiner Umwelt bzw. mit seinem Körper in den Blick zu nehmen, führt schließlich zur angedeuteten Revision der Psychophysik selbst: Der Dualismus von Psyche und Physis wird überschritten – zugunsten einer bedeutungtragenden Leiblichkeit und einer Wirklichkeit, die als Begegnung und Umgang gefasst wird. Dies alles wird im Einzelnen zu zeigen sein.

---

[13] Zum Überblick und zu den Zusammenhängen immer noch unübertroffen: Pongratz (1985), 74–129; vgl. aber auch: Walach (2020), 192–210. Der Lehrer von Weizsäcker, J. v. Kries gehörte zum Schülerkreis von Helmholtz. Sie alle eint ein wissenschaftsmethodisches Interesse und die Auseinandersetzung mit naturwissenschaftlichen Kategorien, vgl. Neumann (1987).

[14] Prägnant auf dem Hintergrund der Unterscheidung von Funktion und Leistung formuliert in: Funktionswandel und Gestaltkreis (1950), GS 3, 622: „Während die Funktionen als einfach oder zusammengesetzt, als simpel oder kompliziert gedacht werden, ist die Reihe der Leistungen nur von den Wünschen, Aufgaben oder Absichten der Menschen und ihrer Gesellschaft aus zu ordnen und zu schätzen."

Die Folgerungen, um dies wenigstens anzudeuten, reichen bis zu einer Doppelung in der Therapie. Diese kann nicht nur auf der Seite eines gestörten Funktionsablaufs ansetzen, sondern auch auf der Leistungsseite des leiblichen Subjekts. Eine Kreativ-, Arbeits- oder Verhaltenstherapie zielt auf eine Reorganisation ganzer Funktionsstrukturen bzw. -konstellationen. Die damals „neuen Wege" der Therapie und der Rehabilitation zeigt Weizsäcker ebenfalls in der Übereinstimmung mit seinem Kollegen K. Goldstein (Abschn. 8.4.3).

Zum angekündigten Überblick der folgenden Kapitel:

Kap. 1 und 2 führen in ein allgemeines gesundheitstheoretisches Panorama ein. Losgelöst von der Position Weizsäckers werden sowohl die Bedeutung eines begrifflichen Konzepts von Gesundheit und Krankheit als auch Grundprobleme beim Entwurf und beim Gebrauch eines solchen Konzepts skizziert. Der Rückgang auf zentrale Grundprobleme, der sich jede begriffliche Fassung stellen muss, erfordert eine Kenntnis der medizinphilosophischen Diskussionslage. Ein solcher Rückgang ist dann auch für den weiteren Fortgang der Untersuchung nicht zu unterschätzen. Den skizzierten Grundproblemen Rechnung tragen zu können, wird als Bedingung für eine Gesundheits- und Medizintheorie genommen, zu deren Aufgabe es gehört, die Unterkomplexität handlungsleitender Orientierungsbegriffe kritisch reflektieren zu können. Gesundheit als Gleichgewicht zu fassen oder Gesundheit an Wohlbefinden auszurichten, hat eben weitreichende theoretische und praktische Implikationen. Kap. 3 demonstriert dies an einigen Beispielen aus dem Bereich der Gesundheitswissenschaften und bietet außerdem eine wissenschaftstheoretische Begriffsklärung: Ein Konzept oder ein Modell von Gesundheit und Krankheit ist etwas anderes als eine Definition derselben.

Kap. 4 stellt so etwas wie einen Zwischengipfel dar, wenn man den weiteren Fortgang der Untersuchung mit einer Bergwanderung vergleicht: Das erwähnte Gesundheits- und Krankheitsmodell von Uexküll/Wesiack geht mit einer hochreflektierten Theorie der Humanmedizin einher, die viele der zuvor skizzierten Anforderungen in sich aufgenommen hat. Es macht ein Problemniveau sichtbar, das möglichst nicht unterschritten werden sollte. Gleichwohl wählt die folgende dem Werk Weizsäckers gewidmete Analyse einen einfacheren (in der Sprache der Bergwanderung: einen tieferen) Ausgangspunkt, um die Höhe des angestrebten Problemniveaus zu erreichen. Der Ausgangspunkt in Kap. 5 und 6 entspricht einerseits der inneren Logik von Weizsäckers Konzeption; er dient andererseits zugleich aber auch einem didaktischen Interesse.

Kap. 5 setzt darum mit der Formel der „Einführung des Subjekts" ein. Angestrebt wird ein elementarer Zugang, welcher die Kategorie des Umgangs bzw. der Umgangsfähigkeit nachvollziehbar phänomenorientiert fasst. Den in diesem Kapitel bereits angesprochenen weiterführenden Fragen wendet sich erst Kap. 8 zu.

Kap. 6 verbleibt auf dieser leicht zugänglichen elementaren Ebene, um die Grundstruktur von Weizsäckers Gesundheits- und Krankheitsverständnis zu explizieren. Bereits hier gibt es einiges zu entdecken. Behauptet wird dabei, dass es in seiner Modellfassung Mindestbedingungen eines menschenangemessenen Gesundheitsbegriffs zur Darstellung bringen kann. So gesehen handelt es sich also bereits um einen Forschungsimpuls für gegenwärtige Konzeptionen und Modelle von Gesundheit und Krankheit. In den Blick kommt dabei ein Grundmodell, das auch unabhängig von der weiteren inhaltlich ausgeführten Theoriebildung Weizsäckers diskutiert werden kann. Dieses Grundmodell erlaubt es darüber hinaus, die weiteren Fragen bzw. den weiteren Theoriebedarf zuzuordnen und auf diese Weise eine Hilfe zur weiteren Erschließung des Weizsäckerschen Theoriezusammenhangs an die Hand zu geben. So erfordert es beispielsweise dieses Grundmodell, als leibliches Subjekt müsse ein Mensch in der Duplizität von ‚jemand‘ und ‚etwas‘ begriffen werden. Die weiterführende Frage lautet dann, wie die innere Verknüpfung dieser beiden Sphären zu denken ist. Diese Frage gehört zu jenen Fragen, denen sich jede weiterführende Theoriebildung zu stellen hat. Weizsäckers eigener Entwurf geht von einer pathisch-ontischen Doppelexistenz aus und beantwortet die Wirksamkeit des Pathischen auf seine Weise. – Graphiken sollen diese Erschließung erleichtern. Sie sind so angelegt, dass sich mit ihrer Hilfe auch komplexe Theoretisierungen verorten und explizieren lassen.

Kap. 8 und 9 stellen die beiden Hauptkapitel der intendierten Erschließung von Weizsäckers Medizintheorie dar. Sie umfassen im Grunde genommen die Revision der wissenschaftlichen Grundlagen, die medizinische Anthropologie und damit auch eine Grundlegung einer Theorie der Psychosomatik. Zuvor bietet Kap. 7 interessante Seitenblicke auf Konzeptionen, die das skizzierte Grundkonzept auf ihre Weise weiterführen, z. T. unter expliziter Aufnahme von Begriffen Weizsäckers. Wer nur an Weizsäckers Konzeption interessiert ist, wählt nach dem Ausgangspunkt in Kap. 5 und 6 die zielstrebige Variante der „Bergtour" über Kap. 8 und 9. Die Kapitel sind sogar so angelegt, dass es möglich ist, sich – gleichsam per Helikopter – direkt auf dem Gipfelplateau von Kap. 9 absetzen zu lassen.

Die beiden großen Hauptkapitel unterscheiden sich darin, dass Kap. 8 *analytisch den Texten entlang* den verschiedenen Theoriesträngen der „Einführung des Subjekts in die Medizin" folgt, während Kap. 9 Grundlinien der Gesundheits- und Medizintheorie Weizsäckers in ihrem *systematischen Zusammenhang* darstellt. Der rekonstruktive Anteil ist hier höher, insofern Weizsäckers Konzeption auch unter gegenwartsbezogenen Fragestellungen entfaltet wird: Was hat Gesundheit mit der Bestimmung des Menschen oder auch mit der Kategorie des Sinns zu tun? Worin unterscheidet sich die Wirklichkeit des Lebenden von der Wirklichkeit des Unbelebten? Wie stellt sich Weizsäcker das Verhältnis zwischen Psyche und Soma vor? Wie stellt er sich eine psychosomatische Medizin vor? Und schließlich: Für was ist die Medizin zuständig, für was nicht?

Im Bild gesprochen folgt Kap. 8 unterschiedlichen Aufstiegsrouten (einer klinischen, einer sinnesphysiologischen, einer anthropologischen), die miteinander zusammenhängen und sich öfters kreuzen, während Kap. 9, wie gesagt, sich direkt auf das angestrebte Problemniveau einer Medizintheorie begibt. Manche Aufstiege in Kap. 8 mögen anspruchsvoll zu lesen sein, insofern sie Weizsäckers philosophisch eigenwillige Gedankenführung zur Darstellung bringen oder den sinnesphysiologischen Hintergrund der damaligen Zeit zu vergegenwärtigen haben. Abschn. 8.4. stellt so etwas wie einen Übergang oder ein Zwischenfazit dar. Weil zwischen dem analytisch ausgerichteten Kap. 8 und dem systematisch ausgerichteten Kap. 9 ein Verweiszusammenhang besteht, ist eine gewisse Redundanz unvermeidlich, mitunter sogar hilfreich. Zudem ist es für die Darstellung eines systematischen Zusammenhangs an mehreren Stellen erforderlich, zuvor in Kap. 8 bereits explizierte Begriffe durch weitere Textanalysen zu vertiefen. Die in Kap. 9 aufbereitete Medizintheorie soll Voraussetzung und Gelegenheit zur Erörterung der Frage bieten, ob und inwiefern Weizsäckers Position als Gesprächsbeitrag für die Gegenwart aufgenommen werden kann.

Kap. 10 bietet eine Zusammenfassung, die eine solche Bewertung aus der Sicht des Verfassers ein Stück weit bereits vorgenommen hat. Die Erkundung von Transfermöglichkeiten und die Erkundung einer interdisziplinär-theologischen Verortung erfolgt aus einer Perspektive, die zur weiteren Diskussion einladen will.

# Inhaltsverzeichnis

# Teil I
# Ein Panorama

# Zur Bedeutung eines begrifflichen Konzepts von Gesundheit

1

Gesundheit und Krankheit sind zentrale Orientierungsbegriffe des Gesundheits- und Medizinsystems. In der ‚Gesundheitsgesellschaft' des 21. Jahrhunderts sind sie zunehmend auch Orientierungsbegriffe anderer gesellschaftlicher Systeme geworden (Politik, Wirtschaft, Religion). Auch die individuelle Lebensführung ist davon geprägt. ‚Hauptsache gesund' markiert einen Höchstwert, der individueller wie kollektiver Zustimmung sicher sein darf und der einige selbstverständlich gewordene Imperative mit sich führt. In religions- und körpersoziologischer Sicht kann man darin eine Verschiebung von jenseitigen Heilsvorstellungen hin zur Sakralisierung eines diesseitigen Guts, nämlich des individuellen Körpers und seines Wohlergehens, erblicken.[1] Diese Entwicklung ist hier nicht weiter zu thematisieren; sie bestätigt aber auf ihre Weise, dass Gesundheit und Krankheit Orientierungsbegriffe von zentraler Bedeutung sind und als solche auch eine medizinphilosophische und anthropologische Reflexion und Diskussion erfordern. Das gilt noch einmal mehr, wenn die Medizin selbst nicht lediglich als theoretische Wissenschaft, sondern auch als praktische Wissenschaft, als Handlungswissenschaft, verstanden wird.

Die Behauptung einer zentralen Bedeutung der Begriffe von Gesundheit und Krankheit ist nun freilich mit der kritischen Frage konfrontiert, ob Gesundheit und Krankheit sich überhaupt begrifflich fassen bzw. ob sie sich auf der Ebene von Allgemeinbegriffen reflektieren lassen. Stellen sie nicht doch eher gesellschaftliche Konventionen ohne tiefere Bedeutung für die medizinische Praxis oder für das Gesundheitssystem als Ganzes dar? Die Arbeit an einem allgemeinen Verständnis oder gar an einem Modell von Gesundheit und Krankheit könnte sich schlicht als für die medizinische Praxis überflüssig erweisen. An der Position von K. Jaspers lässt sich diese Problematik gut fassen. Jaspers bezieht sich auf Nietzsches

---

[1] Gugutzer (2012).

© Der/die Autor(en), exklusiv lizenziert an Springer-Verlag GmbH, DE, ein Teil von Springer Nature 2023
H.-M. Rieger, *Gesundheit als Wandlungsfähigkeit*,
https://doi.org/10.1007/978-3-662-67122-1_1

Diktum „Eine Gesundheit an sich gibt es nicht" und beharrt darauf, dass es aussichtslos sei, den Begriff der Gesundheit zu bestimmen.[2] Außerdem brauche es in der medizinischen Praxis keinen allgemeinen Krankheitsbegriff: „Was gesund und was krank im allgemeinen bedeutet, darüber zerbricht sich der Mediziner am wenigsten den Kopf."[3] Wir würden heute sagen: Für die medizinische Praxis reicht eine auf naturwissenschaftliche Evidenz basierte Beschreibung einer bestimmten Funktionsstörung, der man gemäß anerkannten Klassifikationsinstrumenten wie der ICD (‚International Statistical Classification of Diseases and Related Health Problems') überindividuelle operationalisierbare Handlungsanweisungen zuordnen kann. Gesundheit stellt sich dann schlicht als Wiederherstellung einer Funktion bzw. als Beseitigung einer Funktionsstörung dar. – Bei Jaspers findet sich allerdings auch ein weiterer Argumentationsstrang. Er bezieht sich darauf, dass Gesundheit und Krankheit nicht nur deskriptive Seinsbegriffe darstellen, sondern zugleich normative Wertbegriffe. Als allgemeine Wertbegriffe helfen sie in der medizinischen Praxis nicht weiter und werden deshalb zugunsten konkret-beschreibbarer Befunde auf der Ebene empirischer Seinsbegriffe zurückgestellt. Das gilt unbeschadet der Feststellung von Jaspers, dass Krankheit eine höchst individuelle Stellungnahme einschließt. Aufgrund der Variabilität der Situationen menschlicher Existenz bleibt dann allerdings noch einmal mehr eine allgemeine Bestimmung von Gesundheit und Krankheit aussichtslos.[4]

Wie in Kap. 2 zu sehen sein wird, ist die Diskussion in der Medizinphilosophie und der Medizintheorie seit Jaspers weitergegangen. Weitergegangen ist sie auch in den empirischen Gesundheitswissenschaften. In den zuletzt genannten ist heute die Ablehnung einer allgemeinen Definition von Gesundheit – aufgrund der Pluralität von individuellen, geschichtlichen und gesellschaftlichen Lebenskontexten – stärker verbreitet. Das hindert jedoch nicht, verschiedene Modelle von Gesundheit und Krankheit zu entwickeln. Das Ergebnis sind dann allerdings Modelle, welche individuelle Lebenskontexte und individuelle Stellungnahmen in sich aufgenommen haben. Nietzsches Diktum lässt diesen Weg offen, wenn es als Ganzes zitiert wird: „[E]ine Gesundheit an sich giebt es nicht, und alle Versuche, ein Ding derart zu definiren, sind kläglich missrathen."[5] Das zeigt sich vor allem dann, wenn man das zweite berühmte Diktum einbezieht: „Gesundheit

---

[2] Jaspers (1948, 658 f.).

[3] Ebd., 652.

[4] Ebd., 349–355, 651–659. Auf die Auseinandersetzung von Jaspers mit Weizsäcker werden wir noch zurückkommen: 8.1.1. bzw. 9.5.4. An dieser Stelle sei bereits angemerkt, dass Jaspers anders als Weizsäcker meint, für die Medizin auf eine empirische Objektivität zurückgehen zu können, welche weitgehend wertfrei sei. Zu dieser Divergenz im Wissenschaftsverständnis tritt bei Jaspers eine tiefe Abneigung gegen eine nach dem Zweiten Weltkrieg sich verstärkende Tendenz, die menschliche Existenz einer psychoanalytischen Deutung und Einflussnahme zu unterwerfen. Im Horizont dieser Tendenz interpretiert er auch den psychosomatischen Ansatz Weizsäckers und seiner Heidelberger Schüler. Dazu Bormuth (2008).

[5] Nietzsche, Die fröhliche Wissenschaft (1882), KSA 3, 477.

ist dasjenige Maß an Krankheit, das es mir noch erlaubt, meinen wesentlichen Beschäftigungen nachzugehen."[6] Hier kommt nämlich ein Gesundheitsverständnis in den Blick, das die Paradoxie der Gesundheit in der Krankheit zu berücksichtigen weiß und einer pragmatischen Pluralität von Krankheit und Gesundheit Rechnung trägt.

Damit bin ich schon dazu übergegangen, die Anfragen von Jaspers als Herausforderungen einer interdisziplinären Klärung des Verständnisses von ‚Gesundheit' und ‚Krankheit' aufzufassen. Um es vorweg zu nehmen: ‚Gesundheit' und ‚Krankheit' haben eine ähnliche semantische Struktur wie ‚Gerechtigkeit' und ‚Ungerechtigkeit'. Mit Nietzsche gesagt können auch diese Begriffe nicht allgemein und an sich definiert werden. Und mit Jaspers gesagt eignet ihnen eine Doppelnatur, nämlich Seinsbegriffe und Wertbegriffe zu sein. Entsprechend fällt es schwer, ‚Gerechtigkeit' und ‚Ungerechtigkeit' z. B. durch eine Verteilungssystematik deskriptiv festzulegen; impliziert sind normative Urteile darüber, welche Grundbedürfnisse des Menschen gerechtfertigt erscheinen und welche nicht. Analog zum Medizinsystem mag es auch hier sein, dass sich der im Praxiskontext tätige Sozialarbeiter vorzugsweise an die Kasuistik seiner Verordnungen hält und die Frage nach ‚Gerechtigkeit' bzw. ‚Ungerechtigkeit' der politischen Philosophie überlässt. Gleichwohl scheint es unabweisbar, dass diese Orientierungsbegriffe zumindest implizit für seinen Praxiskontext von zentraler Bedeutung sind. Beim Arzt-Patienten-Verhältnis spitzt sich dieser Sachverhalt zu, weil hier die Frage nach Gesundheit und Krankheit nicht an eine höhere Systemebene delegiert werden kann, sondern in diesem Verhältnis selbst ihren Ort haben muss. Darauf ist im Folgenden der Blick zu lenken.

Festzuhalten ist der Ausgangspunkt: *Grundsätzlich stellen Gesundheit und Krankheit nicht nur deskriptiv-beschreibende Begriffe dar, die sich etwa auf eine somatische oder psychische Funktionsfähigkeit bezögen. Sie sind zugleich normativ-evaluative Begriffe, die ein Urteil, ein Handeln und letztlich das Selbstverständnis von Menschen betreffen. Sie enthalten Bestimmungen darüber, was sein soll und was nicht sein soll. Gesundheit soll sein, Krankheit soll nicht sein. Was als das Sein-Sollende der Gesundheit aufgefasst wird, erscheint dabei häufig im konkreten Nicht-Sein-Sollenden einer Krankheit.*[7] Einem solchen pragmatischen Ausgangspunkt zufolge ist die Normativität von Gesundheit und Krankheit keine äußerliche, sondern eine dem medizinischen Kontext (dem Arzt-Patienten-Verhältnis) inhärente Normativität.

In einer konkreten Situation des Arzt-Patienten-Gesprächs ist es häufig der Patient, der das Nicht-Sein-Sollende und indirekt damit auch das (noch

---

[6] Nietzsche lediglich zugeschrieben, vgl. aber ders., Der Fall Wagner (1888), KSA 6, 22.

[7] Vgl. auch zum Folgenden Wieland (1986, 38–41); Schockenhoff (1993, 214); Lanzerath (2000, 53). Grundsätzlich auch Schramme (2012); Hucklenbroich und Buyx (2013) und Ringkamp und Wittwer (2018), die im Gefolge von Ch. Boorse allerdings einen dezidiert deskriptiv-naturalistischen Begriff von Krankheit und Gesundheit vertreten. Dazu Kap. 2.

abwesende) Sein-Sollende artikuliert. Zum Konstitutionsgefüge dessen, was Krankheit und Gesundheit heißt, gehört in diesem Fall aber auch der Arzt bzw. die Ärztin selbst. Wahrzunehmen ist von ärztlicher Seite die subjektiv-individuelle Hilfsbedürftigkeit und das damit eingeschlossene individuelle Wert-urteil eines Patienten bzw. einer Patientin. Allerdings legitimieren individuelles Mißempfinden und erstrebtes Wohlbefinden ein ärztlich-professionelles Handeln noch nicht. Sie stellen allenfalls eine notwendige, aber noch keine hin-reichende Bedingung für dieses Handeln dar. In diesem Kontext hilft auch die WHO-Definition von Gesundheit als „Zustand des vollständigen körperlichen, geistigen und sozialen Wohlbefindens" nicht weiter. Es braucht an dieser Stelle eine die individuelle Situation überschreitende und insofern verallgemeiner-bare deskriptive Erfassung des Krankheitsphänomens und – wenn möglich – eine wissenschaftliche Erklärbarkeit desselben.[8] Das Anliegen von Jaspers hat hier seinen Anhaltspunkt und sein Recht. Der Arzt wird zum Vertreter einer deskriptiv-naturwissenschaftlichen Perspektive. In der Regel erwartet auch der Patient, dass sein leibliches Mißempfinden vom Arzt als wissenschaftlich beschreibbare und behandelbare Funktionsstörung namhaft gemacht und aus-gegrenzt werden kann. Damit ist man der entscheidenden Schnittstelle ansichtig: Einerseits wird im Arzt-Patienten-Verhältnis ‚etwas' als Funktionsstörung aus-gegrenzt und behandelt, andererseits ist der kranke Mensch selbst nicht ledig-lich ein Gerät mit einem Funktionsdefekt, sondern erfährt sich selbst als krankes Individuum, als ‚jemand'. An dieser Doppelung liegt viel, vollends dann, wenn man sieht, dass Arzt und Patient sich auch auf der deskriptiv-objektivierbaren Ebene keinesfalls auf neutralem Boden bewegen, sondern unter dem Einfluss von soziokulturellen, institutionellen und ökonomischen Bestimmungsgrößen stehen. Das nun mag Jaspers zu wenig gesehen zu haben. Die Implikationen sind weit-reichend: Die Doppelung der beiden Perspektiven selbst ist gefährdet, weil das Interesse an der Verobjektivierung von Krankheit auf das Arzt-Patienten-Verhält-nis zurückwirkt. Der Patient erwartet Störungsbeseitigung, der Arzt wird zum Macher. Eine Reduktion im Arzt-Patienten-Verhältnis stellt sich ein. Das hat dann wiederum Folgen für die Bewältigung der Krankheit selbst. Denn für diese ist neben subjektiven Gesundheitsvorstellungen das Arzt-Patientenverhältnis von konstitutiver Bedeutung.[9]

---

[8] Gethmann und Gerok u. a. (2004, 27 f.).

[9] Die hier angedeutete Reduktion ist vielfach als ‚subjektlose' Medizin kritisiert worden und stellt auch den Kontext von Weizsäckers „Einführung des Subjekts in die Medizin" dar (dazu Kap. 5). Wichtig zu beachten ist, dass zu einem erheblichen Teil diese Reduktion vom Patienten selbst ausgeht. Im Blick auf den gegenwärtigen Kontext wäre weiter zu beachten, dass gerade eine ‚subjektlos' gewordene Medizin den Willen des Subjekts im Sinne einer „Mitspielfähigkeit" des Patienten benötigt. Das Medizinsystem übt mittlerweile selbst Praktiken der Subjektgenerierung in Form von Willenserzeugungspraktiken aus (Stichwort: ‚informed consent'; Lebensende-Ent-scheidungen) und verbindet damit normative Erwartungen. Dazu Abschn. 9.5. und die erhellende Studie von Moos (2016).

Der Blick ist also zu erweitern: Die Begriffe von Gesundheit und Krankheit erfordern unterschiedliche Bestimmungsebenen zu berücksichtigen und sie sind von unterschiedlichen Bestimmungsgrößen und -kontexten abhängig. Zugleich geht mit ihnen der Anspruch einher, kontextübergreifende und systemübergreifende Ordnungsbegriffe zu sein. Das entspricht einem praktisch-kommunikativen Erfordernis. Die Bestimmung dessen, was ‚Gesundheit' bedeutet, und die damit verbundenen Wert- und Zielvorstellungen mag man zwar in einer pluralistisch verfassten Gesellschaft zunächst den Einzelnen überlassen wollen. Schließlich sollen die Einzelnen selbst bestimmen können, was Glück und gelingendes Leben für sie ist. Zu leicht wird dann aber übersehen, dass diese Einzelnen selbst unterschiedlichen soziokulturellen Einflussgrößen ausgesetzt sind und darum eine diese Größen überschreitende Reflexion angezeigt ist. Zu leicht wird ebenfalls übersehen, dass es außerdem zur Vergesellschaftung von Kosten im Gesundheitssystem überindividueller und situationsinvarianter Kategorien bedarf. In kommunikationssoziologischer Sprache gesagt: Jede Kommunikationspraxis ist auf der einen Seite immer kulturell-geschichtlich bedingt, gerade als solche hat sie aber auf der anderen Seite ein Interesse an übergreifenden und generalisierenden Orientierungsbegriffen. Diese sind für eine Kommunikationspraxis unabdingbar, um Fragen, wie diejenige, woran man sich in seinem Handeln zu orientieren gedenkt, thematisieren und gegenüber anderen kommunizieren zu können. Die Tendenz vieler Diskurse, die eigenen Grundbegriffe mit ‚Natur' oder mit ‚Objektivität' konstruktiv abzusichern, erklärt sich dann mühelos.[10]

V. von Weizsäcker hat die skizzierte Problematik im Blick auf die Medizin als drängend empfunden: Ein Medizinsystem, welches zur ethisch-anthropologischen Bestimmung von Gesundheit und Krankheit und deren systemübergreifender Kommunikation selbst nicht in der Lage ist, bleibt der Fremdbestimmung seitens anderer gesellschaftlicher und kultureller Bestimmungsmächte wehrlos ausgesetzt.[11] Die Medizin meint neutral zu sein, wird aber gerade so für die unterschiedlichsten Zielsetzungen gebraucht oder missbraucht.

Ich untermauere die Notwendigkeit einer Arbeit an der begrifflichen Fassung von Gesundheit und Krankheit noch mit zwei medizingeschichtlichen Hinweisen und einem dritten Hinweis auf eine aktuelle Problematik:

1. Die Vorherrschaft der deskriptiv-verobjektivierenden Herangehensweise in der Gegenwart ist mit den Erfolgen der naturwissenschaftlichen Medizin hinsichtlich der Pathogenese von Krankheiten verbunden. Krankheiten lassen sich deskriptiv – als ‚Störung' – operationalisieren. Ihre präskriptiv-normative Bedeutung ergibt sich relativ einfach aus erlebten Zuständen, die vom Individuum als nicht-sein-sollend erlebt werden. Gesundheit hingegen lässt sich so einfach

---

[10] Göckenjan (2000, 16): „Gesundheit wie Alter sind Orientierungsbegriffe in Ordnungsdiskursen, die sich aus gutem Grund als Natur und Objektivität präsentieren."

[11] Weizsäcker (1947): Der Begriff der Allgemeinen Medizin, GS 7, 148 f.

nicht operationalisieren. Der subjektiv-affektive Gehalt von Gesundheit als Wohlbefinden ist recht vage und lässt überdies Rückschlüsse auf den Gesundheitszustand nicht zu. Das Schlagwort von der „Verborgenheit der Gesundheit" hat
hier seinen Ort.[12] Für den Gesundheitsbegriff ist das präskriptive bzw. normative
Element grundlegend: ‚Gesundheit' bezeichnet ein (Sollens-) Ziel. Für ärztlich-
professionelles Handeln stellt sie lediglich so etwas wie eine teleologische Idee
dar. Vor diesem Hintergrund erhellt sich der Vorteil der modernen Fokussierung
auf die Krankheit: Sie kann sich sowohl an der erfahrbaren Phänomenalität von
Krankheit als auch an ihrer naturwissenschaftlichen Verobjektivierbarkeit festmachen.[13] – Im Zuge einer solchen Fokussierung auf die Krankheit und die
Pathogenese hat sich gegenüber der vormodernen Medizin allerdings eine bedeutsame Umstellung ereignet. Denn diese sah sich nicht nur für die Krankheit,
sondern im weitesten Sinn *für die Gesundheit zuständig*. Therapie hieß nicht
lediglich Beseitigung der Krankheit, an oberster Stelle stand Gesunderhaltung,
konkret: Diätetik und Hygiene. Gesundheit schloss ein, mit Krankheiten leben
und umgehen zu können. Die semantische Reichhaltigkeit des Gesundheitsbegriffs wurde nicht als Problem mangelnder Objektivierbarkeit empfunden. Sie
gab vielmehr Raum, die *vielfachen Dialektiken im Verhältnis von Gesundheit
und Krankheit* einbeziehen zu können (vgl. unten Abschn. 2.4.): Nicht nur, dass
es in körperlicher Krankheit auch seelische Gesundheit geben konnte und dementsprechend Krankheit nicht nur negativ gedeutet werden musste. Umgekehrt
konnte man auch mit und in körperlicher Gesundheit krank sein.[14] H. Rombach
formulierte vielleicht etwas überzogen, „dass der Mensch früher ein gesundes Verhältnis zur Krankheit, heute aber ein krankes Verhältnis zur Gesundheit hat."[15]
     An dieser Stelle lässt sich jedenfalls die Frage anbringen, ob eine Gesundheits-
gesellschaft, die Gesundheit zum Religionsersatz überdehnt, ein Vergessen solcher
Dialektiken von Krankheit und Gesundheit voraussetzt. Und es lässt sich ebenfalls
die Frage anbringen, ob die Konjunktur des mit dem Namen von A. Antonovsky
verbundenen Konzepts der ‚Salutogenese' auf ihre Weise die Unzufriedenheit mit
der modernen Fixierung auf die naturwissenschaftlich erklärbare Pathogenese enthüllt und – ohne es eigens zu explizieren – die alte Aufgabenstellung der Diätetik
wieder auf die wissenschaftliche Agenda zu setzen sucht.
     2. Das biomedizinische Krankheitsmodell ist in der Moderne immer wieder
kritisiert worden, man denke nur an die breite Strömung des Vitalismus.[16]
Innerhalb der medizinischen Zunft fand G. L. Engel in den 1970er Jahren mit
seiner Kritik am biomedizinischen Modell und seiner Forderung nach einem

---

[12] Gadamer (2013, 133. 138).

[13] Vgl. Mordacci (1995, 478). Mordacci unterscheidet zwischen einer logischen Begriffspriorität
von Gesundheit und einer phänomenal-erfahrbaren Priorität von Krankheit.

[14] Engelhardt (1999a, 42–46).

[15] Rombach (1981, 77).

[16] Vgl. Lohff (2005); auch Rieger (2013, 66–69).

biopsychosozialen Modell erstaunlich viel Gehör. Das mag daran liegen, dass er anthropologische Fragen weitgehend ausklammerte und auf der Ebene des professionellen Gesundheitssystems argumentierte. Vielleicht war die Zeit aber auch einfach reif. Interessant für den vorliegenden Zusammenhang ist zunächst nicht das vielfach umstrittene Konzept, das wohl eher mehr Fragen aufwirft als löst.[17] Interessant ist das zentrale Argument, das ihn zu seiner Ausarbeitung motivierte. Engel behauptete, dass die gesamte Medizin sich in einer Krise befinde und dass diese Krise ihre Ursache im Festhalten an einem bestimmten Krankheitsmodell, nämlich einem biomedizinischen Modell, habe. Grundlegend ist dabei die Einsicht, dass *das jeweilige begriffliche Konzept von Krankheit bzw. Gesundheit sowohl die Aufgabenbestimmung als auch die Grenzen des professionell-medizinischen Handelns festlegt.* Es hat für die Arzt-Patienten-Beziehung konstitutive Bedeutung.[18] Ich füge hinzu: Nicht erst das begriffliche Konzept von Krankheit bzw. Gesundheit legt Aufgabenbestimmung und Grenzen professionell-ärztlichen Handelns fest, solches geschieht bereits durch Auffassungen darüber, was zum Menschen, was zur *conditio humana,* gehört. Es entscheidet sich daran, ob man Fragestellungen wie diejenige, was eine bestimmte Krankheit mit einem Menschen macht und wie sie sein In-der-Welt-Sein betrifft, ins medizinische Handeln und ins Verständnis von Gesundheit bzw. Krankheit einbezieht oder nicht.

Grundsätzlich ist festzuhalten und stellt zugleich ein Grundmotiv der vorliegenden Untersuchung dar:

> „Die Begriffe der Gesundheit und Krankheit bilden das Fundament der Medizin und des Gesundheitswesens insgesamt. Sie legen das Ziel beziehungsweise den Anlass medizinischen und pflegerischen Handelns fest. Die Debatte über eine angemessene Definition dieser Termini [...] ist daher von großer gesellschaftlicher Bedeutung und keineswegs bloß von akademischem Interesse."[19]

3. Eine besondere aktuelle Herausforderung für das Verständnis von Gesundheit und Krankheit ist in der prädiktiven Gendiagnostik und der damit einhergehenden „Futurisierung der Krankheit" zu sehen.[20] Aufsehen erregte vor allem die prädiktive Brustkrebsdiagnostik: Wird in der Früherkennung bei einer Frau

---

[17] Die Fragen betreffen den (Wirkungs-) Zusammenhang der behaupteten drei Ebenen. Betrachtet man das Modell unter heuristischem Aspekt, relativiert sich auch die von H. Lyre erneuerte Kritik: Lyre (2018, 164 f.). Das biopsychosoziale Modell ist denn auch zur Aufforderung eines Forschungsprogramms im Sinne einer „integrativen Medizin" verstanden worden, prominent etwa bei Th. v. Uexküll (vgl. unten Kap. 4). Allerdings, darin ist Lyre recht zu geben, droht dieses Modell eine Alternative zu unterstellen, wonach Gegenmodelle unter „Reduktionismus" rubriziert werden. Zu beachten wäre, dass einem angeblichen Anti-Reduktionismus oder Holismus von vornherein keine höhere wissenschaftliche Geltung zukommen kann als einem Reduktionismus.

[18] Engel (1977).

[19] Schramme (2012a, 9).

[20] Kreß (2009, 67).

die Mutation eines BRCA-Gens festgestellt, trägt sie statistisch ein um ca. 85 % erhöhtes Risiko, Brustkrebs zu bekommen. Die Schauspielerin Angelina Jolie hat sich deshalb für eine vorbeugende Brustamputation entschieden. Das Problem bezieht sich weniger auf die Frage, ob und unter welchen Umständen eine solche Entscheidung gerechtfertigt ist. Das Problem besteht darin, dass sich die bisherige Wahrnehmung von Krankheit, welche sich am Phänotyp orientierte, zum Genotyp verschiebt. Man mag zwar einwenden, es handle sich hier noch nicht um eine Krankheit, sondern lediglich um ein Risikowissen im Blick auf eine zukünftige Krankheit. Aber dieses Risikowissen kann Gesunde zu kranken Menschen machen, die sich fühlen und verhalten, als hätten sie die Krankheit bereits. Ob man sie als ‚gesunde Kranke‘ oder ‚kranke Gesunde‘ bezeichnet, ist nicht so sehr entscheidend. Bemerkenswert ist vielmehr, dass es zu einem gleichsam spiegelverkehrten Paradox jenes ‚gesunden Kranken‘ kommt, wie es in der vorneuzeitlichen Medizin geläufig war. Dort bezeichnete dieses Paradox nämlich einen Menschen, der eine bereits manifeste Erkrankung aufwies, mit ihr aber ‚gesund‘ umzugehen und zu leben vermochte. Hier nun vermag also ein Risikowissen um eine zukünftige Krankheit einen gesunden Menschen bereits jetzt krank zu machen und zur Entfremdung von seinen alltäglich-selbstverständlichen Lebensvollzügen und Umgangsweisen zu führen. Sein selbstverständliches Wohnen im Leib ist gestört.

Die Terminologie zur Kennzeichnung des auf prädiktive Diagnostik beruhenden Eingriffs, wie er insbesondere vom Pharmakonzern Janssen geradezu utopisch gefüllt und verbreitet wird, bedient sich nicht nur einfach des Begriffs ‚Prävention‘. Gewählt wird der Begriff ‚Disease Interception‘. Dieser Begriff impliziert nun selbst eine Verschiebung im Begriffsgefüge von Krankheit und Gesundheit, mit entsprechenden handlungsleitenden Konsequenzen: Das, was ‚Krankheit‘ genannt und Gegenstand medizinischen Handelns wird, wird in eine Lebenszeit vorverlegt, in der betroffene Menschen noch keine Symptome haben. Symptomfreie Klienten werden bereits dann zu ‚Patienten‘, wenn eine entsprechende Gendisposition oder ein entsprechender Biomarker solches nahelegen. Es wird suggeriert, die Betroffenen hätten bereits eine Krankheit, welche ohne Eingreifen (‚interception‘) zum Ausbruch einer symptomatischen Erkrankung führe.[21] Erstaunlicherweise bekommt in diesem Zusammenhang der für die vormoderne Medizin bedeutsame Zustand der ‚neutralitas‘ zwischen Gesundheit und Krankheit in einem modernen biomedizinischen Paradigma neue Aufmerksamkeit – nun einlinig als mögliche Keimphase einer Krankheit.

---

[21] Vgl. Winkler (2019, 36); auch das Interview mit Ch. Bug im Online-Journal „HealthRelations" vom 24. 01. 2020: https://www.healthrelations.de/disease-interception-janssen-cilag.

# Begriffliche Unterscheidungen und Grundprobleme

2

Begriffliche Unterscheidungen können Verständigung und diskursive Orientierung ermöglichen. Unterschiedliche Positionen lassen sich dann verorten und zuordnen. Durch die Bildung von begrifflichen Differenzen ist es so auch möglich, strukturiert nach Zusammenhängen zu fragen und schließlich auch über den (kritischen) Umgang mit Gegensätzlichkeiten Rechenschaft ablegen zu können. Berühmte Beispiele bieten das Begriffspaar Subjekt – Objekt oder das Begriffspaar Natur – Kultur. Ich skizziere im Folgenden einige begriffliche Gegensatzpaare, die *Grundprobleme jeder begrifflichen Diskussion über Gesundheit und Krankheit* benennen. Sie sind sowohl für die Medizintheorie als auch für die empirischen Gesundheitswissenschaften von zentraler Bedeutung.

## 2.1 Deskription vs. Askription

Sich in der erstpersonalen Perspektive eine Selbsterfahrung zuzuschreiben („Ich habe Schmerzen") ist etwas anderes als in der Außenperspektive eine solche Erfahrung zu beschreiben („Sie hat Schmerzen"). Anstatt von Askription und Deskription könnte man für unseren Zusammenhang auch von subjektiver Vollzugsperspektive und objektivierender Berichtsperspektive reden. Beide Perspektiven können stark auseinandertreten. So kann sich jemand als gesund erleben und seine physiologische Funktionsfähigkeit als intakt einschätzen, aber dem objektivierenden physiologischen Befund nach krank sein. Es ist schon eine bestimmte Grundentscheidung im Spiel, wenn gesagt wird, beide Teilperspektiven – also Befinden und Befund – seien für das Verständnis von Gesundheit bzw. Krankheit unverzichtbar. Weitgehend offensichtlich ist, dass sie nicht immer zusammen in Erscheinung treten müssen, aber gleichwohl Wechselwirkungen bestehen können.

H.-M. Rieger, *Gesundheit als Wandlungsfähigkeit*,
https://doi.org/10.1007/978-3-662-67122-1_2

Ein vieldiskutiertes Problem besteht darin, ob sich Askriptionen (vollständig) in Deskriptionen übersetzen lassen. Das würde etwa bedeuten, psychische Zustände der Ersten Person in neurophysiologische Beschreibungen überführen zu können. Im Hintergrund steht hier letztlich ein philosophisches Grundproblem, das sog. Qualia-Problem. Es entzündet sich an der Frage, ob und inwiefern sich qualitative, nämlich subjektive Eigenschaften des Erlebens in der objektivierenden Berichtsperspektive darstellen und gegebenenfalls erklären lassen. Relativ klar scheint zu sein, dass die Erschließung dessen, was „Widerfahrnischarakter" hat – dazu gehören Krankheit und Schmerzen –, an die erstpersonale Perspektive der Selbsterfahrung gebunden ist. Was eine Krankheit als Widerfahrnis ist, weiß allein der Patient, dem sie zustößt. Wenn es von einer Ärztin bzw. einem Arzt in die objektivierende Berichtsperspektive übersetzt wird, geschieht dies nicht ohne Bedeutungsverlust. Der primäre Widerfahrnischarakter geht verloren.[1]

An dieser Stelle ließen sich einige Zusammenhänge erläutern: Dass die erstpersonale Perspektive der Selbsterfahrung und mit ihr der Widerfahrnischarakter von Gesundheit und Krankheit aus dem Blick geraten, liegt jedenfalls zum Teil an der naturwissenschaftlich-technischen Entwicklung der Medizin. Zwangsläufig ist dieser Zusammenhang aber nicht, denn die medizinische Beschreibung könnte sich ja auch an der leiblichen Ausdrucksweise orientieren.[2] Zum Teil aber trägt die subjektive Erwartungshaltung der Patienten selbst dazu bei: Sie wünschen, dass aus dem diffusen Widerfahrnis einer leiblichen Störung ein beherrschbarer und behebbarer Körperdefekt wird. Das dazu erforderliche deskriptive Wissen vermag zwar einerseits die Kontrollfähigkeit zu erhöhen, andererseits kann es auch negativ auf das Selbstverhältnis und auf die Selbsterfahrung zurückwirken. Im schlimmeren Fall stellt sich ein technomorphes Selbstverhältnis ein. Das Wissen um einen störanfälligen Körper nimmt einem das Zutrauen in das Widerfahren des Lebens. Das selbstverständliche Zu-Hause-Sein im Leibe weicht der Angst vor dem Unverfügbaren. Die Sehnsucht nach Gesundheit treibt Menschen dann dazu an, sich immer mehr deskriptiv-medizinisches Wissen (über sich) anzueignen. Verbindet sich dies mit jenem technomorphen Verlangen, über den Leib als über einen verobjektivierbaren Körper verfügen zu können, kann diese Sehnsucht nach Gesundheit schließlich zu einem kranken Selbstverhältnis führen.[3] Th. Fuchs hat diese Alltagsdynamik mit einer phänomenologischen Beschreibung einzuholen versucht. Er wollte damit zugleich deutlich machen, dass ein phänomenologischer Zugang die Einseitigkeiten einer physiologischen oder psychologischen Beschreibungsperspektive korrigieren und der erstpersonalen Vollzugsperspektive die ihr gebührende Geltung verschaffen kann.[4]

---

[1] Kamlah (1972, S. 41); Gethmann (2005).

[2] Gahl (1999, 4 f.).

[3] Als Paradox, geradezu als „Gesundheitsfalle", polemisch dargestellt bei Dörner (2003, 14).

[4] Fuchs (2008).

## 2.2 Werturteil vs. Seinsurteil

‚Gesundheit' und ‚Krankheit' werden also nicht nur deskriptiv verwendet, sondern auch askriptiv. Als Askription wohnt ‚Gesundheit' und ‚Krankheit' nun häufig eine präskriptiv-normative Bedeutung inne: Aussagen wie „ich bin krank", „ich habe Schmerzen" bezeichnen nicht nur einen Ist-Zustand, sie schließen ein Werturteil darüber ein, was nicht sein soll bzw. was sein soll. Als Ausgangspunkt für die Situation des Arzt-Patienten-Gesprächs hatte ich diesen Sachverhalt bereits angesprochen. An ihn knüpfte die erwähnte Unterscheidung von Jaspers zwischen ‚Seinsurteil' und ‚Werturteil' an. Die Fragen sind damit allerdings erst aufgeworfen: Ist die implizite Wert- oder Normvorstellung damit nur eine Sache subjektiver Präferenz oder vielleicht eine Sache der soziokulturellen Konvention? Wie verhält sie sich zu einer der wissenschaftlichen Medizin inhärenten Wert- und Normvorstellung? Gibt es eine solche überhaupt? Solche und ähnliche Fragen lassen sich nicht stillstellen, wenn man einmal die präskriptiv-evaluative Bedeutungsdimension anerkannt hat.

Medizinphilosophisch und -ethisch handelt es sich um ein Problem von zentraler Bedeutung. Entsprechend viele Lösungsvorschläge liegen vor. Im angelsächsischen Sprachraum werden sie vorzugsweise im Spannungsfeld von ‚naturalism vs. normativism' verhandelt. Dieses Spannungsfeld erhält seine Schärfe durch die dahinterstehende ethische Grundspannung zwischen Universalismus und Relativismus. Die Spielzüge sind dann zum Teil recht klar konturiert: Um dem Relativismus zu entgehen, wonach die Individuen jeweils selbst bestimmen, was Gesundheit bzw. Krankheit für sie ist, versuchen naturalistische Antwortvorschläge den Wertcharakter von Gesundheit bzw. Krankheit zu naturalisieren, also z. B. auf eine Überlebensfunktion zu reduzieren. Die normativen Antwortvorschläge hingegen zollen dem Urteils- bzw. Wertcharakter von Gesundheit bzw. Krankheit große Aufmerksamkeit, versuchen dann aber zu zeigen, dass solches keineswegs in einen Relativismus beliebiger individueller Präferenzen führen muss.

Das wohl prägnanteste Beispiel für ein naturalistisches Konzept, das die Wertfreiheit von Gesundheit und Krankheit behauptet, bietet das funktionalistische Krankheitsverständnis von Ch. Boorse.[5] Boorse hält sich an die biomedizinische Beschreibungsperspektive und legt für seine Konzeption die normale Funktionsfähigkeit des Organismus zugrunde. Gesundheit wird als normale Funktionsfähigkeit gefasst. Gesundheit und Krankheit entscheiden sich daran, ob die biologische Funktionsfähigkeit des Organismus und seiner physiologisch erforderlichen Subsysteme gewährleistet ist oder gestört ist. Dabei handelt es sich um eine Frage, die sich für Boorse mithilfe statistischer Normalitätsbeschreibung und rein quantitativen Parametern beantworten lässt. Im Hintergrund steht die Überzeugung, dass jede Art von Lebewesen in einer Organismus-Umwelt-Beziehung

---

[5] Boorse (1977).

steht. Diese stellt an die Funktionsfähigkeit des Organismus bestimmte Anforderungen, um überleben und sich reproduzieren zu können. Eine wertende Stellungnahme sei dazu nicht erforderlich; im Arzt-Patienten-Verhältnis stelle sie einen nachgelagerten und eigenständigen Sachverhalt dar.[6] Im deutschsprachigen Raum wird eine solche deskriptiv-funktionalistische Richtung gegenwärtig vor allem von P. Hucklenbroich und Th. Schramme vertreten: Vorrang bekommt die theoretisch-naturalistische Perspektive, während die normative Dimension in praktisch-lebensweltliche Kontexte gleichsam ausgelagert wird. Dies geschieht mit dem erkennbaren Motiv, Expansionstendenzen des Krankheitsbegriffs in Richtung Medikalisierung und „wunscherfüllender Medizin" einzuschränken.[7]

Solche Ausschaltungsversuche subjektiv evaluativer und qualitativer Parameter aus den Begriffskonzepten von ‚Krankheit' und auch von ‚Gesundheit' sind vielfach kritisiert worden. Gleichwohl wird auch zugestanden, dass naturalistisch-funktionalistische Konzeptionen wie diejenige von Boorse den Vorzug haben, Gesundheit und Krankheit auf der Ebene empirischer Untersuchung für den medizinisch-wissenschaftlichen Vollzug situationsinvariant fassbar zu machen.[8] Allerdings seien gerade in medizinisch-wissenschaftlicher Hinsicht doch auch Einwände zu machen: Die Hintergrundannahme des biologischen Funktionalismus geht von einem einlinigen, auf Anpassung ausgerichteten Organismus-Umwelt-Verhältnis aus, das einer wechselseitigen Beziehung zwischen Organismus und Umwelt gar nicht ansichtig wird. Wir werden gleich sehen (2.4.), dass bereits J. von Uexküll und G. Canguilhem einem solchen Funktionalismus den Abschied gegeben und Gegenentwürfe formuliert haben. Einzuwenden ist ferner, dass das menschliche Subjekt selbst bei der Zuweisung von Funktion bzw. Dysfunktion marginalisiert wird. Das ist auch unter naturalistischen Gesichtspunkten nicht plausibel, insofern dieses Subjekt sich nicht aus der medizinisch-wissenschaft-lichen Perspektive ausgliedern und einer anderen (lebensweltlichen oder geistigen) Sphäre zuweisen lässt. An dieser Stelle geht die gegenwärtige Forschungsrichtung der Verkörperung (‚embodiment') ganz andere Wege, insofern sie von einem „ver-körperten Selbst" ausgeht bzw. von der Einsicht, dass Subjektivität physiologisch entsteht und auch physiologisch interagiert.[9]

Ein Verständnis, das ganz von der Gegenseite herkommt, lässt sich der WHO-Definition von Gesundheit aus dem Jahr 1946 entnehmen. Die Definition von Gesundheit als „Zustand vollständigen physischen, psychischen und sozialen Wohlbefindens" ist normativ-präskriptiv in einem weiten, um nicht zu sagen: diffusen Sinn. Nicht der biomedizinische Befund, sondern das subjektive Wohl-befinden wird zu einer allgemeinen Zielvorstellung universalisiert. Die Dis-kussionen entzündeten sich weniger am intendierten Universalismus, den die

---

[6] Boorse (2014); Haverkamp et al. (2018).

[7] Hucklenbroich (2013), Schramme (2013).

[8] Z. B. Mordacci (1995, 477 f.).

[9] Vgl. dazu den Sammelband Fingerhut et al. (2013), auch Shapiro (2004); Noë (2005); Damasio (2010); auch Rieger (2019, 45–47 u. 255 f.).

WHO in ihrer globalen Programmatik mit sich führen musste. Ein normativer Relativismus in der Form, dass subjektive Stellungnahmen oder gesellschaftliche Konventionen bestimmen, was Gesundheit und Krankheit genannt wird, wäre in diesem Kontext tatsächlich wenig angemessen. An dieser Stelle ist auch noch einmal daran zu erinnern, dass im Unterschied zum z. T. recht spezifisch beschreibbaren Phänomen der Krankheit, wie es einem biomedizinischen Zugang zugrunde gelegt werden kann, Gesundheit selbst sich weit unbestimmter darstellt. Eine gravierende Schwierigkeit der WHO-Definition ist medizinphilosophisch und gesundheitswissenschaftlich vor allem darin zu sehen, dass sie eine weitere Grundunterscheidung zu unterlaufen droht, nämlich die Unterscheidung von Gesundheit als Ermöglichungsgut und Gesundheit als höchstem Gut. Gesundheit scheint mit gelingendem und erfülltem Leben, mit Glück identisch zu sein. Gesundheit ist aber genau besehen allenfalls ein (fundamentales) Ermöglichungsgut zur Erreichung dieser Güter oder Ziele. In der Gesundheitsgesellschaft des 21. Jahrhunderts besteht die Gefahr, dass durch die Verabsolutierung der Gesundheit diese Unterscheidung verloren geht. Damit droht auch in Vergessenheit zu geraten, dass unter Umständen Freiheit als ein höheres Gut eingeschätzt werden kann – oder auch der schlichte Sachverhalt, dass es Glück und gelingendes Leben auch mit und in Krankheit geben kann. Kurzum: Im Kontext einer Gesundheitsgesellschaft vermag sich das Ignorieren der Differenz von Höchstgütern und Ermöglichungsgütern negativ auszuwirken und einer Hypermedikalisierung Aufwind zu verleihen, welche Dialektiken, wie die, dass es Gesundheit auch in Krankheit geben kann, ganz aus den Augen verloren hat. – Damit hätte man sich vom Kontext und von der Intention der WHO-Definition allerdings weit entfernt. Unter dem unmittelbaren Eindruck der vorangegangenen Kriegszeiten, in denen das subjektive Wohlbefinden höheren Zwecken geopfert wurde, ging es ihr darum, gerade dieses vielfach verletzte Wohlbefinden zum Ideal einer globalen Verantwortung zu machen. Schaut man genauer zu, erkennt man, dass der Empowerment-Ansatz, wie er von der WHO etwa in der Ottawa-Erklärung von 1986 niedergelegt ist, sehr wohl im Blick hat, dass die Befähigung zur Gesundheit einschließt, auch mit chronischen Krankheiten und Behinderungen umgehen zu können.[10]

Ein reflektierter Versuch, in der Auseinandersetzung mit Boorses biofunktionalistischem Konzept das Verhältnis von Gesundheit zu anderen Gütern und zu Normen bzw. Werten überhaupt zu bestimmen, legte L. Nordenfelt vor. Im Unterschied zum biofunktionalistischen Modell, welches Krankheit primär als ,disease‘ und so als zu behebende organische Dysfunktion wahrnimmt, wird im handlungstheoretischen Gesundheitsmodell von Nordenfelt Krankheit als ,illness‘ wahrgenommen, die eine Person beeinträchtigt, ihre normativen Ziele zu verfolgen. Die Kurzform seiner ,holistischen‘ Definition lautet: „Health is defined in terms of a person's ability to realize his or her vital goals".[11] Gesundheit kommt

---

[10] https://www.euro.who.int/de/publications/policy-documents/ottawa-charter-for-health-promotion,-1986

[11] Nordenfelt (1993, 281); (2007, 9).

so als Ermöglichungsbedingung zur Erreichung normativ gesetzter Lebensziele zu
stehen. Krankheit als Beeinträchtigung der psychophysischen Funktionsfähigkeit
(‚disease') kann zwar Kranksein (als ‚illness') verursachen, muss es aber nicht.
Denn der für diese Konzeption zentrale Begriff ‚ability' wird auf das Erreichen
der ‚vital goals' bezogen. Während also für das biofunktionale Modell Gesundheit die Abwesenheit von Krankheit impliziert, ist für das holistische Modell von
Nordenfelt Gesundheit auch bei und in Krankheit möglich.[12]

Vieles hängt nun daran, auf welche Weise ‚Fähigkeit' (‚ability') und die
‚wesentlichen Lebensziele' (‚vital goals') genauer verstanden werden. Dazu liegt
ebenfalls eine breite medizinphilosophische Debatte vor. Nordenfelt selbst unterscheidet nicht-gesundheitsbezogene und gesundheitsbezogene Fähigkeiten. Zu
den gesundheitsbezogenen Fähigkeiten zählt er nur Fähigkeiten zweiter Ordnung:
So ist z. B. die Fähigkeit zu lesen von äußeren Umständen abhängig, während
die Fähigkeit lesen *zu lernen,* von inneren körperlichen und geistigen Voraussetzungen abhängig ist. Diese Eingrenzung auf gesundheitsbezogene Fähigkeiten ist für Nordenfelt ebenso wichtig wie seine nähere Kennzeichnung der
‚vital goals'. Um sein individuell-normatives Gesundheitsverständnis gegenüber
dem Vorwurf des dezisionistischen Relativismus abzusichern, können die ‚vital
goals' keine lediglich subjektiv gesetzten Lebensziele sein. Es handle sich einerseits um Mindestbedingungen, die zur Erreichung eines minimalen Glücks bzw.
zu einer Grundzufriedenheit notwendig und zusammen auch hinreichend seien,
andererseits gelte es festzuhalten, dass Gesundheit wirklich insofern von den
individuellen Lebenszielen abhängig ist, dass sie für eine Pianistin nicht dasselbe
bedeutet wie für einen Maurer oder eine Germanistikprofessorin.[13]

P.-A. Tengland meinte Nordenfelts Konzeption kritisch weiterführen zu
müssen.[14] Weniger interessant scheint seine Absicherung gegen relativistische
Unterstellungen durch einen Rückgang auf ‚basic abilities', welche losgelöst
von individuellen Lebenszielen für Mitglieder einer Kultur essentiell seien.
Gewichtiger ist seine Forderung, neben der Dimension der Fähigkeit auch die
Dimension des Wohlbefindens für grundlegend zu erachten. Denn einem an
Depression leidenden Menschen mag es zwar möglich sein, seine ‚vital goals'
zu erreichen. Insofern dies aber mit hohem Leiden verbunden ist, würden wir ihn
nicht als gesund bezeichnen. Der Rückgriff auf die durch die WHO-Definition
ausgezeichnete Dimension des Wohlbefindens soll dem erstpersonalen Zugang zu
Gesundheit bzw. Krankheit Rechnung tragen, während der Rückgang auf Basis-
fähigkeiten einen Anschluss an den ‚capability'-Ansatz von M. Nussbaum und A.
Sen ermögliche.[15]

---

[12] Nordenfelt (2007, 9).

[13] Nordenfelt (2013, 301).

[14] Tengland (2007).

[15] Tengland (2020). C. Whitbeck (1981/2012) verfolgt mit ihrer Definition von Gesundheit als
Befähigung zu menschlich angemessenem Handeln (hierunter zählt für sie: die Autonomie

L. Nordenfelt selbst hatte die Dimension des Wohlbefindens bzw. des Mißempfindens bewusst zurückgestellt und die Dimension der Fähigkeit bzw. der Beeinträchtigung als prioritär angesehen. Denn sowenig Wohlbefinden etwas über den Gesundheitszustand aussagen muss, sowenig muss eine Beeinträchtigung mit Leid verbunden sein. Der Zusammenhang ist seiner Meinung nach ein indirekter: Viele Krankheiten verursachen Leiden, weil sie Aktivitäten des zielgerichteten Lebens beeinträchtigen.[16]

In einem phänomenologisch-hermeneutischen Rahmen stellen sich manche der diskutierten Probleme anders dar. Die Normativität wird gewissermaßen im Phänomen bzw. in der Selbsterfahrung selbst gesucht. Die individuelle Stellungnahme bzw. Bewertung lässt sich dabei auf eine Krankheitserfahrung beziehen, deren Grundstruktur sich verallgemeinernd beschreiben, interpretieren und nachvollziehen lässt. Das Ergebnis ist ein praktisch-pragmatischer Krankheitsbegriff, für den die Bewertung des Betroffenen konstitutiv ist.

D. Lanzerath knüpft dazu an die leibphänomenologisch beschreibbare Doppelaspektivität (Plessner) oder Ambiguität (Merleau-Ponty, Plügge) von Körper*haben* und Körper*sein* an. Krankheit kommt so zunächst als Störung oder Verlust des selbstverständlichen In-der-Welt-Seins in den Blick. Entscheidend ist dann allerdings, dass diese leibliche Erfahrung bzw. dieses leibliche Phänomen durch das dazu stellungnehmende Individuum als Krankheit vergegenständlicht, interpretiert und beurteilt wird. Dass eine Störung im Allgemeinen oder eine Funktionsstörung des Organismus im Besonderen als Krankheit wahrgenommen wird, ist nicht ohne praktische Zuschreibung und Stellungnahme des Individuums zu haben. Bereits bei der Identifikation von Krankheit, nicht erst bei ihrer Sinngebung oder ihrer Bewältigung ist das Subjekt konstitutiv. Krankheit wird als Störung des Wohlbefindens, als Unterbrechung oder als Krise des alltäglichen Lebensvollzugs erlebt.[17] Man könnte auch von einer Erfahrung der Desintegration sprechen, welche auf eine Desintegration organischer Funktionen zu beziehen ist.[18]

Auf eine weitergehende Weise konstitutiv wurde die Bewertung des Betroffenen im Normalitätskonzept von G. Canguilhem. In seinem zum Klassiker gewordenen Werk „Das Normale und das Pathologische" (dt. 1974; frz. „Le normal et le pathologique" 1943) geht es ihm nicht nur um die Ansicht, dass das betroffene Individuum selbst bewertet, wo innerhalb der dynamischen Polarität von Normalem und Pathologischen die Krankheit beginnt, sondern um die

---

des Handelns und gesellschaftliche Integration) in direkterer Weise einen ‚capability'-Ansatz. Die biologische Funktionsfähigkeit als ‚capacity' ist als Ermöglichungsbedingung auf diese personale Gesundheit bezogen. Interessant ist ihr Ansatz insofern, als dass er die Normativität bzw. die Wertgeladenheit gerade im Sinne jener ‚capabilities' verstehen heisst, also nicht dem subjektiven Dezisionismus oder der gesellschaftlichen Konvention überlässt.

[16] Nordenfelt (2013, 301).

[17] Lanzerath (1998, 481 f.); Gethmann (1996, 91 f.)

[18] So Moos (2018, 26, 116).

Ansicht, dass gerade in dieser Fähigkeit, Werte und Normen zu setzen, seine Gesundheit besteht. Gesundheit ist nicht in einer statistischen Normalität organischer Funktionen zu suchen, sondern in der Fähigkeit, die Norm, welche das unter gegebenen Bedingungen Normale definiert, zu überschreiten.[19] Canguilhem geht wie hermeneutisch-phänomenologische Konzeptionen vom Empfinden und Bewerten des Individuums aus, sieht diese aber in einer biologischen Normativität des Organismus verankert. Deshalb kann sein Modell einerseits als Gegenmodell zum biofunktionalistischen Modell von Boorse gelesen werden, andererseits sucht es die Normativität doch bereits im Bereich des Biologischen selbst auf.[20] Organisches Leben bedeutet für Canguilhem nicht Funktionsfähigkeit im Sinne einer Anpassung des Organismus an die Umwelt, sondern die Konstitutionsfähigkeit zu einer neuen Organismus-Umwelt-Beziehung (vgl. 2.4.).

Zusammenfassend gesagt: „Der Mensch fühlt sich bei guter Gesundheit (nur das ist die Gesundheit schlechthin) einzig dann, wenn er sich mehr als normal (d. h. der Umwelt und ihren Forderungen angepaßt), nämlich normativ fühlt, mithin fähig zu einem Leben unter neuen Normen."[21]

Gesundheit schließt daher ein, krank werden zu können und dabei neue Ordnungen zu etablieren. Hier wie auch sonst folgt Canguilhem dem holistischen Organismusverständnis von K. Goldstein und setzt sich vom zellularpathologischen Verständnis eines R. Virchow ab: Gesund oder krank ist nicht ein Organ oder Zellaggregat. Gesund oder krank genannt werden kann nur ein individueller Organismus als Ganzes.[22] Und für diesen Organismus ist die neue Gesundheit nicht die Rückkehr zur alten Norm, sondern die Etablierung einer neuen. – Vorausgesetzt ist bei dieser Konzeption der Begriff eines Lebens, das sich weder wissenschaftlich verobjektivieren noch als Abstraktum fassen lässt. Es handelt sich vielmehr um die dynamische Wirksamkeit einer spezifisch konfigurierten Organismus-Umwelt-Beziehung.[23] Für dieses so verstandene Leben gilt: „Das Leben selbst, indem es zwischen seinen progredienten und regressiven Verhaltensformen unterscheidet, pflanzt dem Bewußtsein seine Kategorien Gesundheit und Krankheit ein. […] Den Lebewesen ist Gesundheit lieber als Krankheit. Der Arzt hat eindeutig für das Lebewesen Partei ergriffen, er steht im Dienst des Lebens; wenn er von normal und pathologisch redet, bringt er lediglich die dynamische Polarität des Lebens zum Ausdruck."[24]

---

[19] Canguilhem (1977, 132).

[20] Eine solche inhärente Normativität wird uns auch bei Weizsäcker begegnen: siehe 9.5.3., auch 9.1.1.

[21] Ebd., 135.

[22] Ebd., 152.

[23] Ebd., 154.

[24] Ebd., 151.

## 2.3 Additives vs. dialektisches Verständnis

‚Gesundheit' und ‚Krankheit' markieren in ihrer ausschließenden Gegensätzlich-keit Orientierungsbegriffe, welche die normative Lebenswelt strukturieren. Ähn-lich wie die binäre Codierung ‚gut' – ‚böse' oder ‚gerecht' – ‚ungerecht' haben sie so eine pragmatische Bedeutung und Funktion, unabhängig von der Frage, welcher deskriptive Sachverhalt ihnen korrespondiert. Auf der deskriptiven Ebene selbst ist das Festhalten an einer ausschließenden Gegensätzlichkeit von Gesund-heit und Krankheit weitaus problematischer, wenngleich auch sie eine wichtige Funktion erfüllt: Das sog. Abgrenzungskonzept geht davon aus, Gesundheit als Abwesenheit von Krankheit aufzufassen. Ihm zufolge sind Menschen entweder gesund oder krank. Im Kontext der Arbeitswelt und der dort interessierenden Frage, ob jemand arbeitsfähig ist oder nicht, mag eine solche dichotome Abgrenzung passend sein (Stichwort: „Krankschreibung").

Auf eine an Zuständen oder Fähigkeiten orientierte Beschreibung von Gesund-heit und Krankheit lässt sich solches nicht übertragen. Für die inhaltliche Bestimmung von Gesundheit und Krankheit ist vielmehr davon auszugehen, dass Menschen mehr oder weniger gesund oder krank sind. In den Gesundheitswissen-schaften wird daher die Vorstellung eines Gesundheits-Krankheits-Kontinuums verwendet: Die Vorstellung eines Kontinuums gestattet es, der Relativität von Gesundheit (jeder Mensch hat gesunde und kranke Anteile) Rechnung zu tragen, ohne deren Gegensätzlichkeit zu leugnen (bipolares Kontinuum). Gesundheit wird außerdem als dynamisches Phänomen begriffen. Der Mensch ist gewissermaßen in der einen oder anderen Richtung unterwegs. Es gibt daher fließende Übergänge und zahlreiche Zwischenstadien. Damit kommt letztlich wieder ein zentraler Gedanke der antiken und mittelalterlichen Gesundheitsauffassung zur Geltung: Der Mensch ist kaum als nur gesund oder nur krank anzusprechen; er bewegt sich häufig in einem Zwischenbereich der sog. *neutralitas,* in dem er lediglich mehr oder weniger gesund oder krank ist.

Im epochemachenden Konzept der Salutogenese von A. Antonovsky (Abschn. 7.1.) erhält die Vorstellung eines Kontinuums eine starke Begründung: Die Medizin hat ihm zufolge nicht nur *pathogenetisch* nach den krankmachenden Faktoren zu fragen, sondern auch und vor allem *salutogenetisch* nach den gesund-heitsförderlichen Faktoren. Damit verbindet sich die Vorstellung des Gesundheits-zustands als eines Gleichgewichts, das sich gegenüber dem Ungleichgewicht und der Instabilität organischen Lebens (‚Heterostase') zu behaupten hat. Die Position eines individuellen Menschen auf dem Kontinuum ergibt sich aus einem Gleich-gewicht zwischen salutogenetischen Prozessen (Protektivfaktoren) und patho-genetischen Prozessen (Risikofaktoren).

Kontinuumsvorstellungen tragen die Gefährdung in sich, einer *additiven* Logik zu folgen, der zufolge aus einem kranken Menschen zwangsläufig ein gesunder Mensch wird, wenn ihm die Krankheit genommen wird – und umgekehrt: aus einem gesunden Menschen zwangsläufig ein kranker Mensch wird, wenn eine Erkrankung in sein Leben tritt. Will man dem Sachverhalt Rechnung tragen, dass Menschen einerseits *in* und *mit* Krankheit gesund sein oder andererseits *in* und *mit*

Gesundheit krank sein können, muss eine *dialektische* Logik Berücksichtigung finden, welche die Einlinigkeit eines bipolaren Verständnisses überschreitet.[25] Ich hatte dieses Erfordernis schon eingangs erwähnt. K. Hurrelmann hat deshalb das Gesundheits-Krankheits-Kontinuum zu einem mehrdimensionalen Kontinuum erweitert, um verschiedene Kompensationsmöglichkeiten, welche die menschliche Existenz auszeichnen, abbilden zu können.[26] Entsprechend dem biopsychosozialen Modell handelt es sich zunächst um die körperliche, die psychische und die soziale Dimension. So kann beispielsweise eine an Diabetes erkrankte Person sich weit in Richtung Krankheit bewegen, soziale Unterstützung und ein gelungenes Bewältigungsverhalten vermögen diese Person aber in die andere Richtung zu ziehen. Hurrelmann differenziert außerdem zwischen Selbstwahrnehmung (Eigenwahrnehmung) und Fremdwahrnehmung (professionelle Wahrnehmung) des Gesundheits- bzw. Krankheitszustands. Ich werde seine Konzeption gleich etwas ausführlicher zu Wort kommen lassen (Kap. 3.).

Vielfach ist angemahnt worden, die Kontinuumsvorstellung über die Berücksichtigung der dialektischen Logik hinaus weitergehend zu korrigieren bzw. zu modifizieren: Es gehe nicht nur darum, dass es aufgrund von Kompensationsmechanismen Gesundheit *in* Krankheit geben könne. Es müsse darüber hinaus die positive Bedeutung der Krankheit *für* die Gesundheit selbst Berücksichtigung finden.[27] Dieses Anliegen führt in den Problembereich der normativen Bewertung dessen, was ‚Bewältigung' genannt wird. Auch und gerade hier ist die lebensgeschichtlich-biographische Dimension von Gesundheit bzw. Krankheit konstitutiv (vgl. Abschn. 2.5.).

## 2.4    Gleichgewicht vs. Heterostase

Bereits in der antiken Medizin und der ihr folgenden Humoralpathologie (auch Vier-Säfte-Lehre genannt) wurde Gesundheit als Gleichgewicht von Elementen, Qualitäten und Säften im Menschen aufgefasst. Während die Therapie die Aufgabe hatte, ein verlorenes Gleichgewicht gemäß dem Prinzip *contraria contrariis* wiederherzustellen (z. B. die Abweichung zum Warmen durch Kaltes behandeln), war die ihr vorgeordnete Diätetik für die Bewahrung bzw. für die Kultivierung dieses Gleichgewichts zuständig. Allerdings ging etwa H. von Bingen bereits von einer tiefen Heterostase aus. Ihrem christlichen Weltbild zufolge befindet sich der Mensch nicht in einem Stand der Harmonie, sondern einem Stand der Destitution *(destitutio)*. Er ist darum auf die heilende Lebenskraft, die Grünkraft *(viriditas)* angewiesen.[28]

---

[25] Lutz und Mark (1995, 79 f.); Zurhorst (2008, 17).

[26] Hurrelmann (2006, 144 f.).

[27] Faltermeier (2005, 153); Zurhorst (2008, 20).

[28] Schipperges (2005); Müller (2008).

Moderne Gleichgewichtstheorien stehen vor erheblichen Herausforderungen, auch wenn sie sich populärwissenschaftlich größter Beliebtheit erfreuen. Bedenkenswert sind zunächst unreflektiert unterstellte Bewertungen – etwa diejenige, Gleichgewicht, als Harmonie oder Passung verstanden, sei ein erstrebenswerter Zustand. Diesen gegenüber müssen dann Anomalien, Krisen oder Veränderungen zwangsläufig als zu vermeidende Störungen dieses Gleichgewichts zu stehen kommen. Sie würden dann kaum, um es mit dem bereits erwähnten Medizinphilosophen G. Canguilhem zu sagen, als Gelegenheit zur Etablierung neuer Ordnungen wahrgenommen werden können.

Der bereits ebenfalls erwähnte A. Antonovsky entschied sich aus anderen Gründen, nicht eine Gleichgewichtsvorstellung, sondern die Vorstellung einer Heterostase zugrunde zu legen: Berücksichtigt man das Gefälle der Entropie und die Stellung des Menschen im Kosmos von lebensbedrohlichen Kräften (Stressoren), dann erscheint es ratsam, von einer tiefgreifenden Instabilität und insofern von einem Ungleichgewicht in der menschlichen Existenz auszugehen. Diese Vorstellung lässt sich auch positiv als Flexibilität deuten, hebt man den Aspekt hervor, dass Heterostase ein dynamisches Sich-Verändern des Menschen impliziert.[29]

Konzeptionell besteht die Herausforderung darin, zu klären, auf was sich das Gleichgewicht beziehen soll. Meist rekurriert man auf einen *Zustand* des Gleichgewichts und ordnet eine oder mehrere *Fähigkeiten* (etwa Funktionsfähigkeit des Organismus oder ‚abilities‘ im weiteren Sinn) diesem zu. Fähigkeiten dienen dann etwa der Regulation, der Regeneration bzw. der Restitution, damit sich ein Gleichgewichtszustand wieder einpendeln kann.[30] Die nächste Frage ist dann die, ob man den Zustand deskriptiv oder askriptiv auffasst. Im deskriptiven Bereich operieren Modelle, die von einem Gleichgewicht zwischen Risikofaktoren auf der einen Seite und Schutzfaktoren auf der anderen Seite ausgehen. Ebenso verfahren Modelle, die von einem Gleichgewicht von Potenzialen bzw. Ressourcen auf der einen Seite und Anforderungen des Lebens bzw. der Umwelt auf der anderen Seite ausgehen. Letztere können auch askriptiv verfasst sein; das Gleichgewicht wird dann am Zustand des Wohlbefindens festgemacht. Diese Modelle verstehen sich als Weiterführung der WHO-Definition von Gesundheit. Askriptiv und mit einem bewältigungstheoretischen Fokus lässt sich das Gleichgewicht auch am psychischen Umgang mit Ist-Soll-Diskrepanzen festmachen. Ausschlaggebend wird dann, in welcher Weise ein Individuum einen Ausgleich herstellen kann zwischen dem, was ist, und dem, was sein soll – und dazu kraft seines Könnens und Wollens in der Lage ist.[31]

Genau besehen spielen bei vielen Konzeptionen Hintergrundannahmen hinein, die erst bei systemtheoretischen oder anthropologischen Reflexionen stärker

---

[29] Franke (2010, 43).

[30] Faltermeier (2005, 151 f.).

[31] Filipp und Aymanns (2010, 127 f.).

ins Bewusstsein treten. Sie betreffen die Frage nach dem Passungsverhältnis von Person und Umwelt, von Person und inneren wie äußeren Anforderungen. Als schlagendes Beispiel eines einlinigen Passungsverhältnisses im Sinne einer Adaption an die Umwelt wird gerne auf die „Drapetomania" im Amerika des 18. Jahrhunderts verwiesen: Diese „Krankheit" wurde bei Sklaven diagnostiziert, welche sich der Lebenswelt der Sklaverei nicht anpassen konnten.[32] – Nun mag es auf den ersten Blick bei Tieren so sein, dass sich an ihrer Anpassung an die Umwelt entscheidet, wie gesund sie sind. Aber auch nur auf den ersten Blick. Denn Lebewesen passen sich nicht nur mittels passiver Mechanismen an, die für eine Maschine ebenso gut gelten könnten. Sie stehen vielmehr im ständigen Austausch mit ihrer Umwelt; sie besitzen eine aktiv-kreative Fähigkeit, ihre Umwelt als eine für sie passende mitzugestalten. Von daher ist es alles andere als naheliegend, zur Grundlegung eines Gesundheitsbegriffs Vorstellungen des Gleichgewichts und der Anpassung gegenüber Vorstellungen des Ungleichgewichts und der Anomalien vorzuziehen. Canguilhems Ansatz muss diesbezüglich tatsächlich als Gegenentwurf gesehen werden: Gesundheit ist die Etablierung neuer Ordnungen, nicht die Restitution der alten Gleichgewichtsordnung; sie ist „Stiftung einer ihm spezifischen Umwelt".[33] – Eine harsche Kritik am Paradigma der Anpassung und Adaption übte im Übrigen bereits V. von Weizsäcker. Darwins Auffassung des Lebens als Anpassungsvermögen führe in Verbindung mit Hintergrundannahmen des Utilitarismus zu einem „Zweckmäßigkeits- und Angepaßtheitsdusel".[34] Ähnliche Kritik übten L. v. Bertalanffy[35] und R. Dubos[36]. J. v. Uexkülls Funktionskreis und V. von Weizsäckers Gestaltkreis sind diesem Grundproblem gewidmet. Ohne die Beachtung einer mehrfachen Wechselwirkung zwischen Organismus bzw. Subjekt auf der einen Seite und Umwelt auf der anderen Seite bleiben Krankheits- und Gesundheitskonzepte unterbestimmt. Wir werden darauf zurückkommen müssen.

Hinzuweisen ist schließlich auf eine Hintergrundannahme, welche die Betrachtung des menschlichen Subjekts betrifft und welche sich ebenfalls mit Gleichgewichts- oder Passungsvorstellungen verbinden kann: Der Mensch kommt letztlich als mehr oder weniger autonomes kybernetisches Regulationssystem in den Blick, welches mittels verschiedener Stellschrauben sein Passungsverhältnis so zu regulieren vermag, dass sich ein Gleichgewicht – für Gleichgewichtsmodelle heißt dies: Gesundheit – einstellt. Eine solche Stellschraube wäre auf der Seite der eigenen Anforderungen und Ziele zu suchen; sie lassen sich den

---

[32] Kovács (1989, 264).

[33] Canguilhem (1977, 155).

[34] Weizsäcker: Am Anfang schuf Gott Himmel und Erde (1919/20), GS 2, 344.

[35] Bertalanffy (1953) u. (1968) hatte deshalb zwischen verschiedenen Gleichgewichtsarten unterschieden: Das für lebende Wesen charakteristische „Fließgleichgewicht" besteht darin, dass durch den Austausch des Organismus mit der Umwelt ein Nichtgleichgewicht aufrechterhalten wird.

[36] Dubos (1959) u. (1965).

Umweltbedingungen bzw. der Lebenssituation anpassen. Eine andere Stellschraube bestünde darin, die Umwelt bzw. die Lebenssituation so zu gestalten, dass sie den eigenen Wünschen und Zielen mehr entspricht – oder gleich eine ‚passendere' Umwelt zu suchen. Eine weitere Stellschraube wäre in den Fähigkeiten und Ressourcen zu suchen; sie lassen sich gegebenenfalls erhöhen. Eine solche Betrachtung des Menschen als kybernetisches Regulationssystem mag praktikabel sein. Aussagekräftig für die Gesundheit ist sie allerdings noch nicht. Das liegt allein schon daran, dass auch hier das Grundproblem von Askription vs. Deskription wieder auftaucht: Soll man die erfolgreiche Regulierung bzw. Passung am Wohlbefinden, der Lebensqualität oder schlicht an der messbaren Überlebenszeit ablesen? Und um das Grundproblem des dialektischen Verhältnisses einzuspielen: Könnten nicht Wohlbefinden *und* Missbefinden, könnten nicht unterschiedliche Grade der Lebensqualität, unterschiedliche Passungsverhältnisse zu unterschiedlichen Phasen des Lebens und so auch zu einem gesunden Leben gehören?[37] Medizinphilosophisch könnte man noch einen Schritt weitergehen und fragen, ob bei einer Zerlegung in zu regulierende Komponenten und Faktoren nicht das synthetisierende Subjekt samt seiner Lebensgeschichte abhandenkommt.[38] Ohne die Berücksichtigung einer zeitlich-biographischen Dimension und ohne Beachtung lebensweltlicher Dialektiken scheint eine Betrachtung des menschlichen Individuums als autonomes Regulationssystem offenbar reduktionistisch zu sein.

Kurzum: In einer lebensförderlichen Organismus-Umwelt-Beziehung verhält sich der Mensch wie alles Leben nicht allein *homöostatisch,* sondern in mehrfacher Hinsicht *dynamisch* – um nicht zu sagen: *kreativ.*[39]

## 2.5 Bewältigung vs. Responsivität

Folgt man der WHO-Definition von Gesundheit als Zustand vollkommenen physischen, psychischen und sozialen Wohlbefindens, müsste man Menschen mit chronischen Krankheiten einerseits einen Mangel an Gesundheit zuschreiben, aber andererseits zur Kenntnis nehmen, dass ihnen durchaus Wohlbefinden und gelingendes Leben möglich sind. In der kritischen Auseinandersetzung mit der WHO-Definition ist deshalb gefordert worden, die Dimension der Umgangsfähigkeit, genauer: die Fähigkeit der Bewältigung und die Fähigkeit der Resilienz, im Gesundheitsbegriff selbst zu verankern.[40] Solches lässt sich mit der Gleichgewichtsvorstellung verbinden: Die genannten Fähigkeiten stellen Fähigkeiten

---

[37] Lutz und Mark (1995, 83).

[38] Zurhorst (2008, 25).

[39] Uexküll und Wesiack (1998, 73) tragen der Mehrdimensionalität des Gleichgewichts Rechnung, indem sie das „raffinierte Gleichgewicht" in der Beziehung zwischen biologischem Organismus und Umwelt mit dem Begriff „Situation" einzuholen versuchen (vgl. Abschn. 4.1.).

[40] Huber et al. (2011).

dar, ein Gleichgewicht zu halten bzw. wiederherzustellen. Als Gradmesser für eine erfolgreiche Bewältigung wird dann mit der WHO-Definition das subjektive Wohlbefinden bzw. die Lebensqualität betrachtet.

Der Vorzug einer solchen Hereinnahme der Umgangs- oder Bewältigungsfähigkeit in das Gesundheitsverständnis besteht darin, gegenüber einer biofunktionalistischen Konzeption festhalten zu können, dass im Unterschied zu anderen biologischen Systemen für den Menschen das Vorliegen einer Störung oder der Abbau von Funktionsfähigkeit nicht Verlust – und schon gar nicht den Verlust von Gesundheit – bedeuten müssen.[41]

Die Problematik einer solchen Hereinnahme ist darin zu sehen, dass Fragen der Bewältigungskonzeptionen nun innerhalb der jeweiligen Gesundheitskonzeption selbst virulent werden. Um nur einige zu nennen: Lassen sich Bewältigungsmuster oder Bewältigungsstile überhaupt generalisieren? Welche von ihnen lassen sich als gesundheitsfördernd, welche lassen sich als maladaptiv bewerten? Berücksichtigt man die mehrfach erwähnte Dialektik von Gesundheit und Krankheit, müsste das auch die Möglichkeit einer positiven Bedeutung der Krankheit für die Gesundheit einschließen. Die Frage nach dem „Gesundheitsförderlichen" wird vieldeutig. – Und wie eben im Horizont von Regulierung bzw. Passung die Dichotomie Askription vs. Deskription wieder auftauchte, so taucht sie auch im Horizont der Bewältigungstheorien wieder auf: Soll man gelungene Bewältigung am subjektiven Wohlbefinden oder am realitätsgerechten Umgang mit Belastungen festmachen?[42] Dazu kommt, dass Bewältigung nicht isoliert als Tätigkeit des Ich und dabei vielleicht isoliert als aktive Kontrolle vorgestellt werden darf. Bewältigung schließt nämlich unkontrolliert-unwillentliche Reaktionen ebenso ein wie absichtsvolles Handeln.[43]

In der kritischen Auseinandersetzung mit Bewältigungstheorien forderte E. Olbrich, sich an lebensgeschichtlichen Wandlungs- und Transformationsprozessen zu orientieren. Dann lasse sich entdecken, dass gelungene Bewältigung weit weniger dem Paradigma der aktiven Kontrolle als vielmehr dem Paradigma des antwortenden Geschehen-Lassens entspreche.[44] Gegenüber einer handlungsorientierten *Bewältigung* verschiebt sich der Fokus auf eine umfassend verstandene *Responsivität*, welche neben Kontrollprozessen auch Akzeptanz- und Ablöseprozesse einschließt: In bestimmten Situationen ist zunächst einmal gar nicht die möglichst rasche und effiziente Rückkehr zu adaptiven Verhältnissen gefragt, sondern das Zulassen der Beendigung einer Periode, in der man wohladaptiert funktionierte. Hier käme am ehesten die Fähigkeit zu trauern in den Blick. Gerade durch Loslösung und Wandel könne Neues entstehen. Oder,

---

[41] Wessel (1999, 43).

[42] Nunner-Winkler (1997, 138 ff.).

[43] Filipp und Aymanns (2010, 132 f.).

[44] Olbrich (1997, 239 f.); dazu kritisch Staudinger(1997).

wie Olbrich es mithilfe v. Weizsäckers zu formulieren sucht: Auch das Nicht-
kontrollierte und das Nichtverwirklichte vermögen eine neue Lebenswirklichkeit und neue Lebensmöglichkeiten zu schaffen. – Ähnlich empfehlen S.-H.
Filipp/P. Aymanns gegenüber dichotomen Konzepten und gegenüber einer Vorstellung von Bewältigung als Regulierung subjektiver Lebensqualität über diverse
Stellschrauben (Ist-Sollwert-Regulation) eine differentielle Perspektive, die
Bewältigung als Transformation verstehen lässt.[45]

Für eine gesundheitspsychologische Diskussion wird mit der Hereinnahme der
Umgangs- bzw. Bewältigungsfähigkeit in die Konzeption von Gesundheit eine
weitere Frage aufgeworfen. Es ist die Frage, was gesundheitsbezogenes Handeln
und Verhalten steuert. T. Faltermeier sieht im Übergehen dieser Frage ein Defizit
herkömmlicher Gesundheitsmodelle – auch des Salutogenese-Modells von A.
Antonovsky, an dem er sich selbst orientiert. Gesundheitsbezogenes Handeln und
Verhalten ist abhängig von dem, was als subjektive Gesundheitsvorstellung bzw.
als Gesundheitsbewusstsein konzeptualisiert werden kann.[46] Körperbewusstsein,
subjektive Vorstellungen von Gesundheit und Krankheit sowie Vorstellungen von
ihrer Bedeutung und ihrem Stellenwert in der eigenen Lebenswelt prägen die
Selbstwahrnehmung, die Selbstinterpretation und den individuellen Umgang mit
gesundheitsbezogenen Sachverhalten und Phänomenen. Manche unterdrücken die
Wahrnehmung leiblicher Veränderungen (,supressor-Typen'), andere sind hoch-
sensibel dafür (,sensitizer-Typen'). Manche verlassen sich auf ihren askriptiven
Zugang und tendieren dazu, das Medizinsystem zu wenig zu nutzen (,under-
utilizer'), andere nehmen den deskriptiv-erklärenden Zugang ärztlicher Diagnostik
zu viel in Anspruch (,over-utilizer').

---

[45] Filipp und Aymanns (2010, 143 ff.).
[46] Faltermeier (2005, 170 ff.).

# Gesundheitsdefinitionen und -konzeptionen

## 3.1 Gesundheitsdefinitionen als Orientierungsbeispiele

Ich gebe an dieser Stelle einige wenige Beispiele von Gesundheitsdefinitionen aus dem Bereich der psychosozialen Medizin und aus dem Bereich der Gesundheitspsychologie. Sie gehen von unterschiedliche Gleichgewichts- oder Passungsvorstellungen aus und führen auch unterschiedlichen Vorstellungen der Bewältigung mit sich. Auf dem Hintergrund der skizzierten Begriffsdichotomien und der skizzierten Grundprobleme lässt sich konkret zeigen, wie sie verschiedene Optionen kombinieren bzw. welche Position sie einnehmen.

(1.) Im Grundlagenwerk der psychosomatischen Medizin von Heim/Willi findet sich eine an der Systemtheorie orientierte elaborierte Definition von Gesundheit:[1]

> „Im Zustand der Gesundheit befinden sich die biologischen und psychologischen Systeme eines Individuums in einem harmonischen Gleichgewicht, das auch den Austausch mit den ökologischen Systemen (physikalisch, biologisch, psychisch und sozial) gewährleistet. Das gesunde Individuum verfügt über Reserven und Ressourcen (‚Potential'), die es ihm erlauben, ein gestörtes Gleichgewicht innerhalb der erwähnten Systeme wieder herzustellen.
>
> Dem ausgeglichenen Gleichgewichtszustand dieser Systeme steht ein gestörter gegenüber, der dann als Krankheit zu bezeichnen ist, wenn notwendige Funktionen nicht mehr erbracht werden können und/oder bestimmte Strukturen in ihrer Integrität geschädigt sind."

Es handelt sich hier um eine deskriptive Expertendefinition, die das leidende Subjekt weitgehend ausblendet. Ausgeblendet ist daher auch die normative Dimension, die Nordenfelt etwa in der Erreichung von ‚vital goals' verankerte. Die Definition orientiert sich nicht an einer idealen Norm, sondern an einem

---

[1] Heim und Willi (1986, S. 286).

Zustand. Das Gleichgewicht wird ressourcentheoretisch gefasst; den Ressourcen stehen Belastungen bzw. Störungen gegenüber.

Die Definition ermöglicht es dadurch, von einem fließenden Übergang zwischen Gesundheit und Krankheit auszugehen (Gesundheits-Krankheits-Kontinuum). Auch die Dialektik einer Gesundheit in der Krankheit kommt in den Blick. Das liegt zum erheblichen Teil daran, dass ein sog. „Gesundheitspotential" im Gesundheitsbegriff verankert wird. Es wird in der Fähigkeit gesehen, schädliche Einflüsse abzufangen und zu bewältigen.[2] In welcher Weise diese Bewältigung geschieht und ob bzw. inwiefern sie eine Restitution des ursprünglichen Gleichgewichts zum Ziel hat, wird nicht angegeben.

(2.) In der Weiterführung zum Gesundheitsmodell von Antonovsky und dessen salutogenetischer Grundfrage: „Was hält Menschen gesund?" hat der Trierer Gesundheitspsychologe P. Becker ein stärker genetisch ausgerichtetes Verständnis von Gesundheit vorgeschlagen. Wie die eben zitierte Definition folgt auch er einem dezidiert ressourcen- und systemtheoretischen Ansatz. Becker formuliert dann ein doch recht prägnant formulierbares „systemisches Anforderungs-Ressourcenmodell" (SAR-Modell). Seine grundlegende Annahme besagt:

> „Der Gesundheitszustand eines Menschen hängt davon ab, wie gut es diesem gelingt, externe und interne Anforderungen mithilfe externer und interner Ressourcen zu bewältigen."[3]

Gesundheit wird hier als Resultat von Anpassungs- und Regulierungsprozessen zwischen einem Individuum und seiner Umwelt konzeptualisiert. Mit diesem Ansatz bei der Regulation des individuellen Subjekts rückt der Bewältigungsgedanke zum zentralen Gedanken der Konzeption auf. Es geht um die Bewältigung von Anforderungen mithilfe von Ressourcen. Von einem Gleichgewicht im Sinne einer einseitigen Anpassung an Anforderungen der Umwelt kann aber keine Rede sein. Becker folgt dem systemtheoretischen Ansatz von Uexküll und geht konsequent von einem wechselseitigen Verhältnis des Systems zu seiner Umwelt, aber auch des Systems zu seinen Subsystemen aus.[4] Deshalb entspringen Anforderungen auch nicht nur extern der Umwelt, sondern auch intern den Bedürfnissen des Menschen selbst. Und deshalb kommen Ressourcen auch nicht nur im Menschen vor, sondern können auch der externen Umwelt abgewonnen werden.

Der stresstheoretische Blick auf externe Stressoren wird also erweitert. Denn was die internen Anforderungen betrifft, geht es darum, dass ein Mensch schon mit seinen eigenen Bedürfnissen und mit den damit verbundenen Gefühlen angemessen umzugehen vermag. Leitvorstellung dieses Verständnisses ist also weniger das harmonische Gleichgewicht und noch weniger der kämpfende Mensch. Leitvorstellung ist vielmehr der bedürftige und angewiesene Mensch.

---

[2] Ebd., 287.

[3] Becker (2003, 13); auch (2006, 10).

[4] Becker (2006, 104 ff.).

Die Bedürfnisse lassen sich auf einer physischen Systemebene namhaft machen, aber auch auf einer psychischen. So findet das (leidende) Subjekt zwar nicht direkt über den Aspekt des Wohlbefindens oder Missbefindens in das Gesundheitsverständnis Eingang, aber indirekt über Operationalisierungen seiner Bedürfnisse. Dazu gehören Bedürfnisse nach Kontrolle, aber auch Bedürfnisse nach Wertschätzung oder Sinn. Mithilfe der Zentralität der Bedürfnisse lässt sich auch (mit Maslow und Bandura) erklären, dass beide Wünsche in ihrer Phasenhaftigkeit zum Menschen gehören: der Wunsch nach Gleichgewicht *und* der Wunsch nach Ungleichgewicht.[5]

(3.) Etwas anders verfährt das Schweizer Meikirch-Modell. Es operiert zwar auch mit einer Wechselbeziehung von Potenzialen auf der einen Seite und Anforderungen auf der anderen Seite und entspricht der Struktur nach daher dem SAR-Modell. Der WHO-Definition folgend wird das Resultat einer förderlichen Wechselwirkung allerdings gleich auf das subjektive Wohlbefinden bezogen:

„Gesundheit ist ein dynamischer Zustand des Wohlbefindens, der aus förderlichen Wechselwirkungen zwischen den Potentialen eines Individuums, den Anforderungen des Lebens, sowie sozialer und umweltlicher Determinanten resultiert. Gesundheit ergibt sich während der gesamten Entwicklung des Lebens, wenn die Potentiale eines Individuums – und soziale und umweltliche Determinanten – genügen, um zufriedenstellend auf die Anforderungen des Lebens zu antworten. Die Anforderungen des Lebens können biologisch, psychosozial oder umweltlich sein und bei Individuen und im Kontext variieren, aber in jedem Fall führen unbefriedigende Reaktionen zu Krankheit."[6]

Wichtig hervorzuheben sind bei diesem Modell zwei Sachverhalte: Zum einen wird zwischen biologisch gegebenem Potenzial und persönlich erworbenem Potenzial unterschieden. Während das zuerst genannte im Lauf des Lebens abnimmt, erlaubt das zuletzt genannte, Abbauphänomene und Störungen zu kompensieren. Hier ist also ein dialektisches Verhältnis von Gesundheit und Krankheit im Blick. Zum anderen wird das Individuum als ein „komplexes adaptives System" operationalisiert. Es steuert, auf welche Art und Weise mithilfe der Potenziale auf Anforderungen des Lebens geantwortet wird. Unvermittelt mit der Orientierung der Definition an Wohlbefinden bzw. ‚illness' wird eine ungenügende Antwort bzw. eine ungenügende Adaption mit dem Entstehen von objektivierbaren ‚diseases' in Verbindung gebracht. Krisen der Person werden außerdem als Krisen des „komplexen adaptiven Systems" gedeutet, dessen Behandlung im Arzt-Patienten-Verhältnis vor allem Vertrauen erfordere, das dann aber auch zu neuer Entwicklung fähig sei.[7]

(4.) Weniger spekulativ, aber umso integrativer gibt sich Gesundheitsmodell von K. Hurrelmann. Es verbindet bewusst Komponenten anderer Theorieansätze

---

[5] Becker (2006, 120 f.).

[6] Bircher und Hahn (2016); vgl. Bircher und Kuruvilla (2014, 368). Deutsche Fassung unter: https://meikirch-modell.ch/wp-content/uploads/2018/01/MM-Kurzfassung.pdf.

[7] Bircher und Kuruvilla (2014).

und verarbeitet sie weiter. Im Grunde genommen zählt es ebenso zur Familie der Bewältigungs- und Gleichgewichtsmodelle, auch seine Grundstruktur als Anforderungs-Ressourcen-Modell ist unübersehbar. Spezifisch ist, dass die in seinem Zentrum stehende Bewältigung als „produktive Realitätsverarbeitung" konzipiert ist. Als Sozialisationsmodell geht es nämlich davon aus, dass sich die handlungsfähige Person in der lebenslangen Auseinandersetzung mit Anforderungen innerer Systeme (Körper, Psyche) und Anforderungen äußerer Systeme (soziale und ökologische Umwelt) bildet. Im Rückgriff auf das Konzept der Entwicklungsaufgaben wird diese Auseinandersetzung dezidiert lebenslauf-sensibel verstanden. So bekommen Körperveränderungen sowie soziale Statusver-änderungen einen wichtigen Platz in der Liste der Anforderungen.

Grundlegende These ist nun, dass es von der „produktiven Realitätsver-arbeitung" mithilfe der gegebenen personalen und sozialen Ressourcen abhängt, ob und inwiefern eine Gesundheits- oder Krankheitsdynamik ausgelöst wird. Voraussetzung der „produktiven Realitätsverarbeitung" ist die Identität des Individuums, welche selbst von inneren Koordinationsleistungen abhängig ist. Zu diesen Koordinationsleistungen gehöre es, auch Spannungen zwischen eigenen Bedürfnissen (inneren Anforderungen) und äußeren Anforderungen der sozialen oder materiellen Umwelt auszuhalten.[8] Was als Gleichgewicht zwischen inneren und äußeren Anforderungen angesehen wird, ist so auch von subjektiven Wünschen und subjektiver Wahrnehmung abhängig. Das führt Hurrelmann dazu, das Gesundheits-Krankheitskontinuum nicht nur dreidimensional zu kon-zeptualisieren (körperliche, psychische und soziale Dimension), sondern innerhalb dieser drei Dimensionen noch einmal zwischen Selbsteinschätzung und Fremdein-schätzung zu unterscheiden. Damit lässt sich der Heterogenität der Beurteilungen Rechnung tragen: So kann sich eine Person in der körperlichen Dimension als sehr krank empfinden, die professionelle Einschätzung hingegen davon abweichen und weit moderater ausfallen. Zugleich vermag sich dieselbe Person psychisch als relativ gesund einschätzen und sich sozialer Unterstützung erfreuen etc. Das mehrdimensionale Kontinuum eignet sich so auch, die Relativität und zugleich die Dialektik von Gesundheit und Krankheit darzustellen. Das ist sozusagen seine phänomenale Stärke. Pathologische Zusammenhänge sind damit allenfalls behauptet, aber noch nicht (re-) konstruiert. Wie bereits erwähnt, ist dieser Vor-behalt gegenüber der inflationären Rede von einem ‚biopsychosozialen Modell' grundsätzlich geltend zu machen.

Im Unterschied zum skizzierten ausdifferenzierten Konzeptionsvorschlag scheint sich die daraufhin gebotene Gesundheitsdefinition zunächst doch in gewohnten Bahnen der Gleichgewichts- und Anforderungs-Ressourcen-Modelle zu bewegen:

„Gesundheit bezeichnet den Zustand des Wohlbefindens einer Person, der gegeben ist, wenn diese Person sich psychisch und sozial in Einklang mit den Möglichkeiten und Ziel-vorstellungen und den jeweils gegebenen äußeren Lebensbedingungen befindet. Gesund-

---

[8] Hurrelmann (2006, 133).

heit ist nach diesem Verständnis ein angenehmes und durchaus nicht selbstverständliches Gleichgewichtsstadium von Risiko- und Schutzfaktoren, das zu jedem lebensgeschichtlichen Zeitpunkt immer erneut in Frage gestellt ist. Gelingt das Gleichgewicht, dann kann dem Leben Freude und Sinn abgewonnen werden, es ist eine produktive Entfaltung der eigenen Kompetenzen und Leistungspotentiale möglich und es steigt die Bereitschaft, sich gesellschaftlich zu integrieren und zu engagieren."[9]

Die im zweiten Teil der Definition angegebene Zielbestimmung – Überwindung der Desintegration und Ermöglichung von selbstverantworteter Lebensführung und gesellschaftlicher Integration – hätte indes die Gelegenheit geboten, auf der Grundlage einer Konzeption des Befähigungshandelns (,capability'-Ansatz bzw. ,empowerment'-Ansatz) den Begriff des Gleichgewichts näher zu konzeptualisieren und so auch seine inhärente Normativität zu reflektieren.

## 3.2 Definitionen, Konzeptionen und Modelle

Vergleicht man die zuletzt skizzierten Definitionen mit den zuvor gegebenen Beispielen aus der Medizinphilosophie, treten unterschiedliche Grundmuster hervor, die man in einer ersten Annäherung folgendermaßen umreißen könnte:

(Gesundheits-) Psychologische und sozialwissenschaftliche Konzepte gehen von *Gesundheit* aus und gruppieren sich vorzugsweise um Kerngedanken wie Bewältigung oder Gleichgewicht. Häufig stellen sie sich als *Kombination* mehrerer Theoriekomponenten dar, um dem disparaten Phänomen Gesundheit, aber auch den vielfachen Beeinflussungsgrößen gerecht zu werden. Das Problem besteht darin, dass die in Definitionen gebrauchten Begriffe wie Bewältigung oder Gleichgewicht sich als bereits theoriegeladen erweisen, also von einer Gesundheitstheorie, mehr noch: von einer Theorie des menschlichen Lebens abhängig sind.

Medizinische oder medizinphilosophische Konzepte hingegen gehen von *Krankheit* aus und kondensieren sich häufiger in kurzen Begriffsbildungen. Für einen disparaten Phänomenbereich von subjektivem Befinden und objektivierbaren Befunden werden Definitionen gesucht, welche *verallgemeinerbare Kriterien* dafür angeben, was ,Krankheit' genannt zu werden verdient. Analog zur ersten Gruppe psychosozialer Konzepte besteht auch hier das Problem der Theoriegeladenheit: So ist der verwendete Funktionsbegriff oder die unterlegte Normativität von (impliziten) theoretischen Grundannahmen abhängig. Im Unterschied zu jener ersten Gruppe schlägt sich hier die *Heterogenität* der Zugänge deutlicher nieder; es kommt zu schärferen Gegensätzen und Lagerbildungen. Wie zu sehen war, ergibt sich solches bereits aus der Grundfrage, ob man prioritär von „illness", also von einem askriptiv-normativen Zugang her, oder von „disease", also von einem deskriptiv-funktionalistischen Zugang her denkt. Neben der Möglichkeit der Reduktion auf einen Zugang sind allerdings, das war bereits zu sehen, auch

---

[9] Ebd., 146.

andere Möglichkeiten der Zuordnung denkbar: Integration, Subordination oder Koordination.

Für eine konsequente *Reduktion* sei auf das biofunktionalistische Konzept von Boorse zurückverwiesen.[10] Eine *Koordination* könnte beispielsweise bedeuten, Krankheit sowohl als Funktionsstörung oder Gleichgewichtsstörung und zugleich als unerwünschten Zustand zu betrachten. Eine *Subordination* des deskriptiven Krankheitsbegriffs unter den normativen könnte man bei Lanzerath vorliegen sehen: Krankheit ist ein vom Individuum interpretierter Zustand. In der Selbstinterpretation verhält sich der Mensch zu seiner Natur, die er selbst ist. Er empfindet und bewertet einen ihm vorgegebenen physischen oder psychischen Zustand als Krankheit und gegebenenfalls als Störung seines Wohlbefindens, als Störung der Ausübung seiner Freiheit etc. Eine andere Form der Subordination böte der erwähnte Rekurs auf einen Befähigungsansatz, der seine Normativität nicht unmittelbar aus der Selbstbeurteilung bezieht, sondern aus einer Befähigung zu selbstverantworteter Lebensführung, welche auch einer drittpersonalen Beurteilung zugänglich ist.

Die Möglichkeiten verschiedener Zuordnungen sollen hier nicht mehr weiter thematisiert werden. Eine kritische Erwähnung verdient allerdings der auf den ersten Blick attraktive Vorschlag, die Pluralität der Konzeptionen mit dem Hinweis auf unterschiedliche Handlungskontexte für legitim oder praktikabel zu erklären.[11] Nun mag es zwar zutreffen, dass deskriptive Konzeptionen oder Modelle, welche sich an Funktionen verschiedener organischer Systemebenen und deren Störungen orientieren, besser dem Kontext biomedizinischer Krankheitsbehandlung entsprechen, dass Gleichgewichts- und Bewältigungsmodelle eher dem Kontext der Psychotherapie oder der Gesundheitsförderung entsprechen, dass Wohlbefindens- oder Befähigungsmodelle eher dem Kontext lokaler und globaler Gesundheitsversorgung entsprechen. Gleichwohl ist wichtig zu sehen, dass die *Arzt-Patienten-Beziehung eine Schnittstelle* darstellt, die bereits unterschiedliche Perspektiven zu verbinden bzw. zu integrieren erfordert. Eine Kontextualisierung vermag zwar manche Gegensätze zu relativieren, sie bringt aber die medizintheoretische Herausforderung einer Zuordnung der verschiedenen Aspekte noch nicht zum Verschwinden. Sie bleibt als Grundaufgabe bestehen. K. E. Rothschuh hat sie – im Blick auf den Krankheitsbegriff – mit der Begriffstrias Pathos, Nosos und Aegritudo einzuholen versucht: Eine Krankheit *(‚morbus‘)* umfasst neben dem Selbsterleben oder dem Befinden des kranken Menschen *(‚aegritudo‘)*, die klinische Beurteilung des krankhaften Befunds *(‚nosos‘)*, schließlich die naturwissenschaftlich verobjektivierbare Desorganisation im Sinne der Pathologie *(‚pathos‘)*.[12]

---

[10] Man könnte seine Konzeption aber auch als Subordination des praktischen Bewertungsaspekts unter den deskriptiven Aspekt der Funktionsstörung verstehen: Gottschalk-Mazouz (2008, 106 ff.).

[11] Vgl. den bedenkenswerten Versuch von Haverkamp et al. (2018).

[12] Rothschuh (1965, 127–129). Die Zuweisung von ‚pathos‘ zum naturwissenschaftlichen Aspekt folgt freilich der vorherrschenden medizinischen Diktion.

An dieser Stelle ist nun allerdings eine wissenschaftstheoretische Reflexion angezeigt, welche es erlaubt, zwischen *Konzeption, Modell, Begriff und Definition* grundsätzlich zu unterscheiden. Wie in den bisherigen Ausführungen wird häufig der Begriff *‚Konzeption'* mehrdeutig gebraucht. In manchen Fällen wird er auf einen Begriff bezogen, in anderen Fällen auf eine Theoriebildung oder ein Modell. Wissenschaftstheoretisch empfiehlt es sich, den Begriff ‚Konzeption' lediglich für jene Theoriebildung zu verwenden, welche der Definition eines Begriffs vorausliegt. Von einer solchen Theoriebildung sind *Begriffsbildungen* wie ‚Krankheit' oder ‚Gesundheit' zu unterscheiden: Diese dienen dazu, individuelle Phänomene zu identifizieren, welche unter diesen Begriff fallen. Weil ein und derselbe Begriff aber mit völlig verschiedenen Bedeutungen versehen werden kann, kommt es auf die Kriterien an, die angeben, wann ein Phänomen unter den Begriff fällt. Das Ergebnis ist eine *Definition* des Begriffs. Eine Definition legt die Bedeutung bzw. den semantischen Gehalt eines Begriffs fest. Die Bedeutungsfestlegung durch Kriterien geschieht wiederum durch den inferentiellen Begriffszusammenhang einer *Theorie*.[13] Eine Theorie von ‚Krankheit' oder ‚Gesundheit' (in diesem Sinn eine Theorie-Konzeption) mündet daher in vielen Fällen in eine Definition, welche die Bedeutung der Begriffe ‚Krankheit' oder ‚Gesundheit' festlegt (in diesem Sinn eine Begriffs-Konzeption). Das erklärt erstens, warum ein und derselbe Begriff mit unterschiedlichen Theoriekonzepten einhergehen kann. Es erklärt zweitens, warum die in unserem Zusammenhang immer wiederkehrenden Begriffe wie ‚Gleichgewicht', ‚Anpassung', ‚Normativität' oder ‚Funktion' und dergleichen notwendig theoriegeladen sind und also keineswegs das Gleiche meinen müssen.

Ein *Modell* steht gewissermaßen zwischen der Theorie auf der einen Seite und der Welt der Phänomene auf der anderen Seite. Als Konkretion einer Theorie sucht es in der Regel einen realen Zusammenhang nachzubilden bzw. zu repräsentieren.[14] Leitend ist dabei häufig ein Prinzip der Strukturanalogie. Ein medizinisches Beispiel hierfür wäre das Maschinenmodell des Menschen. Während bei Definitionen das ausgrenzende Moment im Vordergrund steht, ist es bei Modellen das Moment des Erklärens oder Begreifens von Zusammenhängen. Gesundheitswissenschaftliche oder psychologische Modelle bieten in vielen Fällen zunächst eine phänomenorientierte Beschreibung von Zusammenhängen, ehe sie zu kausalen Erklärungen fortschreiten (bsp. Stressmodelle). Biomedizinische Krankheitsmodelle folgen in der Regel einem weitergehenden Ideal einer ätiologischen Pathogenese bzw. Ätiopathogenese (ätiopathogenetisches Krankheitsmodell). Wichtig zu beachten ist, dass Modelle nicht nur Werkzeuge sind, um Theorien zu testen, sondern darüber hinaus auch eine kreative Funktion haben können. Im Modell kann ein theoretisches Hypothesenbündel mitunter ein beachtliches Entdeckungspotenzial entfalten. Das erwähnte Maschinenmodell

---

[13] Schramme (2012a, 10 f.); grundsätzlicher: Brandom (2001).
[14] Vgl. Morrison und Morgan (1999, v. a. 10 ff.); Bailer-Jones und Hartmann (1999).

war in der Geschichte der Medizin diesbezüglich äußerst erfolgreich. Es führte zu einer Flut neuer Entdeckungen, hatte sich dabei allerdings gegen ältere Theoriebildungen erst durchzusetzen. Als konkretes Beispiel hierfür wäre W. Harveys bahnbrechende Entdeckung des Herzens als gleichsam hydraulische Maschine des Blutkreislaufs zu nennen. Sie trug zur Etablierung des iatromechanistischen Maschinenmodells des Organismus bei, wie es etwa in den „Fundamenta medicinae" des F. Hoffmann (1695) ihren prominenten Ausdruck finden sollte.[15]

Die unterschiedliche Funktion von Modellen wird in der medizinischen und medizintheoretischen Diskussion leider nicht immer beachtet: So hat beispielsweise das sog. biopsychosoziale Modell zunächst den Status eines *heuristischen* Modells. Dass es mehr Fragen aufwirft als löst, ist an sich also keineswegs problematisch; es gehört zu seinem Wesen. Anders verhält es sich mit einem *abbildenden* Modell, welches beansprucht, einen realen Zusammenhang nachzubilden. Hier können Befunde, welche die Theoretisierung erheblich erschweren, oder auch theoretische Inkonsistenzen das Modell ernsthaft infrage stellen. Das betrifft beispielsweise psychophysische Modelle wie den Parallelismus oder sinnesphysiologische Modelle wie das Reiz-Reaktions-Modell.

Modelle sind, wie bereits gesagt, Konkretionen einer Theorie. Im Bereich der Medizin besagt dies auch: Sie sind mehr oder weniger von einer anthropologischen Hintergrundgrammatik abhängig. Diese entscheidet schon darüber, in welcher Weise der Mensch (als Subjekt/als Objekt) sowie seine Gesundheit oder Krankheit (als Deskription, Askription, Präskription) zum Gegenstand wird. Letztlich bewegt sich keine Konzeptualisierung von Gesundheit oder Krankheit – ob als Theorie oder als Modell – in einem anthropologiefreien Raum. Vorstellungen wie Normalität, wie Homöostase oder Heterostase, Auffassungen des Menschen als Bewältiger von Anforderungen oder des Menschen als Bedürfniswesen, Operationalisierungen des Menschen als anpassungsfähiges Regulierungssystem – sie alle bilden auf ihre Weise Hintergründe, die eine Theorie oder ein Modell nachhaltig bestimmen.

Abschließend ist noch einmal auf diejenige Grundfrage zurückzukommen, die im Blick auf die Theoretisierung oder Begriffsbildung von ‚Krankheit' für die vorliegende Untersuchung von erheblicher Bedeutung ist: Es ist die Frage nach dem Menschen als ‚jemand', nach dem individuellen Menschen als leibliches Subjekt in seinem Selbsterleben. Insofern Theorien oder Begriffsbildungen von ‚Krankheit' auf Verallgemeinerbarkeit oder Generalisierbarkeit abheben, ist eine theoretische Marginalisierung oder zumindest eine versachlichende Operationalisierung dieser Subjektivität fast unausweichlich. An dieser Stelle mag es bequem sein, anknüpfend an den erwähnten K. E. Rotschuh zwischen Pathologie, Nosologie und persönlicher Zuwendung zur individuellen Krankheitsnot (‚*aegritudo*') schlichtweg aufzuteilen. Der wissenschaftlichen Pathogenese

---

[15] Harvey, W. (1628); Müller (1996).

stünde es dann frei, mit verallgemeinerbaren kausalen Strukturen zu arbeiten, das Subjekt auszublenden bzw. als ‚etwas' zu operationalisieren. In der klinischen Nosogenese käme der klinische Fall immerhin noch in einer Individualnosologie vor.[16] Doch Fragen nach dem individuellen Selbsterleben und Fragen nach dem Umgang eines Menschen mit seiner Krankheit lassen sich nicht aus einer (natur-) wissenschaftlichen Pathogenese gewissermaßen auslagern und lediglich der persönlichen Zuwendung zur subjektiven Hilfsbedürftigkeit, also dem Aspekt der ‚aegritudo' zuweisen. Und auch die an klinischer Praxis orientierte Nosologie wirft die wissenschaftlich zu beantwortende Frage auf, wie sich die naturwissenschaftliche Kenntnis eines *Körpers* zu den individuellen Erfahrungen eines *Leibes* von ‚jemandem' in dessen Situation und Bedeutungswelt verhält.[17] Es geht um Fragen wie: Was macht eine Krankheit oder eine Krankheitserfahrung mit einem Menschen? Wie geht sein Umgang mit ihr in den weiteren Verlauf der Krankheit selbst ein? Den Übergang zu medizinisch-anthropologischen Reflexionen bilden dann Fragen wie: Inwiefern kann Krankheit als zum Menschen, zu seiner Leiblichkeit und zu seiner Endlichkeit gehörend gedacht werden? Eine Theoretisierung, welche unkritisch dem lebensweltlichen Reflex auf eine Krankheit folgt, diese – als „Störung" – um jeden Preis beseitigen zu wollen, leistet nicht, was sie zu leisten beansprucht.

---

[16]Vgl. Rothschuh (1965, 191 f.).

[17]Diese Grundfrage ist Ausgangspunkt der Entwürfe von H. Plügge und F. Buytendijk, s. u. Abschn. 7.2.

# Uexkülls Konzept als Beispiel integraler Modellbildung

Die Konzeption der Humanmedizin von Uexküll/Wesiack bietet ein Gesundheits- und Krankheitsmodell, das viele der skizzierten Anforderungen in sich aufgenommen hat. Ich bringe es als Bezugspunkt und als Hintergrund, auf dem ich die Grundstruktur eines Modells, das V. von Weizsäcker folgt, darstelle.

Die Übereinstimmung mit Weizsäcker besteht zunächst und vor allem darin, eine *kritische Theoriebildung innerhalb der Medizin* zu intendieren, die auf eine Revision der Grundlagen abhebt. Ein „biopsychosoziales Modell" wird hier nicht lediglich behauptet, sondern theoretisch untermauert, sodass Zusammenhänge erklärbar und in bestimmtem Maße auch überprüfbar werden. Das Psychische wird so etwa nicht einfach additiv zum Somatischen hinzugefügt; das Verhältnis beider zueinander wurzelt vielmehr in der zentralen Funktion der Mensch-Umwelt-Beziehung. An dieser Stelle eignen sich Uexküll/Wesiack biologische Einsichten von J. v. Uexküll an und übersetzen sie in ein eigenes integrales und praktikables Modell. Das Ergebnis ist eine hochreflektierte Theoriebildung, die in den Wissenschaftsbetrieb und in die klinische Praxis der Medizin leider kaum Eingang fand. Die vorliegende Untersuchung ist im Blick auf das Werk von Weizsäcker, das seine Übersetzung in ein integrales und praktikables Modell zum größten Teil noch vor sich hat, mit ähnlichen Problemen konfrontiert. Wir hatten sie in der Einleitung bereits angesprochen.

Uexküll/Wesiack gehen wie Weizsäcker nicht nur von der Notwendigkeit einer kritischen Grundlagenrevision der Medizin aus, sie verstehen diese auch als Notwendigkeit anthropologischer Reflexion. Bereits im Vorwort ihrer 3. Aufl. der „Theorie der Humanmedizin" (1998) schärfen die Autoren ein:

H.-M. Rieger, *Gesundheit als Wandlungsfähigkeit,*
https://doi.org/10.1007/978-3-662-67122-1_4

„Humanmedizin braucht ein anthropologisches Konzept – einfach ausgedrückt ein Menschenbild – um die Deutungs- und Handlungsanweisungen, das heißt die diagnostischen und therapeutischen Hinweise, zu finden, die ärztliches Handeln ermöglichen."[1]

Die Autoren setzen sich dann insbesondere mit dem Maschinenmodell des Menschen auseinander. Sie gestehen diesem Modell zwar zu, die spektakuläre Erfolgsgeschichte der modernen naturwissenschaftlichen Medizin ermöglicht zu haben. Erkauft sei dies allerdings dadurch, dass das, was den Menschen auszeichnet, nämlich lebendig zu sein, ausgeblendet werde. Sie selbst skizzieren daraufhin eine hochstufige und systemphilosophisch reflektierte Verhältnisbestimmung des Menschen zu seiner Umwelt, welche einlinige Passungsmechanismen ebenso den Abschied gibt wie normfreien Deskriptionen. Gleichwohl bieten sie eine erstaunlich einfache Definition von Gesundheit:

„Gesundheit ist […] der ungestörte Aufbau der subjektiven Umwelt, wobei die Umgebung Nützlichkeiten und Schädlichkeiten bieten muß, die den kreativen Fähigkeiten des Lebewesens entsprechen. Krankheit tritt ein, wenn das raffinierte Gleichgewicht zwischen subjektiver Kreativität und objektivem Angebot gestört ist, wenn […] die] Umgebung sich zu dem Lebewesen verhält wie ein schlecht passender Schuh."[2]

## 4.1    Der lebende Körper im Funktionskreis

Im Unterschied zu leblosen Körpern stellen lebende Körper eine Einheit aus Organismus und Umwelt dar. Die zentrale Einsicht der Umwelttheorie J. v. Uexkülls besteht darin, dass weder ein Organismus (etwa als physiologische Einheit) noch die Umgebung eines Lebewesens (etwa als physikalisch-chemisch beschreibbare Außenwelt) je für sich bestimmt werden können. Organismus und Umgebung lassen sich vielmehr erst aufgrund der Beziehungen definieren, die zwischen ihnen bestehen.[3] Es handelt sich um einen kreisförmigen Prozess, den J. v. Uexküll als „Funktionskreis" beschrieben hatte.

*Ein lebender Körper bzw. Organismus besitzt die Fähigkeit, sich eine zu seinen Bedürfnissen und Verhaltensmöglichkeiten passende Umwelt zu konstruieren.* Wird die Passung, also die Einheit von Organismus und Umwelt, gestört, gerät das Lebewesen in Gefahr. Damit kommt bereits in den Blick, dass Gesundheit in einer noch näher zu bestimmenden Weise „Passung" und Krankheit „Passungsverlust" bedeutet.[4]

Im „Funktionskreis" wird die Passung so verstanden, dass das Lebewesen (Subjekt) seiner Umgebung (Objekt) durch „Merken" ein Merkmal aufprägt,

---

[1] Uexküll und Wesiack (1998, V).

[2] Ebd., 73.

[3] Uexküll und Wesiack (1998, 65).

[4] Uexküll und Wesiack (2003, 8).

welches sein Verhalten, sein „Wirken" in Gang zu bringen vermag. Für ein hungriges Lebewesen kann auf diese Weise einem bis dahin neutralen Umgebungsobjekt die Bedeutung „Nahrung" erteilt werden. Das löst ein Verhalten (eine Aktivität der „Wirkorgane") aus, das die Bedeutungsverwertung – letztlich das Essen – steuert und damit das Merkmal gewissermaßen löscht. Wer gegessen hat, für den haben die Äpfel das Merkmal der Nahrung verloren. Die „Umwelt" eines Lebewesens ist also nur derjenige Ausschnitt aus seiner Umgebung, der unter dem Aspekt seiner Bedürfnisse relevant wird (als Nahrung, als Beute, als Geschlechtspartner) und auf den es mit seinen Wirkorganen eingestellt ist (durch Mundwerkzeuge, durch Sexualorgane etc.). Diese subjektive Umwelt umgibt jedes Lebewesen wie eine zu ihm passende Wohnhülle. – Eine Waldzecke nimmt beispielsweise ihre Welt nicht über Sehen und Hören wahr, sondern nur über ein Geruchsorgan, dass auf die Buttersäure, die im Schweiß der Warmblüter vorkommt, reagiert.[5] Auf diese Welt ist sie eingestellt; diese Welt ist die für ihre Bedürfnisse passende Umwelt.

Mithilfe systemtheoretischer und zeichentheoretischer Begrifflichkeiten lässt sich dies weiter explizieren: Ein Beobachter bekommt Lebewesen als „geschlossene Systeme" in den Blick, die ihre Umgebung entsprechend ihrer inneren Bedürfnisse und Zustände interpretieren. Semiotisch d. h. als Zeichenprozess aufgefasst heißt dies: Ein Lebewesen interpretiert Phänomene im Licht seiner Bedürfnisse als Zeichen und verleiht ihnen dadurch Bedeutung für ein Verhalten. Eine solche semiotische Betrachtung hat weitreichende Konsequenzen: Das Verhalten eines Lebewesens lässt sich nicht mehr kausalmechanisch nach dem Reiz-Reaktions-Schema und damit nach dem Schema von Ursache und Wirkung deuten. Es handelt sich vielmehr um eine dreigliedrige Relation, in der zwischen dem Zeichen und dem Bezeichneten der bedeutungsverleihende Interpret – also: das Subjekt – steht. Die Einführung des Subjekts in die Medizin gestaltet sich letztlich als Gewahrwerden von Zeichenprozessen, von Semiosen. Dem kranken Menschen muss daher eine individuelle Wirklichkeit zugeschrieben werden. Seine Symptome sind nicht nur einfach Funktionsdefekte, sie sind vielmehr als Antworten eines lebenden Systems auf ein Passungsproblem zu entschlüsseln.[6]

In der Arzt-Patienten-Beziehung geht es außerdem darum, dem Doppelaspekt eines lebenden Körpers Rechnung zu tragen. Dieser Doppelaspekt entspricht der leibphilosophischen Ambiguität von einem nur dem Selbsterleben zugänglichen *Körper-Sein* und einem auch der Fremdwahrnehmung zugänglichen *Körper-Haben*. Einerseits erscheint der lebende Körper als „geschlossenes System", das eine eigene Erlebnis- und Bedürfniswelt mit sich führt und eigenen Programmen (Codes) folgt – andererseits bildet er ein „offenes System", das biochemischen Funktionsgesetzen gehorcht und dessen Organe sich gemäß diesen Funktionsgesetzen auch be-handeln lassen.[7] Die Achtung des Subjekts ver-

---

[5] Uexküll und Wesiack (1998, 66).

[6] Ebd., 112 f.

[7] Uexküll und Wesiack (2003, 18, 37).

langt, dass diese Unterscheidung nicht eingezogen wird. Sie verlangt vor allem, die subjektive Individuum-Umwelt-Einheit gleich einer nichtzugänglichen „black box" zu achten. Ein naiver Beobachter, der seine eigenen subjektiven Erfahrungen unreflektiert in ein beobachtetes Lebewesen hineinprojiziert, verletzt diese Regel ebenso wie ein neurophysiologisch gebildeter Beobachter, der Verhaltensveränderungen kausalmechanistisch auf neurophysiologische Vorgänge zurückführt.[8] Unterstellt werden soll allein, dass ein „geschlossenes System" eigenen Programmen folgt, mithilfe es Einwirkungen von außen oder von innen in eigenes Verhalten übersetzt. Auch hier liegen die praktischen Folgerungen für die Arzt-Patienten-Beziehung auf der Hand: Eine Diagnose zielt nicht darauf, psychophysische Kausalitäten zu unterstellen, sondern die aus dem Verhalten jener „black box" rekonstruierbaren verschlüsselten Zeichen zu entschlüsseln. Und zwar dadurch, dass man dem Übersetzungs-Code auf die Spur kommt, der die Umgangsweisen eines Individuums mit den Gegebenheiten einer Situation steuert.

Diese Ausführungen gehen nun bereits über den kreisförmigen Prozess des „Funktionskreises" hinaus. Nicht erst beim menschlichen Leben muss in den Blick kommen, dass die subjektive Innenseite mehrstufig verfasst ist, dass sich also Übersetzungsprozesse bzw. Semiosen auch zwischen unterschiedlichen Subsystemen abspielen. Ansonsten wäre die Gefahr nicht gebannt, das psychophysische Verhältnis doch wieder einlinig im Sinne mechanistischer Kausalität interpretieren (Abb. 4.1).

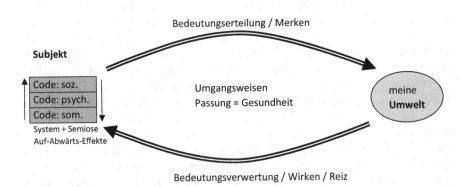

**Abb. 4.1** Modell von Uexküll/Wesiack: Das Subjekt, das sich seine Umwelt konstruiert, wird als mehrstufiges System mit mehreren Subsystemen (mehrere Körpersysteme, psychisches System, soziales System) vorgestellt, die jeweils nach unterschiedlichen Programmen bzw. Codes funktionieren. Sie interagieren untereinander mittels Übersetzung bzw. Semiose, um die passende Umwelt herzustellen. Der Dialog Subjekt – Umwelt wird aus der Beobachterperspektive, der das Innere des Subjekts verborgen ist (‚black box'), systemtheoretisch gedeutet.

---

[8] Uexküll und Wesiack (1998, 169).

## 4.2    Die Semiose im psychosomatischen Zusammenhang

Der zuvor skizzierte Gedankengang hob mit der Frage nach einem lebenden Körper an und fand dessen Lebendigkeit in einer zirkulär verfassten Organismus-Umwelt-Einheit. Von da aus ließ sich der Gedankengang zur Einführung des Subjekts in die Medizin weiterverfolgen.

Überzugehen ist nun ist also zum Gedanken, dass dieser lebendige Körper selbst eine Mehrdeutigkeit und eine Mehrstufigkeit enthält. Zu unterscheiden sind mindestens drei Ebenen:

1. ein Körper, der ein Suprasystem von Zellen, Gewebe und Organen bildet,
2. ein Körper, den wir auf der psychischen Integrationsebene als „Körper-Repräsentanz" und als Zentrum unserer individuellen Wirklichkeit erleben,
3. ein Körper, den wir auf der sozialen Integrationsebene als Körper eines Gegenübers erfahren.[9]

Systemtheoretisch lässt sich von einer vertikalen Stufung unterschiedlicher System- und Interpretationsebenen reden, die im Sinne unterschiedlicher Kommunikationssysteme auch unterschiedliche Sprachen sprechen. Zwischen der Ebene physiologischer Vorgänge und der Ebene psychischer Vorgänge besteht kein direkter (Kausal-) Zusammenhang. Es handelt sich vielmehr um Bedeutungssprünge – semiotisch gesehen um Übersetzungsprozesse von einem Zeichensystem in ein anderes. Auf diese Weise können sich Aufwärts- und Abwärtseffekte bilden: Eine Störung auf sozialer Ebene vermag bis auf die physiologische Ebene von Zellfunktionen durchzuschlagen – und umgekehrt. Eine Altershypertonie oder eine Altersdepression kann auf diese Weise ‚Folge' einer sozialen Desintegration und einer psychischen Rollen- bzw. Selbstbildstörung sein. Der Ausdruck ‚Folge' darf dabei die Bedeutungssprünge von einer Systemebene zur anderen nicht vergessen machen; auf jeder Systemebene erfolgt die Antwort auf eine Störung in der ihr eigenen ‚Sprache', also gemäß dem auf ihr vorherrschenden Programm oder Code.[10]

Die Methode des kausalen Schließens behält ihr Recht, insofern sie von einem Bewegungsvorgang zu einem anderen führt; sie ist aber untauglich, um von einem Bewegungsvorgang (etwa in der Großhirnrinde) auf eine psychische Wahrnehmung bzw. eine psychische Qualität zu schließen.[11]

---

[9] Ebd., 87.

[10] Ebd., 90 f. Auf ihre Weise zeigen im Übrigen auch die Pawlowschen Hunde eine Übersetzung aus einem psychischen Zeichensystem ins somatische, vgl. ebd., 128 f.

[11] Ebd., 173. Letztlich liegt hier schon beim Modell des Vaters J. v. Uexküll ein Kantscher Gedankengang zugrunde: Kausalität verdankt sich einer apriorisch gesteuerten Vorstellung, mit deren Hilfe wir Bewegungen innerhalb des Bereichs der Anschauungsformen von Raum und Zeit ordnen bzw. zuordnen. Die Schlussfolgerung: Weil psychisches Erleben, Wünschen und

Das Modell der Übersetzung bzw. der Semiose über unterschiedliche System-ebenen hinweg verdeutlichen Uexküll/Wesiack am *Beispiel eines Telefon-gesprächs:* Auf der physikalischen Ebene erfolgt die Übermittlung gemäß den Gesetzen (Codes) von elektromagnetischen Schwingungen. Durch die initiierten Bewegungen der Luftschwingungen bzw. Schallwellen im Hörer ist der Übertritt in ein völliges anderes Zeichensystem als dem der physikalischen Phänomene mög-lich: ins Zeichensystem der akustischen Phänomene. Vom Hörenden selbst werden dann wiederum diese Zeichen in ein anderes Zeichensystem übersetzt, in die Lebenswelt menschlicher Bedeutungen. – Das Beispiel soll darauf hinweisen, dass es nicht genügt, Lebenserscheinungen nach Gesetzen der Kausalität zu erforschen; es gilt auch die Sinn- und Bedeutungstransformationen zu entschlüsseln, die etwa zwischen Prozessen des Gehirns und psychischen Vorgängen statthaben.[12]

Kombiniert man diesen Gedankengang mit dem zuvor skizzierten (4.1), muss gesagt werden, dass die Systemebenen für sich genommen ja nicht wie im Tele-fonbeispiel mechanisch prozedieren, sondern jeweils selbst den Charakter von Subjekten bzw. Interpreten ihrer Umwelt haben. Man hat sich die Übergänge zwischen den Zeichensystemen wie eine Schranke vorzustellen, welche durch eine von der systemeigenen Codierung abhängigen Übersetzung geöffnet werden muss, sonst aber geschlossen bleibt. Uexküll/Wesiack bieten dafür Beispiele aus der Tierwelt: So wird die Wahrnehmung des werbenden Sexualverhaltens eines Männchens in der Umwelt eines weiblichen Tieres in Zeichen übersetzt, welche von sensorischen Zentren seines Gehirns wiederum mit der Sendung nervaler Zeichen beantwortet werden, die über mehrere Zwischenstationen dann in eine Ausschüttung von Sexualhormonen übersetzt werden.[13]

Der Mensch unterscheidet sich vom Tier darin, dass er in der psychischen Innenwelt seiner Vorstellung bzw. seiner Phantasie eine wichtige Barriere vor-findet, die zugleich auch eine Kontrollinstanz darstellt: Der Mensch interpretiert seine Umgebung nicht in der Weise als „Umwelt", dass mit einer Bedeutungs-erteilung (z. B. als Nahrung) automatisch eine Bedeutungsverwertung (als Ergreifen und Verzehren) folgt. Der Mensch interpretiert seine Umgebung vielmehr zunächst als „Problemsituation", die verschiedene Handlungsoptionen eröffnet.

Damit ist die Stelle bezeichnet, an der nun Bedeutung und Funktion der menschlichen Psyche verortet werden: Die Psyche ist allgemein zu verstehen „als die Summe der Programme (der Codes), über die ein Lebewesen verfügt, um seine (subjektive) Welt, die Welt seines Selbst oder seine Umwelt mit Hilfe seiner

---

Empfinden unräumlich seien, liefen auch alle Kausalitätsunterstellungen zwischen ihnen und irgendwelchen physiologisch registrierbaren Bewegungsvorgängen ins Leere. J. v. Uexküll folgt damit auch konzeptionellen Überlegungen von H. v. Helmholtz, welcher sich ebenfalls auf Kant meinte berufen zu können. Weizsäcker hat sich mit diesen Konzeptionen kritisch auseinander-gesetzt – dazu weiter unter 4.4.

[12] Ebd., 176.
[13] Ebd., 179.

Sinnes- und Bewegungsorgane aufzubauen."[14] Mit einem solchen Verständnis soll der Gefahr entgegengetreten werden, dass der Mensch seine eigene Innenwelt, die ihm durch Introspektion zugänglich ist, naiv in die Tierwelt projiziert. Zugleich kann das Besondere der menschlichen Psyche festgehalten werden: Es besteht in der *Fähigkeit, eine Innenwelt der Phantasie aufzubauen, in der die Auseinandersetzung mit Objekten der Umwelt in der Vorstellung durchgespielt und bewertet werden kann.*

Mit einem solchen Verständnis der Psyche wird für Uexküll/Wesiack die Trennung von Körper und Seele ebenso obsolet wie eine Trennung von somatischer Medizin und psychologischer Medizin; es handelt sich um Subsysteme des einen menschlichen Körpers, die in einem Zeichenaustausch miteinander stehen. Die biomedizinischen Eingriffe per Hand (Be-handlung) und die psychologischen Interventionen per Wort folgen einem ähnlichen semiotischen Wirkprinzip, sie vermögen durch Übersetzungen analoge Aufwärts- und Abwärtseffekte zu haben.[15]

Die Frage, was ein lebendiger Körper ist, bekommt auf diese Weise eine für die psychosomatische Medizin grundlegende Antwort: Er stellt sich als komplexes System dar, das aus einem „körperlichen" und einem diesem zugehörigen „psychischen" Subsystem besteht. Die Subsysteme wirken jeweils semiotisch aufeinander ein.

Körper und Psyche stehen in diesem Modell in einer relativen Hierarchie zueinander: „Körper" ist die leib-seelische Einheit der einfacheren Systemebene, die auf einer komplexeren Stufe durch Psyche (affektive und kognitive Programme) eine passende Umwelt bzw. eine individuelle Wirklichkeit aufbaut.[16]

## 4.3  Der Situationskreis als dynamischer Reproduktionsprozess

Im Unterschied zum Tier, das festgelegten biologischen Programmen folgend eine artgemäße Umwelt aufbaut, überwiegen beim Menschen Programme, die er sich im Laufe seiner Entwicklung erworben hat. Zwischen ihm und seiner Umwelt tritt außerdem die Innenwelt einer spielerischen Phantasie, die Programme verwerfen, modifizieren und durch Probehandeln testen kann. Sie ermöglicht einen Abgleich mit inneren und äußeren Anforderungen, welcher selbst beispielsweise Triebansprüche zu relativieren vermag. Weil sich hier alles um den Aufbau einer (Problem-) Situation in der individuellen Wirklichkeit dreht, wird dieses modifizierte Modell des Funktionskreises nun „Situationskreis" genannt.[17]

---

[14] Ebd., 195.
[15] Uexküll und Wesiack (2003, 28).
[16] Uexküll und Wesiack (1998, 391).
[17] Ebd., 224 f.

Der Situationskreis soll einen theoretischen Rahmen für ein Manual der ärztlichen Alltagsarbeit abgeben. Krankheit wird, mit V. v. Weizsäcker gesprochen, zur Frage: „Warum gerade hier – warum gerade jetzt?" Offenbar treffen angeborene Konstitution und erworbene Disposition auf eine bestimmte Lebens- und Umweltsituation, welche bestimmte Anforderungen an den Dialog bzw. den Umgang von Individuum und Umwelt stellt. Krankheiten können entstehen, wenn es einem Individuum nicht gelingt, seine Passung zur Umwelt (wieder-) herzustellen oder wenn keine passende Programme zur Lösung einer Problemsituation zur Verfügung stehen.[18] Die Stimuli bzw. Anforderungen aus unserem Körper (z. B. pathogene Zellmutationen) oder aus unserer Umgebung (z. B. hohe Leistungsanforderungen) können dann nicht mehr – etwa durch Abwehrvorgänge eines übergeordneten Systems (Immunsystem) – bearbeitet und in ein neues Passungsverhältnis überführt werden. Die Diagnose gestaltet sich so als Entschlüsselung eines misslungenen Dialogs sowohl zwischen Individuum und Umgebung als auch innerhalb des Organismus (zwischen Organen, Zellen und Gewebe).

Der Diagnose und der Therapie dient dabei eine semiotische Analysemethode entlang des Dreischritts von Problemsituation, Bedeutungserteilung und Bedeutungsverwertung. Mit ihrer Hilfe lässt sich rekonstruieren, wie *Anforderungen* aus dem Organismus oder aus der Umgebung durch eine *Bedeutungserteilung* (die das Subjekt vornimmt) zu einer *Situation* werden. Diese Situation stellt das Subjekt vor ein *Problem,* dass durch ein *Verhalten* gelöst werden muss.[19] Der Beobachter muss zur Erfassung der Problemsituation sowohl den Wahrnehmungs- bzw. Erlebnisaspekt als auch den Verhaltensaspekt im Blick haben. Letzteres aber so, dass der betroffene Mensch auf eine solche Umwelt reagiert, der er bereits selbst subjektive Bedeutung verliehen hat. Auf diese Weise stellt der Beobachter die erstpersonale Perspektive beim beobachteten Subjekt in Rechnung.

Weiter ist zu beachten, dass sich im Laufe der psychischen Entwicklung eines Menschen sein Dialog bzw. sein Umgang mit der inneren und äußeren Umgebung wandelt. Es wandelt sich, welche Bedürfnisse ausgewählt und wichtig werden; vormals neutrale Stimuli werden zu Stressoren; verdrängte Wünsche kommen an die Oberfläche etc. Durch die Ausbildung einer psychischen Bedeutungswelt bekommt der Situationskreis also eine dynamische Zeitgestalt. Sie erlaubt es, Störungen der somatischen Passung abzufedern (aber auch zu verstärken); sie führt dazu, dass die individuelle Wirklichkeit permanent umgebaut wird. Die von der Psyche aufgebaute individuelle Wirklichkeit stellt letztlich so etwas wie eine flexible unsichtbare Hülle um den Körper dar. Sie kann wie ein Organ verletzt werden, was dann wiederum im Sinne eines Abwärtseffekts auf das Subsystem Körper durchschlagen kann.[20]

---

[18] Ebd., 246 f., 252.
[19] Ebd., 257 f.
[20] Ebd., 398 f. 407.

Uexküll/Wesiack meinen damit ein psychosomatisches Grundkonzept vorgestellt zu haben, das dazu verhilft, den psychophysischen Dualismus in der Medizin zu überwinden.

## 4.4 Umgangsformen und Programme

Die dynamische Zeitgestalt der Psyche zeigt sich in ihrer Fähigkeit, eine für einen Organismus passende individuelle Wirklichkeit immer wieder aufzubauen. Der Dialog des Individuums mit den Anforderungen seines Körpers und den Anforderungen seiner Umgebung bedarf individueller Umgangsformen, welche selbst wiederum – das ist eine zentrale These von Uexküll/Wesiack – Programme bzw. Codes voraussetzen. Eine solche regelhafte Strukturierung in der Psyche zu unterstellen, mag gewagt erscheinen.

Um die These beurteilen zu können, ist zu berücksichtigen, dass symbiotische Funktionskreise sich erst zu bewertungssensiblen Situationskreisen weiterbilden können, wenn sich aus diffusen *Stimmungen* gerichtete *Motive* herausgebildet haben, welche selbst wiederum Stimmungen zu strukturieren vermögen. Erst auf der Stufe des Motivs bzw. seiner kondensierten Form als Programm könne sich unser Ich entscheiden, ob es einem solchen folgen wolle oder nicht; bei einer Stimmung sei dies nicht der Fall.[21] Weiter ist zu berücksichtigen, dass nach Uexküll/Wesiack die Psyche Stimmungen aus symbiotischen Phasen der Entwicklung immer noch mit sich führt. Bei dem, was man ,Übertragung' nennt, deutet ein Patient bzw. eine Patientin die Zeichen seiner Mitmenschen als Stimmungssignale.[22] – Diese Bemerkungen zeigen, dass der Begriff des Programms differenziert zu betrachten ist.

Gleichwohl kann eine kritische Würdigung damit einsetzen, dass ein kybernetisch-semiotisches Modell, das zur Beschreibung im Kontext von Kommunikation und maschineller Steuerung entworfen ist, ontologisierend auf Bereiche tierischen und menschlichen Verhaltens, dann auf die Kommunikation innerorganischer Prozessebenen und auf innerpsychische Vorgänge im Besonderen übertragen wird. Unter der Hand stellt sich so eine Logifizierung des Menschen ein. Die regelgebend-diskursive Vernunft, dazu angetreten, ihre Erscheinungswelt zu strukturieren, geht dazu über, dem äußeren und dem inneren Leben solche Strukturen anzusinnen. Mit Husserl gesagt, wird das wohlpassende „Ideenkleid", mit dem der Mensch und seine Umwelt überkleidet werden, für sein wahres Sein genommen.[23] Dieses Verfahren zeigt sich etwa in der Definition der Psyche: Sie ist nichts anderes als die Fähigkeit eines Programms bzw. eines Codes, sich eine passende Umwelt zu strukturieren.

---

[21] Ebd., 337.

[22] Ebd., 339.

[23] Husserl (1996, 55).

Die Genealogie dieser Schwierigkeit lässt sich über J. v. Uexküll auf H. v. Helmholtz zurückverfolgen. Weil V. v. Weizsäcker sich selbst mit der Konzeption des letzteren kritisch auseinandergesetzt hat, lassen sich auch von seiner Seite her gleichsam im Voraus die kritischen Vorbehalte gegenüber der späteren Konzeption von Uexküll/Wesiack erschließen. Hier einen fiktiven Dialog zu rekonstruieren ist auch deshalb interessant, weil Uexküll/Wesiack sich vielfach auf Weizsäcker berufen.

Es war der Naturwissenschaftler H. Helmholtz, der an Kants Erkenntniskritik geschult, darum wusste, dass psychische Vorgänge ebenso wie Sinnesempfindungen vom Subjekt abhängig sind und darum nicht einer einlinigen Kausalität gehorchen. Die Kluft zwischen physikalisch beschreibbarer Außenwelt und nicht-physikalisch beschreibbarer Innenwelt wurde zum zentralen Problem der Sinnesphysiologie. Die traditionelle Abbildtheorie bot keinen Ausweg mehr. Eine Empfindungsqualität (ein Farbeindruck) ist kein Abbild der physikalischen Außenwelt, wenngleich er von ihrer Einwirkung erregt wird. In der Abgrenzung zur Vorstellung des *Abbilds* greift Helmholtz an dieser Stelle zur Vorstellung des *Zeichens*.[24] Eine Sinnesempfindung sagt zwar nichts über die wirkliche Beschaffenheit der Außenwelt, aber sie gibt uns deren Gesetzmäßigkeit wieder. Denn gleiche Objekte rufen auch gleiche Zeichen hervor. Helmholtz konnte so die Zuverlässigkeit der Sinneswahrnehmung für die Physik sichern.[25]

J. v. Uexküll hat diesen Gedanken in anderer Absicht aufgenommen: In der Organismus-Umwelt-Einheit reagiert ein Organismus nicht einlinig-linear auf eine Einwirkung seiner Umgebung, sondern als zeichen- und bedeutungsverleihender Interpret. Th. v. Uexküll/W. Wesiack weiten den Gedanken dann dahingehend aus, dass sie ihn auf das psychophysische Verhältnis anwenden und im Sinne eines Modells der Bedeutungskopplung bzw. der Übersetzung ausarbeiten. Wie ein Zeichen aus physischem Zeichenträger und einer (nicht physikalisch beschreibbaren) Bedeutung besteht, so bedürfen Programme eines speichernden Substrats, ihre Bedeutung ergibt sich aber erst auf einer höheren (psychischen) Interpretationsebene. Die objektivistische Vorstellung, Prozesse des Gehirns seien das eigentliche Phänomen und das Psychische nur ein Epiphänomen, lässt sich damit zurückweisen. Es ist umgekehrt: Das Psychische stellt eine emergente höhere Stufe gegenüber dem physischen Substrat dar.[26] Letztlich bildet bereits eine Amöbe eine solche Stufe aus, wenn sie Objekten ihrer Umgebung die Bedeutung ‚Nahrung' verleiht.

Der Begriff des Programms bietet für Uexküll/Wesiack die Möglichkeit, im Blick auf das psychophysische Verhältnis eine Position zwischen Dualismus und Epiphänomenalismus zu formulieren. Wichtig erscheint ihnen dabei, den Programmbegriff zu modifizieren: Stellt man sich physische Zeichenträger als Hardware, die psychische Schemata (Programme) als Software vor, scheint nur eine einlinige Abhängigkeit möglich zu sein. Sie soll aber wechselseitig gedacht sein, sodass Programme sich nicht nur selbst verändern können (sprich: lernen können), sondern Programme der psychischen Interpretationsebene auch das materielle Speichersubstrat der physischen Interpretationsebene zu beeinflussen vermögen.[27]

---

[24] Helmholtz (1878, 222 f.).

[25] Damit setzt sich dann V. v. Weizsäcker in: Gestalt und Zeit (1942, GS 4, 365 f.) kritisch auseinander.

[26] Uexküll und Wesiack (1998, 385 f.)

[27] Ebd., 389.

Die Programmstrukturen werden also offen und flexibel vorgestellt. Dennoch bleiben es Programme, also regelhafte Schemata, welche die Bedeutungskopplung (die Übersetzung) zwischen unterschiedlichen Interpretationsebenen, also auch zwischen somatischer und psychischer Ebene, leisten. Die semiotische Kopplung bildet – das ist das Erbe von Helmholtz – eine Kopplung fester Regelmäßigkeit. Ungeregeltes und Fremdes sind für die Bildung einer (passenden) Umwelt nicht als solche konstitutiv. Sie sind entweder belanglose Umgebung oder Störfaktor – es sei denn, es gelänge deren Assimilation. In dieser Dominanz der Regelmäßigkeit zeigt sich noch einmal ein bestimmtes Paradigma des Beobachtens, das aus der Sicht Weizsäckers zu einer Logifizierung des Subjekts führt. Dieses Paradigma soll zwar einerseits dadurch, dass es ein anderes Subjekt als ‚black box‘ beschreibt, dessen erstpersönliche Erlebnis- und Wahrnehmungswelt achten, andererseits geschieht dies nicht anders als durch die Marginalisierung des Ungeregelten. Das *Beispiel des Telefongesprächs* bringt dieses Interesse an regelhaften Übergängen gut auf den Punkt.[28] Weizsäcker wird gerade an dieser Stelle dem Indeterminismus eine größere Bedeutung zumessen und deshalb das *Beispiel von zwei Schachspielern* bevorzugen, um das Verhältnis zwischen Soma und Psyche zu schreiben. Das von ihm formulierte Leistungsprinzip besagt: Die Übergänge von Zügen und Gegenzügen folgen nicht einem Paradigma naturwissenschaftlich-kausaler Regelhaftigkeit, gleichwohl setzen sie eine (kausale) Regelmäßigkeit der Funktionsweisen voraus. Beide Spieler halten sich an dieselben Regeln, zugleich ist die Unbestimmtheit des gegnerischen Zugs Voraussetzung des Spiels (dazu 8.1.2.).[29]

---

[28] Diese Logifizierung fällt v. a. bei der Übernahme eines hierarchisch gebauten Schichtenmodells ins Auge: Innerhalb der Schicht wirken Kausalketten, im Übergang der Schichten wirken Übersetzungsprogramme. Ein ähnliches Modell fand Weizsäcker im neuronalen Schichtenmodell von Jackson, genauer: dem „Neo-Jacksonismus", vor. Zu seiner kritischen Auseinandersetzung: Natur und Geist (1954, GS 1, 101); dazu weiter unten, 8.3.4.

[29] Die Kritik am Begriff des Programms oder des Systems muss sich der wissenschaftsgeschichtlichen Bedeutung dieser Begriffe gewahr sein: Als J. von Uexküll auf die Planmäßigkeit und Regelhaftigkeit des Organismus abhob und die Ganzheit einer Organismus-Umwelt-Beziehung zugrunde legte, empfahl sich solches als Ausweg aus der verfahrenen Situation zwischen Vitalismus und Mechanismus in der Biologie. Anstelle des dubiosen Zweckbegriffs und einer nicht verifizierbaren Entelechie trat ein Ordnungs- und Systembegriff, der als Phänomen auch empirisch aufweisbar zu sein versprach. Der Aufgabe, solche Begrifflichkeiten so zu modifizieren, dass sie dem organischen Leben entsprachen, widmete sich dann insbesondere L. v. Bertalanffy. Zu diesem Zusammenhang vgl. Cassirer (1957, 206–222). Wie zu sehen sein wird, votiert Weizsäcker auch an dieser Stelle anders: Die Planmäßigkeit, welche die Passung zwischen Organismus und Umwelt regelt, erweist sich als höchst unvollkommen. Es sind gerade die Inkohärenzen einer unzulänglichen Passung, welche die Wandlung und das neue Werden des Lebens antreiben (dazu unten, 8.2.). Zur kritischen Auseinandersetzung mit J. v. Uexkülls Verständnis der Planmäßigkeit neuerdings Jochmaring (2019), auch Schmieg (2017).

# Teil II

# Die Konzeption Viktor von Weizsäckers

Die folgende Erkundung der Konzeption Weizsäckers geht von unterschiedlichen Ebenen der Theoriebildung und unterschiedlichen Kontexten der Modellbildung aus, um sie dann gewissermaßen von außen nach innen, vom Einfacheren zum Komplexeren, von der klinischen Phänomenerfassung zur physiologischen Grundlagenforschung zu durchschreiten. Ersichtlich lassen sich Grundzüge einer „Einführung des Subjekts" im Rahmen eines Arzt-Patienten-Gesprächs zunächst recht einfach zur Darstellung bringen, während seine Auffassung der Gesundheit als Umgangsfähigkeit und Wandlungsfähigkeit bereits deutlich mehr anthropologische Grundüberzeugungen berührt.

Einer Interpretation des Werks von Weizsäcker kommt es entgegen, dass anders als bei Th. v. Uexküll, der von elementaren biologischen Feststellungen (Stichwort: „Funktionskreis") zu einer komplexen Theorie der Humanmedizin zu gelangen sucht, Weizsäcker von demjenigen Phänomenbereich ausgeht, wie er sich in der Arzt-Patienten-Beziehung darstellt. Sein Krankheits- und Gesundheitsverständnis entstammt zunächst dem Kontext der klinischen Arbeit und den dort sich stellenden Fragen etwa einer (psychophysischen) Pathologie. Von hier aus wurde die Theoriebildung im Rahmen der experimentellen Sinnesphysiologie weitergetrieben, um die Forderung nach einer Verschiebung bzw. Revision der medizinischen Grundlagen und Kategorien auch wissenschaftlich explizieren und einfordern zu können. Die sinnesphysiologische Fundierung, als deren Ergebnis die Lehre vom Gestaltkreis anzusehen ist, soll Weizsäckers anthropologische Reflexionen an die empirische Forschung seiner Zeit zurückbinden. Solches betrifft dann auch die „Einführung des Subjekts", welche letztlich für jeden biologischen Akt geltend gemacht wird. Die weitreichenden Folgen einer solchen „Einführung des Subjekts" nicht nur für eine Theorie von Krankheit und Gesundheit, sondern auch für die medizinische Anthropologie und mit ihr für eine Medizintheorie im Ganzen gilt es von Anfang an im Blick zu haben.

# Ausgangspunkt: Die Einführung des Subjekts

5

Das Schlagwort von der „Einführung des Subjekts in die Medizin"[1] ist einerseits recht unbestimmt, andererseits bietet gerade dieses Schlagwort die Gelegenheit, sich einen ersten Zugang zu Weizsäckers Gesundheitsverständnis und zu seinem Ansatz einer psychosomatischen bzw. anthropologischen Medizin zu verschaffen. Unbestimmt ist die Forderung nach einer „Einführung des Subjekts" zunächst dahingehend, dass sie eine Maxime für das Arzt-Patienten-Verhältnis formuliert, welche vordergründig breiter Zustimmung sicher sein kann: Der Respekt vor der Individualität der Patienten gebietet es beispielsweise, nicht nur den medizinischen Befund, sondern auch das subjektive Befinden eines kranken Menschen ernst zu nehmen. Unbestimmt ist die Forderung nach einer „Einführung des Subjekts" auch dahingehend, dass sie gleichsam einen gemeinsamen Nenner vieler auch höchst unterschiedlicher konzeptioneller Versuche darstellt, die allesamt eines eint: die Kritik an einem biofunktionalistischen oder mechanistisch-verobjektivierenden Verständnis des Menschen und seiner Gesundheit. Die Forderung einer „Einführung des Subjekts" zeigt gleichsam eine Gegenbewegung bzw. den Anspruch einer alternativen Konzeption an. Der Vitalismus und dann der Neovitalismus, mit dem sich Weizsäcker kritisch auseinandersetzte, können als solche Gegenbewegungen angesehen werden.[2]

Weizsäckers Auseinandersetzung macht dabei schnell deutlich, dass die Forderung einer „Einführung des Subjekts" keinesfalls mit einer pauschalen Wissenschaftskritik gleichgesetzt oder auch nur assoziiert werden kann. Im Gegenteil. Die Kritik bezieht sich nämlich darauf, dass ein bestimmtes klassisch-mechanistisches

---

[1] Weizsäcker : Zum Begriffswandel der Biologie (1935, GS 4, 63 f.); Anonyma (1946, GS 7, 50 f.); An Leib, Seele und Ehre krank (1949, GS 7, 292); Der kranke Mensch (1950, GS 9, 318, 321, 487).

[2] Natur und Geist (1954, GS 1, 116); Neovitalismus (1911, GS 2, 211–233).

© Der/die Autor(en), exklusiv lizenziert an Springer-Verlag GmbH, DE, ein Teil von Springer Nature 2023
H.-M. Rieger, *Gesundheit als Wandlungsfähigkeit*,
https://doi.org/10.1007/978-3-662-67122-1_5

Verständnis der (unbelebten) Natur in unangemessener Weise auf Lebewesen im Allgemeinen und auf den Menschen im Besonderen übertragen wird. Die Forderung einer „Einführung des Subjekts" kann deshalb als Impuls zu verstärkter wissenschaftlicher Grundlagenforschung aufgefasst werden. Während die moderne Physik ihrer Aufgabe nachkam und auf ihre Weise sowohl dem Subjekt als auch dem Indeterminismus Rechnung zu tragen versuchte, standen Biologie und Medizin noch vor dieser Herausforderung (vgl. unten, Kap. 8).

Im Kontext des Spannungsfelds zwischen Mechanismus und Vitalismus war bereits die erwähnte Lehre J. v. Uexexternal Uexexternal Uexkülls vom Organismus und seiner Umwelt eine wichtige Station auf dem Weg der geforderten Grundlagenforschung. Trotz einiger Vorbehalte wurde sie für den frühen Weizsäcker eine wichtige Anregung:[3] Subjektivität wird auf das Verhältnis eines Organismus zu seiner Umwelt bezogen. Dazu trat vor allem die kritische Beschäftigung mit S. Freuds Psychologie des Ich (Stichwort: „Ich-Bildung" und „Es-Bildung", vgl. 8.2.3. / 9.1.2.).[4] Diese beiden frühen Kontexte der Beschäftigung sind allein schon deshalb bemerkenswert, weil es sich hier um zwei unterschiedliche Herangehensweisen an das Subjekt handelt – Biologie und Psychologie –, die Weizsäcker zu verbinden versucht. Ausserhalb der Medizin müsste man M. Bubers Ich-Du-Philosophie nennen[5] und, mit etwas größerem Abstand, dann auch W. Heisenbergs Einführung des Subjekts in die Physik.[6]

Es ist also davon auszugehen: Der eigentümliche Charakter von Weizsäckers Fassung einer „Einführung des Subjekts" erschöpft sich nicht darin, die Individualität der Patienten und ihres Befindens ernst zu nehmen, und auch nicht darin, die Psychologie oder gar eine bestimmte Philosophie in die medizinische Pathologie einzuführen. Was sich in der Arzt-Patienten-Beziehung phänomenal aufweisen lässt, wird vielmehr zum „Prototyp" eines veränderten Zugangs zur Physiologie, zum Verständnis von Gesundheit und Krankheit, zum Verständnis von Wirklichkeit überhaupt.[7] Der bereits angesprochene Forschungsimpuls führt zu einer „Verschiebung der Grundlagen", welche die Vorstellung des Verhältnisses von Körper und Psyche und schließlich das gesamte Kategoriensystem der Medizin betrifft. Denn die „Einführung des Subjekts" stellt nicht nur die von den Naturwissenschaften übernommene Kausalitätsvorstellung infrage. Sie stellt noch viel grundsätzlicher die Frage, ob und inwiefern man organisches Leben

---

[3] Explizit wird diese Prägung in: Zum Begriffswandel der Biologie (1935, GS 4, 63 f.).

[4] Natur und Geist (1954, GS 1, 184); Meines Lebens hauptsächliches Bemühen (1947/55, GS 7, 386). Dazu Reuster (1990).

[5] Der Arzt und der Kranke (1926, GS 5, 25 f.) Diese Ausführungen stehen im Zusammenhang eines Beitrags, den Weizsäcker zusammen mit Buber in der gemeinsam herausgegebenen Zeitschrift „Die Kreatur" veröffentlichte. Dazu und zum Verhältnis beider: Emondts (1993, 386–397).

[6] C. F. v. Weizsäcker berichtet von einer Diskussion zwischen Heisenberg und Weizsäcker in Heideggers Todtnauberger Hütte im Jahr 1935: ders. (1977, 239).

[7] Vgl. Grundfragen Medizinischer Anthropologie (1948, GS 7, 261).

mit physikalisch-chemischen Kategorien begreifen könne. Die „Einführung des Subjekts" betrifft schließlich, vom spezifisch Menschlichen aus betrachtet, auch die Ethik, insofern für eine sich als Handlungswissenschaft verstehende Medizin deskriptive und normative Aspekte nicht getrennt werden können. Ihr Verständnis des Menschlichen impliziert normative Fragen: Einer medizinischen Anthropologie geht es nämlich, so Weizsäckers provozierende These, um die „Bestimmung des Menschen", um „richtige[s] Menschsein".[8]

Die Forderung nach einer „Einführung des Subjekts in die Medizin" reißt so gesehen einen ganzen Horizont an Fragen auf, die sich auf den unterschiedlichen Ebenen der Theoriebildung und in unterschiedliche Kontexte der Modellbildung hinein verfolgen lassen. Der Anspruch ist hoch. Denn an der „Einführung des Subjekts" entscheidet es sich für Weizsäcker auch, ob eine psychosomatische Medizin zu einem anthropologisch reflektierten Verständnis des Psychosomatischen durchdringt, das eingeschliffene Fragestellungen des psychophysischen Verhältnisses, etwa die Frage nach Psychogenie versus Somatogenie, hinter sich lässt. Ohne die Grundlagenrevision einer solchen psychosomatischen Medizin ist auch ein dem Menschen angemessenes Konzept von Gesundheit und Krankheit nicht zu haben. Denn wie eben bereits angedeutet: Die „Einführung des Subjekts" wirft diesbezüglich Fragen des Sinns und insbesondere Fragen des (richtigen) Umgangs bzw. der Umgangsfähigkeit auf. Was gesund oder krank bedeutet, hängt davon ab, wie ein Individuum mit einer Störung umgeht bzw. umgehen kann.[9]

Weizsäckers Anliegen einer „Einführung des Subjekts" ist in dieser Breite kaum mehr aufgenommen worden. Im Kontext des Nachdenkens über ein menschenangemessenes Gesundheits- und Krankheitsverständnis lassen sich allerdings einzelne Aspekte auch in der Gegenwart ausmachen. Sie zeigen, dass Grundprobleme, vor die Weizsäcker sich gestellt sah, nach wie vor von Bedeutung sind. Um bereits an dieser Stelle nur einige wenige Berührungspunkte zur in Teil I referierten gesundheitstheoretischen Diskussion zu nennen: L. Nordenfelt hatte gegenüber einem biofunktionalistischen Modell, welches Krankheit primär als objektivierbare ‚disease' und so als zu behebende Dysfunktion darstellt, auf die normative Zielbildung einer Person abgehoben: Gesundheit ist die Fähigkeit einer Person, ihre individuellen Lebensziele zu erreichen. Subjektivität im Sinne eines erstpersonalen Zugangs zu Gesundheit bzw. Krankheit im Sinne von Wohlbefinden bzw. Missempfinden stand dabei allerdings nicht im Fokus. Erst die kritische Fortführung dieser Konzeption (etwa durch P.-A. Tengland) forderte die Verbindung zu Dimensionen des Wohlbefindens bzw. Missempfindens und damit auch zum Grundansatz der WHO-Definition. Anthropologisch reflektierter

---

[8] Studien zur Pathogenese (1935, GS 6, 250); Über das Wesen des Arzttums (1947, GS 7, 216); Fälle und Probleme (1947, GS 9, 217).

[9] Vgl. Psychosomatische Medizin (1949, GS 6, 454); Über Psychosomatische Medizin (1952, GS 6, 518).

erweisen sich leibphänomenologische Gesundheits- und Krankheitskonzepte, für welche die individuelle Stellungnahme bzw. der individuelle Umgang mit einer leiblich erfahrenen Störung des Wohlbefindens geradezu konstitutiv ist. Einen besonderen Hinweis verdient auch das Normativitätskonzept von G. Canguilhem. Ihm zufolge bewertet das betroffene Individuum selbst, wo innerhalb der dynamischen Polarität von Normalem und Pathologischem die Krankheit beginnt. Mehr noch: Gerade in der Fähigkeit, Werte und Normen zu setzen, besteht die Gesundheit. Gesundheit schließt daher auch ein, krank werden zu können und neue Lebensordnungen zu etablieren. Dieses Konzept zeigt nun nicht nur Berührungspunkte, es steht durch den Rückgriff auf die Position von K. Goldstein auch in einer kontextuellen Nähe zur Position Weizsäckers und dessen Forderung einer Revision der Grundlagen.

Im Blick auf die gesundheitspsychologische und psychosomatische Diskussion der Gegenwart ist schließlich auf eine weitere in Teil I thematisierte Beobachtung zurückzukommen: Die Tendenz, eine individuelle Bewältigungsfähigkeit bzw. Umgangsfähigkeit als konstitutives Element innerhalb der Konzeptualisierung von Gesundheit geltend zu machen, hält an (2.5.). Insofern dabei allerdings die Anpassung an Anforderungen der Umwelt den Leitgedanken abgibt und der Mensch als adaptives Regelsystem zu stehen kommt, werden an dieser Stelle ebenfalls Fragen aufgeworfen. Im Grunde beziehen sie sich auf das, was als menschliches Subjekt und als dessen Realität der Umwelt konzeptualisiert wird. Solches äußert sich in konkreten Fragen wie etwa der Frage, auf welche Realität sich eine Adaption des menschlichen Organismus, eine behauptete „produktive Realitätsverarbeitung" (K. Hurrelmann) denn beziehen solle. Auch hier gilt wohl die Grundforderung, die Weizsäcker bereits gegenüber der in den 50er Jahren neu aufkommenden Psychosomatik formulierte: Ohne eine Verständigung über das zugrundeliegende Wirklichkeitsverständnis, ohne eine reflektierte Zuordnung von Subjekt und Umwelt und letzlich ohne das, was er als „Verschiebung der Grundlagen" bezeichnet, versuche man bestenfalls neuen Wein in alte Schläuche zu füllen (Lukas 5,37).[10]

---

[10] Über Psychosomatische Medizin (1952, GS 6, 517).

# Grundstrukturen von Weizsäckers Gesundheits- und Krankheitsverständnis

Gesundwerden bedeutet in der Regel nicht lediglich die Beseitigung einer Störung, sodass ein Ausgangs- oder Normalzustand wiederhergestellt wäre. Gegenüber einem solchen Verständnis des Gesundwerdens und des Gesundseins als ‚restitutio' hält Weizsäcker fest,

> „gesund sein heiße nicht normal sein, sondern es heiße: *sich in der Zeit verändern, wachsen, reifen, sterben können.*"[1]

Meines Erachtens bringt diese Kurzfassung das Gesundheitsverständnis Weizsäckers prägnant zum Ausdruck: Es geht erstens um eine Fähigkeit bzw. um ein Können, wobei gleich hinzuzufügen ist, dass eben diese Fähigkeit bzw. dieses Können auch gestört sein oder abhandenkommen kann. Es geht zweitens um lebensgeschichtliche Dynamiken eines Werdens und eines Sich-Wandelns, wobei diese auch Prozesse des Verlusts und des Loslassens, schließlich Prozesse des Sterbens einschließen. Der Begriff des Umgangs bzw. der Umgangsfähigkeit wird an dieser Stelle entscheidend. – Bereits aufgrund dieser wenigen gedanklichen Striche lässt sich erahnen, was die Titelformulierung meinen könnte: Gesundheit als Transformationsfähigkeit, Gesundheit als Wandlungsfähigkeit.

Die prägnante Kurzfassung erhält weitere Kontur, wenn man ihr einige Erläuterungen Weizsäckers beigibt: Eine ärztliche Behandlung, die darauf aus ist, die Krankheit als einen „Maschinendefekt" zu beheben, überginge den Sachverhalt, dass eine Krankheit nicht nur ein ‚Etwas' ist, sondern dass sie ein ‚Jemand', ein leibliches ‚Ich' betrifft. Sie überginge den Sachverhalt, dass der kranke Mensch, wie Weizsäcker auch sagen kann, „außer seiner Es-Stellung auch eine

---

[1] Ärztliche Fragen (1933, GS 5, 294) (Hervorheb. im Orig.). Vgl. auch die Kennzeichnung seiner Position in: Funktionswandel und Gestaltkreis (1950, 630): „Von der restitutio ad integrum halte ich wenig."

H.-M. Rieger, *Gesundheit als Wandlungsfähigkeit,*
https://doi.org/10.1007/978-3-662-67122-1_6

Ich-Stellung zur Krankheit hat".[2] Eine solche Subjektvergessenheit sei allerdings nicht allein der naturwissenschaftlichen Medizin zuzuschreiben, sie artikuliere vielmehr ein Verlangen der Patienten selbst: „Die Kranken sind es, welche sich ans Es klammern, um dem Ich zu entgehen, und sie verführen den Arzt, diesen Weg des geringeren Widerstandes mit ihnen zu gehen."[3] Das Problem bestünde dann in einer Behandlung des kranken Menschen, die geradezu „verhindert [...], diejenige Erschütterung zu erfahren, durch die allein er sich wandeln kann."[4] Damit verhindert sie letztlich Gesundheit, weil sie Krankheit allein als Störung und nicht zugleich als „Gelegenheit, er selbst zu werden" begreift.[5]

Um sich die Grundstruktur dieses Gesundheits- bzw. Krankheitsverständnisses als Ganzes vor Augen zu führen, müsste man, von den skizzierten Einsichten ausgehend, mindestens drei Grundentscheidungen im Blick haben. Im Folgenden werden sie in einer ersten Annäherung entfaltet:

## 6.1  ‚Etwas' und ‚Jemand' – Funktionsfähigkeit und Umgangsfähigkeit

‚Jemand'-Verstehen und ‚Etwas'-Verstehen sind zwei völlig unterschiedliche Dimensionen ärztlichen Handelns; sie erfordern eine zweifache Methode.[6] Weizsäcker spricht auch von einer „Verdoppelung der Krankheitswahrnehmung", insofern ‚jemand' selbst krank *ist* und zugleich ‚etwas' Pathologisches *hat*.[7] Die erwähnte Doppelstruktur von ‚Ich-Stellung' und ‚Es-Stellung' ist als Doppelstruktur im Phänomen von Krankheit und Gesundheit selbst verankert.[8]

Genauer heisst das: Gesundheit und Krankheit sind nicht lediglich auf der Ebene einer mehr oder weniger objektivierbaren *psychophysischen Funktionsfähigkeit* zu verorten, sondern vor allem auch auf der Ebene einer *individuellen Umgangsfähigkeit*, die Weizsäcker, darin zeigt sich das besondere Profil seines Ansatzes, als eine *pathische* Umgangsfähigkeit betrachtet.[9] Dem Arzt bzw. der Ärztin begegnen die Patienten also zweifach:

> „Sie begegnen uns nicht nur als Etwas, sondern als Jemand. Und wir fragen nicht nur was ist, sondern auch, was wird. Und sie sind nicht nur ein werdender Gegenstand, sondern

---

[2] Natur und Geist (1954, GS 1, 168).

[3] Grundfragen Medizinischer Anthropologie (1948, GS 7, 278).

[4] Epileptische Erkrankungen, Organneurosen des Nervensystems und allgemeine Neurosenlehre (1929, GS 6, 82).

[5] Wege psychophysischer Forschung (1934, GS 6, 250).

[6] Der kranke Mensch (1950, GS 9, 514 f.) Vgl. Jacobi (2001, 288).

[7] Biologischer Akt, Symptom und Krankheit (1931, GS 4, 14).

[8] Der Arzt und der Kranke (1926, GS 5, 13).

[9] Der kranke Mensch (1950, GS 9, 554 f.).

auch Subjekte, die wollen, können, sollen, müssen und dürfen. Das Objekt enthält ein Subjekt, welches nicht ist, sondern das nicht ist, was es will, kann, soll, muß, darf."[10]

Was mit empirischen Mitteln der Medizin untersucht werden kann, betrifft zunächst ‚etwas' Pathologisches, das ein Mensch *hat;* es betrifft *psychophysische Funktionen* bzw. die *Fähigkeit* zu solchen Funktionen. Anders verhält es sich mit ‚jemandem', mit jenem leidenschaftlichen Subjekt, das pathisch in die Welt gestellt ist und pathisch auch mit seiner Erkrankung umgeht. Zur Erfassung des *pathischen Umgangs* bedarf es eines eigenen wissenschaftlichen Zugangs.[11] Dieser kann sich, soviel wird im zitierten Text bereits deutlich, an die Struktur des Umgangs halten, welche Weizsäcker mit fünf Modalverben zu umschreiben vorschlägt. Die solchermaßen umschriebene pathische Struktur des Umgangs wird noch ausführlicher thematisiert werden müssen. In ihr geht es nämlich um Kräfte, die in Krankheit und Gesundheit wirken und sich beispielsweise in einem „Krankheitsstreben" oder einem „Gesundheitswillen" niederschlagen. – Der letzte Satz der zitierten Stelle erhellt außerdem, warum die Forderung nach einer ‚Einführung des Subjekts' bei Weizsäcker eine Revision des Wirklichkeitsverständnisses impliziert: „Das Objekt enthält ein Subjekt, welches nicht ist, sondern das nicht ist, was es will, kann, soll, muß, darf." Die lebensweltlich-praktische Wirklichkeit, in der das menschliche Subjekt lebt, soviel lässt sich bereits ebenfalls sagen, ist eine pathische Wirklichkeit, in welcher das Noch-Nicht-Seiende und das Werdende eine zentrale Bedeutung haben.

Weizsäcker ist sich der weitreichenden Folgen seiner Forderung einer ‚Einführung des Subjekts' bewusst:

„Die Einführung des Subjekts in die Methode der Forschung ist der Punkt, an dem die Verschiebung der Grundlagen einsetzt."[12]

Um die von der Unterscheidung von ‚etwas' und ‚jemand', von ‚Funktionsfähigkeit' und ‚Umgangsfähigkeit' ausgehende Grundstruktur zu veranschaulichen und weiterer Erörterung zugänglich zu machen, wähle ich im Folgenden den Weg einer *graphischen Darstellung.*[13] Es legt sich dabei nahe, die beiden jeweils

---

[10] Ebd., 515.

[11] Für Weizsäcker wird der ‚pathische Umgang' geradezu zum „Kernbegriff der Wissenschaft" (Der kranke Mensch (1950, GS 9, 555). Er schlägt dabei selbst die Verbindung zu M. Heideggers Existenzialien in „Sein und Zeit" (1927), fokussiert dabei aber dessen inhaltliche Fassung als „Geworfensein des Daseins in die Zeit". Die Analogien im Umgangsbegriffs selbst sind allerdings beachtlich: Heidegger benutzt ihn, um Modi des praktischen In-der-Welt-Seins zu kennzeichnen. Vgl. zum gebrauchenden und besorgenden Umgang v. a. § 15 (Heidegger (2001, 66 ff.); dazu unten, 9.2.3.

[12] Studien zur Pathogenese (1935, GS 6, 330). Dieses Zitat wird nicht umsonst dann den Ausführungen in Kap. 8 zugrunde gelegt.

[13] Graphiken haben eine didaktische und heuristische Funktion; sie ersetzen nicht die begrifflich-theoretische Analyse. Einerseits reduzieren sie Komplexität, andererseits stimulieren sie den interdisziplinären Diskurs, insofern sie Fragen aufwerfen und zu bearbeiten einfordern. Gerade

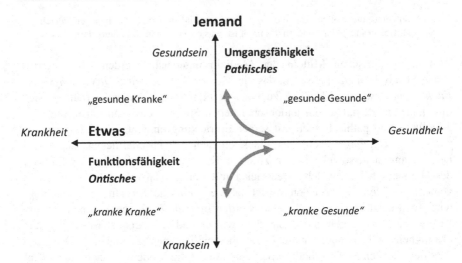

**Abb. 6.1** Graphisches Modell der Grundunterscheidung: Gegenüber der Funktionsfähigkeit in der Horizontalen ist die Umgangsfähigkeit in der Vertikalen abgehoben. Der Schnittpunkt verschiebt sich beispielsweise weiter nach links, wenn der individuelle Gesamtzustand hinsichtlich der Funktionsfähigkeit sich in Richtung Krankheit bewegt. Dabei können auf körperlicher, psychischer und sozialer Ebene die verschiedenen Grade der Funktionseinschränkungen divergieren. Bei einer solchen Bewegung Richtung Krankheit ist nicht gesagt, dass die Umgangsfähigkeit sich nun auch nach unten, Richtung Kranksein, bewegt. Gleichwohl haben Einschränkungen auf der Ebene der Funktionsfähigkeit die Tendenz, auf die Umgangsfähigkeit durchzuschlagen (Bewegung nach unten). Ärztliches Handeln oder medizinische Technik dienen der Stärkung der Funktionsfähigkeit (Bewegung nach rechts), dadurch aber indirekt der Stärkung der Umgangsfähigkeit (Bewegung nach oben).

unterschiedlichen Dimensionen von ‚etwas' und ‚jemand', von ‚Funktionsfähigkeit' und ‚Umgangsfähigkeit' und – im Blick auf das spezifische Wirklichkeitsverständnis Weizsäckers gesprochen – von ‚Pathischem' und ‚Ontischem' mit einer vektoriellen Graphik darzustellen (Abb. 6.1):

Eine wichtige Frage, die die graphische Darstellung bereits aufwirft, stellt die Frage nach dem Schnittpunkt, nach der Verknüpfung der beiden Dimensionen dar. Weizsäcker bearbeitet diese Frage als Frage nach der „Verknüpfung des Pathischen mit dem Ontischen".[14] Er redet zum Beispiel einerseits von einem kreisförmigen Hervorgehen des Ontischen aus dem Pathischen und des Pathischen aus dem Ontischen, andererseits versucht er, die Verknüpfung des Pathischen

---

der zuletzt genannte Aspekt wird bei der Vertiefung der theoretischen Grundlagen immer wieder zu beobachten sein.

[14] Der kranke Mensch (1950, GS 9, 586).

mit dem Ontischen mit der cusanischen Figur einer ‚*coincidentia oppositorum*' zu deuten.[15] Solche Aussagen sind interpretationsbedürftig. Die erwähnte Verknüpfung der beiden Dimensionen zu erhellen erfordert erhebliche theoretische Anstrengungen, dazu unten Abschn. 8.4. (aber auch schon 8.2.4.). Hilfreich ist es dabei, eine phänomenorientierte Betrachtung von einer pathogenetischen Betrachtung (‚hervorgehen') zu unterscheiden.

Bleibt man bei einer *phänomenorientierten* Betrachtung, die Fragen des pathogenetischen Wirkzusammenhangs zunächst außer Acht lässt, besitzt die graphisch dargestellte Grundunterscheidung bereits einiges an Plausibilität. Dies gilt vor allem dann, wenn man sie *gesundheitstheoretisch* anwendet: ‚Jemand' kann krank sein, ohne dass ‚etwas' zu finden ist. Und wenn ‚etwas' zu finden ist, hängt es vom Umgang bzw. von der Umgangsfähigkeit ab, wie ‚jemand' davon betroffen ist und damit leben kann. Wird das ‚Etwas' einer Krankheit verobjektiviert, kann in Vergessenheit zu geraten drohen, dass es ‚etwas' immer für ein Subjekt ist. Es kann in Vergessenheit zu geraten drohen, dass es als ‚etwas' immer nur in einem praktischen Umgang und in einer subjektiven Bedeutungswelt gegeben ist. Das bedeutet: Zwei hinsichtlich ihrer verobjektivierbaren Befunde gleiche Patienten vermögen höchst unterschiedlich krank, ja sogar gesund sein. Die graphische Darstellung trägt der Dialektik von Gesundheit und Krankheit Rechnung: Man kann mit Krankheit weitgehend ‚gesund' sein (‚gesunde Kranke'); eine Krankheit kann einen aber auch förmlich hinabziehen und zu einem kranken Menschen machen (‚kranke Kranke'). Und schließlich ist es auch keineswegs selbstverständlich, dass man mit Gesundheit (im Sinne der Funktionsfähigkeit) auch ein gesunder Mensch ist (im Sinne der Umgangsfähigkeit). Die Darstellung hält so die fundamentale Bedeutung eines dialektischen Verhältnisses von Gesundheit und Krankheit fest.[16] Darüber hinaus eignet sie sich, auf der phänomenorientierten Betrachtungsebene bereits *Zusammenhänge* thematisieren zu können, etwa dahingehend, dass Beeinträchtigungen der Funktionsfähigkeit oder Schmerzen (Vektorverschiebung nach links) auf die Umgangsfähigkeit durchschlagen können (Vektorverschiebung nach unten). Oder in positiver Umkehrung: dass eine Hilfe, welche die Funktionsfähigkeit verbessert oder Schmerzen lindert (Vektorverschiebung nach rechts), auch der Umgangsfähigkeit dienen kann (Vektorverschiebung nach oben). Solche Zusammenhänge lassen sich mit der Graphik ebenfalls gut darstellen und diskutieren. Sie dürfen allerdings nicht als kausale Zusammenhänge missinterpretiert werden. Wie sie genauer zu fassen sind, wird uns noch intensiv beschäftigen (8.4.2. und 9.4.4.).

---

[15] Ebd., 516, 585, 591.

[16] F. Hartmann, ein Schüler Weizsäckers, hat das Anliegen der skizzierten Dialektik von Gesundheit und Krankheit mit dem Begriff einer „bedingten Gesundheit" aufgenommen: Hartmann (1990, 136–139).

Weizsäcker treibt die Dialektik allerdings noch weiter. Er gibt auf, konzeptionell zu berücksichtigen, dass eine „Krankheit […] eine bedenkliche Art von neuer Gesundheit" sein kann.[17] Das bedingt eine Umstellung in der Zielbestimmung medizinischen Handelns: Therapie zielt darauf, eine neue Lebensgeschichte zu ermöglichen – und diesbezüglich kann sehr wohl eine Krankheit eine neue Gesundheit und eine Gesundheit eine neue Krankheit sein.[18] Das alles wird noch einmal verständlicher, wenn die lebensgeschichtlich-biographische Dimension von Gesundheit bzw. Krankheit in den Blick kommt, die in der Graphik noch nicht abgebildet ist.

## 6.2 Polare Dynamik: ‚Gesundheitswille' und ‚Krankheitsstreben'

Zur Darstellung kommt in der Graphik aber bereits der dynamische Charakter von Gesundheit und Krankheit: Sie sind nicht dichotom als Funktion und Dysfunktion, als Normalität und Abnormalität zu fassen, sondern als Kontinuum von Kräften und Fähigkeiten, die in einer polaren Spannung zueinanderstehen. Die als Gesundheits-Krankheits-Kontinuum etablierte Darstellung eines polaren Vektors legt sich auch für Weizsäcker nahe. Es geht dabei nicht nur um den Sachverhalt, dass Menschen nie ausschließlich gesund oder krank, sondern immer mehr oder weniger gesund oder krank sind. Vielmehr sind Gesundheit und Krankheit individuell-dynamisch zu fassen; ein Mensch bewegt sich über einen breiten Zwischenbereich, den die antik-mittelalterliche Medizin ‚*neutralitas*' genannt hatte, in die eine oder in die andere Richtung. Weizsäcker spricht von einer „Schwebeexistenz" zwischen Gesundheit und Krankheit, von einer „biologischen Mitte".[19]

Das dynamische Kontinuum müsste auf der ontischen Ebene der Funktionsfähigkeit dabei mehrdimensional gedacht werden. Denn gerade hier ist geltend zu machen, dass einzelne Funktionsbereiche mehr gesund, andere mehr krank sein können. Solche Funktionsbereiche erstrecken sich, an dieser Stelle stimmt Weizsäcker mit der Grundannahme des biopsychosozialen Modells überein, über die physische, die psychische und die soziale Dimension. Der Gedanke der Mehr-

---

[17] Fälle und Probleme (1947, GS 9, 224). Beispiel: Eine Zwangsstörung ermöglicht es, auf die Bearbeitung eines (Entwicklungs-) Konflikts zu verzichten. Für einen kranken Menschen ist sie damit jene „bedenkliche Art von neuer Gesundheit, in der er den Verzicht besser erträgt, also sicher keine wirkliche Gesundung." Insofern die Therapie einer Zwangsstörung diese Vermeidung einer Konfliktlösung aufhebt, darf man nicht überrascht sein, dass nach ‚erfolgreicher' Therapie sich alte Konflikte in neuem Gewand einstellen. Dazu 8.1.4.

[18] Vgl. Ärztliche Aufgaben (1934, GS 8, 153).

[19] Kranker und Arzt (1928, GS 5, 233): „Ganz gesund oder ganz krank ist also niemand, wenn wir diese Schwebeexistenz einmal erkannt haben. Die Medizin nun trachtet, sich gerade dieser biologischen Mitte zu bemächtigen."

dimensionalität gestattet es dabei, unterschiedlichen Wechselwirkungen und Kompensationsmechanismen zwischen den Dimensionen bzw. Bereichen auf der Spur zu bleiben. Es lässt sich dann etwa sagen, eine physische Gesundheitsstörung werde durch psychische Bewältigungsfähigkeit oder durch soziale Unterstützung kompensiert. Es ließe sich aber auch – das ist problematischer – im Sinne einer kausalen Psychogenese sagen, ein psychischer Stress wirke sich physisch als Magen- oder Kopfschmerzen aus. Gerade hier wird eine wichtige Besonderheit des Ansatzes von Weizsäcker sichtbar zu machen sein: Von zentraler Bedeutung wird ein Prinzip der „gegenseitigen Vertretung", das die Umordnung psychophysischer Funktionsstrukturen im Sinne einer ‚Plastizität' voraussetzt und eine Grundvoraussetzung für die Kohärenz eines Organismus mit seiner Umgebung bildet. Dieses Prinzip will Weizsäcker gerade nicht im Sinne einer (wechselseitigen) Kausalität verstanden wissen (dazu v. a. 8.3.4.).[20]

Im dynamischen Zwischenbereich sind jedenfalls Prozesse der Entstehung von Krankheiten und Prozesse der Krankheitsabwehr, Prozesse der Genesung und Heilung zu verorten. Der Zwischenbereich betrifft daher nicht nur Gesundheit als Zustand, sondern auch Gesundheit als Fähigkeit: Krankmachende Erreger und Stimuli sind im menschlichen Organismus bekanntlich ständig präsent; es hängt nicht nur von diesen, sondern auch von einer entsprechenden mehr oder weniger stark vorhandenen Abwehr-, Bewältigungs- oder Verarbeitungsfähigkeit ab, in welche Richtung sich die Dynamik entwickelt.

Weizsäckers pathisches Wirklichkeitsverständnis setzt voraus, dass sich das dynamische Kräftespiel auch phänomenal aufweisen lässt. Bei der Diagnose und Therapie einer Krankheit habe man „nicht von einer *Definition*, sondern von einer *Situation* auszugehen, nämlich der ärztlichen. Der Kranke will, daß ich ihm helfe. Ich will, daß er gesund wird. Auf diesem Wege des Wünschens, Hoffens und Wollens begegnet uns die Störung, und wir haben vielleicht am meisten Aussicht auf eine Klärung, wenn wir nicht nach der Erscheinung der Störung blicken, sondern nach der Kraft, die sie uns entgegensetzt. Für das *Ding* Krankheit soll uns diese *Kraft* stehen. Diese Wahrnehmung des Widerstandes ist in der Therapie zuerst bemerkbar […]".[21] Dem „Ich will gesund werden", dem Gesundungswillen, stellt sich ein Widerstand bzw. eine Gegenkraft entgegen. Dieser Widerstand könne einem einheitlichen Grundbegriff von Krankheit zugrunde gelegt werden, sodass es zweitrangig würde, ob ein Schwindel oder eine Schwäche organisch oder psychisch verursacht wird. Sie sind als Phänomene „gleichsam direkte und qualitative Zeichen der im Widerstand erfahrenen Störung".[22] So bemerkt beispielsweise der an Zwangshandlungen (Zwangsneurose) leidende Patient, dass er etwas tun und lassen *muss,* was er gar nicht tun und lassen *will.* Seine gesunde

---

[20] Sowohl der Begriff der Kompensation als auch der Begriff des Kompromisses verweist für Weizsäcker auf Teilmomente innerhalb jener gegenseitigen Vertretbarkeit.

[21] Biologischer Akt, Symptom und Krankheit (1931, GS 4, 16) (Hervoheb. im Orig.).

[22] Ebd. 18.

Umgangsfähigkeit wird mit einer Grenze konfrontiert, die ihr einen Widerstand entgegensetzt. Ärztliche Hilfe in Anspruch zu nehmen, heißt, die leiblich erfahren Störung als ‚etwas' wahrzunehmen und zugleich – mit dieser ärztlichen Hilfe – etwas „*hinter* ihr" ihr zu suchen.[24]

Was in diesem Fall ‚hinter einer Krankheit' gesucht wird, führt nicht vom Phänomen weg, es führt vielmehr zur erstpersonalen Perspektive eines leiblichen Subjekts, das ‚etwas' nicht nur als Störung, sondern *als* ‚Widerstand' in seiner individuellen Lebenswelt erfährt. Es geht also um die in der Graphik dargestellte vertikale Achse der dynamischen Polarität, deren gegensätzliche Kraftvektoren Weizsäcker, wie bereits erwähnt, mit „Gesundheitswille" und „Krankheitsstreben" kennzeichnen kann.[25] Anders gesagt: Wird eine physische Schwäche oder Störung als Widerstand erfahren, wird sie gleichsam als invertierte Kraft wahrgenommen, welche das pathische Subjekt (bildlich gesprochen) zunächst *hinabzieht* oder (genauer mit Weizsäcker gesprochen) in eine *Krise* seiner Existenz führt.

### 6.3    Lebensgeschichtlich-biographische Dynamik: Gesundheit als Werden

Das dynamische Werden, das in der eingangs zitierten Kurzfassung des Gesundheitsverständnisses Weizsäckers zum Ausdruck kommt, bedarf als lebensgeschichtlich-biographisches Werden einer eigenen Aufmerksamkeit. Für Weizsäcker stellt sich eine Krankheit biographisch als „Krise" zwischen zwei relativ stabilen Ordnungen einer pathisch-ontischen Lebenskonstellation dar, welche er selbst mit dem Begriff „Kohärenz" versieht. Eine Krise zwingt zu einer „kritischen Wandlung", einer „Transformation",[26] sodass ein kranker Mensch nach der Genesung seiner Erkrankung anders gesund oder anders krank ist, als er es vorher war. Weizsäcker formuliert:

> „Gesundheit ist kein Zustand, sondern dies Werden. Wer nicht leidet, ist nicht gesund; Behandlung, ärztliche Hilfe aber ist nicht nur Wiederherstellung der Normalität. Behandeln heißt vielmehr Geschichte machen, sich mit dem Kranken vereinigen, um ein Stück Lebensgeschichte zu machen."[27]

Um die lebensgeschichtlich-biographische Dynamik in der graphischen Darstellung einzuholen, legt es sich nahe, das bereits skizzierte graphische Modell

---

[24] Ebd., 20.

[25] Wobei er das „Krankheitsstreben" in drei Spielarten teilen kann: „Krankheitstendenz" im biologischen Bereich, „Krankheitsgewinn" im psychologischen Sinn und „Krankheitsinteresse" des Arztes: Der kranke Mensch (1950, GS 9, 565).

[26] Der Gestaltkreis. Theorie der Einheit von Wahrnehmen und Bewegen (1940, GS 4, 298).

[27] Ärztliche Aufgaben (1934, GS 8, 153).

um einen Zeitvektor zu erweitern. Erst mit seiner Hilfe lässt sich die fundamentale Bedeutung der Lebensgeschichte bzw. der Biographie für den Gesundheitsbegriff Weizsäckers deutlich machen. Dem im Diskurs über Gesundheit und Krankheit häufig verwendeten Fähigkeitsbegriff selbst haftet ein Mangel an, seine lebensweltliche und gesellschaftliche Indifferenz (eine Fähigkeit *wofür* bzw. *wozu*?).[28] Das teilt er mit den Begriffen der Adaption bzw. der Anpassung. Losgelöst von biographiebezogenen Wert- und Wahrheitsfragen sind solche Begriffe allesamt anfällig für gesellschaftliche Fremdbestimmungen. Die Einbeziehung einer Reflexion über die „Bestimmung" des Menschen und über seine „Wahrheit" in die Reflexion über Gesundheit und Krankheit soll dem entgegenwirken. Damit ist zumindest ein wichtiger Grund benannt, warum Weizsäcker der lebensgeschichtlich-biographischen Dimension von Gesundheit und Krankheit eine so hohe Bedeutung beimisst.[29]

Die Reflexion über Gesundheit und Krankheit impliziert damit eine ethische Herausforderung. Sie besteht darin, von der „Bestimmung des Menschen" und von seiner „Wahrheit" zu reden, ohne einer heteronomen oder paternalistischen Fremdbestimmung Vorschub zu leisten. An dieser Stelle gilt es beides im Auge zu haben: Die Frage nach der Gesundheit ist für Weizsäcker mit der normativen Frage nach dem Menschlichen (nach dem „richtigen Menschsein") und nach dem Guten verbunden. Zugleich ist diese Frage nicht unabhängig von der Geschichtlichkeit des individuellen Lebens eines leiblichen Subjekts zu beantworten.[30] Nur auf der Grundlage dieser Geschichtlichkeit lässt sich die Frage nach dem Guten für einen Menschen beantworten. Das bedeutet für Weizsäcker letztlich auch: Sie lässt sich nur innerhalb einer Medizinethik in der Perspektive der ersten Person beantworten (vgl. Abschn. 9.5.).

Die Grundstruktur des vorgeschlagenen heuristischen Modells ist damit in Umrissen sichtbar. „Heuristisch" meint, dies sei noch einmal unterstrichen, dass unterschiedliche Ebenen bzw. Dimensionen in der Weise zur Darstellung kommen, dass Fragen der Zuordnung qualifiziert gestellt und thematisiert werden können. Das Modell gibt strukturelle Differenzierungen vor, die einerseits zwar relativ offen gehaltene inhaltliche Bestimmungen mit sich führen, die andererseits aber als Mindestbedingungen eines menschenangemessenen Gesundheitsverständnisses gelten sollen.[31]

---

[28] Der Widerstand bei der Behandlung von Organkranken (1949, GS 6, 449).

[29] In diesen Zusammenhang gehört die Beobachtung, dass Weizsäcker sich von Anfang an und durch alle sich wandelnden Kontexte hindurch vor das Grundproblem gestellt sieht, „wie sich Wahrheit und Gesundheit verhalten." (Vorwort zum Sammelband ‚Arzt und Kranker' 1941, GS 5, 346).

[30] Vgl. dazu weiter 8.1.1.

[31] Im Blick auf diese Vorgehensweise sagt Weizsäcker im Übrigen selbst: „Gewiß will ich mich bemühen, auch erleichternde Schemata zu benutzen; sie sind Abkürzungen, helfen zum Überblick; aber vergessen Sie nie, daß es nur Schemata sind, die einen vorläufigen Charakter haben, und daß sie mit Anstrengung wieder umgeschmolzen werden müssen in die lebendige, konkrete Wirklichkeit." (Fälle und Probleme (1947, GS 9, 20).

Wollte man das Modell an die skizzierten Grundunterscheidungen Weizsäckers anpassen, müsste man für die horizontale Achse der ontischen Funktionsfähigkeit die *Mehrdimensionalität unterschiedlicher Funktionsbereiche* sowie die zwischen ihnen statthabende „gegenseitigen Vertretbarkeit" berücksichtigen. Im Blick auf die Geschichtlichkeit, sprich: im Blick auf die lebenszeitliche Dimension und Bestimmung des Menschen müsste darüber hinaus die gesamte orthogonale Konfiguration auf einer *Zeitachse* gedacht werden. Gesundheit und Krankheit sind als auf das lebensgeschichtliche Werden eines Menschen bezogen zu denken. Die Dimension der Fähigkeit zu biographischer Selbstwerdung ist für Weizsäcker, wie wir sehen werden (8.1.1.), fundamental. Das graphische Grundmodell ließe sich dann so darstellen (Abb. 6.2):

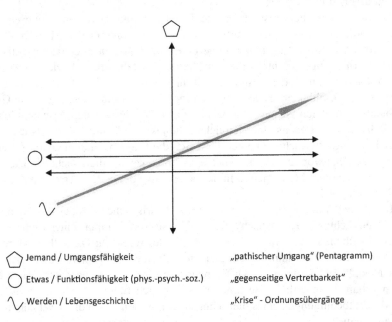

| | |
|---|---|
| ⬠ Jemand / Umgangsfähigkeit | „pathischer Umgang" (Pentagramm) |
| ◯ Etwas / Funktionsfähigkeit (phys.-psych.-soz.) | „gegenseitige Vertretbarkeit" |
| ⌇ Werden / Lebensgeschichte | „Krise" - Ordnungsübergänge |

**Abb. 6.2** Modifiziertes Grundmodell, das die Zuordnung Weizsäckerscher Theorieelemente verdeutlicht. Der pathische Umgang wird von Weizsäcker selbst vektoriell gefasst und aufgrund der Fünfzahl der pathischen Modalverben als „pathisches Pentagramm" schematisiert.[23] Die Umordnung psychophysischer Funktionsstrukturen (mehrdimensionaler horizontaler Vektor) folgt hingegen dem im „Gestaltkreis" dargelegten Prinzip der „gegenseitigen Vertretbarkeit". Fundamental ist die Einsicht, dass der Mensch in seiner pathisch-ontischen Doppelexistenz sich lebensgeschichtlich im ständigen Werden befindet (blauer Zeitvektor). Die Selbstwerdung vollzieht sich über Momente kohärenter Lebensordnungen, Krisen, Wandlungen (Abschn. 8.1.).

---

[23] Fälle und Probleme (1947, GS 9, 175, 178, 181, 186, 208).

Im Blick auf die nähere inhaltliche Ausführung bei V. von Weizsäcker kann eine solche graphische Darstellung dazu verhelfen, sich die Gesamtkonzeption in ihren inneren Zusammenhängen vor Augen zu halten, sodass einzelne Einsichten nicht lediglich isoliert für sich thematisiert werden. Die Gefährdung, seinen Gesamtentwurf gleichsam als Steinbruch zu gebrauchen, ist bei der eingangs erwähnten unbestimmten Verwendung seiner Forderung von der „Einführung des Subjekts" nicht von der Hand zu weisen.

Im Blick auf sachliche Zuordnungsfragen ist das zugrunde liegende Grundmodell allerdings auch unabhängig einer weiteren inhaltlich ausgeführten Theoriebildung im Sinne Weizsäckers hilfreich. Behauptet wurde soeben, dass es Mindestbedingungen eines menschenangemessenen Gesundheitsbegriffs zur Darstellung bringen soll. Damit ist nämlich vielen allgemeinen Grundfragen des Gesundheits- und Krankheitsbegriffs zumindest eine Richtung gewiesen – also beispielsweise der Frage nach seiner deskriptiven oder askriptiven Fassung, der Frage nach der Dialektik von Gesundheit und Krankheit, der Frage nach dem Verhältnis von Krankheit-Haben und Krank-Sein, der Frage nach der lebensgeschichtlichen Verortung, der Frage nach Stellenwert und Bedeutung von Bewältigungs- und Anpassungsfähigkeiten. Mindestbedingung heißt hier auch: Bestimmte Differenzierungen und Zuordnungsfragen lassen sich nicht übergehen, ohne als Unterschreitung des Problemniveaus zu gelten.

Bevor die Theoriebildung Weizsäckers inhaltlich weiter vertieft wird, sollen einige Seitenblicke zeigen, wie sich das zugrunde liegende Grundmodell in anderen Gesundheits- und Krankheitskonzeptionen wiederfinden lässt.

# Seitenblicke: Salutogenese und Leibphänomenologie

Die folgenden Seitenblicke auf zwei spätere Entwürfe mit unterschiedlichem Verwandtschaftsgrad zum Entwurf Weizsäckers vermögen einerseits mögliche Rezeptionslinien zu zeigen, andererseits der folgenden Profilierung und Vertiefung der Konzeption Weizsäckers entgegenzuarbeiten. Ein dritter kurzer Seitenblick verbleibt in der geistesgeschichtlichen Konstellation, führt interessanterweise aber in die theologische Ethik. Er erhellt, wie das skizzierte Grundmodell auch dort wirksam geworden ist.

## 7.1 Die Salutogenese-Konzeption A. Antonovskys

A. Antonovsky (1923–1994), ein amerikanisch-israelischer Medizinsoziologe, ist durch sein Gesundheitsmodell der ‚Salutogenese' bekanntgeworden. Im Gegensatz zum Grundverständnis der Pathogenese, das nach spezifischen krankmachenden Bedingungen und Symptomen fragt, konzentriert sich das Grundverständnis der Salutogenese nicht auf spezifische Krankheitsursachen und -symptome. Es orientiert sich nämlich nicht an der Frage, warum Menschen krank werden, sondern an der Frage, was sie – trotz einer Vielzahl von pathogenen Faktoren – gesund hält. Antonovsky stellt sich kaum einer medizingeschichtlichen und medizinphilosophischen Auseinandersetzung; er findet seine Gesprächspartner vorwiegend in der zeitgenössischen Stressforschung. Das zentrale Element seiner Gesundheitskonzeption, der „Kohärenzsinn" (sense of coherence), stellt ihn aber in eine Traditionslinie, die über V. Frankl zu M. Scheler zurückreicht. Das erklärt auch, dass die begrifflichen Anklänge, wie sie im Blick auf Weizsäcker allein schon bei den beiden Ausdrücken „Kohärenz" und „Sinn" feststellbar sind, auf verwandte Quellen hinweisen.

Ausgangspunkt ist die anthropologische Grundannahme, dass Stressoren, dass Krankheiten und Schmerzen, dass der Druck der Entropie und mithin der Tod

H.-M. Rieger, *Gesundheit als Wandlungsfähigkeit*,
https://doi.org/10.1007/978-3-662-67122-1_7

integrale Bestandteile menschlicher Existenz sind. Gesundheit ist darum nicht ein (wie immer zu verstehender) „normaler" Zustand des Gleichgewichts und der Harmonie, sodass Krankheiten lediglich als Abweichungen und Störungen aufzufassen wären. Gegenüber der Gleichgewichtsvorstellung (Homöostase) kennzeichnet Antonovsky seine Grundannahme mit dem Begriff der *Heterostase:* Der Druck der Entropie und die Auseinandersetzung mit lebensbedrohenden Kräften lassen es ratsam erscheinen, von einer tiefgreifenden Instabilität und insofern von einem Ungleichgewicht in der menschlichen Existenz auszugehen. Diese Grundannahme führt ihn auch dazu, die dichotome Klassifizierung von Menschen als gesund oder krank zu verwerfen und diese stattdessen auf einem mehrdimensionalen Gesundheits-Krankheits-Kontinuum zu verorten.[1] Menschen sind mehr oder weniger gesund (oder krank); sie sind nie ausschließlich gesund oder ausschließlich krank. Auch wenn sie sich überwiegend als gesund erleben, haben sie kranke Anteile. Und umgekehrt haben auch schwerkranke Menschen noch gesunde Anteile.

Die salutogenetische Orientierung gibt vor, den gesamten Menschen mit seiner Lebensgeschichte, den gesamten Menschen, wie er sich subjektiver und objektiver Wahrnehmung darstellt, im Blick zu haben und auf dem Gesundheits-Krankheits-Kontinuum zu verorten. Sie will nicht lediglich bestimmte Krankheits- oder Gesundheitsphänomene erklären, sondern die Bewegungen, die zum negativen oder positiven Pol des Kontinuums hinführen. Was Krankheit oder Gesundheit zu einem bestimmten Zeitpunkt sind, ist Resultat einer lebenslangen Auseinandersetzung, eines lebenslangen Kampfes zwischen salutogenen und pathogenen Faktoren. Krankheit ist nicht isolierter Störungsfall, sondern eingebettet in einen Prozess, welcher weniger Gesundheit bedeutet und welcher durch eine Vielzahl äußerer und innerer Faktoren bedingt ist.

Antonovsky geht also von der Grundannahme aus, dass Gesundheit einen ständigen Kampf impliziere – vergleichbar mit einem Schwimmer, der im Strom des Lebens unentwegt aufwärts zu schwimmen habe.[2] Er selbst bezeichnet diese Grundannahme als ‚pessimistisch'.[3] Trotz dieser pessimistischen Haltung richtet er seine Aufmerksamkeit nicht auf das, was Menschen gleichsam nach unten zieht. Der Widerstand im Strom des Lebens ist mit dem Rückgang auf den Druck der Entropie hinreichend erklärt. Antonovsky will vielmehr der zitierten Frage auf der Spur bleiben, was Menschen angesichts höchst unterschiedlicher Rahmenbedingungen zu guten Schwimmern macht – der Frage also, warum sich manche mehr und manche weniger auf dem Kontinuum in Richtung des Pols ‚Gesundheit' bewegen. Empirischer Ausgangspunkt dieser Fragestellung war eine Studie unter jüdischen Frauen, von denen einige schwerste Traumaerfahrungen in Konzentrationslagern zu verarbeiten hatten.

---

[1] Antonovsky (1997, 22 f., 29).

[2] Ebd., 92.

[3] Antonovsky (1993, 7).

Schnell stellte sich heraus, dass es zu kurz greifen würde, die Ursache in den Stressoren bzw. den Belastungen selbst zu suchen. Zum einen sind Stressoren für Antonovsky allgegenwärtige Bestandteile des Lebens, zum anderen müssen Stressoren nicht notwendig zu Stress oder Krankheit führen. Sie sind nur potenziell pathogen; sie können bei entsprechendem Umgang auch gesundheitsfördernd und salutogen sein.

Die Frage muss sich daher auf diejenigen Faktoren konzentrieren, welche für den *erfolgreichen Umgang* bzw. die erfolgreiche Bewältigung ausschlaggebend sind. Antonovskys Modell arbeitet an dieser Stelle mit zwei theoretischen Kernelementen: den *allgemeinen Widerstandressourcen* und dem ‚*Kohärenzgefühl*‘ (‚Sense of Coherence‘, abk. SOC).

Widerstandsressourcen sind spezifische Ressourcen, die ein Mensch besitzt, um mit Stressoren erfolgreich umzugehen. Sie sind einerseits soziokulturell bedingt (intakte Sozialstrukturen, ökonomische Ressourcen etc.), andererseits individuell bedingt (Wissen, Ich-Identität, Selbstvertrauen, physische Konstitution etc.). ‚Allgemein‘ bzw. ‚generalisiert‘ werden sie bezeichnet, weil sie in Situationen aller Art wirksam werden können. Von den Widerstandsressourcen ist abhängig, wie ein Mensch sich in der dauernden Konfrontation mit Stressoren bzw. Belastungen behaupten kann – im Bild gesprochen: wie ein Mensch sich im Strom des Lebens zu halten vermag. Widerstandsressourcen prägen Lebenserfahrungen und ermöglichen ein Lebensgefühl auszuformen, den Stressoren bzw. Belastungen gewachsen zu sein.

Die sich daraus entwickelnde stabile Lebensorientierung und das sich daraus entwickelnde Gefühl des Vertrauens nennt Antonovsky ‚Kohärenzgefühl‘.[4] Dieses zweite Kernstück ist entscheidend für die gesamte Konzeption. Denn das Kohärenzgefühl steuert bereits die Bewertung dessen, was überhaupt als Stressor bzw. Nicht-Stressor, was als bedrohlich, günstig oder neutral empfunden bzw. eingestuft wird.[5] Sodann mobilisiert es Widerstandsressourcen, es bestimmt die Bewältigungsstrategie, die der Situation angemessen zu sein scheint. Das Kohärenzgefühl stellt daher keinen spezifischen Coping-Stil und keine spezifische Bewältigungsstrategie dar. Antonovsky kritisiert beispielsweise Stressmodelle, welche bestimmte Strategien präferieren, etwa die aktive Kontrolle gegenüber einer (angeblich) passiven.[6] Das Kohärenzgefühl bezieht sich auf die *Voraussetzung*, die es Menschen ermöglicht, mit verschiedenen Anforderungen flexibel und situationsgerecht umgehen zu können und deshalb über verschiedene Ressourcen und Bewältigungsfähigkeiten zu verfügen. Was in der einen Situation protektiv und hilfreich war, muss es in der anderen nicht sein; es kann sogar ausgesprochen schädlich sein.

---

[4] Antonovsky (1997, 36).
[5] Ebd., 126 ff.
[6] Ebd., 62.

Die Lebensorientierung des ‚Kohärenzgefühls' besteht für Antonovsky aus drei Komponenten: erstens dem *Gefühl der Verstehbarkeit,* der Überzeugung, dass die Umwelt samt ihren Reizen strukturiert und deshalb kognitiv erfassbar ist (im Gegensatz zu willkürlich und chaotisch); zweitens dem *Gefühl der Handhabbarkeit,* dem Zutrauen bzw. der Erwartung, für die Anforderungen des Lebens auch die geeigneten Ressourcen zur Verfügung zu haben. An dieser Stelle hebt Antonovsky darauf ab, dass solches nicht unbedingt eigene Kontrolle (von Ressourcen) bedeuten muss, sondern die Unterstützung durch andere Personen oder Instanzen einschließt, denen man vertraut bzw. auf die man zählen kann.

Die dritte Komponente besteht im *Gefühl der Bedeutsamkeit,* der Grundeinstellung, dass das eigene Leben es wert ist, Energie in es zu investieren. Für ein starkes Kohärenzgefühl müssen bestimmte Lebensbereiche von solcher Bedeutung sein, dass sie motivierende Ziele bereitstellen oder dass sich die Suche nach solchen Zielen lohnt. Im Unterschied zu den ersten beiden kognitiv grundierten Komponenten handelt es sich hier um eine motivational-emotionale Komponente. In Anlehnung an V. Frankls Hervorhebung der zentralen Rolle von Sinnhaftigkeit für den Überlebenswillen von Menschen hält auch Antonovsky diese motivationale Komponente der Bedeutsamkeit und Sinnhaftigkeit für zentral: An ihr liegt es, dass auch unter Gegebenheiten einer eingeschränkten Verstehbarkeit und einer eingeschränkten Handhabbarkeit ein hohes Kohärenzgefühl möglich zu sein vermag. In solchen Fällen muss einer hohen Bedeutsamkeit kompensatorische Funktion zugeschrieben werden.

Die das Modell übergreifende Hypothese lautet nun, dass ein starkes Kohärenzgefühl die Wahrscheinlichkeit erhöht, sich auf dem Kontinuum in Richtung des Pols ‚Gesundheit' zu bewegen (Abb. 7.1).[7]

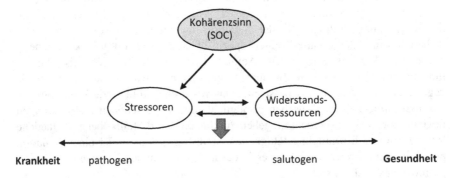

**Abb. 7.1** Salutogenese-Modell, stark vereinfacht: Der Kohärenzsinn bewertet bereits Stressoren und steuert Widerstandsressourcen und Bewältigungsstile. Dadurch hat er Einfluss auf das Verhältnis von pathogenen und salutogenen Faktoren, die den Menschen auf dem Gesundheits-Krankheits-Kontinuum in die eine oder andere Richtung bewegen

---

[7] Ebd., 142.

Das Salutogenese-Modell wird seit Jahrzehnten kontrovers diskutiert. Darauf ist hier nicht einzugehen.[8] Entscheidend ist die Grundstruktur. Ihre polare Dynamik ist ohne Weiteres ersichtlich. Man könnte außerdem sagen: Das, was bei Weizsäcker die pathische Umgangsfähigkeit darstellt, wird hier im Konstrukt des Kohärenzsinns oder des Kohärenzerlebens zusammengezogen. Als bedeutungs-verleihende Regulierungsinstanz steuert der Kohärenzsinn die Bewertung von Stressoren, wobei er damit – das ist die Hypothese – nicht nur Einfluss auf die psychische Bewältigung, sondern auf die körperliche Funktionsfähigkeit haben soll. Mit einer solchen Operationalisierung wird das leibliche Selberleben des Subjekts allerdings verlassen, um es der empirischen Forschung zugänglich zu machen. Das unterscheidet diesen Ansatz von den im Folgenden darzustellenden leibphänomenologischen Ansätzen.

Der Trierer Gesundheitspsychologe P. Becker, dessen Gesundheitsmodell bereits erwähnt wurde (3.1.), führte das Salutogenese-Modell kritisch weiter und verband es mit dem systemtheoretischen Ansatz von Th. v. Uexküll. Das Ergeb-nis ist ein sog. *integratives Anforderungs-Ressourcen-Modell*. Ihm zufolge hängt der aktuelle Gesundheitszustand eines Menschen davon ab, wie es ihm gelingt, mit den ihm zur Verfügung stehenden Ressourcen sowohl externen als auch internen Anforderungen zu begegnen. Der bewältigungstheoretische Blick auf Stressoren wird hier erweitert.[9] Was die internen Anforderungen betrifft, bestehe die Aufgabe nämlich darin, dass ein Mensch mit seinen eigenen Bedürfnissen und Gefühlen angemessen umzugehen vermag. Leitvorstellung ist diesem Modell zufolge nicht der *kämpfende* Mensch, sondern der *angewiesene* und *bedürftige* Mensch.

## 7.2 Die leibphänomenologischen Ansätze von H. Plügge und F. Buytendijk

Leibphänomenologische Ansätze stellen das leibliche Subjekt ins Zentrum der Betrachtung. Für den vorliegenden Zusammenhang bedeutet dies: Sie stellen das Selbsterleben des kranken und gesunden Menschen, ins Zentrum. Sein Körpererleben und sein Körperbild bestimmen das Krankheitsbild und die Symptomatologie, die naturwissenschaftliche Verobjektierbarkeit rückt ins zweite Glied.[10] Interessant sind einige dieser Ansätze deshalb, weil direkte Schüler Weiz-säckers meinten, in diesem Sinne die Einsichten ihres Lehrers fortführen zu sollen. Neben Plügge und Buytendijk ist dabei auch P. Christian zu nennen. Sie alle rekurrieren dabei nicht nur auf Weizsäcker, sondern nehmen auch Anregungen der französischen Phänomenologen M. Merleau-Ponty und G. Marcel auf. Im Unter-schied zum Ansatz von Antonovsky ist hier also von einer nahen Verwandtschaft

---

[8] Vgl. Bengel et al. (2002).

[9] Becker (1998) u. (2006).

[10] Plügge (1962, 60).

auszugehen, die sich auch in einer Vielzahl von Bezugnahmen Ausdruck verschafft.

Der Leitgedanke, der alle Konzepte verbindet, ist die Grunddifferenz zwischen dem *Körper*, den ein Mensch *hat*, und der *Leiblichkeit*, die er *ist*.[11] Diese Differenz lässt sich, wie gleich an einem Beispiel zu sehen sein wird, in der Selbsterfahrung des kranken und des gesunden Menschen aufweisen. Bei einer Krankheit ist die Kohärenz der beiden Momente verschoben. Dabei handelt es sich nicht um ein dem objektivierbaren Befund nachgeordnetes Erleben; dieses gehört vielmehr selbst essentiell zu seiner Krankheit bzw. Gesundheit. Die „Einführung des Subjekts" bedeutet hier also, das leibliche Subjekt mit seinem Körpererleben als das seine Krankheit bzw. Gesundheit bestimmende Subjekt ernst zu nehmen und ihm auch einen Platz in der Erklärung der Organfunktionen zuzuerkennen.[12] Es geht nicht nur darum, dass ein kranker Mensch einen anderen Körper *hat* und als solchen *erlebt,* dass er ein anderer Mensch *ist* und in einer ihm eigenen Welt *lebt,* es geht auch darum, dass sein Körper auch anders auf die Welt *reagiert.*[13]

Ich versuche vom skizzierten Leitgedanken ausgehend die Architektur dieser Entwürfe etwas zu systematisieren: Ein Mensch als ‚jemand' ist der Grunddifferenz von Leib und Körper zufolge ein leibliches Subjekt, das seinen Körper ‚hat'. ‚Haben' heisst: Der Mensch gibt seinem Körper ‚Bedeutung', er kann zu seinem Körper Stellung nehmen bzw. wird zur Stellungnahme gezwungen; er geht mit ihm um. Diese Formen des ‚Habens' unterscheiden sich aber von Formen, wie wir ‚Dinge' dieser Welt haben. Denn das, was ich leiblich-körperlich habe, ‚bin' ich zugleich: Wenn (etwa bei einer Herzrhythmusstörung) mein Herz aus der Verborgenheit meiner weltzugewandten Leiblichkeit heraustritt, wenn ich also leiblich erlebe, dass ich ein Herz ‚habe', dann ist dieses ‚Haben' ein besonderes Haben, weil ich das, was ich ‚habe' zugleich auch ‚bin'. Mein Herz ist anders als die Dinge der Welt, die ich weglegen kann; es ist auch im Falle der Entfremdung zugleich ganz mein eigenes, zu mir und meiner Leiblichkeit gehöriges. Kürzer gesagt: Leib-Haben ist ein Modus des Leib-Seins.[14] Dieses Verschränktsein, dieses Ineinander von Sein und Haben im Bereich des Körperlich-Leiblichen versehen Plügge, Buytendijk und Christian mit dem Begriff „Ambiguité".[15] Der Begriff besitzt zentrale Bedeutung im Werk von Merleau-Ponty und geht auf Blaise Pascal zurück.

Zu beachten ist also, dass jenes ‚Etwas', welches wir ‚haben', nicht einfach mit ‚Objekt' und auch nicht mit dem physiologischen Körper (oder seiner Teile) gleichgesetzt werden kann. Es handelt sich immer um ein Objekt für ein Subjekt; es ist ein mit Bedeutung gefülltes ‚Etwas'. Das Herz hat für unsere

---

[11] Buytendijk (1967, 13).

[12] Plügge (1962, S. 74); Buytendijk (1967, 16).

[13] Buytendijk (1958, 156).

[14] Plügge (1962, 56).

[15] Plügge (1967, S. 66 f.); Buytendijk (1967, 265, Anm. 81); Christian (1989, 224 f.).

Existenz in der Regel eine zentralere Bedeutung als die Schulter, entsprechend betrifft uns der Herzschmerz innerlich weit mehr als ein Schulterschmerz. Die erwähnte Ambiguität bezieht sich auf den *phänomenal erlebten* Körper. Im Krankheitsfall kommt es einerseits zur Erfahrung einer Entfremdung, der Körper macht sich gewissermaßen zunehmend selbstständig und entfernt sich von mir; andererseits wird er gerade darin mehr und mehr als *eigener* erfahren.[16] Dieses Ineinander zeigt sich im ‚Haben' selbst – nämlich als Verwobensein von *Haben* und *Gehabtwerden*. Das Herz hat mich genauso, wie ich es habe. Im Extremfall kommt es zu einer Tyrannei des ‚Gehabten' über das Subjekt des ‚Habenden'. Das Leibsein wird dann als ‚Ausgeliefert-Sein' erfahren.[17]

Es verhilft zur Klarstellung der skizzierten Modellstruktur, sich diese präzise Form des Stellungnehmens (des Umgangs) in seinen aktiven und passiven Modi und in seiner Verwobenheit mit emotionalen Bedeutungs- und Sinnhorizonten vor Augen zu führen. Andernfalls würde man immer noch einem Dualismus von Subjekt und Objekt verhaftet bleiben und menschlich Körperliches in Analogie zu unbelebt Körperlichem bzw. Dinghaftem betrachten. Die Wirklichkeit des Lebenden ist aber von der Wirklichkeit unbelebter Objekte kategorial geschieden. Diese Einsicht markiert dann auch die Stelle, an welcher Plügge, Buytendijk und Christian auf den Gestaltkreis v. Weizsäckers und auf den Funktionskreis v. Uexkülls zurückgreifen: Die Leitdifferenz von Leib und Körper wird mit der Grundüberzeugung verbunden, dass leibliche Subjektivität in der Begegnung mit der ihr eigenen Welt und dem ihr eigenen Körper entsteht.[18] Diese Begegnung bzw. Beziehung vollzieht sich zwischen zwei Polen: Wohlbefinden geht mit der Modalität des Leib-Seins einher, in der wir durch (‚á travers') unseren Leib ganz ‚dort', d. h. bei den Dingen, bei anderen Menschen, in der Welt sein können. Dieses mediale Leib-Sein wird von uns nicht bemerkt, es läuft selbstverständlich mit, es bringt Potenzialität mit sich: Wir können, wir dürfen.[19] Plügge bezeichnet diesen Modus den ‚tragenden Leib'. Anders die Modalität des Leib-Seins, die durch Missempfinden gekennzeichnet ist: Der entfremdete Körper zieht selbst die Aufmerksamkeit auf sich, der Spielraum der Weltzuwendung nimmt ab.[20]

---

[16] Plügge (1962, 111); (1967, 38 f.).

[17] Plügge (1962, S. 58 f.), dort weiter: „Die Intimität des Verhältnisses […] ist praktisch unentrinnbar. Intimität bedeutet hier aber nichts anderes, als daß das, was ich habe (nämlich mein Körper), auch mein eigener ist. Diese besondere Struktur des Habens ist einzukalkulieren, wenn man begreifen will, was ‚Stellungnahme' zu meinem Körper, ‚Stellungnahme' zu diesem oder jenem Körperteil besagen will: ‚Stellungnahme' ist ein Akt, der im Vorgang des Habens schon enthalten ist. Das Zuerkennen einer Bedeutung vollzieht sich im Inneren des Habens. Ich kann meinen Körper nicht haben, ohne ihm zugleich diese oder jene Bedeutung zu geben. Das Haben ist in diesem Sinn ein Vorgang, der den Akt der Sinngebung a priori einschließt. Es ist derselbe Vorgang, den v. Weizsäcker meint, wenn er davon spricht, daß der Kranke seine Krankheit nicht nur hat, sondern auch ‚macht'." Vgl. auch Plügge (1967, 64).

[18] Plügge (1967, 36 f.); Buytendijk (1958, 70 ff.).

[19] Vgl. Plügge (1962, 85, 90).

[20] Plügge (1967, 12, 39).

Das Auftauchen des Körperlichen weckt aus der „Lautlosigkeit des Leiblichen".
„Die Naivität [...] in der zu weitgehenden Verbannung des Materiellen aus der
gesunden Leiblichkeit" zerbricht.[21] Plügge nennt diesen Modus den ‚lastenden
Leib'.

Zwei Stellen aus den Beiträgen Plügges vermögen das zugrunde liegende Wirklichkeitsverständnis gut zu umreißen und außerdem Gelegenheit zu geben, sich
auch diese Konzeption graphisch vor Augen zu führen (Abb. 7.2.):

> „Meine gegenständliche Welt bedarf zu ihrer Entstehung meiner Leiblichkeit, wie auch
> meine Leiblichkeit erst in der Begegnung mit den Dingen meiner bewohnten Welt ins
> Dasein gerufen wird."[22]

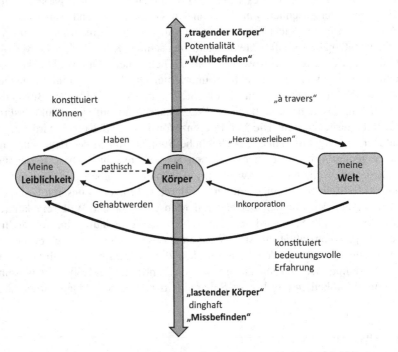

**Abb. 7.2** Leibphänomenologisches Modell der Beziehung des leiblichen Subjekts zu seiner
Umwelt. Die mediale Rolle des Körpers verliert im Krankheitsfall ihre Selbstverständlichkeit,
der entfremdete Körper wird dinghaft-belastend erlebt

---

[21] Plügge (1967, 40).

[22] Ebd., 36.

„Krankheit ist erlebte Situation, in der die Faktizität der kranken Organe und der Störungen der funktionellen Beziehungen als Gegebenheiten der Situation grundsätzlich nur bestimmen, was dem Menschen *möglich* ist. Innerhalb dieser Grenzen dieses Möglichen verhalten wir uns zu unserer eigenen Leiblichkeit, zu unserer Welt, erkennen wir Bedeutungen und geben Bedeutung. Diese Bedeutungen sind das letzten Endes Bestimmende, wenn auch das durch den kranken Körper noch Mögliche und schon Unmögliche uns unter Umständen den Spielraum so beschneiden, daß man fast von einem Zwang sprechen muß, mit dem der kranke Körper unser Verhalten bestimmt. [...] Das Verhältnis nun aber, das ich zu meinem Körper habe, läßt sich annäherungsweise wohl am ehesten in die Formel fassen, daß ich zwar nicht mit ihm völlig identifiziert werden kann, aber auch sicher nicht von ihm zu trennen bin. Nur indem ich leiblich bin, kann ich existieren. Insofern sind Ich und mein Körper dasselbe. Andererseits ist mein Körper immer auch der Mittler zwischen mir und meiner Welt. Mein Körper hat eine mediale Rolle: Ich bin wirklich nur durch meinen Leib, aber auch meine Welt existiert nur durch meinen Leib. So gehört mein Körper also untrennbar zugleich zu mir und zu meiner Welt. In dieser Rolle ist der Körper uns nie als Instrument gegeben, denn es ist ja mein eigener Körper, den ich nicht nur *habe*, sondern der ich auch *bin*. *Merleau-Ponty, de Waelhens* und *Buytendijk* formulieren deshalb, daß ich existiere, handle, wahrnehme usw. nicht: *par* mon corps, sondern *à travers* mon corps. A travers mon corps sei die verbindliche Formel für die mediale Rolle, die der Leib in meiner Existenz spiele." [23]

Das Potenzial dieses Ansatzes, Phänomene der Krankheit und der Gesundheit einzuholen, wird vom Internisten Plügge anhand vieler Beispiele illustriert,[24] während Buytendijk ihn vor allem philosophisch-anthropologisch zu vertiefen sucht. Diesbezüglich besitzt der Ansatz Potenzial, das herkömmliche Leib-Seele-Problem auf eine andere Grundlage zu stellen: Der Leib wird nicht dualistisch einem Bewusstsein (einer Seele) gegenübergestellt, sondern im Umgang mit einer bedeutungsvollen Welt erlebt. Auf beides ist kurz einzugehen, bevor einige Punkte einer kritischen Diskussion zugeführt werden.

Die Art und Intensität der Störung des Wohlbefindens, wie sie etwa von einem schmerzenden Herzen ausgeht, ergibt sich nicht nur aus dem Umgang von mir als leiblichem Subjekt mit meinem Körper. Mitbestimmend ist hier immer *meine* Welt, genauer könnte man sagen: die Welt dessen, was emotional-motivationale Bedeutung für mich hat. So kann beispielsweise die hohe Bedeutung, die ich dem Halten einer Lehrveranstaltung zumesse, dazu führen, dass meine zuvor wahrgenommenen Armschmerzen fast verschwinden. In dieser Bedeutsamkeit der Welt zeigt sich das ‚Psychische'. Mein Körper hingegen markiert die Situation, mit der ich, mehr oder weniger bestimmt durch diese meine Welt, umgehen kann und muss.

Auch entwicklungspsychologische und lebenslaufbezogene Phänomene lassen sich gut beschreiben: Ein Kind muss die ihm fremde Körperlichkeit erst noch integrieren, sie sich einverleiben. Da allerdings nicht alle dinghaften Eigenschaften des Körperlichen im Lebensvollzug der selbstverständlich gebrauchten Leiblichkeit aufgehen, sondern als solche erfahrbar bleiben, ist es nicht angezeigt,

---

[23] Plügge (1962, 65).

[24] Fortgeführt etwa dann von Fuchs (2000) vorwiegend im Bereich der Psychopathologie.

Erfahrungen des Dinghaften pauschal dem ‚lastenden Leib' zuzuweisen und zu pathologisieren.[25]

Im Unterschied zur kindlichen Entwicklung der Einverleibung und einer Zunahme der Potenzialität der leiblichen Weltzuwendung tritt im Zuge des Älterwerdens der Körper wieder aus seiner Verborgenheit heraus und verlangt Zuwendung. Er wird zur wichtigen Entwicklungsaufgabe. Zu dieser Aufgabe gehört auch, sich mit der zunehmenden „Sedimentierung des Leiblichen" auseinanderzusetzen.[26] Der Prozess des Sterbens besteht in vielen Fällen in einem Rückzug des Leiblichen in die Hülle des Körperlichen.[27] Diese Rückverwandlung könne indes auch als Verzicht auf das erwähnte „Herumwandern" zwischen den unterschiedlichen Modi des Leib-Habens und letztlich als Friedensschluss verstanden werden. Anders gesagt: Selbstwerdung wird als Körperwerdung bejaht.[28]

Unabhängig von solchen Entwicklungen stellen sich in unterschiedlichen Lebenskontexten immer wieder Prozesse des Herausstellens des Körperlichen ein. So vermag das relative „Herausverleiben" eines kranken oder schmerzenden Körperteils zur inneren Distanzierung verhelfen und eine wichtige Funktion in der Therapie einnehmen.[29] Ganz anders die Körperzuwendung in der Hypochondrie (Körperangststörung): Das Bewusstsein, einen dinghaften und als solchen auch störanfälligen Körper zu haben, führt zu Kontrollängsten. Das Zutrauen einer leiblichen Weltzuwendung wird durch einen sich verstärkenden Kreislauf von Verdinglichung und Kontrollzwang untergraben. Die Ambiguität zeigt sich in einer reziproken Bewegung: Je mehr der Körper als eigener entdeckt wird, desto mehr kommt es zur Entfremdung. Zur Entfremdung des Körperlichen und einer ähnlichen Verstärkung kann bereits ein Blick in den Spiegel führen.[30]

Schließlich wäre auch auf Phänomene der Beschämung und der Folter hinzuweisen: Hier wird in gewisser Weise – durch Dritte – Leiblichkeit in dinghafte Körperlichkeit verwandelt, bloßgestellt oder sogar tatkräftig entwürdigt.[31]

---

[25] Die Vorstellung einer einlinigen Skala zwischen den Umgangsmodi des ‚tragenden Leibes' und des ‚lastenden Leibes' wäre insofern zu einfach, als sie die Vielfalt der Phänomene und Umgangsmodi zwischen dem Sein beim dinghaften Körper und dem medialen Sein des Leibes bei der Welt, zwischen Körperzuwendung und Weltzuwendung, nicht einzuholen vermag. (Plügge 1962, 119 f.) Plügge spricht von einem Leben, das grundsätzlich im „Herumwandern" zwischen verschiedenen Umgangsmodi, in einem „fließende[n] Hin und Her", bestünde. (1967, 75).

[26] Plügge (1967, 75); vgl. (1962, 69).

[27] Plügge (1967, 79 f.).

[28] In Anlehnung an J.-L. Marion (2012, 35), formuliert, der hier sogar von „Fleischwerdung" spricht.

[29] Plügge (1967, 93). Für Buytendijk nötigt der Patient den behandelnden Arzt, „cartesianisch" zu denken: (1958, 69).

[30] Plügge (1967, 46 f.).

[31] Ebd., 88 f.

*F. Buytendijk* hat das Körper- und Weltverhältnis des leiblichen Subjekts ebenfalls über den Bereich des Pathologischen hinaus in seiner Bedeutung für alltägliche Lebensvollzüge aufzuzeigen versucht. Diesem Welt- und Körperverhältnis wird dabei ein *pathischer Aspekt* zugeschrieben. Das leibliche In-der-Welt-Sein ist geprägt von Stimmungen; Leib-Sein heißt „Gestimmt-Sein" – wie Buytendijk im Anschluss an Heidegger formuliert.[32] Wie die gelebte ko-präsente Leiblichkeit sind auch Stimmungen ko-präsent in der Weltzuwendung gegeben, sie werden allenfalls marginal bemerkt. So fällt beispielsweise ein moderates Bedürfnis wie Hunger zwar kaum auf, strukturiert aber dennoch unser Bewusstseinsfeld mit. Wird das Hungerbedürfnis heftiger, wird der Hunger körperlich erlebt und kann Gegenstand des thematischen Bewusstseins werden. Damit verändert sich aber das Verhältnis zur pathisch gestimmten Leiblichkeit selbst: Es wird ein intentional-pathisches. Das ist nicht unwesentlich: Die erzwungene Transformation eines marginalen Körperbewusstseins in ein thematisch intentionales Bewusstsein des eigenen Leibes verändert selbst wiederum das pathisch gestimmte In-der-Welt-Sein.[33] Damit ist die Schnittstelle markiert, die Buytendijk als Physiologen interessiert:

> „Was uns für den Entwurf einer anthropologischen Physiologie interessiert und explizit untersucht werden muß, das sind die *tatsächlichen* funktionalen Veränderungen, die gewandelten physiologischen Regulationen, die auftreten, wenn der pathisch gestimmte Leib nicht mehr ko-präsent ist, sondern zu einem Thema des objektivierenden Bewußtseins wird. Dieses Bewußtsein ist dann auf eine mehr oder weniger verlorene Kohärenz mit der Welt gerichtet, und dies drückt sich aus in emotionalen Desorganisationen, etwa veränderter Durchblutung der Haut (Erröten, Erbleichen), in Zirkulations- und Atmungsveränderungen, in Zittern und anderen sensomotorischen Inkoordinationen."[34]

Buytendijk ist es bei alldem auch um einen physiologischen Zugang zur psychophysischen Einheit des Menschen zu tun. Insbesondere in diesem Zusammenhang knüpft er an V. v. Weizsäcker und an M. Merleau-Ponty an: Auch der automatisch sich organisierende Körper vollbringt, was er vollbringt, nicht lediglich als *Funktion,* sondern als individuelle *Leistung,* die auf einem System an Bedeutung beruht.[35] Schon darin ist der Mensch von einer Maschine oder von einem bloßen Reiz-Empfindungs-Regulator geschieden.

> „So hat *jede* sogenannte einfache Empfindung als Qualität (und Intensität) eine *Bedeutung,* auch wenn es nur die ist, daß sie *mich* trifft, *mir* auffällt, *mich* fesselt oder irritiert, hindert oder gleichgültig läßt. Wenn also der *Mensch* gereizt wird, dann ist nicht ein Prozeß in Gang gesetzt, der in einer physikalischen *Wirklichkeit* beginnt und in einer psychischen *Wirklichkeit* endet, sondern es hat sich im Dasein eines Menschen die

---

[32] Buytendijk (1967, 58).

[33] Ebd., 61.

[34] Ebd., 61.

[35] Ebd., 57.

Bedeutung offenbart, die Beziehung hat zu der Welt, die er bewohnt. [...] Das psychophysische Problem wird also vom naiv realistischen Ausgangspunkt her vollkommen
*falsch gestellt.* Was ‚Reiz‘ und ‚Empfindung‘ heißt, sind keine Wirklichkeiten, sondern
*Abstraktionen.*"[36]

Buytendijks Stellungnahme zur psychophysischen Frage lässt sich dann
folgendermaßen umreissen: Die dualistische Vorstellung von Physis und Psyche
hat ihren ursprünglichen Ort in der Selbstreflexion des Menschen, wenn dieser
beispielsweise in den erwähnten Entfremdungserscheinungen seinen Körper als
Objekt erfährt, das seinem Ich gegenübersteht. Zum Missgriff kommt es dann,
wenn das, was in der Selbsterfahrung und der Selbstreflexion seinen legitimen Ort
hat, auf der Ebene der empirischen Wissenschaft als psychophysische Frage zu
beantworten gesucht wird. Denn die Verobjektivierung eines Körpers als Organismus stellt ebenfalls eine Abstraktion dar: Ein beseelter Leib wird aus dem seine
Welt strukturierenden Bedeutungszusammenhang herausgelöst.[37] Damit wird aber
die Ambiguität des Erkenntnisgegenstandes verkannt. Was nämlich erkennbar ist,
ist *entweder* die *materielle* Bedingung des Körpers, durch den ein Mensch sich
der Welt zuwendet bzw. sich ihr einordnet *oder* der Bedeutungszusammenhang
des *Subjekts,* der sich in dieser Weltzuwendung, aber auch im eigenen Körper
selbst aktualisiert. Buytendijk verweist an dieser Stelle auf die gegenseitige Verborgenheit bzw. das ‚Drehtürprinzip‘ von Weizsäcker.[38] Der *phänomenologisch-
praktische Dualismus,* von dem Buytendijk hier redet und den er auch im Sinne
der ‚Doppelaspektivität‘ H. Plessners auslegen kann, bedeutet für die physiologische und psychologische Wissenschaft einen *methodischen Dualismus.* Dieser
methodische Dualismus ist im Grunde genommen ein Dualismus komplementärer
Betrachtungsweisen, welcher die Einheit des leiblichen Subjekts anerkennt und
voraussetzt, ohne sie durchsichtig machen zu können.[39] Zwischen dem, was sich
den Betrachtungen jeweils darbietet, lassen sich dann *Korrelationen* feststellen,
keineswegs aber Zusammenhänge einer psychophysischen *Kausalität.*

In diesen Gedankengängen zeigt sich eine Grundlinie des Entwurfs von
Buytendijk: Seine „Einführung der Subjektivität" in die Physiologie bezieht sich
auf die beseelte, sich organisierende und bedeutungsimprägnierte Leiblichkeit.
Diese steht gleichsam als *Drittes* und Umgreifendes jenseits der cartesianischen
Dualität von Körper und Geist.[40] Der Leib als inkarniertes Sein bleibt ein Geheim-

---

[36] Ebd., 67 f.

[37] Ebd., 72.

[38] Ebd., 77.

[39] Ebd., 79, 84. In der Auseinandersetzung mit der neueren Gehirnforschung wurde ein ähnlicher
phänomenal-praktischer Dualismus von M. Carrier und J. Mittelstrass (1989) profiliert. Dieser
Dualismus bedeutet methodisch eine Komplementarität von wissenschaftlicher Beschreibung
und lebensweltlich-praktischer Beschreibung, welche sich an das Selbstverständnis eines
Menschen hält (286 ff.). Dazu weiter die Diskussion unter 9.4.5.

[40] Buytendiujk (1967, 82); auch Christian (1989, 178 f.).

nis; das betrifft aber nicht die körperliche Bedingung seiner Weltzuwendung und auch nicht die Sinnstruktur seines bedeutungsvollen Handelns und Umgehens mit der Welt. Beides lässt sich erforschen.

Für das Erheben der zuletzt genannten Sinn- und Bedeutungsstrukturen macht Buytendijk auf Weizsäckers pathische Kategorien aufmerksam. Denn diese Strukturen würden sich nicht lediglich entlang der auch bei Tieren vorliegenden Polarität von Anforderung und Bedürfnis (‚Müssen‘) auf der einen Seite und von Fähigkeit und Reaktion (‚Können‘) auf der anderen Seite bilden.[41] In seiner ‚zentrischen Positionalität‘ (H. Plessner) stehe der Mensch *seiner* Welt vielmehr in der Weise gegenüber, dass sein Bewerten und Verhalten von seiner *pathischen* Weltbeziehung bestimmt wird. Diese bilde sich kultur- und lebenslaufbedingt aus.[42] Buytendijk rekurriert an dieser Stelle auf die fünf pathischen Kategorien Weizsäckers, auf Müssen, Können, Wollen, Dürfen und Sollen. Dabei scheint er außerdem davon auszugehen, dass solche die Sinn- und Wertstruktur des Handelns prägende Bestimmungsmomente dem Tun und Handeln selbst *immanent* sind: Ein Bergsteiger oder ein Chirurg weiß, was er wollen kann, was er soll, was er darf und was er muss. Mehr noch: Seine greifende Hand weiss es. Es handle sich um eine „immanente Rationalität", ein „Wertbewußtsein im Tun" (P. Christian), um eine Verkörperung dessen, was Blaise Pascal den ‚esprit de finesse‘ genannt hatte.[43]

Eine kritische Evaluation dieser Ansätze ist hier nicht angezeigt. Plügge und Buytendijk werden uns als kritische Gesprächspartner, um die Position Weizsäckers zu profilieren und zu diskutieren, noch mehrmals begegnen. Genannt seien an dieser Stelle lediglich einige grundsätzliche Fragen, welche für das Gesundheits- und Krankheitsverständnis von Bedeutung sind. Eine Kernfrage besteht meines Erachtens darin, ob solche auf Selbsterleben und Selbstreflexion fokussierten Ansätze die Perspektive der ersten Person (‚Ich-Perspektive‘) auf Kosten anderer Perspektiven bevorzugen oder überbewerten.

Einem ersten Eindruck zufolge könnte die Bevorzugung des ‚Ich‘ zu Lasten des ‚Du‘ gehen. Doch, dessen ist sich insbesondere Buytendijk bewusst, in der Arzt-Patienten-Beziehung kann das ‚Ich‘ des Patienten für den Arzt bzw. die Ärztin weder als Objekt noch unmittelbar als ‚Ich‘ erscheinen. In der Begegnung ist für sie der Patient ein ‚Du‘. Christian hat diese Einsicht einer dialogischen Situation zusammen mit Weizsäckers Gedanken der ‚Gegenseitigkeit‘ in die Konzeption einer ‚Bipersonalität‘ überführt.[44]

---

[41] Damit ist der Behaviorismus kritisiert, der lediglich ein „Subjekt ohne Subjektivität" kenne (1958, 176).

[42] Ebd., 179.

[43] Ebd., 182, 184.

[44] Physiologischer Ausgangspunkt ist die experimentell untersuchte Zusammenarbeit zweier Personen mit einer zweigriffigen Baumsäge (Christian, 1952, 154 ff.). In Buytendijks Vorstellung einer für das leibliche Subjekt konstitutiven Bedeutungs- und Sinnwelt wird überdies davon ausgegangen, dass diese sich durch Beziehungen und Begegnungen mit der Mitwelt ausprägt.

Gewichtiger ist die Frage, ob leibphänomenologische Zugänge eine Kluft zur drittpersonalen Objektivierung der Medizin aufreißen. Denn diese richtet sich – als Fremdbeschreibung – auf die natural-physikalischen Zusammenhänge des Körperlichen, während es den leibphänomenologischen Zugängen um das phänomenale Körpererleben in der Perspektive der ersten Person – das Selbsterleben – geht. Die Frage ist deshalb von hohem Gewicht, weil Krankheit wie Gesundheit nicht allein aus der erstpersonalen Perspektive des Erlebens bestimmt werden können. Entwürfe wie die Medizinkonzeption von M. Boss, die der existentialen Anthropologie von M. Heidegger folgen, verweigern sich geradezu, diese Kluft zu überbrücken: Gegenständlich ‚Vorhandenes‘ gibt es als solches nie; es ist als ‚Zuhandenes‘ immer eingebunden in ein (leibliches) In-der-Welt-Sein.[45]

Bei den angesprochenen Medizin-Phänomenologen ist ein anderer Weg zu finden. Zwar scheint es z. B. bei Plügge an manchen Stellen den Anschein zu haben, als würde die erlebte Dinghaftigkeit des Körpers vorschnell mit der raum-zeitlichen Dinghaftigkeit naturwissenschaftlicher Objektivierung gleichgesetzt.[46] Genauer wird er dort, wo er auf Weizsäckers Vorstellung der ‚Bedingung‘ und ‚Ermöglichung‘ zurückgeht, um den psychophysisch objektivierbaren Körper zu verorten. Dieser Körper ist nämlich gleichsam das *begrenzende Ermöglichungssystem*, das als solches der leiblichen Welt- und Körperzuwendung vorausliegt.[47] So gibt beispielsweise auch „das somatische Krankheitsgeschehen *den Rahmen* vor, in dem der Mensch [...] herumwandern kann."[48] Das leibliche Subjekt kann zwar nicht aus seiner Bedeutungswelt heraustreten. In ihr kann aber das begrenzende Ermöglichungssystem des Körpers, das nun in der medizinischen Beschreibungsperspektive zugleich als objektiv Messbares und quantitativ Definierbares erscheint, einmal mehr als begrenzendes, ein andermal mehr als ermöglichendes erfahren werden. – Mehr noch: Es geht für eine medizinisch-verobjektivierende Symptomatologie um die fundamentale Einsicht, dass in den feststellbaren Symptomen selbst das Erleben der Körperlichkeit vielfach enthalten ist und sogar pathologisch verstärkend wirken kann. Eine Krankheitsangst-störung etwa in Form einer Herzphobie kann zur Steigerung der Herzfrequenz und zu höherem Blutdruck führen – und dadurch wiederum zu einer Verstärkung der Herzphobie beitragen.[49]

Bei der Frage ‚Was ist eine pathologische Störung?‘ geht es letztlich um eine Gratwanderung: Einerseits reicht die drittpersonale Perspektive medizinischer

---

[45] Heidegger (2001, 69–72); Boss (1971); dazu die kritische Auseinandersetzung von Töpfer (2007). Allerdings ist diese Kluft nicht unüberwindbar, wie Böhme (2003, 49–53), zeigt: Die naturwissenschaftlich-instrumentelle Erkenntnisweise kommt dann als eine kontingente Umgangspraxis neben anderen lebensweltlichen Umgangspraxen zu stehen – allerdings als eine solche, die das selbstverständliche Zuhause-Sein im Leib untergräbt (Entfremdungsthese).

[46] Z. B. Plügge (1967, 40 f.).

[47] Ebd., 44 f.

[48] Plügge (1962, 117), Hervorheb. v. H.-M. R.

[49] Christian (1989, 226 f.).

Beobachtung nicht aus, um diese Frage zu beantworten. Krankheit lässt sich nicht auf somatische oder psychische Funktionsstörungen, auf bestimmte Erlebnisbereitschaften oder belastende Umweltkonstellationen zurückführen. Das leibliche Subjekt will darin beachtet sein, dass sein von einer eigenen Bedeutungswelt geformtes Körperlerleben das Krankheitsbild mitbestimmt, d. h. in die Struktur der Symptome selbst eingehen kann. – Andererseits reicht die erstpersonale Perspektive leibphänomenologischer Zugänge allein ebenso wenig aus. Dies liegt schon daran, dass Gesundheit und Krankheit nicht lediglich am Erleben oder Leiden festgemacht werden können. Dies wiederum deshalb, weil ein leidendes Subjekt nicht lediglich an seinem Erleben oder seinem Leiden leidet und weil außerdem davon auszugehen ist, dass es im Falle einer psychischen Erkrankung auch die Fähigkeit verlieren kann, ‚adäquat' an etwas zu leiden.[50]

## 7.3 Der theologische Ansatz K. Barths

Ein dritter Seitenblick soll hier nur kurz umrissen werden. Er führt auf das Feld theologischer Anthropologie und Ethik. Der aus der evangelischen Theologie des 20. Jahrhunderts nicht wegzudenkende Theologe Karl Barth (1886–1968) war mit dem Mediziner R. Siebeck, der seinerseits Weizsäcker nach Heidelberg zurückholte, freundschaftlich verbunden. Barth legte seinen anthropologisch-ethischen Ausführungen ein Gesundheitsverständnis zugrunde, das der skizzierten Grundstruktur eines orthogonal-dynamischen Relationsmodells weitgehend entspricht (Abb. 6.1).[51] In prägnanter Kurzform wird Gesundheit definiert als „Kraft zum Menschsein".[52] Sie wird teleologisch der christlichen Bestimmung des Menschseins zugeordnet, für Gott und für den Menschen zu leben. Unterschieden wird die erwähnte Kraft bzw. ihre Gegenkraft, die „Unkraft zum Menschsein", von einer Kraft bzw. Unkraft zu den *Funktionen* des Menschseins.[53] In diesem Sinn ist Krankheit die zu einem gewissen Grad verobjektivierbare Störung, welche den Menschen in der Ausübung seiner psychischen und körperlichen Funktionen behindert. Doch – und darin kann man die entscheidende Dialektik einer orthogonalen Modellstruktur wiederfinden – mit dieser Behinderung seiner Funktionsfähigkeit ist ein Mensch nicht notwendig auch in der Weise ein kranker Mensch, dass ihm die Kraft zum Menschsein fehlen würde. Deshalb kann, „wenn die Gesundheit die Kraft zum Menschsein ist, auch der Kranke, auch der Schwer-

---

[50]Vgl. Holzhey-Kunz (2014, 46). ‚Adäquat' verweist für Holzhey-Kunz auf das Grundproblem, dass phänomenologische Zugänge voraussetzen, Krankheit als „defizitäre Abweichung" eines ungestörten oder normal-üblichen Phänomens oder Lebensvollzugs zu fassen (ebd., 39). Weizsäcker lehnt eine solche Voraussetzung ebenfalls ab: Der Gestaltkreis (1940, GS 4, 132).

[51]Rieger (2008).

[52]Barth, KD III/4 (1951, 405 f.).

[53]Ebd., 406.

kranke ohne allen Optimismus, ohne alle Illusion über seinen Zustand gesund sein wollen."[54] Auch Barth benutzt diese dialektische Struktur nicht nur, um die *Unabhängigkeit* der beiden Momente einzuholen, sondern auch, um die *wechselseitige Abhängigkeit* zu betonen: Ärztliches Handeln richte sich darauf, die Gesundheit als Kraft zum Menschsein zu *ermöglichen*. Es tue dies, indem es sich *direkt* dem Bereich der psychophysischen Lebensfunktionen zuwende (im Modell: der horizontalen Verschiebung), indirekt dadurch aber jener Kraft aufzuhelfen suche (Verschiebung nach oben). Umgekehrt habe der Wille zur Kraft des Menschseins und also der Wille zur Gesundheit beim betroffenen Menschen selbst seine „Fortsetzung" im Einsatz für jene leibseelische Funktionsfähigkeit bzw. im Entgegentreten der entsprechenden Funktionsminderungen zu finden.[55] Barth begründet damit auch ein Ethos der Gesundheitsförderung und der Prävention.

Barth verfolgt also ebenfalls ein integratives Gesundheitsverständnis, demzufolge Gesundheit und Krankheit nicht unabhängig davon bestimmt werden können, wie ein individueller Mensch mit ‚etwas' – einer mehr oder weniger gegebenen Funktionsfähigkeit bzw. einer Störung derselben – umgeht oder umgehen kann. Für Gesundheit als „Kraft zum Menschsein", welche selbst wiederum von psychophysischen Funktionsfähigkeiten (relativ) abhängig und begrenzt ist, wird der wertende und willentliche Umgang als konstitutiv angesehen. Wie Weizsäcker vertritt auch Barth die Grundauffassung, dass es die Realität von Gesundheit und Krankheit nur „in Bezug auf" eine subjektive Umgangsweise gibt.

R. Siebeck, wie erwähnt sowohl mit Barth als auch mit Weizsäcker verbunden, versuchte zwischen beiden zu vermitteln,[56] während Weizsäcker selbst in seinen autobiographischen Erinnerungen die eigenen Auseinandersetzungen mit dem frühen Barth der sog. „Dialektischen Theologie" vor Augen hatte.[57] Dort stand bei Barth und seinem Schülern tatsächlich die von Weizsäcker kritisierte Trennung von Offenbarungsreligion und phänomenal-erfahrbarer Wirklichkeit im Vordergrund – kontextuell bedingt durch die kämpferische Auseinandersetzung mit der sog. „natürlichen Religion".[58] Siebeck konnte sich stärker am späten Barth der „Kirchlichen Dogmatik" orientieren, welche einer christologischen Grundfigur folgend die frühere Auffassung eines ‚unendlichen qualitativen Unterschieds' gewissermaßen intern und integrativ zu verarbeiten wusste. Das hier skizzierte

---

[54] Ebd., 406 f.

[55] Ebd., 409.

[56] Siebeck (1956).

[57] Vgl. Begegnungen und Entscheidungen (1951, GS 1, 206–211).

[58] Weizsäcker sah zu Recht allerdings auch tiefere konfessionelle Gründe (ebd., 210): „Kurzum, ich ärgerte mich an dem täuferischen, vielleicht auch calvinistischen Dualismus der dialektischen Theologie, welche das Weltleben so radikal vom Bereiche des göttlichen Anrufes trennte, daß man keine Hoffnung auf ein gottgefälliges Tun in dieser Welt behalten durfte […]."

Gesundheitsverständnis ist ein Produkt dieses späten Barth, vielleicht auch mitbeeinflusst durch die Freundschaft mit Siebeck.[59] Siebeck selbst demonstriert den Ertrag eines (fiktiven) interdisziplinären Gesprächs zwischen theologischer Anthropologie (Barth) und medizinischer Anthropologie (Weizsäcker) am Beispiel des Leib-Seele-Problems. Auch darauf werden wir zurückkommen (8.3.4).

---

[59] Da die skizzierten gesundheitsethischen Ausführungen erst im Jahr 1951 erschienen, wird sie Weizsäcker, ein Jahr vor seiner Emeritierung aufgrund seiner Parkinson-Erkrankung, kaum zur Kenntnis genommen haben. Zur Beziehung zwischen Siebeck und Barth: Baier (1988).

# Die Verschiebung der Grundlagen

8

„Die Einführung des Subjekts in die Methode der Forschung ist der Punkt, an dem die Verschiebung der Grundlagen einsetzt."[1]

Weizsäckers Einführung des Subjekts greift, davon war bereits ausführlicher die Rede, tiefer und weiter als die Anerkennung der Subjektivität eines Patienten und seines individuellen Befindens im Arzt-Patienten-Gespräch. Gleichwohl setzt die „Verschiebung der Grundlagen" hier an. Sagt eine Patientin „Ich bin krank" und wird in einer medizinischen Untersuchung daraufhin eine Krankheit gesucht, droht das ‚Ich‘ der Hilfesuchenden durch ein ‚Es‘ ersetzt und ‚Jemand‘ auf ein ‚Etwas‘ reduziert zu werden. Schon in seinen „Stücken einer medizinischen Anthropologie", die Weizsäcker zwischen 1926 und 1928 für die gemeinsam mit dem jüdischen Philosophen M. Buber herausgegebene Zeitschrift „Die Kreatur" verfasste, wird am „Urphänomen" der ärztlichen Begegnung die Unzulänglichkeit des naturwissenschaftlich-objektivierenden Erkenntniszugangs demonstriert. Dieser Erkenntniszugang ist für die Frage, wie ein „Molekül-Aggregat ‚Ich‘ sagen konnte," nicht gerüstet.[2] „Wir lernten nur von Dingen, die ‚etwas‘ sind, wir lernten nichts von Dingen, die ‚jemand‘ sind. Aber die Sprechstunde beginnt damit, dass jemand sagt: ich bin krank […]."[3]

Dem leichtfertigen Ausweg einer Abkehr von der naturwissenschaftlichen Medizin erteilt Weizsäcker allerdings ebenso eine Absage wie dem inflationären Gerede einer angeblich holistischen Medizin oder Gesundheit.[4] Im Ausgehen

---

[1] Studien zur Pathogenese (1935, GS 6, 330).

[2] Der Arzt und der Kranke (1926, GS 5, 25).

[3] Ebd., 18.

[4] Über medizinische Anthropologie (1927, GS 5, 177) spricht Weizsäcker von einem problematischen „Feldgeschrei der Gegenwartsmedizin: man müsse als Arzt den ‚ganzen Menschen‘ behandeln."

H.-M. Rieger, *Gesundheit als Wandlungsfähigkeit*, https://doi.org/10.1007/978-3-662-67122-1_8

vom Phänomen des kranken Menschen geht es ihm um das Wiedergewinnen einer neuen „Sachlichkeit" und einer dieser Sachlichkeit entsprechenden wissenschaftlichen Methode. Sie wird, das sei schon vorausgeschickt, im Wesentlichen eine „biographische Methode" sein.[5] Erkenntnistheoretisch formuliert: Die „Verschiebung der Grundlagen" setzt dort ein, wo nicht nur die Krankheit eines kranken Menschen als ‚etwas' zum Gegenstand genommen wird, sondern auch „sein Ich, also das, was ontologisch gar nicht Objekt ist noch werden kann, sondern eben Subjekt ist."[6] Ausgangspunkt ist, um es mit der bereits zitierten Stelle aus seiner späteren „Einführung in die Medizinische Anthropologie" (1950) zu sagen, eine besondere Form der Gegenständlichkeit, die auch einen besonderen Erkenntniszugang erfordert: „Das Objekt enthält ein Subjekt, welches nicht ist, sondern das nicht ist, was es will, kann, soll, muß oder darf."[7]

Bis auf die Grundlagen zurückzugehen, heisst nun insbesondere, auf die Grundlagen von Physik und Biologie zurückzugehen. Zu Weichenstellungen für die Medizin kommt es nämlich bereits dort. Eine solche Weichenstellung erwies sich als besonders folgenreich: Im Zuge der naturwissenschaftlich-technischen Entwicklung habe man – und hierfür kann Weizsäcker an die Biologie J. v. Uexkülls, an die zeitgenössische Auseinandersetzung mit dem Kantianismus und an das ‚neue Denken' seiner jüdischen Freunde Rosenzweig und Buber anknüpfen – aus dem Blick verloren, dass die von der Physik erkannten Gegenstände von den Gegenständen der Biologie zutiefst geschieden sind. Biologie hat es mit Lebendem, nicht mit toter Materie zu tun; sie hat es mit Subjektivität zu tun. Die Grundlagenrevision muss daher „um die Tatsache der Subjektivität kreisen. Der Gegenstand des Biologen ist eben ein Objekt, dem ein Subjekt einwohnt."[8]

Im Unterschied zur theoretischen Physik – Weizsäcker denkt an die Quantenphysik und an die Relativitätstheorie[9] – haben die Biologie und mit ihr die Medizin nun aber gewissermaßen ihre Hausaufgaben nicht gemacht, sprich: ihre *eigenen* Grundlagen keiner Revision unterzogen. Der neuzeitliche Empirismus protegierte ein Verharren in einer mechanistischen Auffassung des Organischen. Dabei hätte gerade die experimentelle Erforschung der Mechanismen (!) im

---

[5] Der Arzt und der Kranke (1926, GS 5, 24 f.).

[6] Kranker und Arzt (1928, GS 5, 234).

[7] Der kranke Mensch (1950, GS 9, 515).

[8] Der Gestaltkreis (1940); GS 4, 295.

[9] Das Gespräch mit W. Heisenberg in Heideggers Hütte wurde bereits erwähnt (s. o. Kap. 5, Anm. 6). Von Interesse sind auch seine frühen Äußerungen zur Relativitätstheorie von A. Einstein. Es ist wenig überraschend, dass der frühe Weizsäcker die Relativität des Raumes im Sinne der Ich-Umwelt-Beziehung (Uexkülls) deutet: Jedes Subjekt hat seine eigene Umwelt. „Ich bin nicht ohne die Welt, aber die Welt ist auch nicht ohne mich: so können wir den Grundsatz der Relativität jetzt ausdrücken." (Weizsäcker: Wir und der Raum (1920, 70).

Organismus zeigen können, dass hier mehr ist als Mechanismus, dass also ein lebender Organismus gerade nicht mechanistisch begriffen werden kann.[10]

> „Ich muss ihr [der Biologie] vorwerfen, daß sie die Tragweite ihrer Grundbegriffe nicht entfernt mit derselben kritischen Schärfe durchdacht hat wie die theoretische Physik, und infolge davon hat sie auch keine vergleichbaren umwälzenden Entwicklungen erzeugt. Denn die Bemühungen des Vitalismus, der Ganzheitslehre und Ähnliches zeigen nur, daß es mit solcher Naturphilosophie *nicht* geht. Andererseits hat dieses Ergebnis die Aufforderung enthalten, in der Revision der Grundbegriffe der Naturwissenschaft voraussichtlich noch weiter zu gehen als die Physik."[11]

Mit der Forderung nach einer Grundlagenrevision in Biologie und Medizin wird man daher auch des gleichsam systemimmanenten Problemdrucks ansichtig, der Weizsäcker von seinen klinischen Beobachtungen zu den biologischen und physiologischen Untersuchungen im Zusammenhang des ‚Gestaltkreises' vorantreibt. Der in der zitierten Stelle zum Ausdruck gebrachte Zusammenhang erhellt außerdem, warum Weizsäcker den Vitalismus und den Holismus, die ja in ähnlicher Weise mit dem kritischen Anspruch auftraten, eine physikalischen Gesetzmäßigkeiten folgende Medizin könne Lebendes nicht erfassen, schlicht als billige Ausflucht verstehen musste. Dem Mechanismus wird ein Vitalismus oder ein Holismus entgegengesetzt, ohne jene Grundlagenrevision wirklich auch wissenschaftlich, d. h. biologisch und physiologisch anzugehen.

Weizsäckers „Verschiebung der Grundlagen" hebt mit einer Doppeleinsicht an, welche, einfach formuliert, lautet: *Die gesuchte Subjektivität des Lebens im Allgemeinen und des leiblichen Subjekts Mensch im Besonderen bildet sich erstens in der Begegnung bzw. im Umgang mit seiner Welt und zweitens in einem zeitlichen Werden, in einer Geschichte, die beim Menschen die Geschichte seiner Selbstwerdung ist.* Bereits damit liegt, um dies wenigstens schon anzudeuten, eine Revision der leichtfertig aus der Physik übernommenen Kategorien von Raum und Zeit auf dem Tisch. Ein ‚Etwas' kann man in einer objektiven raumzeitlichen Welt verorten; ein ‚Jemand' hingegen lebt in *seiner* Welt, die er oder sie *durch* seine unverrückbare Leiblichkeit hindurch wahrnimmt. Ein ‚Etwas' kann man auf dem Zahlenstrahl physikalisch-mathematischer Zeit verorten und auf seine Identität durch diese Zeit hindurch befragen. Ein ‚Jemand' ist hingegen nicht in der Zeit, sondern diese ist in ihm und mit ihm als *seine* Zeit, so dass der vergangene

---

[10] Die Tätigkeit des Zentralnervensystems (1939, GS 3,575): Es gehe darum, „daß wir das Scheitern der mechanistischen Biologie anerkennen, ohne die Mechanismen im Organismus damit anzutasten. Diese sind sogar um ihrer experimentellen Angehbarkeit das einzige Mittel, wodurch wir uns der Realität versichern können."

[11] Funktionswandel und Gestaltkreis (1950, GS 3, 621) (Hervorhebung im Orig.). Weizsäcker nennt als Ansatzpunkt, um die klassisch-mechanistische Deutung, in der Neurologie fassbar etwa im Reiz-Empfindungs-Schema, aus den Angeln zu heben, die Erforschung des *Funktionswandels*. Auf diesen wichtigen Punkt wird zurückzukommen sein.

Mensch vom zukünftigen Menschen qualitativ verschieden ist.[12] Wir werden diese Kategorienrevision ausführlich thematisieren (8.1.3.).

Gleichwohl ist keine Alternative angezeigt. Es bleibt Aufgabe eines Arztes bzw. einer Ärztin, beide Wissenszugänge zu verbinden: Ein Patient begegnet als ‚Etwas', weshalb gegenständlich gefragt werden muss, was der Fall *ist;* zugleich begegnet er oder sie als ‚Jemand', der oder die etwas *wird*.[13] Gefordert ist für Weizsäcker ein am Phänomen orientierter methodischer Dualismus, welcher den substantiellen Dualismus von Psyche und Physis erst einmal hinter sich lässt.[14] An der Schnittstelle von ‚Etwas' und ‚Jemand' wird, wie bereits angedeutet, der *Begriff des Umgangs* zentral. Er ermöglicht es nämlich, Zuordnung und Zusammenhang beider Aspekte in den Blick zu bekommen. Was ein Gegenstand, was ein Objekt ist, hängt davon ab, als was und wie man mit ihm umgeht; während der Umgang selbst wiederum von jenem Gegenstand abhängt.[15] Das heisst dann auch: Das, was Wirklichkeit des Menschen genannt zu werden verdient, ergibt sich aus der erwähnten Doppeleinsicht: „[D]ie Realität des Menschen [ist] eine beständige Auseinandersetzung von Ich und Umwelt, eine immer erneute Begegnung von Ich und Umwelt, ein flüssiger Umgang von Ich und Umwelt."[16] Für eine Wissenschaft vom Leben bedeutet jene „Verschiebung der Grundlagen": „Wissenschaft gilt [...] hier nicht als ‚objektive Erkenntnis' schlechthin, sondern Wissenschaft gilt als eine redliche Art des Umgangs von Subjekten mit Objekten. Die Begegnung, der Umgang ist also zum Kernbegriff der Wissenschaft erhoben."[17]

Die Umstellung auf ein Wirklichkeitsverständnis, für welches nicht Objekte und Substanzen, sondern Bezugsrelationen und Umgangsweisen grundlegend sind, impliziert also, dass der Mensch und seine Welt, dass Subjekt und Objekt, dass Kultur und Natur nicht als feststehende Größen, sondern als „beweglich", in

---

[12] Seelenbehandlung und Seelenführung (1926, GS 5, 118): „Eben darum kann man keinen Vergleich des früheren mit dem späteren, des vergangenen mit dem zukünftigen Menschen anstellen, um ihre Identität oder Nichtidentität festzustellen. Denn der frühere und der spätere, der Mensch vorher und der Mensch nachher, sind unvergleichlich, weil die Vergangenheit und die Zukunft metaphysisch nicht vergleichbar, sondern wesensverschieden sind: weil die Zeit des personalen Menschen eine andere ist als die physisch-mathematische, es ist die geschichtliche Zeit." Solche Einsichten sind auch in der gegenwärtigen Philosophie der Person zugänglich, z. B. in der Unterscheidung von „numerischer Identität" und „qualitativer Identität", vgl. Tugendhat (1979, 282 ff.); Ricœur (1996); dazu Welsen (2001); McMillan (2006). Zur Revision von Geschichtlichkeit, die zeitgleich auch Heidegger vorantrieb, vgl. Jacobi (2008a, 281–284).

[13] Nochmals: Der kranke Mensch (1950, GS 9, 515).

[14] Vgl. Natur und Geist (1954, GS 1, 173).

[15] Medizin und Logik (1951, GS 7, 362).

[16] Grundfragen Medizinischer Anthropologie (1948, GS 7, 263).

[17] Der Gestaltkreis (1940, GS 4, 96); vgl. auch Psychosomatische Medizin (1949, GS 6, 452): „An die Stelle von Substanzen wie Lebendes, Totes, aber auch Substanzen wie Körper, Seele, Geist sind Bezugsverhältnisse, Umgangsformen getreten."

ihrer wechselseitigen Beziehung gesehen werden.[18] Indirekt lässt sich hinter dieser Umstellung dann doch die Kantsche Problemkonfiguration ausmachen, der gemäß es Realität nur unter den Bedingungen ihrer Zugänglichkeit gibt, als Realität „in Bezug auf mich". Diese philosophische Denkfigur hat unmittelbare gesundheitstheoretische Bedeutung, insofern sie eine Vermittlung zwischen objektiven und subjektiven Gesundheits- bzw. Krankheitsbegriffen gestattet: Wenn es Gesundheit bzw. Krankheit nur „in Bezug auf" eine subjektiv-praktische Umgangsweise gibt, so bedeutet das noch nicht, dass es jene nur „durch" sie gibt. Gerade hier gilt und wird noch weiterzuverfolgen sein, dass die grundlegende Bedeutung des Umgangsbegriffs nicht im Sinne eines Konstruktivismus missverstanden werden darf, welcher der Dimension des ‚Etwas' – als einer im Widerstand erfahrbaren Realität – nicht mehr gewahr würde.

Den Menschen als leibliches Subjekt zu betrachten, das sich in der Begegnung bzw. im Umgang mit seiner Welt bildet – darin kann man das zentrale Motiv eines Grundmodells erblicken, das V. von Weizsäcker auch in anthropologischer und gesundheitstheoretischer Hinsicht auszubuchstabieren sucht. In diesem Sinn ist die „Einführung des Subjekts", die streng genommen eine „Anerkennung des Subjekts" darstellt,[19] von den erwähnten Ansätzen der Leibphänomenologie und auch von der späteren Gesamtkonzeption einer integrativen Medizin von Th. v. Uexküll aufgenommen worden. Alle diese Konzeptionen machen mehr oder weniger damit ernst, dass die „Einführung des Subjekts" in der Medizin zu einer Grundlagenrevision führen muss. Was sie eint, ist der Einstiegs- oder Ausgangspunkt bei jenem leiblichen Subjekt in seiner Begegnung mit seiner Umwelt bzw. seinem Körper. Sie setzen damit bei einer dritten Kategorie jenseits des Dualismus von Psyche und Physis ein. – Was sie allerdings von Weizsäcker unterscheidet, betrifft die Dimension des Geschichtlichen und Biographischen. Anders als bei den beiden erwähnten Richtungen bekommt diese Dimension bei Weizsäcker fundamentale Bedeutung; sie markiert so etwas wie die Eingangspforte zu seinem Verständnis der anthropologischen Medizin im Allgemeinen und seinem Gesundheitsverständnis im Besonderen. Der Zusammenhang von Krankheit und Lebensgeschichte ist deshalb so fundamental, weil der Mensch ein „selbst im Werden befindliche[s] Wesen" darstellt, in dessen Biographie eine Krankheit als Krise eingeflochten ist und von ihr her sowohl ihre Bedingung als auch ihre Bedeutung erhält.[20] Die Einleitung und die Schlusspassage seiner „Einführung in die Pathogenese" (1935) sind hier einschlägig. In der Schlusspassage wird die zitierte ‚Verschiebung der Grundlagen' explizit nicht nur mit der „Einführung des Subjekts in die Methode der Forschung", sondern mit der „biographische[n]

---

[18] Medizin und Logik (1951); GS 7, 363.

[19] Vgl. Der kranke Mensch (1950) GS 9, 601; Pathosophie (1956, GS 10, 277); Jacobi (2008, 294).

[20] Studien zur Pathogenese (1935, GS 6, 255).

Methode" in Zusammenhang gebracht.[21] Und schon in der Einleitung wird klar-gestellt, dass diese Methode sucht, jenem „selbst im Werden befindlichen Wesen" des Menschen gerecht zu werden – und zwar ohne die naturgesetzliche Ursachen-forschung aufzukündigen. Um seine Vorstellung des Zusammenhangs zwischen Naturgesetzlichkeit und Geschichtlichkeit bereits anzudeuten, greift er zu einem Bild, das er selbst als „trivial" kennzeichnet:

> „In diesem Werden ist dann die sogenannte Ursache nur ein Anlaß, dessen Zeitpunkt aber große Folgen hat; in ihm sind die Naturgesetze eine gewiesene Bahn, die aber fürs Ganze nur bei gewissen Anlässen von entscheidender Bedeutung wird. Derselbe Reisende kann an *derselben* Stelle des Bahnsteigs in verschiedene Züge einsteigen – wieviel *ver-schiedener* noch wird das ausfallen, was er alsbald zu erleben hat und wie notwendig doch von festen Regeln des Fahrplanes abhängig [sic]; wie wichtig ist es, den Fahrplan zu kennen. Der Fahrplan ist unerläßlich, aber er sagt nichts über Land und Leute, die ihn gemacht haben und für die er gemacht ist."[22]

Dieses Zug-Beispiel wird uns noch beschäftigen. An dieser Stelle soll es genügen, die fundamentale Verankerung der gesuchten Subjektivität des Menschen in der Dimension des (Lebens-) Geschichtlichen zu Gesicht zu bekommen. Wie gesagt: Nicht nur die Krankheit als „Krise", auch die Gesundheit als (neue) „Kohärenz" ist eingebettet in den Lebenslauf des selbst im Werden befindlichen Menschen. Insofern die bereits angeführte Kurzfassung der Gesundheit Weizsäckers Einsatz-punkt bei der lebensgeschichtlichen bzw. biographischen Selbstwerdung präsent hält, kann sie als besonders aussagekräftig gelten:

> „… gesund sein heiße nicht normal sein, sondern es heiße: *sich in der Zeit verändern, wachsen, reifen, sterben können*."[23]

Die geforderte „Verschiebung der Grundlagen" manifestiert sich also im Gesund-heitsbegriff selbst. Da Gesundheit mit der individuellen Lebensgeschichte eines Menschen verwoben und teleologisch auf die Ermöglichung seiner Bestimmung, seines Lebensziels, bezogen ist, greift deshalb auch eine Auffassung der „ärzt-liche[n] Aufgabe negativ als Bekämpfung der Krankheiten" entschieden zu kurz.[24] Wie problematisch sich eine solche Verkürzung ärztlichen Handelns auf die Bekämpfung von Krankheiten auswirkt, zeigt sich darin, dass es auf eine

---

[21] Ebd., 330.

[22] Ebd., 255 (Hervorheb. im Orig.). Im „Gestaltkreis" und später wird Weizsäcker gerne das Bild zweier Schachspieler gebrauchen, um die Verschränkung von indeterministischem Moment und naturgesetzlichem Moment zu veranschaulichen (siehe unten, 8.1.2.). Etwas anders die recht offene Metapher der Krankheit als „Mitspieler" in der Lebensgeschichte: Natur und Geist (1954, GS 1, 187).

[23] Ärztliche Fragen (1933, GS 5, 294) (Hervorheb. im Orig.).

[24] Krankengeschichte (1928, GS 5, 62); Fortsetzung: „So kann man die Fehler jener Ärzte auch ausdrücken, indem man sagt: es war kein positiver Begriff der Gesundheit da […]."

somatoforme Störung hin nicht ausreicht zu konstatieren: „Es ist nichts da."[25] – Gesundheit ist anderes als Abwesenheit von Krankheit; Gesundheit zeigt sich in der Fähigkeit und der Geschichte einer leiblichen Weltzuwendung und Weltbejahung:

> „Die Geschichte einer Gesundheit ist der einer Liebe, eines Werkes, einer Gemeinschaft oder Freundschaft ähnlicher und wesensverwandter als etwa dem Ablauf einer chemischen Reaktion oder dem Vorgang einer physiologischen Erregung. Gesundheit hat mit Liebe, Werk, Gemeinschaft und Freundschaft die Bejahung gemeinsam, die eindeutige Richtung, die nicht umgekehrt werden kann."[26]

Wir gehen noch einen Schritt weiter, um den Charakter der Begegnung zwischen leiblichem Subjekt und seiner Welt – und damit den Umgangsbegriff – etwas näher zu bestimmen. Der Einstiegs- oder Ausgangspunkt beim selbst im Werden befindlichen Menschen steht nämlich im inneren Zusammenhang mit der besonderen Fassung des Umgangsbegriffs bei Weizsäcker: Der Umgang selbst ist auf ein Werden bezogen; Umgang ist *pathischer Umgang*. Dieser pathische Charakter zeigt sich bereits im Phänomen der Arzt-Patienten-Begegnung:

> „Der Kranke sagt es schon durch sein Erscheinen, oder sogar ausdrücklich mit Worten: ,Ich möchte gesund werden.' Er ist also das nicht, was er werden möchte. Das ist die pathische Situation unseres Daseins, die hier der Kranke als Wunsch, Hoffnung, Absicht erfährt: er möchte nicht sein, was er ist, sofern er krank ist."[27]

Im Blick auf die Konzeption der leiblichen Selbstwerdung des Menschen mündet eine solche Feststellung für Weizsäcker in die These, dass diese Selbstwerdung ebenso wie die darin eingeflochtenen Krankheiten viel weniger aus vorhergehenden Tatbeständen zu bestimmen sind, als vielmehr „aus etwas, was nicht Tatsache wurde."[28] Man mag hier an unerfüllte Hoffnungen, an versagte Wünsche oder auch an soziale Kränkungen denken. Weizsäcker prägt dafür den Begriff des „ungelebten Lebens".[29] Die These lautet also: Von höherer Wirksamkeit in der Selbstwerdung bzw. der Individuation des leiblichen Subjekts und ebenso von höherer Wirksamkeit in der Pathogenese von Krankheiten ist nicht das bereits gelebte Leben, sondern das „ungelebte Leben". – Wir werden auf die Eigenart des pathischen Umgangs und seiner Bedeutung für die leibliche Selbstwerdung gleich noch einmal vertiefend zu sprechen kommen. Zunächst gilt es lediglich festzuhalten: Die in der Grundeinsicht angesprochene leibliche Selbstwerdung, welche

---

[25] Dazu weiter unter 8.1.2.

[26] Krankengeschichte (1928, GS 5, 62).

[27] Der kranke Mensch (1950, GS 9, 554); weiter ebd.: „Die gemeinsame Stellung zum Sein, nämlich daß das Sein selbst fehlt und gemeint ist, ohne zu sein, bezeichnen wir als die pathische. Die pathische Stellung ist eigentlich nur ein Umgang mit etwas, was eben nicht ist."

[28] Pathosophie (1956, GS 10, 278).

[29] Medizin und Logik (1951, GS 7, 351); Fälle und Probleme (1947, GS 9, 248); Pathosophie (1956, GS 10, 278).

sich in der Begegnung bzw. im Umgang des Menschen mit seiner Welt bildet, erhält durch die strikte Fundierung in der *Geschichtlichkeit* jener Selbstwerdung und durch die besondere Fassung des Umgangs als eines *pathischen* Umgangs ihr besonderes Profil.

Für die weitere Werkinterpretation hat dieses Zwischenergebnis bereits mindestens zwei Konsequenzen:

1. Es erhellt sich, dies wurde bereits angedeutet, ein werkimmanenter Zusammenhang: Was in der Arzt-Patienten-Begegnung phänomenologisch aufweisbar ist, dass nämlich die Subjektivität des Lebens sich in der Begegnung bzw. im Umgang mit der Umwelt bildet, gilt es mit empirisch-wissenschaftlichen Methoden zu erforschen und zu belegen. Weizsäcker will sich einen Import fremder Theoriebildungen bzw. philosophischer Anthropologien an dieser Stelle versagt sein lassen; ihnen kommt explikative Funktion zu. Die Entdeckungen im Zusammenhang der sinnesphysiologischen Untersuchungen des „Gestaltkreises" waren für seine klinisch-phänomenologischen Beobachtungen sowohl Bestätigung als auch Erschließung zugleich. Auf dieser Grundlagenebene mussten die Fragen nach dem Verhältnis von Naturgesetzlichkeit und Geschichtlichkeit, die schon bei den Untersuchungen zur Pathogenese ständig mitliefen, einer Bearbeitung zugeführt werden.

2. Der werkimmanente Zusammenhang führt zu Vertiefungen und Explikationen, die weit über das in Kap. 6 skizzierte Grundmodell hinausgehen. Die Formulierung der Mindestbedingungen von Gesundheits- und Krankheitstheorien kann zunächst relativ unabhängig von solchen Vertiefungen und Explikationen erfolgen. Wir werden im Kap. 9 darauf zurückkommen: Die weitergehende physiologische Grundlagenforschung führt zu Theoriebildungen, die den Charakter eines falliblen Entwurfs haben. Eine kritische Würdigung der Position Weizsäckers tut gut daran, die unterschiedlichen Theorieebenen zu beachten. Es ist zu prüfen, was zum kontextuell zu relativierenden „Forschungsbestand" gehört, was den Stellenwert einer abduktiven oder hypothetischen Erklärung hat oder (und) was als gut begründeter „Forschungsimpuls" aufzunehmen ist. Auf der Linie einer solchen kritischen Lektüre, welche die unterschiedlichen Grade der Theorietiefe bewusst hält, ließe sich wohl auch der Einwurf von S. Freud interpretieren. Freud äußerte sich auf Weizsäckers „Körpergeschehen und Neurose" (1932) in einem Brief an Weizsäcker:

> „Die allem Kranksein gemeinsamen Gesichtspunkte der Unterbrechung, Wendung, Krise u. a. bereiten uns auf wichtige Neuheiten vor. Es ist vielleicht nicht zu vermeiden, daß wir von den reichlichen spekulativen Gedankengängen, die Sie dabei verwenden, eher betroffen als überzeugt sind und bei manchen Abstraktionen den Eindruck einer Vorläufigkeit haben, an die man sich nicht zu klammern brauchte."[30]

---

[30] Körpergeschehen und Neurose. Analytische Studie über somatische Symptombildungen (1933, GS 6, 122). Weizsäcker darauf in seinem späteren Vorwort: „Aber es wurmt mich doch, daß Freud sich von dem, was er spekulative Gedankengänge und vorläufige Abstraktionen nennt, distanziert hat, und daß ich dies, mein liebstes Kind, nicht mehr gegen einen Lebenden verteidigen darf." (ebd., 124 f.)

Bei dieser Äußerung wird man die kritische Anmerkung zum spekulativen Zug jener Vertiefungen sicher relativieren können, insofern Weizsäcker sich ja bemühen wird, den behaupteten Prinzipien („Prinzip der Vertretung") durch empirische Grundlagenforschung nahezukommen. Indirekt verweist aber auch Freuds Diktum auf die Aufgabe, das besondere Profil von Weizsäckers Entwurf auf den unterschiedlichen Theorieebenen weiterzuverfolgen. Im Blick auf diese Aufgabe und damit auch im Blick auf eine Klärung der Frage nach den bleibenden „Forschungsimpulsen" ist es angezeigt, hinter die Ebene von verallgemeinerbaren Theorie- und Modellstrukturen (Kap. 6) zurückzugehen, um Weizsäckers inhaltlich ausgeführte Auffassung des Lebens und seine inhaltlich ausgeführte medizinische Anthropologie zu Gesicht zu bekommen.

Eine solche Vertiefung erlaubt dann auch Unterschiede zu verwandten Positionen wie der beispielhaft skizzierten Position der integrierten Medizin von Th. v. Uexküll (4.) und der ebenfalls skizzierten leibphänomenologischen Entwürfe (7.2.) deutlicher zu fassen. Festgestellt wurde bereits, dass eine entscheidende Grunddifferenz zu beiden verwandten Theoriesträngen in der Dimension des Geschichtlichen und Biographischen zu suchen ist. Um weitere Differenzen im Blick auf die einzelnen Theorien wenigstens grob anzudeuten: Gegenüber dem späteren integrativen Modell von Th. Uexküll/W. Wesiack hätte Weizsäcker sicherlich den Import von Systemtheorie und Semiotik moniert, zumal dieser zu einer Logifizierung des Subjekts führt, das doch als „black box" eingeführt wurde.[31] Das Ungeregelte und das Indeterminierte, um die es Weizsäcker bei seiner „Einführung des Subjekts" zu tun ist, kann so keine konstitutive Funktion mehr erhalten. Dieser Sachverhalt wurde bereits kritisch reflektiert (4.4.), der Indeterminismus im biologischen Akt wird uns noch intensiv beschäftigen (8.1.3.).

Deutlich fassbarer sind Anknüpfungspunkte und Vorbehalte gegenüber der Phänomenologie. Denn diese stellte eine bereits einflussreiche zeitgenössische philosophische Strömung dar. Außerdem wurden insbesondere die Arbeiten von M. Scheler für Weizsäcker ein wichtiger Bezugspunkt seiner eigenen phänomenologischen Analysen. Einerseits, so stellt er fest, komme Schelers phänomenologische Methode „dem Bedürfnis medizinischer Anthropologie an nahezu allen Punkten entgegen;"[32] andererseits müsse die phänomenologische Methode der Medizin auf die *Entstehungsgeschichte* eines Gefühls ausgreifen und nicht nur dessen *Wesen* zu erfassen suchen.[33] Bei der Behandlung kranker Menschen habe man deshalb auf die *Widerstände,* die in der Behandlung selbst zur Erscheinung kommen, zu achten und nach deren pathogenetischer Bedeutung zu fragen. Das gilt besonders dann, wenn anzunehmen ist, dass *hinter* der Erscheinung einer Krankheit noch etwas anderes verborgen ist und dies wiederum den Charakter eines „ungelebten Lebens" haben kann.[34] Auch beim Begreifen von Schmerzen reicht ein phänomenologischer Zugang nicht aus, insofern Schmerzen eine tiefere Wahrheit mit sich führen.[35]

---

[31] Vgl. Zum Begriffswandel in der Biologie (1935, GS 4, 65).

[32] Über medizinische Anthropologie (1927, GS 5, 181).

[33] Der Widerstand bei der Behandlung von Organkranken (1949, GS 6, 445).

[34] Pathosophie (1956, GS 10, 268).

[35] Er kann dabei von einer „Fleischwerdung einer Wahrheit" reden: Die Schmerzen (1926, GS 5, 35).

Diese gelte es lebensgeschichtlich zu analysieren und zum Sprechen zu bringen – etwa als Bedrohung einer kohärenten Lebensordnung.[36] Dazu dann weiter unter 8.1.4.

## 8.1    Die Dimension der biographischen Selbstwerdung

Die Selbstwerdung des Menschen als eines leiblichen Subjekts vollzieht sich in der Begegnung dieses Subjekts mit seiner Umwelt. Sie vollzieht sich so in seiner Lebensgeschichte. In der Darstellung verbindet sich deshalb das Moment der *Kreisbewegung* jener wechselseitigen Begegnung mit dem Moment der *geschichtlichen Richtung* bzw. der Geschehensrichtung. Diese Verbindung wird noch einmal klarer, wenn man Weizsäckers Vorstellung des leiblichen Subjekts im Sinne einer pathisch-ontischen Doppelexistenz berücksichtigt, deren Umgang ja darauf gerichtet ist, „daß aus Etwas etwas Neues *wird*."[37] Insbesondere im Krankheitsfall, wenn durch ein ‚Etwas' oder ein ‚Es' die kohärente Umgangsrelation mit meinem Körper und mit meiner Welt gestört ist, treibt mich die Lebensgestaltung zu einem neuen Werden. Aber auch ohne eine solche krisenhafte Zuspitzung gilt grundsätzlich: *Individuation und Selbstwerdung vollziehen sich in der lebensgeschichtlichen Spannung von Kohärenz und Differenz.*[38] In der Graphik des heuristischen Grundmodells (Abb. 6.2) war die Wichtigkeit des Zeitvektors deshalb nachdrücklich

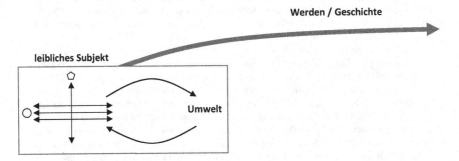

**Abb. 8.1** *Kreisförmiges* Moment der Begegnung bzw. des Umgangs von Subjekt und Umwelt sowie *geschichtliches* Moment der Selbstwerdung im Zusammenhang. Bei der Begegnung von Subjekt und Umwelt wurde graphisch bereits die Vorstellung einer pathisch-ontischen Doppelexistenz des Menschen berücksichtigt – im Sinne der skizzierten relational-dynamischen Modellauffassung (Kap. 6). Die lebensgeschichtlichen Spannungen zwischen Kohärenzen und Inkohärenzen sind das Movens von Selbstwerdung und Individuation.

---

[36] Schmerzen zeigen so gesehen ein Nicht-Sein-Sollendes an. Genau an dieser Stelle treten dann sowohl Anknüpfung als auch Differenz zu Schelers Wertphilosophie zutage: Die Bestimmung des Menschen, seiner Werte, seiner Wahrheit können nicht philosophisch hergeleitet werden, sie müssen sich vielmehr aus dem Umgang des Arztes bzw. der Ärztin mit dem Patienten und aus dessen Umgang mit seiner Lebensgeschichte ergeben: Über medizinische Anthropologie (1927, GS 5, 181, 187 f.). Die Übereinstimmung zwischen Scheler und Weizsäcker besteht aber im Grundsatz, dass Gesundheit mit Wert und Wahrheit zu tun hat: Ärztliche Aufgaben (1934, GS 8, 143).

[37] Medizin und Logik (1951, GS 7, 342 f.).

[38] Vgl. die prägnante Zusammenfassung bei Jacobi (2008a, 296).

betont worden. Dazu wurden entscheidende Begriffe wie „Geschichte", „Krise",
„Wandlung", „Bestimmung" bereits eingeführt. Dieser Gedankenlinie, der im
Rahmen der erwähnten Doppeleinsicht eine wichtige Stellung im Gesamtansatz
zuerkannt wurde, ist nun weiter nachzugehen. Dazu eignet sich eine schlichte
Weiterführung der Graphik (Abb. 8.1):

Das bereits angesprochene Problem des modernen „Medizinbetriebs" besteht
darin, dass Patienten häufig lediglich eine Störung als ein ‚Etwas' beseitigt oder
ein ‚Es' therapiert haben wollen, ohne dessen Verwobenheit mit dem eigenen ‚Ich'
und mit dessen Lebensgeschichte wahrnehmen zu wollen. Dass Gesundheit nicht
auf die Abwesenheit von Krankheit zusammengezogen werden kann, sondern
die Ermöglichung von (neuer) Lebensgeschichte bedeutet, kommt so nicht in
den Blick. Doch genau das ist Weizsäcker zufolge Gesundheit: Sie zeigt sich im
Werden jenes selbst im Werden befindlichen Menschen, in seinem Wachsen, in
seinem Wandel, in seinem Reifen, in seinem Altern. Weizsäcker sagt kurz und
bündig: „Gesundheit ist [...] dies Werden."[39]

Die beiden für Weizsäckers medizinische Anthropologie grundlegenden
Begriffe „Kohärenz" und „Krise" sind also einerseits lebensgeschichtlich im
Sinne der angesprochenen Selbstwerdung zu verstehen und zu explizieren,
andererseits sind sie auf dem Hintergrund eines kreisförmigen Zusammenhangs
von psychischen und physischen Vollzügen, von Ich-Bildung und Es-Bildung,
von Ich und Umwelt zu verstehen und zu explizieren. Beide Momente stehen im
Zusammenhang, beide strukturieren das Gesundheitsverständnis Weizsäckers.[40]

In einem *ersten Vertiefungsgang* (8.1.1. bis 8.1.3.) wende ich mich dem
lebensgeschichtlich-biographischen Moment zu, in einem *zweiten* (8.2.) jenem
kreisförmigen Moment, wie es Weizsäcker im Zusammenhang seiner Auseinandersetzung mit Freud als Kreislauf von Ich-Bildung und Es-Bildung
anthropologisch expliziert hat. Seine „Gestaltkreis"-Untersuchung bietet einen
*dritten Vertiefungsgang* (8.3.), welcher auf den biologischen Akt überhaupt
zurückgeht und im experimentalwissenschaftlichen Horizont die beiden Momente
und deren inneren Zusammenhang demonstrieren soll. Die anvisierte medizinische
Anthropologie hat das leibliche Subjekt in seiner pathisch-ontischen Doppelstruktur und seinen Umgangsrelationen zum Gegenstand, sie impliziert eine
besondere Vorstellung des psychophysischen Zusammenhangs. Letzteres kann erst
durch den dritten Vertiefungsgang deutlich werden.

Für den ersten Vertiefungsgang orientiere ich mich an vier Beiträgen Weizsäckers, zuerst an seinem Artikel über Neurosen, den er 1929 für die Neuauflage

---

[39] Ärztliche Aufgaben (1934, GS 8, 153).

[40] Vgl. zu dieser Struktur auch Achilles und Stoffels (2008, 235).

eines Lehrbuches zu verfassen hatte,[41] dann an einem Vortrag über „Individualität und Subjektivität" (1939), in welchen Erkenntnisse seiner „Gestaltkreis"-Untersuchungen einfließen. In die ausgereifte Grundlagenrevision und die ausgereifte ärztliche Methode führen dann die beiden späten Beiträge „Medizin und Logik" (1951) und der allgemeinverständliche und kurz gehaltene Rundfunkvortrag „Versuch einer neuen Medizin" (1953).[42]

### 8.1.1  Neurotisches Selbst- und Weltverhältnis und die „Bestimmung des Menschen"

In seinem Neurosen-Artikel wendet sich Weizsäcker der schon zu seiner Zeit „viel umstrittenen Neurosenfrage" zu.[43] Auf der einen Seite versucht er sich vom traditionellen Neurosenbegriff Freuds und der Alternativsetzung von psychisch-neurotisch versus physisch-organisch abzusetzen. Seine eigene Merkmalbestimmung bezieht sich auf Modi des „Verhaltens zu wichtigen Aufgaben und Ereignissen des Lebens"[44]. Weizsäcker nimmt damit bereits spätere Entwicklungen vorweg, die bekanntlich dazu führten, dass der Neurosenbegriff selbst aufgegeben wurde.[45] Auf der anderen Seite wirft gerade die Neurosenfrage die Frage nach dem Subjekt auf, das zu seinem Leben Stellung nimmt bzw. mit ihm umgeht. Eine Neurose äußere sich zwar in (nicht eindeutigen) Symptomen; heterogene Faktoren der physischen und psychischen Konstitution und Dispositionen lassen sich als ‚etwas' analysieren. Als „Gesamteinstellung der Person"[46] hat sie aber damit zu tun, wie ‚jemand'

---

[41] Es handelt sich um: Epileptische Erkrankungen, Organneurosen des Nervensystems und allgemeine Neurosenlehre (1929) in der Neuauflage von Merings Lehrbuch der Inneren Medizin.

[42] Der Beitrag erschien dann unter dem Obertitel „Das Problem des Menschen in der Medizin" (GS 7, 366).

[43] Epileptische Erkrankungen, Organneurosen des Nervensystems und allgemeine Neurosenlehre (1929, GS 6, 62).

[44] Epileptische Erkrankungen, Organneurosen des Nervensystems und allgemeine Neurosenlehre (1929, GS 6, 60). In: Der neurotische Aufbau bei den Magen- und Darmerkrankungen (1926, GS 6, 19) werden „Konflikte" für den Neurosenbegriff für wesentlich erachtet.

[45] Ein Beleg hierfür ist die Nomenklatur von ICD 10 der WHO, die von verschiedenen Störungsbildern ausgeht: „Neurotische, Belastungs- und somatoforme Störungen". Ähnlich wie Weizsäcker spricht Rudolf (in: Rudolf und Henningsen (2017, 109 ff.) von Verarbeitungs- und Verhaltensmodi und positioniert sich damit in der gegenwärtigen Diskussionslage. Genauer: Was zuvor unter ‚Neurose' beschrieben wurde, basiert auf Verarbeitungsmodi von Konflikt und struktureller Vulnerabilität, also auf Verarbeitungsmodi, welche konfliktbedingte Einschränkungen ausgleichen oder die Vulnerabilität der psychischen Funktionsstruktur bewältigen sollen. Solche Verarbeitungsmodi (z. B. schizoid, zwanghaft, hysterisch, regressiv) engen den Freiheitsspielraum einer Person ein, ohne dass von vornherein gesagt werden könnte, wann solche ‚neurotische' Einengungen pathologisch sind. Von besonderer Bedeutung ist deshalb auch hier eine ‚Krise', eine Symptombildung, in der die Verarbeitungsmodi auflaufen oder zusammenbrechen (ebd., 111 f.).

[46] Der neurotische Aufbau bei den Magen- und Darmerkrankungen (1926, GS 6, 17).

Konflikte, Störungen oder Krisen verarbeitet bzw. überwindet. Eine Neurose muss als eine eigentümliche „Stellung zum Leben", als eigentümliche „Verhaltensweise oder Lebensform" aufgefasst werden.[47]

Diese Überzeugungen machen bereits eine Fluchtlinie der Ausführungen Weizsäckers sichtbar: „[E]ine Neurose verstehen, heißt einen Menschen verstehen."[48] Das einzige methodische Mittel hierzu sei der Rekurs auf die *eigentliche* Krankengeschichte eines Menschen.[49]

Zugleich ist damit auch die Grundlage *jeder* Krankenbehandlung angesprochen, so dass Weizsäcker mit der Neurosenlehre die Hoffnung verbindet, dass auch die innere Medizin sich über die objektivierbare Symptomatik von Funktionsstörungen hinaus wieder dem Subjekt des kranken Menschen zuwendet:

> „Aus der Neurosenlehre können wir daher ein Verständnis gewinnen für diejenige Seite der inneren Krankheiten, welche jetzt, wie zu hoffen ist, das Interesse der Ärzte immer stärker beanspruchen wird: für den Zusammenhang des Krankheitsverlaufes mit den wichtigsten Schicksalen eines Menschenlebens überhaupt, mit den Entscheidungen seiner leiblichen, seelischen und geistigen, kurz, seiner menschlichen Bestimmung. Jede, auch jede ‚organische' Krankheit bedeutet eine Krise des Menschen, und insofern ist das Prinzip der Neurose – ‚eine eigentümliche Verhaltensweise oder Lebensform' in der Krankheit – auch bei organisch Kranken verwirklicht und anwendbar."[50]

In der klinischen Behandlung hat es der Arzt bzw. die Ärztin mit objektivierbaren Ausdrucks- und Symptomkonstellationen zu tun, ebenso mit Dispositions- und Konstitutionsgegenheiten (Trauma, Reizbarkeit, Ermüdung, Ängstlichkeit, Verletzlichkeit). Deren „Sinn" erschließe sich aber erst, wenn man sich der Verschiebung im Subjekt selbst ansichtig geworden sei: ‚Jemand' ist in seinem Wollen eingeschränkt. „[E]in Mensch, der gewisse Dinge nicht mehr frei wollen *kann,* soll lernen, wieder wollen zu können."[51] Diese Verschiebung im Subjekt ließe sich gegebenenfalls neurophysiologisch abbilden, damit sei man aber dem Wesen und der Behandlung der Neurose noch nicht nähergekommen. Nicht zu Gesicht bekommen hätte man, dass ein neurotisches Subjekt in seiner eigenen (Um-) Welt lebt und dementsprechend auch eine eigene Wahrnehmung seiner selbst und seiner Krankheit hat.[52]

---

[47] Epileptische Erkrankungen, Organneurosen des Nervensystems und allgemeine Neurosenlehre (1929, GS 6, 61 f.).

[48] Ebd., 78.

[49] Ebd., 61.

[50] Ebd., 62.

[51] Ebd., 64.

[52] Ebd., 67, 74, v. a. 83: „Wir dürfen daraus folgern, daß körperliche wie psychische Erscheinungen vom Neurotiker anders wahrgenommen werden als vom Gesunden: es ist bei ihm eine Verschiebung im Verhältnis zu sich selbst eingetreten. Eben damit tritt aber auch ein anderes Verhältnis zur Umwelt ein. Diese Verschiebung ist also der eigentliche Tatbestand der neurotischen Störung."

Die Behandlung steht daher erst einmal vor einem Problem: Diagnostisch erweisen sich Anamnese im Sinne der Erhebung des Bewusstseinsinhalts eines kranken Menschen und Analyse der Symptome als nicht ausreichend. Eine Rückführung auf ein Trauma oder Vermutungen psychophysischer Verdrängungsmechanismen führen ebenfalls kaum weiter, insofern sie nichts über das Spezifische oder das Wesen einer Neurose aussagen. Das Spezifische besteht in den Verarbeitungsweisen, mit welchen ein Subjekt auf Lebensherausforderungen (Konflikte, Gefahren) antwortet.[53] Diese vermögen in besonderen Situationen hervorzutreten; ihnen zugrunde liegt aber jene *Verschiebung im Selbst- und Weltverhältnis* des Subjekts selbst. Kein Weg führt darum am Verstehen jenes Menschen vorbei.

An dieser Stelle kommt für Weizsäcker die Methode der Psychoanalyse ins Spiel: Die innere Kräfteverschiebung (das ‚Unbewusste') vermag sich im Verhältnis von Arzt und Patient abzubilden und als ‚Widerstand' greifbar zu werden. Dass damit auch eine „dramatische[.] Erfahrung" für Arzt und Patient einhergehen kann, merkt Weizsäcker nachdrücklich an.[54] Gleichwohl biete sich in der Behandlung dadurch die Möglichkeit, eine Situationsverschiebung zu inszenieren, die dann auch das Selbst- und Weltverhältnis des Patienten mitbeeinflusst. Sie führt dann zu dessen *Wandlung;* sie äußert sich als Richtungsänderung des *Willens.*[55] Eine lediglich symptomorientierte Behandlung (etwa durch Medikamente) würde in Gefahr stehen, die erforderliche Wandlung, sprich: jene Kräfteverschiebung im Subjekt selbst, zu verhindern.

Entscheidend ist für Weizsäcker nun, dass die von ihm skizzierte Neurosenstruktur keineswegs ausschließlich psychogen sein muss. Gerade der Ärzteschaft in der Inneren Medizin, an die sich der Beitrag richtet, ist zu sagen: Auch organische Funktionsstörungen können zu neurotischen Verarbeitungsmustern führen. Jeder herzkranke Mensch könnte gemäß der „Daseinslage seines Krankseins" eine Neurose ausbilden.[56] Ob organische oder psychische Funktionsstörungen, beide gehen mit der Daseinslage eines individuellen Krankseins einher, die ‚jemand' zu bearbeiten aufgegeben ist. Am Verarbeitungsmodus entscheidet sich, ob diese Person dann eine Neurose ausbildet.

Damit ist man bei der lebensgeschichtlich-biographischen Betrachtung angelangt, in deren Zusammenhang Begriffe wie ‚Krise', ‚Wandlung' bzw. ‚Umformung' und ‚Bestimmung' eine wichtige Rolle spielen:

> „Wir können also sagen: ein Mensch bekommt durch Krankheit Gelegenheit zur Neurose, in der er sich zur Erreichung einer neuen Bestimmung umformen müßte. Bildet er in diesem Augenblick die Neurose, so ist damit gesagt: ihm ist eine neue Bestimmung angeboten, aber er vollzieht sie nicht. Unsere berechtigte Gewissensregung gegen alles Neurotische bedeutet: wir fühlen, daß ein Mensch seinen bisherigen ‚gesunden' Zustand

---

[53] Ebd., 77.

[54] Ebd., 80.

[55] Ebd., 81.

[56] Ebd., 86.

abwerfen und einen anderen erreichen sollte; statt sich aber zu ändern bildet er eine Neurose. Eine Neurose bilden ist also besser, als auf dem alten ‚gesunden' Zustand verharren, aber schlechter, als in den neuen übergehen."[57]

Diese Ausführungen über die Neurose aus dem Jahr 1929 sind, wie gesagt, in einem Lehrbuch der Inneren Medizin erschienen. Dass Weizsäcker sich gerade in diesem Kontext auf Neurosen fokussiert, hat mit einer zeitgeschichtlichen Problemwahrnehmung zu tun: Im Zuge der Entwicklung zu einem modernen klinischen Arztideal wurde das Arzt-Patienten-Gespräch und damit auch das individuelle Subjekt des kranken Menschen zunehmend marginalisiert. In seinen 15 Jahre später niedergeschriebenen autobiographischen Notizen wählt Weizsäcker für seine eigene Erfahrung einen bewusst überzogenen Vergleich: Die jungen Ärzte hätten die wichtigsten Lehrjahre in einer Forschungsklinik und im Laboratorium mit Tieren zugebracht. „Sie gingen da wahrhaftig mit Hunden und Katzen individueller um als mit kranken Menschen."[58] Die Begründung dafür, dass nicht nur die Psychologie, sondern gerade die physiologische Medizin und der Klinikbetrieb sich mit Neurosen beschäftigen sollten, schließt sich fast bruchlos an: „Es war vor zwanzig Jahren eine Zeit, in der die Ärzte und vor allem die Spezialisten unbedingt zur Kenntnis und Beachtung der Neurosen erzogen werden mußten."[59] Auf diesem Hintergrund lässt sich auch ersehen, warum die Psychoanalyse Freuds für das Projekt einer „Einführung des Subjekts" in der Medizin eine wichtige Entdeckung darstellte. Das gilt ganz unbeschadet dessen, dass Weizsäcker von dessen libidinöser Triebmechanik Abstand nahm und vor allem mit seiner leiblichen Fassung des ‚Es' die für ihn „entscheidende Abweichung von der Psychoanalyse" vollzog.[60]

Die lebensgeschichtlich-biographische Betrachtung von Krankheit und Gesundheit lässt sich ins Grundsätzliche wenden und wird von Weizsäcker auch immer wieder aufgegriffen. Ein frühes Zeugnis dafür ist auch sein 1928 in der Zeitschrift „Die Kreatur" veröffentlichter Aufsatz „Krankengeschichte", in dem auf eine *eigentliche* Krankengeschichte rekurriert wird. Darauf kommen wir gleich zurück. Festzuhalten ist zunächst für jene grundsätzliche Betrachtung: Jede Krankheit bedeutet eine *Krise* eines Menschen, sie führt zu einer *kritischen Unterbrechung* seiner Lebenswelt und zu einer *Verschiebung im Selbst- und Kräfteverhältnis* eines Menschen; sie ist so *Gelegenheit zur Wandlung bzw. Transformation;* sie ist *Gelegenheit zur Selbstwerdung.*[61]

---

[57] Ebd., 86 f.

[58] Natur und Geist (1954, GS 1, 152).

[59] Ebd.

[60] Ebd., 166. Weizsäcker lag im Übrigen nicht an der Neurosenlehre an sich, sondern am bereits erwähnten Zusammenhang von Wahrheit und Gesundheit: vgl. Ärztliche Fragen (1933, GS 5, 284).

[61] Körpergeschehen und Neurose (1933, GS 6, 233). In: Wege psychophysischer Forschung (1934, GS 6, 250) wird die Entdeckung hervorgehoben, „daß die Krankheit des Menschen nicht ist, was sie schien, ein Maschinendefekt, sondern daß seine Krankheit nichts ist, als er selbst, besser: seine Gelegenheit, er selbst zu werden."

Für die Zielbestimmung der medizinischen Behandlung bedeutet dies: Sie darf sich nicht auf ein lediglich „reparatorisches Ziel" festlegen lassen – und zwar auch nicht durch den kranken Menschen selbst, welcher unter allen Umständen ein Symptom loswerden möchte.[62] Ihr Ziel ist es vielmehr, neue Lebensgeschichte zu ermöglichen und, auf die Problematik dieser Vorstellung werde ich gleich zu sprechen kommen, „zu einem richtigen Menschsein hinzuführen".[63] In dieser lebensgeschichtlichen Betrachtungsweise greift ein Verständnis von Gesundheit als Wiederherstellung einer Normalität oder eines Gleichgewichts daher zu kurz. Sie verfehlt die Geschichtlichkeit des Menschen. Auf die geschichtliche Selbstwerdung bezogen gilt dann auch die kurze Auskunft: „Gesundheit ist selbst eine Art von Menschlichkeit."[64]

An dieser Stelle erheben sich Fragen. Zunächst: Führt die Auffassung, Krankheit sei als Gelegenheit zur Selbstwerdung und nicht als Maschinendefekt zu begreifen, nicht zu einer sinnhaften Verklärung der Krankheit? Wird Weizsäcker damit nicht seinem eigenen Anspruch untreu, vom Phänomen der konkreten Not eines kranken Menschen auszugehen? Im Blick auf diese Fragen ist zu beachten, dass es in erster Linie darum geht, das Ereignis Krankheit in eine Lebensgeschichte zu stellen, sie deskriptiv als Krise wahrzunehmen und in Erfahrung zu bringen, „wie die Lebensgeschichte von ihrem Ziel und Sinne abgelenkt wurde, welche Verluste und Gewinne im Blick auf die Bestimmung des Lebens die Krankheit bedeutet."[65] Die Behandlung soll der Wahrnehmung von Verlusten und von blockierten Zielen also nicht ausweichen. Sie hält sich dabei an die Selbsterfahrung des kranken Menschen: Häufig wird der Körper als ein ‚Es' erfahren, welches sich dem Wollen eines ‚Ich' widersetzt.[66] Auf diesem Hintergrund vermag sie Krankheiten als Zielablenkungen und Zielblockaden zu entschlüsseln. Einer „biographischen Methode" ist auch der Sachverhalt des Zerbrechens einer kohärenten Lebensordnung und das Moment der Selbstzerstörung nicht fremd. Zugleich hat sie zu berücksichtigen, dass eine Krankheit zu bekommen auch „eine bedenkliche Art von neuer Gesundheit" sein kann.[67]

Die Auffassung, Krankheit sei als Gelegenheit zur Selbstwerdung zu begreifen, stellt sich als recht ambivalente Entschlüsselung der Lebensgeschichte dar. In anderem Zusammenhang wird dies daran deutlich, dass sie auch tödliche und unheilbare Krankheiten einschließt. Doch selbst diesen könne die positive Bedeutung des Angebots einer Besinnung auf die ‚letzte Bestimmung' des Menschen, seiner Wandlung im Tod, nicht abgesprochen werden.[68] Weizsäcker

---

[62] Fälle und Probleme (1947, GS 9, 220).

[63] „Euthanasie" und Menschenversuche (1947, GS 7, 122).

[64] Ebd.

[65] Ärztliche Aufgaben (1934, GS 8, 146).

[66] Fälle und Probleme (1947, GS 9, 210).

[67] Ebd., 224.

[68] Von den seelischen Ursachen der Krankheit (1947, GS 6, 411).

macht diese tiefgreifende Form der Ambivalenz dann wieder für jede Krankheit geltend: In jeder Krankheit sei nach dem unheilbaren Moment zu fragen: Jede Narbe hinterlässt noch eine „wahrnehmbare Spur unserer Verletzlichkeit", unserer Fragilität und Endlichkeit.[69]

Krankheit als Gelegenheit zur Selbstwerdung, gar selbst als eine Art Vorstufe neuer Gesundheit zu begreifen, dies bedeute, der Auseinandersetzung eines Menschen mit seiner Krankheit, einer „Krankheitsarbeit", die gebotene Aufmerksamkeit zu schenken.[70] Ein wichtiger Bestandteil von ihr ist jene Auseinandersetzung mit Vulnerabilität, Fragilität und Endlichkeit. Ein Medizinsystem, das dem Menschen diese Auseinandersetzung meint ersparen zu können, droht ihm den „Gesundungsraum" zu nehmen.[71]

Die biographische Betrachtung von Gesundheit und Krankheit ist damit in groben Umrissen sichtbar. Die sich in ihr artikulierende Grundlagenrevision ist jedoch mit einem weiteren Aspekt verbunden, der um die Begriffe „Bestimmung" und „Wahrheit" kreist. Sie geht nämlich grundlegend davon aus, „daß die Krankheit eine Weise des Menschseins ist, daß diese Weise ein Werden zur Bestimmung des Menschen ist [...]."[72] Die Frage nach der Bedeutung dessen, was hier „Bestimmung des Menschen" heisst, ist nun von erheblichem Gewicht – vor allem dann, wenn man sie mit der ärztlichen Aufgabenbestimmung verbindet, „den Menschen zu einem richtigen Menschsein hinzuführen".[73]

Diese Frage ist deshalb von erheblichem Gewicht, weil hier der Gedanke der lebensgeschichtlichen Selbstwerdung mit Normvorstellungen verbunden und außerdem dem Arzt bzw. der Ärztin eine *führende* Rolle zugewiesen wird. Das scheint die Konsequenz von Weizsäckers Ablehnung eines Verständnisses von Gesundheit als Normalität zu sein. Ist diese Ablehnung nicht zu teuer erkauft? Oder um die erwähnte Frage klarer zu fassen: Wenn dem Arzt bzw. der Ärztin die Aufgabe zufällt, „den Menschen zu einem richtigen Menschsein *hinzuführen*" (!), ist damit nicht dem Paternalismus einer Seelenführung Tür und Tor geöffnet? Gerade an dieser Stelle meinte sich K. Jaspers dezidiert von Weizsäcker absetzen zu müssen: Wenn Ärzte zur Ansicht gelangen, nicht nur Objektives einer Krankheit, sondern den Menschen als Subjekt behandeln zu sollen, dann reklamieren sie eine angeblich medizinisch legitimierbare, aber höchst problematische Zuständigkeit für individuelle Sinnstiftung und für persönliche Lebensziele. „Sich dem Arzt für seine Lebensführung anvertrauen zu wollen, das ist die Flucht mancher modernen Menschen aus dem Ernst der Bequemlichkeit. Den Arzt und den Seelsorger zu verwechseln, ist das Ergebnis der Glaubenslosigkeit. [...] Der Arzt

---

[69] Ebd.

[70] Die Medizin im Streite der Fakultäten (1947, GS 7, 208).

[71] Vgl. ebd.

[72] Zur Frage der „christlichen" Medizin (1948, GS 7, 231).

[73] „Euthanasie" und Menschenversuche (1947, GS 7, 122).

soll Raum lassen für dies andere."[74] Jaspers macht hier Front gegen den stärker
werdenden Einfluss der Psychoanalyse im Nachkriegsdeutschland, in deren
Kontext Weizsäckers Leitspruch einer ‚Einführung des Subjekts' nun propagiert
wird. Das Problem ist für die Jahre zuvor nicht weniger drängend: Drohen Ärzte
und Ärztinnen durch die Hereinnahme normativer Zielbestimmungen nicht grundsätzlich in den Strudel geschichtlich-politischer Implikationen hineinzugeraten?[75]

Wendet man sich dem Begriff der „Bestimmung des Menschen" zu, so ist
zunächst noch einmal sein deskriptiver Verwendungskontext zu berücksichtigen:
Einer biographisch-lebensgeschichtlichen Betrachtung erschließt sich Krankheit
als Abweichung oder „Abwegigkeit" von der Bestimmung eines individuellen
Menschen. Diese liegt als eine Normativität, als eine Ziel- und Wertbezogen-
heit, in der Lebenswelt des kranken Menschen bereits vor. Weil Krankheit diese
Normativität betrifft, lässt sich die teleologische Frage nach dem Lebensziel –
so Weizsäcker in seinem Vortrag ‚Ärztliche Aufgaben', den er auf Einladung
von M. Heidegger 1933 in Freiburg hielt – nicht aus der Medizin verbannen und
einer unwissenschaftlichen Lebenskunde zuweisen.[76] Die teleologische Frage
nach dem Lebensziel und nach der Lebensbestimmung mag mit Schwierigkeiten
behaftet sein, viel problematischer ist für Weizsäcker, wenn sie in der Medizin
gar nicht mehr gestellt wird. Denn dann ist nun jeder Fremdbestimmung Tür und
Tor geöffnet: Wird Gesundheit mit normaler Funktionsfähigkeit gleichgesetzt und
wird die teleologische Frage ausgeblendet, dann bedeutet letztlich Gesundheit
„soviel wie Verwertbarkeit für beliebige Zwecke".[77] Sie ist dann ökonomischen
oder staatlichen Fremdbestimmungen von Gesundheit etwa als Leistungsfähigkeit oder Arbeitsfähigkeit wehrlos ausgesetzt. Durch seine eigene Indifferenz
wird der Arzt damit zum Handlanger der Zwecksetzung anderer gesellschaftlicher
Systeme. – Vor diesem Hintergrund bekommt die Frage nach der „Bestimmung
des Menschen" ihre Unabweisbarkeit. Die problematisierte Formulierung der ärztlichen Aufgabe, „den Menschen zu einem richtigen Menschsein hinzuführen", ist
letztlich im Gesamtzusammenhang der Alternative zweier Medizinkonzepte zu
sehen:

> „Ich habe gesagt, daß eine Medizin, welche die Krankheit nur als ein naturwissenschaft-
> lich-biologisches Faktum betrachtet, gezwungen ist, sich ihre sittliche Norm, zum Bei-
> spiel bei Gewaltanwendung, außerhalb der Medizin zu suchen. Eine Medizin dagegen, für
> welche die Krankheit eine Weise des Menschseins ist, muß in sich selbst die Entscheidung
> über sittlich und unsittlich treffen. Im ersten Fall kann die Therapie nicht wissen, wofür
> sie gesunde Menschen bereitstellt, und sie erstrebt nur, Menschen für beliebige Zwecke
> verfügbar zu machen. Im zweiten Falle übernimmt sie die Aufgabe, den Menschen zu

---

[74] Jaspers (1958, 207).

[75] Vgl. Achilles und Stoffels (2008, 236).

[76] Insbesondere in diesem Vortrag wird Gesundheit, wie erwähnt, als lebensgeschichtliches
Werden und Wandeln begriffen: Ärztliche Aufgaben (1934, GS 8, 153).

[77] Über das Wesen des Ärzttums (1947, GS 7, 216).

einem richtigen Menschsein hinzuführen; hier ist Gesundheit nicht Verfügbarkeit für Beliebiges, sondern Gesundheit ist selbst eine Art der Menschlichkeit."[78]

Mit dieser Kontextualisierung sind nun die Beweggründe der Weizsäckerschen Frage nach der Bestimmung des Menschen deutlicher. Beantwortet ist sie damit noch nicht. Die Formulierung, Gesundheit sei selbst eine Art der Menschlichkeit, impliziert jedenfalls die Ablehnung heteronomer Norm- und Zielbestimmungen. Doch welcher Art ist diese Norm- und Zielbestimmung dann? Ausdrücklich gestellt wird diese Frage von Weizsäcker selbst in einem 1927 vor der Kant-Gesellschaft in Köln gehaltenen Vortrag mit dem Titel „Über medizinische Anthropologie". In Anspielung an den in Köln lehrenden M. Scheler wird sie als Wertfrage gestellt: „[W]ie kommt der Arzt zu einem Wertsystem [..?]"[79]

Die Frage so zu stellen, setzt allerdings bereits eine Abgrenzung von Scheler insofern voraus, als dass die Medizin eine angeblich allgemeine Wertordnung philosophischer Herkunft nicht einfach übernehmen kann. Weizsäckers Abgrenzung bezieht sich nicht nur auf politisch-ökonomische Formen der Fremdbestimmung. Das heißt aber: Versucht die Medizin, die sie leitenden Normen „intraterritorial" selbst zu gewinnen, dann ist sie zur Erhebung jener Werte und Ziele auf die Ursituation der Arzt-Patienten-Kommunikation gewiesen. Hier ist der Ort, „wo der Arzt selbst den Kanon seiner Haltungen gemeinsam mit dem Kranken einer Umgestaltung preisgibt."[80] Im Freiburger Vortrag 1933 wird die Frage nach dem Ziel und der Bestimmung des Menschen prägnant als Wahrheitsfrage gestellt und ebenso im Arzt-Patienten-Verhältnis verortet: „Die Grundlage ist die Wahrheitsfindung *in* der Behandlung."[81] Der Kanon der Werte und Ziele bildet sich in einem therapeutischen Gestaltkreis.[82] Man könnte auch von einem Resonanzkreis reden, hätte dann aber zu beachten, dass zwischen Arzt und Patient

---

[78] Diese spätere Aussage (aus: „Euthanasie" und Menschenversuche (1947, GS 7, 122) erhellt indirekt auch, warum Weizsäcker zufolge die Medizin für ihren Heilungsauftrag beides braucht, eine *Erhaltungsordnung* und eine *Vernichtungsordnung*. Es bedarf dabei keiner Erklärung, dass der zuletzt genannte Ausdruck aus heutiger Sicht als Fehlgriff anzusehen ist. Selten beachtet werden aber der ursprüngliche Kontext der Fragestellung und insbesondere der Zusammenhang der damit angezeigten normativen Problematik. Denn, sachlich gesehen, stellt sich die Frage des Vernichtens nicht nur bei der Forschung an überzähligen Embryonen, bei allen Formen der Sterbehilfe, bei der Amputation eines Glieds oder auch bei der Aufopferung der Gesundheit für einen höheren Zweck, sondern letztlich bei jedem Durchgang durch eine Krise, bei jeder Therapie. Die „Unvermeidlichkeit des Wertens" (Ärztliche Fragen (1933, GS 5, 283), die Weizsäcker hier vor Augen hat, bezieht sich auf die ärztliche Mitgestaltung auch negativer Dynamiken der ‚Ver-nichtung', die dem menschlichen Leben ebenso zugehören. Zur Problematik weiter Wiedebach (2008).

[79] Über medizinische Anthropologie (1927, GS 5, 187).

[80] Ebd., 188.

[81] Ärztliche Aufgaben (1934, GS 8, 156) (Hervorheb. von H.-M. R.).

[82] Über medizinische Anthropologie (1927, GS 5, 189).

ein nicht nur funktionales, sondern informelles Gefälle besteht. Weizsäcker fordert deshalb seitens des Arztes bzw. der Ärztin „eine metaphysische Ehrfurcht".[83]

Festzuhalten ist also: Die gesuchten Bestimmungen, die Werte und Ziele, sind weder auf der Seite des kranken Menschen noch auf der Seite des Arztes zu finden bzw. aufzustellen. Es handelt sich eben um eine Wahrheitsfindung *in* der Begegnung. Damit lässt sich die auf den ersten Blick problematische, weil paternalistisch klingende Formulierung, die Aufgabe eines Arztes bestehe darin, „einen Menschen zu einem richtigen Menschsein *hinzuführen*", entschärfen. Der problematische Eindruck entsteht wohl auch deshalb, weil Weizsäcker offenbar mit dem Führungsbegriff noch so ziemlich das Gegenteil von dem verbinden konnte, was man nach den Erfahrungen der nationalsozialistischen Führungsideologie mit diesem Begriff verbindet: Führen heisst *neue Spielräume* der Freiheit (!) geben, Führen heisst einem Menschen, die Werte, die er verlor, wiederzugeben.[84] Die Vorstellung des Ermöglichens von Freiheit ist dabei an basale Lebensvollzüge zurückgebunden, insofern Krankheit bedeutet, bestimmte Lebensziele nicht erreichen bzw. nicht einmal mehr wollen zu können. Im Arzt-Patienten-Verhältnis habe deshalb das Wissen des Arztes darauf zu zielen, ein *neues Wollenkönnen und Fühlenkönnen* beim kranken Menschen zu *ermöglichen*.[85] Wie auf dem Hintergrund von Weizsäckers pathischer Anthropologie dann zu sehen sein wird, lässt sich solches auch als Ermöglichung einer neuen Weise pathischer Existenz und pathischen Umgangs explizieren.

Der Antwort auf die Frage, wie der Arzt zu ‚seinen' Wert- und Zielvorstellungen komme, ist damit die Richtung gewiesen. Umrissen ist damit ebenso, worin jene Werte und Ziele – und vor allem jene „Bestimmung des Menschen" – denn bestehe. Deutlich ist: *Die „Bestimmung des Menschen" ist dezidiert auf die Selbstwerdung des Menschen bezogen.* Meist steht sie im Kontext der Ermöglichung eines neuen Werdens im Durchgang durch eine Krise. Gesundheit von ‚jemand' herbeiführen, „heißt immer und notwendig ein konkretes Lebensziel, eine reale Bestimmtheit der Person herbeiführen".[86] Die erwähnte Wahrheitsfindung in der Behandlung zielt also auf eine *personale Wahrheit*.[87] Ihre Auswirkung hat aber eine verallgemeinerbare Struktur: die Welt- und Selbstbejahung jener Person. Auf den Gesundheitsbegriff zurückgewendet heisst dies: Vom

---

[83] Ebd., 191.

[84] „Führung bedeutet beim Arzt, daß er dem Kranken einen neuen Spielraum für seine Freiheit gibt – nicht mehr." (Ärztliche Fragen (1933, GS 5, 309) Vgl. Ärztliche Aufgaben (1934, GS 8, 152).

[85] Medizin und Seelsorge (1930, GS 5, 249).

[86] Seelenbehandlung und Seelenführung (1926, GS 5, 131).

[87] Wissenschaft und Volkshochschule (1922, GS 2, 357).

Gedanken der Gesundheit als Selbstwerdung ausgehend ist die Bestimmung des Menschen „nicht normal zu sein, sondern [...] wahr zu werden."[88]

Um der individuellen Bestimmung eines Menschen im Arzt-Patienten-Verhältnis auf der Spur zu bleiben, hat Weizsäcker dann eine dreigliedrige Methodik vorgeschlagen: (1.) „Ja, aber nicht so", (2.) „Wenn nicht so, dann anders" und (3.) „Also so ist das". Sie wird uns in seiner Abhandlung „Medizin und Logik" (1951) begegnen (8.1.4.).

Erhellend ist schließlich nicht nur im Horizont einer theologisch-anthropologische Betrachtung, dass Weizsäcker mit einer Denkfigur, die bei K. Barth und D. Bonhoeffer Verwendung gefunden hat, *vorletzte* und *letzte* Bestimmung des Menschen unterscheiden kann.[89] Das eben erwähnte konkrete Lebensziel der ‚Gesundheit' erweist sich nämlich dann als „vorletzte Bestimmung", die auf eine

---

[88] Ärztliche Aufgaben (1934, GS 8, 154). Das Problematische der Ausführungen in Freiburg 1933 ist darin zu sehen, dass hier die teleologische Bestimmung des Menschen nicht nur auf die individuelle Selbstwerdung und auf die individuelle Freiheitsermöglichung bezogen wird, sondern auch auf eine ‚volkspolitische' Eingliederung. Deshalb sieht Weizsäcker hier (noch) Berührungspunkte: Medizin und Staatspolitik treffen sich im Anliegen integraler Gestaltung. Zu ihr zählt Weizsäcker allerdings auch, der Diskriminierung von „Abnormalität" entgegenzutreten (ebd., 149–152). Es gelte Vereinsamung, Konflikte und Entwertung gemeinsam zu bekämpfen. Weizsäcker hegt die Erwartung: „Die organisierten Verbände, die Arbeitslager, die Gemeinschaft, die Arbeitstherapie können machtvolle Hilfen der ärztlichen Aufgabe werden." (ebd., 150) Wirklich paradox erscheint aus heutiger Sicht seine Erwartung an einen Führer: Im Überschwang der neuen *kollektiven* Harmonie dürfe die *individuelle* Harmonie nicht zerstört werden und zu Krankheiten führen, sondern das individuelle Subjekt sei wertzuschätzen und ihm zu *befreiender* Entfaltung zu verhelfen: „Jeder Führer muss wissen, und jeder wahre Führer weiß es, daß es an ihm liegt, dem Einzelnen zu befreiender Entfaltung zu helfen. Darin und in nichts anderem [!] beruht die Tüchtigkeit und Kraft eines Führers." (ebd., 150) Die Paradoxie dieser (zutiefst enttäuschten) Erwartung muss umso stärker erscheinen, als Weizsäcker Gesundheit grundsätzlich mit individueller Freiheitsermöglichung verbindet. (Die in Anm. 84 zitierte Aussage aus: Ärztliche Fragen (1933, GS 5, 309) ist im gleichen Zeitraum formuliert; später, im Jahr 1950 redet er von der „Freiheit des Gesundseins": Zwei Arten des Widerstandes, GS 6, 490.) In seinen autobiographischen Notizen kommt die enttäuschte Erwartung gerade im Blick auf das Führungsproblem zum Ausdruck: „Die ganze Art, das Behandlungs- und Führungsproblem anzufassen, war wieder eine von denen, welche von der Schulungswut des Nationalsozialismus alsbald überrannt worden sind." (Begegnungen und Entscheidungen (1951, GS 1, 319) Das Dilemma des medizinischen Unterfangens, die Frage nach der „Bestimmung des Menschen" zu bearbeiten, scheint der späte Weizsäcker deutlich wahrgenommen zu haben, vgl. seine Ausführungen in seiner ‚Pathosophie' (GS 10, 295 f.), aber auch schon die bereits erwähnte und nach dem Krieg verstärkte Ablehnung jeder Fremdbestimmung (etwa in: Über das Wesen des Arzttums (1947): GS 7, 212–220; oder in: Der kranke Mensch (1950, GS 9, 484–486). Wir werden auf diese Problematik im Rahmen der systematischen Frage nach der Zuständigkeit der Medizin zurückkommen (9.5.4.).

[89] Einschlägig sind Bonhoeffers Ausführungen in seiner Ethik (DBW 6, 1992, 137–162). Darin wird unter kreativer Aneignung der Auffassung Barths von einem qualitativen Unterschied, wonach das Letzte (die Wirklichkeit des Wortes Gottes) nicht als Fortsetzung oder Verlängerung des Vorletzten (der weltlichen Wirklichkeitserfahrung) anzusehen sei, eine eigene Differenzhermeneutik entfaltet. P. Tillich unterschied zwischen fragmentarischer und universaler Heilung bzw. Gesundheit (1987, 321–323).

außerhalb des medizinischen Handlungsfelds liegende „letzte Bestimmung" verweist.[90] Krankheit ist grundsätzlich als Gelegenheit zur Wandlung und zu neuer Selbstwerdung zu verstehen; diese Wandlung bekommt aber nun zugleich eine den diesseitigen Lebenslauf *transzendierende* Funktion. Sie wird auf den theologischen Gedanken einer Wandlung des *beseelt*-sterblichen Leibs in einen (unsterblichen) *pneumatischen* Leib bezogen, wie er bei Paulus in 1 Korinther 15 vorliegt. Krankheit wird so letztlich zur Transformationsgelegenheit in doppeltem Sinn. Gesundheit ist nicht mehr das einzige und höchste Gut. Gesundheit erscheint einerseits relativiert und auf den Lebensweg des Menschen zu seiner transzendenten Bestimmung bezogen. Darin kann man Anklänge an das vorneuzeitliche Medizinverständnis etwa eines Paracelsus erblicken, welches für die moderne Medizin zumindest, das ist für Weizsäcker entscheidend, die *Kreatürlichkeit,* die *Unzulänglichkeit* und die bleibende *Unfertigkeit* des Menschen präsent hält.[91] Gesundheit ist andererseits als Aufgabe einer vorletzten Bestimmung nun aber auch theologisch ernst zu nehmen, wie Weizsäcker seiner in der Evangelischen Akademie Bad Boll versammelten Zuhörerschaft einschärft. Und zwar deshalb, weil gerade auch die ärztliche Therapie Teil derjenigen Aufgabe ist, einem Menschen auf dem Weg zu seiner letzten Bestimmung zu helfen und Krankheit als Gelegenheit zur Wandlung wahrzunehmen.[92]

Man mag diese Explikation der ärztlichen Aufgabe in den Horizont einer transzendenten Bestimmung hinein für gewagt halten, sie entsprach Weizsäckers Anliegen, überzogene Erwartungen und Illusionen über den Arzt als „Gesundmacher" zurückzuweisen. Denn die ärztliche Aufgabe beinhalte auch, „die Kranken zu enttäuschen – zu ent-täuschen" – und ihnen die zu ihrem Menschsein gehörende Unheilbarkeit und Unzulänglichkeit zu enthüllen.[93]

### 8.1.2  Biographische Pathogenese und die Erzählung eines Schachspiels

Der teleologische Aspekt der Selbstwerdung, fassbar im Begriff der „Bestimmung des Menschen" bzw. im Begriff der persönlichen Wahrheit, stand im Zentrum der vorigen Ausführungen. Was Gesundheit als Werden und was Krankheit als Gelegenheit zur Wandlung bedeuten, wird damit in Umrissen bereits sichtbar. Weniger in den Blick kam die gleichsam nach hinten, in die Vergangenheit gerichtete Frage nach der Pathogenese einer Krankheit. Gesagt wurde lediglich: Krankheit ist als Abweichung, als „Abwegigkeit" von der Bestimmung eines

---

[90]Von den seelischen Ursachen der Krankheit (1947, GS 6, 406, 412).

[91]Ebd., 401.

[92]Ebd., 406.

[93]Ebd., 415. Dass hier tatsächlich das Erbe von Paracelsus aufgegriffen wird, zeigt: Bilden und Helfen (1926, GS 5, 150–160). Paracelsus wird in diesem Zusammenhang außerdem Vorbild für eine Ethik des „Haltmachenkönnens".

Menschen zu begreifen. Ersichtlich wurde auch: Eine kausal-naturgesetzliche Pathogenese oder Ätiologie würde der Geschichtlichkeit der individuellen Selbstwerdung nicht gerecht. Sie würde auf eine Krankheitsgeschichte ohne Subjekt hinauslaufen.

An dieser Stelle wird die Frage nach der Zuordnung von Naturgesetzlichkeit und Geschichtlichkeit, von kausalem und indeterministischem Moment von erheblicher Bedeutung. Das Beispiel der Zugfahrt wurde bereits zitiert.[94] Der die Naturgesetzlichkeit darstellende Fahrplan beantwortet noch nicht die Frage, in welchen Zug jemand vom selben Bahnsteig aus einsteigt und in welcher Richtung er oder sie unterwegs ist. Von beidem, von dieser Entscheidung *und* vom regelhaften Fahrplan, ist das individuelle Erleben und das weitere individuelle Verhalten auf der Fahrt abhängig. Übertragen heisst das: Eine Infektion durch einen bakteriellen Erreger lässt sich naturgesetzlich gleich einem Fahrplan beschreiben. Doch warum bekommt bei gleicher Besiedelung beispielsweise des Helicobacter pylori der eine ein Zwölffingerdarmgeschwür (Ulcus duodeni) und der andere nicht? Liegt es nur an einer Organvulnerabilität? Und wenn es an ihr läge, wie ist das ‚Entgegenkommen‘ von Erreger und Disposition zu denken? Offenbar lässt sich das Subjekt, das, im Bild gesprochen, in den einen oder anderen Zug einsteigt, nicht ohne Weiteres naturgesetzlich reduzieren.

Die Ausflucht, die, oberflächlich betrachtet, eine psychologische Erklärung bieten könnte, ist verführerisch. Sie bestünde darin, die fehlende Einsicht in die Pathogenese einer organischen Erkrankung durch die Behauptung einer Psychogenese zu ersetzen: So manifestieren sich beispielsweise in einem Zwölffingerdarmgeschwür angeblich unverarbeitete frühkindliche Konflikte oder bestimmte Persönlichkeitsstrukturen. Methodisch betrachtet würde durch eine solche Vorgehensweise allerdings die These der Psychogenie zum Lückenbüßer für die fehlende Einsicht in naturgesetzliche Zusammenhänge, im Bild gesprochen: für die fehlende Einsicht in regelhafte Fahrpläne. Weizsäcker spricht von einem „Glaube[n] an die Psychogenie“.[95] Er wendet sich dagegen, das Psychische unkritisch zu behandeln und sich überhaupt nicht die Mühe zu machen, ihre Regelhaftigkeit mit wissenschaftlichen Mitteln ebenso zu erforschen wie die Regelhaftigkeit physiologischer Vorgänge.[96] Es gilt also beides, die Regelhaftigkeit bzw. Naturgesetzlichkeit des Organischen und des Psychischen, zu erforschen,

---

[94] Studien zur Pathogenese (1935, GS 6, 255).

[95] Individualität und Subjektivität (1939, GS 6, 376). Kritisch hierzu Engelhardt (1999b, 29 f., 113–119), der von entsprechenden Erfahrungen mit der Schule V. von Weizsäckers berichtet. Weizsäcker selbst weist diesen Eindruck von sich: „Mein Anteil am Internismus wird in der Fachwelt darin gesehen, daß ich den Einfluß der Seele auf die Krankheit betont habe. Da dies nun die Formulierung ist, welche ich von Anfang bis Ende bekämpft habe, kann ich mit diesem Etikett nicht einverstanden sein.“ (Natur und Geist (1954, GS 1, 115 f.). Deutlich auch die Ablehnung der Psychogenie somatischer Krankheiten in: ebd., 122.)

[96] Psychosomatische Medizin (1949, GS 6, 456). Ebd., 460 kritisiert er eine „‚psychosomatische‘ Denkweise mit einer geradezu barbarischen Psychologie“.

sich dabei aber dessen gewahr zu sein, dass auch im besten Fall die individuelle Pathogenese nicht kausalgesetzlich bestimmt werden kann.[97] In Anlehnung an das Zug-Beispiel gesagt, bestünde die anamnetische Aufgabe darin, *ex post* die Einstiegspunkte zurückzuverfolgen und mit dem regelhaften Fahrplan als Bedingung der Fahrt zu kombinieren.

Die Grundfrage des Verhältnisses von Naturgesetzlichkeit und Geschichtlichkeit thematisiert Weizsäcker in seinem Vortrag „Individualität und Subjektivität" unter dem Aspekt der Geschichtlichkeit in der Anamnese und der Pathogenese. Der Gedanke eines methodischen Indeterminismus führt hier zur Einführung der Subjektivität in der Pathogenese im Sinne einer „biographischen Pathogenese". Ich werde diesen direkt auf die ärztliche Behandlung bezogenen Gedankengang im Folgenden skizzieren, ehe dann auf seinen Beitrag „Medizin und Logik" ausgegriffen wird. In diesem geht der Indeterminismus deutlich mit einer Verschiebung im Zeit- und Wirklichkeitsverständnis einher; auf dieser Grundlage werden dann Folgerungen für die ärztliche Methode präsentiert.

Auch in „Individualität und Subjektivität" grenzt sich Weizsäcker von der Vorstellung einer Psychogenie ab. Sie taugt nicht als Lückenbüßer; als psychologische Sinndeutung stellt sie schlicht eine Verlängerung des „einfachen und ursprünglichen Volksbewußtsein[s]" dar.[98] Sie wissenschaftlich auf einen auslösenden Anstoß (Beispiel: Stress) zurückzunehmen, ist nicht weniger trivial. Die Frage müsse lauten: Warum bekommt der eine Mensch gerade *diese* Krankheit auf *diese* Art – und ein anderer Mensch unter denselben Bedingungen *nicht?* An dieser Stelle scheitern nach Weizsäcker alle Ansätze, welche die psychophysischen Zusammenhänge im Sinne einer Kausalität oder im Sinne eines Parallelismus denken. Er greift auf die Einsichten seiner „Gestaltkreis"-Untersuchungen zurück und behauptet:

> „Es ist nun einmal so, daß, wenn ich die *eine* Sphäre fassen will, ich die *andere* gerade verlassen muß – und umgekehrt. *Davon* ist auszugehen, und um was es sich demnach handelt, kann zunächst ein Bild andeuten. Sagen wir einmal: Leib und Seele verhalten sich wie zwei Schachspieler. Wenn ich der eine bin, kann ich nicht gleichzeitig der andere sein. Sonst wüßte ich, wie der Gegner auf meinen Zug ziehen wird – dann aber gäbe es gar keine Partie. Die Unbestimmtheit des Gegenzuges ist die methodische Voraussetzung des Spiels; es gibt also einen *methodischen Indeterminismus* als reale Bedingung eines solchen Geschehens. Dies ist die Situation auch in dem Naturgeschehen, das wir Leben nennen."[99]

---

[97] Mehr als zur Zeit Weizsäckers werden in der Gegenwart regelhafte Mechanismen der Hirn- oder Neurophysiologie herangezogen, um Auswirkungen von Psychischem (Stress) auf Organisches (kardiovaskuläres System, Immunsystem) – etwa über die Hypothalamus-Hypophysen-Nebennieren-Achse – zu erklären. Weizsäcker ist für solche Einsichten offen und weiß sie auch zu verorten, dazu unten, 8.3.5. und 8.4.2.

[98] Individualität und Subjektivität (1939, GS 6, 376) (Hervorheb. im Orig.).

[99] Ebd., 378 f.

Die Naturgesetzlichkeit, welche im Zug-Beispiel durch den Fahrplan symbolisiert wurde, zeigt sich hier nun in den Regeln des Schachspiels, an die sich beide Spieler auf ihre Weise halten. Es gibt aber keinen kausalen Zusammenhang *zwischen* den Zügen der Spieler; die „Unbestimmtheit des Gegenzugs ist die methodische Voraussetzung des Spiels."

Untersuchen lässt sich zwar jede Seite für sich: Auf der einen Seite vermag man, um dieses Beispiel noch einmal aufzugreifen, in neurophysiologischer Betrachtung die Auswirkungen von Stress auf das Immunsystem zu beschreiben; auf der anderen Seite mögen die individuelle Wahrnehmung und die (fehlende) Verarbeitung eines Lebenskonflikts stehen. Wie beide Seiten aber ineinandergreifen, ist nicht als kausaler Zusammenhang darstellbar. An dieser Stelle gilt es dem methodischen Indeterminismus Rechnung zu tragen, welcher zu den realen Bedingungen jenes Ineinandergreifens gehört.

Die Folgerung liegt auf der Hand: Die Interaktion in einem Schachspiel lässt sich bei aller Erkenntnis von Regeln auf der einen Seite und kontingenten Ereignissen auf der anderen Seite zwar nicht kausal *erklären*. Es lässt sich aber *erzählen*, wie die Schachpartie verlaufen ist. Es lässt sich erzählen, auf welche Art welche Züge auf welches Ereignis nacheinander erfolgten. Weizsäcker begründet damit die fundamentale Bedeutung der Biographie in der ärztlichen Behandlung. Beim Rekurs auf die Biographie geht es also nicht lediglich um die Frage nach dem individuellen *Befinden* eines Patienten, es geht sehr wohl um den *Befund*, es geht um eine „biographische Pathogenese".[100] Auch in diesem Zusammenhang wird sichtbar, dass die „Einführung des Subjekts" mehr darstellt als ein Plädoyer für eine patientenorientierte Medizin. Die „Verschiebung der Grundlagen" betrifft hier die Frage nach der wissenschaftlich zu bearbeitenden Pathogenese. In diesem Zusammenhang verschafft sich die Einführung des Subjekts als Einführung eines methodischen Indeterminismus Geltung. – Auf dem Hintergrund des oben skizzierten Grundmodells von Gesundheit müsste man den Sachverhalt dahingehend reformulieren, dass ‚jemand' als leibliches Subjekt nicht lediglich sekundär mit einem bereits vorliegenden und als solchen wahrgenommenen und bewerteten Krankheits- und Gesundheitszustand ‚umgeht', sondern die betreffenden Zustände selbst mitkonstituiert. In diesem Zusammenhang gehört die missverständliche Aussage Weizsäckers, dass ein Mensch seine Krankheit nicht nur bekomme, sondern zugleich auch mache.[101] Im Sinne einer Psychogenie wäre sie jedenfalls grob missverstanden.

Jenes Erzählen bedeutet also nicht den Verzicht auf die genetische Fragestellung überhaupt, es bedeutet nicht den Rückzug auf eine narrative Anamnese. Zugrunde liegt vielmehr der Anspruch einer besonderen wissenschaftlichen Pathogenese. Schon der Ausgangspunkt ist entscheidend: Es werden nicht psychische oder körperliche Vorgänge bzw. Momente analysiert und daraufhin nach ihrem (kausalen) Zusammenhang gefragt. Ausgegangen wird umgekehrt von einer

---

[100] Ebd., 382.
[101] Grundfragen Medizinischer Anthropologie (1948, 260); Meines Lebens hauptsächliches Bemühen (1955, GS 7, 382 u. ö.).

Krankheit als einem einheitlichen Ereignis, wie es sich in der Selbstbetroffenheit eines individuellen Menschen als Richtungsveränderung darstellt. Von diesem Ausgangspunkt her wird dann nach dem strukturellen Zusammenhang, der Konvergenz der einzelnen Vorgänge bzw. Momente gefragt. Das Problem des psychophysischen Zusammenhangs wird nicht umgangen; wie man ihn sich genauer vorzustellen hat, wird noch zu zeigen sein. Für Weizsäcker selbst kommt es hier im Kontext einer „biographischen Pathogenese" lediglich auf exemplarische Grundregeln einer „strukturierte[n] Zusammenhangslehre" an.[102] Dazu rekurriert er gedanklich auf Erkenntnisse seiner „Gestaltkreis"-Untersuchungen. Mit Blick auf das Beispiel des Schachspiels könnte man sagen, es gelte *ex post* nach den Strategieregeln des Zusammenspiels der beiden Spieler zu fragen. Übertragen auf ein Krankheitsereignis geht es darum, die aus der Erzählung erschließbare „Verschlingung" oder „Konvergenz" von psychischen und körperlichen (Störungs-) Momenten auf Strukturen und Verlaufsgesetze zu befragen. Daraus solle eine „strukturierte Zusammenhangslehre" werden.

Die wichtigste Regel bzw. Struktur wird mit dem Begriff „Ersatz" und „Stellvertretung" bereits umrissen: Psychische und somatische Symptombildung wechseln sich ab, sie sind „kreuzweise verschlungen und um den Schnittpunkt der Krise angeordnet."[103] Damit ist bereits das „Prinzip der Drehtür" benannt, das ein wichtiges Ergebnis von Weizsäckers „Gestaltkreis"-Untersuchung darstellt. Als Strukturregel der „biographischen Pathogenese" besagt es:

> „Immer wo wir ein Ding tun, müssen wir ja sein Gegenteil lassen, und überall, wo wir ein Gefühl erleben, eine Erkenntnis wissen, müssen wir ihr Gegenteil dem Unbewußten überantworten. Was wir so aber im Bewußtsein verbannen, wird im Körper wirksam, und was wir ins Bewußtsein ziehen, verliert an seiner leiblichen Kraft."[104]

Mit dem Begriff der „Stellvertretung" will sich Weizsäcker bewusst von der kausalen Vorstellung einer Psychogenese abgrenzen, auch wenn sich der Eindruck, er unterstütze eine solche, nicht selten nahelegt. So kann er sagen, eine Organkrankheit steht stellvertretend für einen ungelösten Konflikt, sie sei eine Art Flucht aus dem Konflikt in die Krankheit.[105] Festzuhalten ist jedenfalls: Es handelt sich

---

[102] Individualität und Subjektivität (1939, GS 6, 382).

[103] Wege psychophysischer Forschung (1934, GS 6, 249).

[104] Ebd.

[105] Psychosomatische Medizin (1949, GS 6, 461). Prägnant wird „Stellvertretung" umschreiben in: Das Problem des Menschen in der Medizin (1953): GS 7, 369: „Statt einen Konflikt oder ein Problem zu lösen, werden wir krank." In: Der kranke Mensch (1950, GS 9, 497–501) anhand eines schönen Fallbeispiels erläutert, dort unter positiver Aufnahme eines modifizierten Begriffs der Psychogenese. Die Abgrenzung und Modifikation wird in: Psychosomatische Medizin (1950, GS 6, 459 f.) deutlich gekennzeichnet: „Psychogenie" wird im Sinne einer Kausalität und im Sinne der Aussage, der Anfang oder die Ursache einer Krankheit seien psychisch, *zurückgewiesen*. Sie wird im Sinne eines geschichtlichen Werdens, in dessen Verlauf es zu Stellvertretungen zwischen psychischen und somatischen Vorgängen kommt, *aufgenommen*. Dazu auch unten, 8.3.5.

um eine Strukturregel, die im Zusammenhang einer „biographischen Pathogenese" steht. Das Hauptaugenmerk gilt der Richtung in der Biographie eines Menschen, innerhalb derer eine Krankheit als einheitlich zu fassende Richtungsabweichung erscheint.

Ein rein naturgesetzlicher Zugang würde sich um die Einsicht der Geschichtlichkeit bringen, die im Begriff der Stellvertretung noch blass mitschwingt. Denn die Rede von Strukturregeln bzw. Verlaufsgesetzen darf nicht vergessen machen, dass es sich um ein dramatisches lebensgeschichtliches Geschehen handelt. Genau dies lässt sich noch einmal mit dem Beispiel des Schachspiels veranschaulichen:

> „Was wie ein bloßer Anstoß oder Einbruch aussah, enthüllt sich dann als dramatischer Stellungswechsel in einem Zweikampf seelischer und körperlicher Erscheinungsweise; wie zwei Schachspieler scheinen sie zu ringen, was sie nicht täten, wenn nicht zu den Spielregeln die Unvorhersehbarkeit des nächsten Gegenzuges gehörte. Gerade in diesem Punkt, nämlich dem des methodischen Indeterminismus, ist die Einführung der Subjektivität der Lebewesen unvermeidlich und wesentlich wissenschaftlich."[106]

Weizsäcker ist der Überzeugung, dass eine solche Umstellung auf eine dramatische und zugleich von einer einheitlichen Richtung bzw. Richtungsabweichung geprägten „biographische Pathogenese" auch „neue Wege" für die Therapie anregen wird. Den Unterschied kann man sich bei der Behandlung einer Patientin mit diagnostizierter Anorexie deutlich machen. Eine Möglichkeit bestünde darin, sich auf eine psychische Funktionsstörung (z. B. ungelöster Autonomiekonflikt; gestörte Körperwahrnehmung), also auf ‚etwas', zu fokussieren. Die „neue[n] Wege", die Weizsäcker im Sinn hat, heben hingegen darauf ab, die Gesamtrichtung von ‚jemand' in den Mittelpunkt der Behandlung zu rücken, also beispielsweise eine Tanztherapie in Erwägung zu ziehen. Darauf werden wir noch ausführlicher zu sprechen kommen (8.4.3.).

> „Das Bild der gerichteten, konvergenten biographischen Pathogenese führt überhaupt weg von der einzelnen Causa und hin zu der Einsicht, daß Heilung nicht durch einen Heilfaktor, sondern durch eine Gesamt*richtungs*änderung erzielbar sei, die, wenn nötig, durch eine Gesamterschütterung hervorzubringen ist. Der Krankheit als ereignishafter Einheit soll die Therapie als ereignishafter Umbruch entsprechen."[107]

Für Weizsäcker verbindet sich dies mit der Grundeinsicht, dass isolierte Funktionsaussagen nicht beantworten können, in welcher Weise sich die *Funktionen* im Verbund verhalten, um eine individuelle *Leistung* zu erbringen – und dies heißt auch: ein einheitliches Krankheitsereignis zu synthetisieren. Die experimentell isolierte Funktion sagt noch nichts über die synthetisierte Leistung aus – ebenso wenig wie sich außerhalb des Vollzugs eines Schachspiels voraus-

---

[106] Individualität und Subjektivität (1939, GS 6, 382).

[107] Ebd., 382 f. (Hervorheb. im Orig.).

sagen lässt, wie der eine oder andere Spieler zieht.[108] Für Weizsäcker sind diese Erkenntnisse Grund dafür, *beides* voranzutreiben: naturgesetzlich orientierte Funktionsanalyse *und* biographische Analyse des individuellen Krankseins. Gerade bei der Erforschung der organischen und psychischen Funktionen wird sich dann allerdings zeigen, wie das, was als „Funktionswandel" auftritt, das Zustandekommen von individuellen Leistungen ermöglicht. Auch diese physiologischen Zusammenhänge werden eigens noch zu thematisieren und zu vertiefen sein (8.4.2.).

Über zehn Jahre zuvor, bevor also die Einführung des Indeterminismus eine Umstellung auf eine ‚biographische Pathogenese' geradezu erforderlich machte, war es bereits die Einsicht in die Geschichtlichkeit eines individuellen Menschen und die Verwobenheit mit seiner subjektbezogenen Wahrheit und Lebensrichtung, die Weizsäcker von einer „eigentlichen Krankengeschichte" reden ließ.[109]

In seinem früheren Beitrag zur Zeitschrift „Die Kreatur" setzt sich Weizsäcker dafür ein, dass die Wahrheit, welche in einer erzählten Krankengeschichte stecke, nicht durch eine „objektive Naturgeschichte […] überkrustet" werde.[110] Der Arzt habe neben der „naturwissenschaftlichen Krankengeschichte" nämlich die „eigentliche Krankengeschichte" in Erfahrung zu bringen. Dazu müsse er sich vernehmend, hörend und „in einem noch viel eminenteren Sinne, als irgendeine Wissenschaft dies jemals tun könnte, […] erfahrend, empirisch verhalten."[111] Und dazu gelte es die „notfremden Ordnungen", Vorstellungen und Werte, konkret: physiologische, anatomische und psychoanalytische Konstruktionen sowie ontologische Vorstellungen vom Menschen als raumzeitliches Wesen, als regulatives Selbst etc. erst einmal beiseite zu legen, insofern sie den Zugang zur Wirklichkeit des Menschen und seiner Krankheit den Weg verstellen können. Denn hier habe man es mit einem individuellen Ergehen zu tun, was sich nie objektiv darstellen lasse, „was vielmehr Werden bleibt."[112] Der Arzt bzw. die Ärztin ist also gewissermaßen zweispurig unterwegs; er bzw. sie begegnet einem kranken Menschen sowohl im Sinne der „naturwissenschaftlichen" als auch im Sinne der „eigentlichen Krankengeschichte".

Zu beachten ist dabei die konstitutive Bedeutung jeder wissenschaftlichen Erfassung für die Krankengeschichte selbst. Jedes (medizinische) Erkennen und Wissen beeinflusst die weitere Krankengeschichte; es geht in sie ein und bestimmt ihre Richtung mit.[113] Die Diagnose, die mit ihr einhergehenden Bilder und Erwartungen, auch die Art und Weise ihrer Kommunikation bestimmen den weiteren Verlauf der Therapie mit.

---

[108] Ebd., 384.

[109] Krankengeschichte (1928, GS 5, 58 ff.).

[110] Ebd., 58.

[111] Ebd., 59.

[112] Ebd., 59, 63.

[113] Ebd., 58.

Weizsäcker demonstriert dies an einem Beispiel, das man dem Feld der somatoformen Störungen zurechnen könnte: Ein Bauer kommt zum „Doktor" und meint, ihm tue es weh, er wolle wissen, was es eigentlich sei. Nach erfolgter Untersuchung lautet die Antwort eines unerfahrenen Arztes: „Es ist nichts da." Mit dieser auf einem bestimmten objektiven Erkenntniszugang basierenden Auskunft wird dem weiteren Krankheits- und Therapieverlauf eine (verhängnisvolle) Richtung gegeben. Dabei müsse sich ein solcher Arzt fragen lassen, ob er die „eigentliche Krankengeschichte" nicht übergangen habe und sein Urteil allein von (not-) fremden Vorstellungen, sei es von (an sich richtigen) Grundsätzen der Ursachenbestimmung einer evidenzbasierten Medizin, geleitet werde.[114] Er verhält sich im gegebenen Fall gerade nicht erfahrend-empirisch. Die Schilderung dieses Beispiels erhellt, dass das von Weizsäcker immer wieder thematisierte Problem der Fremdbestimmung des Arztberufs in dieser früheren Schrift nicht in erster Linie gesellschaftlich-politisch und auch nicht wissenschaftstheoretisch motiviert ist. Der positive Ausgangspunkt ist im Motiv einer unverfälschten Wahrnehmung des „Urphänomens" in der Arzt-Patienten-Beziehung zu suchen. Dieses Phänomen besteht darin, dass ein Mensch eine Not äußert und einen Arzt um Hilfe bittet.[115] Diese Not und diese Bitte um Hilfe gelte es wahrzunehmen und nicht vorschnell auf not-fremdes medizinisches Ordnungswissen auszuweichen, das an sich noch nicht beantwortet, „was es eigentlich ist." Genau dies wird aber von einem „Doktor" erwartet: ein ‚doctus' zu sein, dessen Wissen, „was es eigentlich ist", bereits helfen kann. Selbst eine erfolgreiche Beseitigung eines Symptoms hat diese Frage und damit auch die Wahrheitsfrage nicht beantwortet. Dazu ist der Rekurs auf die „eigentliche Krankengeschichte" unabdingbar.[116]

### 8.1.3  Logik der Zeitlichkeit und Leiblichkeit

Mit dem Beitrag „Medizin und Logik" greift Weizsäcker unter anderem auf fundamentale Umstellungen im Zeitbegriff zurück, wie sie sich in den sinnesphysiologischen Untersuchungen des „Gestaltkreises" ergeben hatten, um auf dieser Grundlage eine besondere „Logizität der Medizin" und eine besondere „Biographik" zu explizieren. Elementare philosophische Grundlagenreflexion und praktische Berufserfahrung sind hier verbunden. Daraus ergibt sich eine eigenartige Pragmatik. Deutlich wird nämlich, dass die Forderung nach einem neuen Medizinverständnis oder nach einem neuen Gesundheitsverständnis blass und

---

[114] Ebd., 48, 63.

[115] Der Arzt und der Kranke (1926, GS 5, 13). An dieser Stelle lässt sich ein Grundanliegen der philosophischen Phänomenologie heraushören, das E. Husserl bekanntlich in den Vorwurf fasste, die naturwissenschaftliche Erfassung könne zu einer Entfremdung vom Phänomen führen; dazu auch 8.4.2.

[116] Weizsäckers Freund R. Siebeck hatte in ähnlicher Weise später „Krankheitsdiagnose" und „Krankenbewertung" unterschieden: Siebeck (1953, 456 ff.).

leer bleibt, solange weiterhin ein naturwissenschaftlich-physikalisches Zeit- und Logikverständnis bestimmend bleibt und die Frage nach einer biologischen Zeit und den sich daraus ergebenden strukturellen Besonderheiten des Lebens nicht bedacht wird. Ein Medizin- und Gesundheitsverständnis, für welches die biographisch-lebensgeschichtliche Dimension grundlegend ist, wird zunächst mit dem Problem des Indeterminismus konfrontiert. Die Frage stellt sich, ob „dieser Indeterminismus aus der Struktur der biologischen Zeit ableitbar ist".[117]

Im Beitrag selbst nimmt Weizsäcker zunächst auf philosophische Diskussionen der Logik Bezug. Anzeichen für eine besondere „Logizität der Medizin" sind schon darin zu erblicken, dass sich die Wirklichkeit in ihrem Bereich nicht logisch verhält, ja geradezu das „Antilogische" konstitutiv ist.[118] Um die „Logizität der Medizin" zu Gesicht zu bekommen, ist man auf den Phänomenbereich der Begegnung von Arzt und Patient, den Phänomenbereich der Erfahrung in der Behandlung, verwiesen. Damit kommt aber schon die intentionale Sphäre in den Blick, in welcher Menschen mit etwas umgehen, was (noch) *nicht* ist – kurz: die Sphäre des pathischen und leidenschaftlichen Umgangs.[119] *Dieser* Sphäre müssen die spezifischen logischen Kategorien der Medizin entnommen werden. Es handelt sich um ein Verfahren, zu dessen Benennung Weizsäcker den Begriff „Phänomenologie" umstellt zu „Logophanie": Die logischen Kategorien gehen aus dem Lebensvollzug hervor.[120]

In der Anwendung eines solchen Verfahrens werden grundlegende Umstellungen im Zeitbegriff und im Möglichkeitsbegriff erforderlich. Diese sind es dann, die, wie bereits angedeutet, für eine biographische Methode von fundamentaler Bedeutung werden. Das gilt zumindest dann, wenn diese Methode nicht lediglich deskriptives Nacherzählen beinhaltet, sondern der genetischen Frage auf der Spur bleiben soll – der Frage nämlich, was denn das Wirksame in einer Biographie darstellt. Mit der Kritik an naturwissenschaftlich-kausaler Erklärbarkeit ist es dann sicherlich nicht getan. Wie bereits angedeutet, weist Weizsäcker außerdem alle Versuche ab, zur Erklärung auf Statistik, auf Zufall oder ein Schicksal zu verweisen. Auch die Hypothese einer nicht belegbaren Vitalkraft

---

[117] Gestalt und Zeit (1943, GS 4, 354).

[118] Auf dieses für Weizsäckers Wirklichkeitsverständnis wichtige Thema werden wir noch zu sprechen kommen (9.3.1. u. 9.4.1.). Nur ein für die lebensgeschichtlich-biographische Dimension bedeutsamer Unterschied sei hier bereits erwähnt: Die den Naturwissenschaften zugrunde gelegte Logik ist für die physikalische Gegenständlichkeit im Sinne von ,etwas' entworfen, für eine überindividuelle und unpersönliche Objektivität des Erkennens. Sobald es aber um die Wirklichkeit eines lebendig-geschichtlichen Subjekts (im Sinne von ,jemand') und um dessen geschichtliche Identität geht, versagt sie. Denn hier gibt es beispielsweise eine Identität gerade durch eine raumzeitliche Nichtidentität hindurch (vgl. Das Antilogische (1923, GS 2, 378). Für diese geschichtliche Identität gilt „antilogisch": Ich bin derselbe und doch nicht derselbe.

[119] Medizin und Logik (1951, GS 7, 343).

[120] Ebd., 345. Weizsäcker hat also eine empirische Logik vor Augen, die sich von der aprioristischen Logik der philosophischen Tradition abhebt. Vgl. dazu Wiehl (2012, 57–60).

stellt letztlich nur einen Substitutionsversuch dar, welcher dem Indeterminismus-problem aus dem Weg zu gehen versucht.

Um das Ergebnis vorwegzunehmen: *Die Umstellung im Zeitbegriff mündet in die These, dass nicht das Gelebte, sondern das Ungelebte (das Erhoffte, das Gewollte, das Gesollte) in einer Biographie wirksamer ist. Die Umstellung im Möglichkeitsbegriff mündet in die (steile) These, dass nicht das Mögliche, sondern das Unmögliche verwirklicht wird.*

Weizsäcker selbst hat die zweite These, jedenfalls in ihrer ausschließenden Form, *nur* das Unmögliche werde verwirklicht, als „sehr harte Zumutung" bezeichnet und seine Auffassung des Biographischen in der Medizin davon unabhängig gesehen.[121] Eine Verbindungslinie zwischen beiden Thesen wird indes schnell sichtbar, wenn man sich dessen gewahr wird, dass der Indeterminismus des Menschen nicht lediglich eine Feststellung aus der Beobachterperspektive ist, sondern aus dessen Umgang mit Selbst und Welt selbst entspringt. Es geht dann darum, dass in der Entscheidung eines Menschen gerade das Unvorhersehbare der Zukunft wirksam wird.[122]

Bleiben wir bei der Revision des Zeitbegriffs: Unter Berufung auf H. Bergson unterscheidet Weizsäcker im „Gestaltkreis" die biologische Zeit von der mathematisch-physikalischen und von der historischen Zeit. Die *mathematisch-physikalische* Zeit ist als homogenes Kontinuum letztlich geschichtslos. Denn da in der Zeit alles notwendig abläuft, ist es irrelevant, an welchem Punkt der Zeit-achse ein Vorgang angesetzt wird. Es ist unerheblich, dass das, was von diesem Punkt aus Vergangenheit heißt, von einem früheren Punkt aus Zukunft hieß. Die Gegenwart schrumpft außerdem zu einem Punkt, einem Beinahe-Nichts zusammen.[123] Die *historische* Zeit hingegen beinhaltet nur die Vergangenheit, sie ist aufbewahrte Zeit für ein integrierendes Bewußtsein.

---

[121] Pathosophie (1956, GS 10, 281 f.).

[122] Voraussetzung der Argumentation ist hier die Assoziation von Möglichkeit mit Vorher-sehbarkeit. Das wird schön am Beispiel deutlich, das Weizsäcker immer wieder heranzieht: Bei der Entstehung einer Infektionskrankheit steht das „Entgegenkommen" von Bazillus und Organdisposition außerhalb der kausalen Vorhersehbarkeit (Pathosophie (1956, GS 10, 279). Er kritisiert das Axiom angeblich exakter Wissenschaft, für welche nur das Vergangene Wirk-lichkeit sein könne. Wirklich wurde nur das, was als möglich zu beurteilen ist – was wiederum am gesetzmäßig Vorhersehbaren festgemacht wird. Erforderlich wäre eine Drehung, der zufolge die Gegenwart als Wirklichkeit ernst genommen wird. Bleibt man zunächst im Kontext des Entstehens einer Handlung, so gilt: In einer Gegenwart entscheiden wir gemäß pathisch Erhofftem und Erstrebtem. Letztlich wird so Zukünftiges wirksam, das dem gesetzmäßig vor-hersehbaren Möglichen gerade nicht unterliegt. Eine etwas andere Lesart bietet Wiehl (1996): Die Realisierung des Unmöglichen besteht in Handlungen, die einen Widerstand zu über-winden haben. Das ist letztlich bei jeder Fertigung eines Kunstprodukts der Fall. Bei Weizsäcker bietet das pathische Pentagramm der Strukturformel der auf Überwindung von Widerständen angelegten Handlungen eines Subjekts. Jedes pathische Wollen ist daher Wollen eines Unmög-lichen, jedes ontische Wollen das Wollen von Möglichem.

[123] Der Gestaltkreis (1949, GS 4, 263 f.); Gestalt und Zeit (1942, GS 4, 354); zum Zeitverständ-nis Weizsäckers auch: Emondts (1993, 210–238)!

*Biologische* Zeit aber ist Gegenwartszeit – und zwar als ständiges Durchgehen von einer *unveränderbaren und gewissen* Vergangenheit zu einer *unbestimmten und ungewissen* Zukunft. Weil sie von der jeweiligen Gegenwart aus entworfen ist, treffen sich in ihr strukturell Determiniertheit und Indeterminiertheit. Die Indeterminiertheit ist also nicht lediglich Folge einer teilweisen Unbekanntheit der die Zukunft determinierenden Faktoren (damit hätte man bereits die mathematisch-physikalische Sicht eines homogenen Kontinuums eingenommen); sie ist Folge dessen, dass Leben *Begegnung* ist.[124] In dieser Begegnung bleiben die gesetzmäßigen Bestimmungen der Natur in Kraft, ohne die Lebendes nicht leben kann. Ebenso in Kraft ist allerdings die Indeterminiertheit der Zukunft, welche dem Leben den Verlauf gibt, gemäß welchem es dann, als vergangenes und gewisses Leben verlaufen ist.[125] Lebewesen verhalten sich dabei anders als physikalische Entitäten, sie bleiben sich durch Veränderungen gleich. Veränderungen sind sogar die Bedingung dafür, unter denen sie ihre Identität aufrechterhalten.[126]

Auf dem Hintergrund dieser Einsichten erweist es sich als „metaphysischer Irrtum" zu meinen, ein Mensch lebe *in* der Zeit, die man sich dazu noch mathematisch-physikalisch vorstellt. Er lebt vielmehr in einer „zeitüberbrückende[n] Gegenwart", wie Weizsäcker seinen Heidelberger Mitarbeiter A. Auersperg zitiert.[127] Der Mensch hat in dieser Gegenwart *seine* Vergangenheit und *seine* Zukunft. Er ‚hat' sie allerdings nicht anders als in ihrer qualitativen Unterschiedenheit von Gewissem und Ungewissem. Von der so verstandenen biologisch-geschichtlichen Zeit muss gesagt werden: „[S]ie geht mit ihm als *seine* Zeit."[128]

Für den Menschen als sich im Werden befindliches Wesen hat die Bewegung der Zeitlichkeit die Bedeutung eines Durchgehens in eine offene Zukunft, in der etwas noch nicht ist. Damit ist man wieder bei dem angelangt, was Weizsäcker die „pathische Situation unseres Daseins" bezeichnet: „Er *ist* also das *nicht*, was er werden möchte."[129] Das intentional Wirksame beim Durchgang von der Vergangenheit in die Zukunft ist daher das, was er das „Ungelebte" nennt und was immer persönlichen (subjektgebundenen) Charakter hat.[130]

Für die ärztliche Behandlung hat eine solche Ansicht zur Folge, Krankheiten als Wirkungen ungelebten Lebens aufzufassen. Das bedeutet, dass eine ‚Wirkung'

---

[124] Der Gestaltkreis (1940, GS 4, 264 f.).

[125] Gestalt und Zeit (1942, GS 4, 353 f.); hier ruft Weizsäcker das Beispiel des Schachspiels auf.

[126] Ebd., 355.

[127] Ebd., 355.

[128] Seelenbehandlung und Seelenführung (1926, GS 5, 118).

[129] Der kranke Mensch (1959, GS 9, 554).

[130] Das entspricht im Weiteren einem Menschenbild, das vom Menschen als einem unfertigen Wesen ausgeht, welches sich im Werden transzendiert. Diese Ansicht wiederum geht über Scheler auf Blaise Pascal zurück. Weizsäcker zitiert diesen in: Der Begriff der Allgemeinen Medizin (1947, GS 7, 194): „L'homme passe infiniment l'homme." (B. Pascal (1963), PLa 131; Nummerierung der Pensées nach der Ausg. v. Lafuma) Dazu auch 8.2.4.

nicht kausal aus zuvor Geschehenem erklärbar ist. Sie ist lediglich *ex post* im Sinne der „biographischen Methode" zu entschlüsseln. Denn was sich nach dem Durchgang in die Zukunft als Wirklichkeit einstellt, ist unvorhersehbar. Aufgrund des zeitimmanenten Indeterminismus ist für den Menschen die Wirklichkeit strenggenommen immer ein „Wunder".[131]

Man mag dies alles für abgehobene metaphysische Spekulationen halten. Weizsäcker ist sich dessen bewusst.[132] In seinem Beitrag „Medizin und Logik" und in seinem Rundfunkbeitrag „Versuch einer neuen Medizin" unternimmt er den Versuch, das als logische Struktur und als Struktur der Zeitlichkeit Behauptete in der ärztlichen Berufserfahrung aufzuweisen und in seiner Bedeutung für die ärztliche Behandlung zu demonstrieren. Dies setze allerdings eine „veränderte Einstellung zur Krankheit" voraus.[133]

## 8.1.4 Logik einer biographisch orientierten Behandlung

Die häufig vorgefundene Einstellung zu einer Krankheit lautet: „Ich will gesund werden, die Krankheit muß weg."[134] Würde der Arzt bzw. die Ärztin sich diese Einstellung unmittelbar zu eigen machen, würde er bzw. sie Gefahr laufen, den zugrunde liegenden Vorgang der Krisenbildung zu übergehen. Es würde nur ‚Nein' gesagt und nicht auch ‚Ja' zu dem, was ein Körper sagen will. Die erste der drei Formeln einer biographisch orientierten Behandlung lautet daher:

**1. „Ja, aber nicht so"**
Gesagt sein soll damit: „*Ja* zu dem, was ein Körper sagen will, und das *aber nicht so* zu dem, wie er es sagt."[135] Die Bejahung impliziert das Ernstnehmen des Körpers als eines Mitgestalters der Lebensgeschichte. „Der Körper redet in unserem Leben mit, schwätzt mit, wie ich zu sagen pflege."[136] Sie geht mit der Einsicht einher, dass die Beseitigung einer Krankheit nicht die Wiederherstellung eines vorherigen (Normal-) Zustands sein kann. Die Zeitlichkeit des Menschen bringt es grundsätzlich mit sich, dass die Gesundheit nach einer Krankheit zwar mit dem gleichen Ausdruck belegt wird, aber dennoch eine völlig andere Gesundheit ist als die Gesundheit zuvor.[137] Und schließlich impliziert das ‚Ja' zu einer

---

[131] Pathosophie (1956, GS 10, 279).

[132] Die Ausführungen in der ‚Pathosophie' (GS 10, 280–283) können als späte Auseinandersetzung mit dem „Gewohnheitsrecht" gesehen werden, „daß nur das, was geschehen ist, also das Vergangene, wirklich sein soll." (ebd., 282).

[133] Die Medizin im Streite der Fakultäten (1947, GS 7, 202 f.).

[134] Der kranke Mensch (1950, GS 9, 391).

[135] Das Problem des Menschen in der Medizin (1953, GS 7, 370) (Hervorheb. im Orig.).

[136] Ebd., 369.

[137] Medizin und Logik (1951, GS 7, 355).

Krankheit, dass diese als Gelegenheit zur Wandlung, als Gelegenheit zum Werden eines Neuen, in den Blick kommen kann – eine Einsicht, die man sich mit dem bloßen „Weg damit!" verbaut hätte.

Das kleine Wörtchen „so" der ersten Formel steht für die (logische) Kategorie der Qualität, im Praxiskontext einer Behandlung für die Kategorie des Sinns. Zu beachten ist, dass sie in dieser ersten Formel auf der Seite der Verneinung verortet wird: Der bejahten Krankheit wird nicht selbst ein ‚Sinn' zugeschrieben; dieser steckt vielmehr ‚hinter' ihr.[138] Die Behandlung geht von einer Unbestimmtheit des Sinns aus und markiert den *Beginn* einer Sinnsuche.[139]

Auch damit ist man bei einer bereits aufgeworfenen Frage angelangt: Der ‚Sinn einer Krankheit' ergibt sich, erinnert sei noch einmal an das Beispiel einer Schachpartie, *ex post* und ist allein vom kranken Menschen aus realisierbar.[140] Dementsprechend macht das Wörtchen „so" in der ersten und in der zweiten Formel auf die Unbestimmtheit des Sinns, in der dritten Formel auf die Bestimmtheit eines sich möglicherweise einstellenden Sinns aufmerksam. Der Weg zum Sinn öffnet sich jedenfalls allein durch eine biographisch orientierte Betrachtung.

Bleibt im Blick auf die erste Formel festzuhalten, dass auch bei aller Bejahung einer Krankheit die Negation nicht unterschlagen wird: Der Patient hat zugleich recht, wenn er verlangt, die Krankheit loszuwerden („nicht so").

---

[138] Das Problem des Menschen in der Medizin (1953, GS 7, 370).

[139] Vgl. Bestimmtheit und Unbestimmtheit der Medizin (1950, GS 7, 326); Der kranke Mensch (1950, GS 9, 392).

[140] Krankengeschichte (1928) GS 5, 66. Die Fallbesprechungen Weizsäckers hinterlassen nicht selten den Eindruck, eine kausal-ursächliche Sinndeutung zu versuchen (z. B. Der kranke Mensch (1950, GS 9, 383–395). Die Problematik verschärft sich, wenn man die Verallgemeinerung „Jede Krankheit habe einen Sinn" (ebd., 319) damit verbindet. Unbestritten ist, dass Weizsäcker die Warum-Frage auch biographisch für zentral hält: „Warum ist die Krankheit gerade jetzt aufgetreten?" (Das Problem des Menschen in der Medizin (1950, GS 7, 369) Und dennoch ist zumindest sein eigener Anspruch mitzuhören, eine solche Frage könne erst am Ende eines Behandlungswegs beantwortet werden. – Um auch hier noch einmal auf die Grundlagen zurückzugehen: Wenn die Entstehung einer Virusinfektion oder eines Krebstumors nicht allein dem Zufall oder einer mehr oder weniger gegebenen Vorhersehbarkeit auf der Seite des Objektiven zugeschrieben werden kann, sondern voraussetzt, dass das Subjekt dem Objekt entgegenkommt, dann muss der Sinnfrage Raum gegeben werden. (Der kranke Mensch (1950, GS 9, 387, 392). Eine Krankheit entsteht in einer Krise. Die Schwierigkeit besteht darin, dass ein retrospektives Moment und ein prospektives Moment des Sinns ineinanderfließen, das retrospektive unterschiedlich gefasst werden kann (Woher kommt das? oder: Warum gerade jetzt?), das prospektive ebenso (Wohin führt das? Welche Richtung hat ein Geschehen?). Man könnte sagen, für Weizsäcker ergäbe sich das retrospektive Moment aus einem prospektiven. Des Weiteren ist zu beachten, dass die Aussage: „Jede Krankheit habe einen Sinn" eine Existenzbehauptung ausdrückt, aber noch nichts über die Zugänglichkeit aussagt. Zur Differenz von Existenz des Sinns und Verborgenheit des Sinns vgl. ebd., 546. Deshalb ist es auch kein Widerspruch, wenn Weizsäcker sagen kann, dass eine Krankheit sich als sinnlos präsentiert, ja ihr „Fremdheit" zukommt (ebd., 602). Letztlich hilft es bei der Erhebung der Bedeutung von „Sinn" bei Weizsäcker, wenn sie als Frage nach der Bedeutung von „Bestimmung des Menschen" reformuliert wird.

**2. „Wenn nicht so, dann anders"**

Kausalität würde einen festen Zusammenhang im Sinne einer Satzstruktur von „wenn … dann" bedeuten. Die Negation im ersten Teil der Formel führt nun zwar nicht aus einem festen Zusammenhang heraus, im Kontext der ganzen Formel verweist sie aber auf eine andersartige Bindung: „Nämlich die, welche besagt, daß beim Verschwinden des einen ein anderes statt dessen hervortritt."[141] Weizsäcker macht an dieser Stelle das für seine Konzeption grundlegende Strukturmoment des Ersatzes bzw. der Stellvertretung geltend. Eine Krankheit kann eine „Ersatzleistung" für eine misslungene Konfliktbewältigung sein. Das Motiv des Ersatzes bzw. der Stellvertretung dient der Interpretation einer Krankengeschichte mithilfe des Prinzips der Ähnlichkeit bzw. der Analogie und setzt eine gewisse Äquivalenz von Psychischem und Physischem voraus. Auch hier gilt: Eine solche Interpretation sollte sich nicht allein vom Interesse einer kausalen Ursachensuche leiten lassen; ein Ursachenwissen käme nämlich ohnehin zu spät.[142] Es handelt sich vielmehr um eine symbolische Interpretation, die auf eine Krankheit als Mitspielerin in einer Lebensgeschichte hört. Sie nimmt die Krankheit als Symbol für etwas, das nicht ist – für das ungelebte, erhoffte oder gefürchtete Leben.[143] Eine solche Interpretation ist nun für die Therapie nicht unwesentlich. Denn noch ist offen, ob die neue Gesundheit auf eine neue Kohärenz des Lebens oder auf eine andersartige Krankheit hinausläuft. Die neue Lage ist aber auf jeden Fall ein Ersatz der vormaligen Krankheit. Das meint der zweite Teil der Formel „dann anders". – Weizsäcker will dabei auch den Fall berücksichtigt wissen, dass nach der Therapie einer Angina oder einer Zwangsstörung sich alte Konflikte in neuem Gewand einstellen.

**3. „Also so ist das"**

Die eben genannte Offenheit weicht erst jetzt einem Resultat. Es kann sich um Erwartetes oder Unerwartetes handeln. Am Ende steht nicht ein logisch ableitbarer Sachverhalt, sondern ein einmaliges Faktum. Die Originalität einer Krankheit in ihrer biographischen Bedeutung wird erfahrbar. Es wird eine Richtung sichtbar, es wird eine Wahrheit sichtbar – vielleicht ein vom kranken Menschen aus realisierbarer Sinn.[144] Beim Resultat kann es sich auch um das Ende einer Krankheit handeln; der Tod – gleich einem Schlusswort – ist als ein solches ebenfalls in Betracht zu ziehen. Das Problem einer naturwissenschaftlichen Medizin besteht darin, diese dritte Stufe als die erste nehmen zu wollen: Krankheit wird als klassifizierbare Störung bzw. Dysfunktion zu beheben gesucht. Damit versagt man sich dem erfahrungsbezogenen und vernehmenden Verstehensprozess und bekommt

---

[141] Medizin und Logik (1951, GS 7, 356).

[142] Der kranke Mensch (1950, GS 9, 392).

[143] Medizin und Logik (1951, GS 7, 357 f.).

[144] Krankengeschichte (1928, GS 5, 66). In: Das Problem des Menschen in der Medizin (1953, GS 7, 370) wird wohl deshalb auch für diese dritte Stufe noch vorbehaltlich formuliert, der Weg zum Sinn sei *offen*.

die (lebens-) geschichtliche Verwobenheit einer Krankheit mit der Biographe eines individuellen Menschen nicht zu Gesicht.

Der „Versuch einer neuen Medizin" besteht demgegenüber darin, der lebensgeschichtlichen Dimension von Krankheit und Gesundheit ihre grundlegende Bedeutung zurückzugeben. Wie die vorangegangenen Ausführungen deutlich gemacht haben, hat man es hierbei nicht nur um eine methodische Frage neben anderen zu tun. Man hat es mit der Grundfrage zu tun, ob menschliches Leben als Leben im Werden, als Leben in seiner spezifischen Zeitlichkeit, dem Unbestimmtheit und Wandelbarkeit konstitutiv zugehören, ernstgenommen wird. Die Frage nach einem menschenangemessenen Verständnis von Krankheit und Gesundheit müsste von selbst auf eine solche Grundfrage zurücklenken.

## 8.2　Die Dimension der Begegnung und des Umgangs von Ich und Umwelt

Im vorigen Kapitel galt die Aufmerksamkeit der zeitlichen Dimension des Menschen und seiner Gesundheit. Im Horizont dessen, dass sich das leibliche Subjekt in der Geschichte einer Selbstwerdung bildet, erscheint Gesundheit als Wandlungsfähigkeit, als Fähigkeit, sich im Durchgang durch Störungen zu verändern und eine neue Lebensordnung ausbilden zu können. Krankheit stellt sich dann zumindest *auch* als Gelegenheit zur Selbstwerdung dar. Allerdings darf dabei ihr gefährdender und negativer Charakter nicht unterschlagen werden: Organische und psychische Funktionsstörungen bedrohen und im schlimmeren Fall zerstören sie das Selbst- und Weltverhältnis eines Menschen. Sie bedrohen oder zerstören eine kohärente Lebensordnung; sie werden als Nicht-Sein-Sollendes erfahren. Das ist auch mitzuhören, wenn zusammenfassend gesagt wird: Selbstwerdung geht durch Selbstentfremdung hindurch. Für Weizsäcker hat an dieser Stelle der Begriff der Krise bzw. der Wandlungskrise eine zentrale Bedeutung.[145] Folgt man seiner Überzeugung, dass eine diesen Namen verdienende „psychosomatische Medizin" einen veränderten Gesundheits- und Krankheitsbegriff voraussetze, dann kommen jedenfalls mit dem skizzierten lebensgeschichtlichen Zugang bereits wichtige Grundeigenschaften in den Blick.

Ohne die von Weizsäcker geforderte „Verschiebung der Grundlagen" sind solche Einsichten nicht zu gewinnen; sie hingen anthropologisch und wissenschaftlich gleichsam ‚in der Luft'. Das war der Grund für die vertiefenden Erkundungen im vorigen Abschnitt. Wir sind damit aber erst der einen Hälfte der zu Beginn formulierten Doppeleinsicht gefolgt, nämlich der zweiten: *Die gesuchte Subjektivität des Lebens im Allgemeinen und des leiblichen Subjekts Mensch im Besonderen bildet sich erstens in der Begegnung bzw. im Umgang mit seiner Welt und zweitens in einem zeitlichen Werden, in einer Geschichte, die beim Menschen*

---

[145] Körpergeschehen und Neurose (1933, GS 6, 233, 248); Von den seelischen Ursachen der Krankheit (1947, GS 6, 413); Der Gestaltkreis (1940, GS 4, 314 u. ö.).

*die Geschichte seiner Selbstwerdung ist.* Im Folgenden gilt es die erste Hälfte dieser Einsicht zu vertiefen, also nach der Bedeutung der Begegnung bzw. des Umgangs für die leibliche Selbstwerdung des Menschen im Allgemeinen und für seine Gesundheit im Besonderen zu fragen. Mit der zu Beginn von 8.1. vorgeschlagenen Graphik Abb. 8.1 gesagt: Nachdem das geschichtliche Moment der Selbstwerdung, dargestellt durch einen Zeitstrahl, erkundet wurde, steht nun das kreisförmige Moment der Begegnung bzw. des Umgangs des pathisch-ontischen Subjekts mit seiner Umwelt bzw. seinem Körper im Zentrum.

Hinsichtlich des genannten Zeitstrahls war deutlich geworden, dass er nicht als homogener Zeitstrahl im Sinne mathematisch-physikalischer Zeitlichkeit zu denken ist, sondern im Sinne biologischer Zeitlichkeit als ständiger Durchgang von Kohärenz und Differenz. Ähnliches wird nun auch bei der kreisförmig vorstellbaren Begegnung bzw. beim Umgang festzustellen sein. Die „cyclomorphe[.]" Ordnung" des Lebens[146] vollzieht sich ebenfalls im Durchgang von Kohärenz und Differenz. Weizsäcker kann diese Ordnung psychologisch als Kreislauf von „Ich-Bildung" und „Es-Bildung" beschreiben. Auch ohne nähere begriffliche Klärung lässt sich das, was Weizsäcker hier im Auge hat, an Beispielen aus dem Bereich erfahrbarer Lebenswirklichkeit bereits erhellen: Es geht in einem Krankheitsfall nicht so, wie ein Ich will; ‚etwas' stellt sich einem pathischen Ich in den Weg, es vermag als ‚Fremdes' empfunden zu werden. Neue Kohärenz bildet sich im Durchgang durch eine Es-Erfahrung. Wir werden dieses Explikationsmodell gleich näher in Augenschein nehmen.

Hervorzuheben ist an dieser Stelle zweierlei: Zum einen besteht in dieser Begegnung und in diesem Umgang selbst nichts weniger als das, was Realität des Menschen genannt zu werden verdient. Um Weizsäcker noch einmal zu zitieren:

> „[D]ie Realität des Menschen [ist] eine beständige Auseinandersetzung von Ich und Umwelt, eine immer erneute Begegnung von Ich und Umwelt, ein flüssiger Umgang von Ich und Umwelt."[147]

Zum anderen ist noch einmal der Zusammenhang von kreisförmigem Moment der Begegnung bzw. des Umgangs auf der einen Seite und geschichtlichem Moment des Werdens bzw. der Selbstwerdung auf der anderen Seite zu betonen. Die vorgeschlagene Graphik versucht dies zum Ausdruck zu bringen. Vereinfacht gesagt treibt das kreisförmige Moment des Umgangs, das selbst die Spannung von Kohärenz und Differenz in sich enthält, menschliches Leben (wie alles Leben) über sich hinaus und ins zeitliche Werden. Damit fällt noch einmal Licht auf einen bereits kritisch diskutierten Begriff: Vollständige Anpassung würde das Leben wortwörtlich zum Stillstand bringen.[148]

---

[146] Grundfragen Medizinischer Anthropologie (1948, GS 7, 264).

[147] Ebd., 263.

[148] In einem Wirklichkeitsverständnis, das von einem Wechsel von Kohärenz und krisenhafter Kohärenzzerreißung ausgeht, sehen Achilles und Stoffels (2008, 243) die Wurzel von Weizsäckers Gesundheitsverständnis.

Die Versuchung liegt nahe, sich den Zusammenhang von kreisförmigem und geschichtlichem Moment graphisch als Spirale vorzustellen. Als anschaulicher Behelf mag solches dienlich sein, es droht jedoch die paradoxe Struktur – Weizsäcker sagt: die „antilogische" Struktur – des Zusammenhangs und damit die zeitliche Struktur des Lebens zu verkennen: In der Veränderung des Werdens kommt Lebendes zu sich selbst zurück; im Durchgang durch Anderes wird es selbst, was es ist.[149] Eher als Spirale vorstellen ließe sich der damit verbundene und bereits angesprochene gesundheitstheoretische Sachverhalt: Das kohärente Selbst- und Weltverhältnis der Gesundheit nach einer Krankheit ist zwar einerseits als Wiederherstellung der verlorengegangenen Kohärenz zu sehen, andererseits ist es zugleich ein anderes kohärentes Selbst- und Weltverhältnis als das vorige.

Schließlich sei daran erinnert, dass mit der erwähnten Doppeleinsicht, also mit dem Gewahrwerden des kreisförmigen und des geschichtlichen Moments und ihres Zusammenhangs, nichts weniger zum Ausdruck kommt als das, was die „Einführung des Subjekts" für die Grundlagenreflexion der Medizin bedeutet. Spannend wird bei der folgenden Vertiefung zu beobachten sein, wie sich daraus ein spezielles Modell der Psychophysik und ein andersartiger Zugang zum Leib-Seele-Problem ergibt. Das macht den Gedankengang allerdings auch etwas anspruchsvoller.

### 8.2.1  Leben als Begegnung von Ich und Umwelt

Weit mehr, als dies beim geschichtlich-biographischen Moment der Fall war, konnte Weizsäcker zur Bearbeitung des kreisförmigen Moments der Begegnung bzw. des Umgangs von Ich und Umwelt an einige zeitgenössische Konzeptionen anknüpfen oder sich in ihnen zumindest bestätigt sehen. Deshalb verwundert es nicht, dass sich auch in der späteren Wirkungsgeschichte konzeptionelle Überschneidungen und Anklänge finden lassen.[150] Wie erwähnt, ist den verwandten Theoriesträngen der integrativen Medizin von Th. v. Uexküll und Ansätzen der Leibphänomenologie das Ausgehen vom leiblichen Subjekt in seiner Begegnung mit seiner Umwelt bzw. mit seinem Körper gemeinsam. Wie für Weizsäcker selbst stellt für sie der Leib bzw. das leibliche Subjekt gewissermaßen eine dritte Kategorie jenseits des Dualismus von Physis und Psyche dar.

Was zeitgenössische Anknüpfungspunkte betrifft, ist für den frühen Weizsäcker zunächst M. Schelers Person- und Leibverständnis und M. Bubers Ich-Du-Philosophie zu nennen. In seiner Besprechung von Texten aus Kants ‚Urteilskraft' (1923) wird dessen für die neuzeitliche Wissenschaft paradigmatisch gewordene „Gesinnung der Objektivität" kritisiert. Die Kritikpunkte könnten fast wörtlich Scheler und Buber entnommen sein: Die individuelle Persönlichkeit verschwinde

---

[149] Vgl. Anonyma (1946, GS 7, 54 f.).

[150] Zur Übersicht der verschiedenen Modelle einer Kopplung von Organismus und Umwelt: Toepfer (2017).

und schrumpfe zu einem reinen „‚es' der Sachlichkeit" zusammen. Nähere sich die Wissenschaft hingegen dem Menschen, würde „sie gewahr werden, dass es nicht nur Objekte gibt, die eben nichts als Ding, nichts als ein ‚es' sind, sondern auch solche, die selbst auch ein Innen haben, die auch ein ‚ich' in ihrem ‚es' haben, ja ein ich, welches für uns nicht wesentlich ‚es', sondern wesentlich ‚du' ist."[151] Die ärztliche Erfahrung, dass ein Objekt ein Subjekt, ein ‚Es' ein ‚Ich' enthält, ließ sich sachlich und sogar terminologisch mit Bubers Unterscheidung zweier Begegnungsweisen von Mensch und Welt explizieren: einer nicht-gegenständlichen Begegnung von Ich-Du und einer gegenständlichen von Ich-Es.[152] Weizsäcker redet in seinen „Anonyma" (1946) später von zwei Sphären der Begegnung und verbindet diese mit seiner eigenen Unterscheidung von pathisch und ontisch: Die pathische Weise der Existenz erhält den sprachlichen Ausdruck „ich + dich", die ontische Weise den Ausdruck „ich + dies".[153]

Im philosophischen Charakter dieser Anknüpfungsmöglichkeiten sieht Weizsäcker nun allerdings auch eine Beschränkung ihrer medizintheoretischen Rezeption. Eine andersartige Auffassung des Subjekts und eine weitergehende andersartige Wirklichkeitsauffassung müssen sich nämlich aus der naturwissenschaftlich orientierten medizinischen Forschung selbst ergeben.[154] Diese Grundüberzeugung trieb Weizsäcker, wie bereits erwähnt, zur Experimentalforschung der ‚Gestaltkreis'-Untersuchungen. Hier sollte es sich erweisen, dass das Subjekt mit seiner Erlebnisperspektive konstitutiv an dem beteiligt ist, was in der Begegnung mit der Welt Wirklichkeit wird.

Anstöße auf diesem weiteren Weg gaben die erwähnte Umweltbiologie J. v. Uexkülls und die Psychoanalyse S. Freuds. Während Uexkülls Einführung des Subjekts für Weizsäcker sozusagen auf halbem Weg stecken blieb, weil sie der Innenseite des Subjekts lediglich mit Postulaten beizukommen versuchte,[155] gelangte Freuds Psychoanalyse insofern weiter, als sie es ermöglichte, das individuelle Subjekt ernst zu nehmen. Erkauft war sein Ausbruch aus einer objektivitätsversessenen naturwissenschaftlichen Medizin allerdings durch den Ausschluss seiner Bewegung aus der akademischen Medizin selbst.[156] Für Weizsäcker stellte Freuds Schrift „Das Ich und das Es" (1923) eine wichtige Station zur Klärung des eigenen Standpunkts dar: „Indem er das Es einführte, hat er auch das Ich erst richtig eingeführt. Während man die bewußte und die unbewußte Region der Psyche noch als zwei Objekte behandeln kann, die aufeinander wirken, ist das

---

[151] Einleitung zu Kant: Der Organismus (1923, GS 1, 510 f.).

[152] Vgl. Buber (1923/2014, 9, 25, 42). Für Buber ist die „Duwelt" von der durch die physikalischen Kategorien von Raum und Zeit bestimmten „Eswelt" zu unterscheiden.

[153] Anonyma (1946, GS 7, 62). Zum Vergleich mit Buber vgl. Emondts (1993, 386–397).

[154] Natur und Geist (1954, GS 1, 78, 82, 117).

[155] Zum Begriffswandel der Biologie (1935, GS 4, 65, 70); Natur und Geist (1954, GS 1, 184).

[156] Weizsäcker reflektiert sein Verhältnis zu Freud und zur Psychoanalyse ausführlich in: ebd., 115–190.

Ich etwas, was man eben nicht so widerspruchslos, so restlos als Objekt behandeln kann – sonst wäre es eben nicht Ich, sondern ein Es."[157]

Nimmt man beide Anstöße zusammen, so führen sie zur entscheidenden Umstellung der wissenschaftlichen Fragestellung, die letztlich auch dem „Gestaltkreis" zugrunde liegt. Weizsäcker erblickt „diese in der neuen Gegenüberstellung von Ich und Umwelt, nicht in der von Psychisch und Physisch."[158] Mit dieser Umstellung ergibt sich eine neue Vorstellung von Psychophysik. Das leibliche Subjekt kommt nun ganz anders in den Blick, als es Freuds „nurpsychologische Betrachtung" vorsah. Die Rolle des Körpers lässt sich nicht mehr marginalisieren und durch ein psychisch Unbewusstes substituieren. Die erwähnte Umstellung wirkte daher auf Weizsäckers Freud-Rezeption zurück: Anders als Freud, der den Begriff „Es" für das psychisch Unbewusste reservierte, versteht Weizsäcker „Es-Bildung" zutiefst leiblich.[159] Ein Freud selbst entlehnter Begriff dient ihm letztlich dazu, über Freud hinausgehend eine Brücke zwischen physiologisch orientierter Medizin und Psychologie schlagen.[160]

Insgesamt ließe sich sagen, dass die genannten Anknüpfungsmöglichkeiten allenfalls wertvolle Impulse, aber noch keine Antwort auf die Weizsäcker als Mediziner interessierende zentrale Frage geben konnten: Warum werden Menschen krank? Man könnte dieser pathogenetischen Frage sachlich berechtigt auch die salutogenetische Frage zur Seite stellen: Wie werden Menschen gesund?

Ich werde im Folgenden einige der genannten Wegetappen Weizsäckers entlanggehen. Am Anfang steht der kurze Aufsatz „Biologischer Akt, Symptom und Krankheit" (1931). Die Kluft zwischen (Neuro-) Physiologie und Psychologie wird wahrgenommen. Überbrückt wird sie hier zunächst durch die Zuordnung eines krankhaften Symptoms zu einer „Krise" und einem „Ordnungswandel". Dieser Zugang ist uns von der biographisch-lebensgeschichtlichen Betrachtung her geläufig. Der Ausgangspunkt ist die „Krankheit als einheitliches Erlebnis".[161] Es findet keine Zerlegung in einen physischen und psychischen Bereich statt. Physisches und Psychisches sind „nur Ausdruck ein und derselben Sache nach zwei Wirklichkeitsgebieten hin".[162] Störungen bzw. Krisen bringen eine Verschiebung der physischen und psychischen Kräfte, eine Verschiebung der „psychophysischen Konstellationen" mit sich.[163] Wollte man physische und psychische Erscheinungen für sich darstellen, käme eine dramatische Dynamik zum

---

[157] Ebd., 184.

[158] Ebd.

[159] Ebd., 166.

[160] Zu einer solchen Interpretation sieht er allerdings Ansatzpunkte bei Freud selbst: Nach Freud (1949, GS 1, 449).

[161] Individualität und Subjektivität (1939, GS 6, 382).

[162] Epileptische Erkrankungen, Organneurosen des Nervensystems und allgemeine Neurosenlehre (1929, GS 6, 85).

[163] Körpergeschehen und Neurose (1933, GS 6, 235).

Vorschein, in der Physisches und Psychisches jedes auf seine Weise im Krankheitsgeschehen mitspielen und dabei immer wieder ihre Stellung wechseln.

Eine weitergehende phänomenorientierte Differenzierung darf sich Weizsäcker zufolge nicht von einer dualistischen Gegenüberstellung von Psyche und Physis leiten lassen. Vielmehr habe diese ebenfalls vom Selbstvollzug und von der Selbstwahrnehmung eines Menschen auszugehen. Es falle dann auf, dass in ein und demselben Akt, in welchem ein Mensch zu seiner Krankheit Stellung nimmt bzw. mit ihr umgeht, Somatisches und Psychisches als zwei miteinander verbundene Aspekte auftreten: Er nimmt Somatisches als ‚Fremdes' wahr und behandelt es als ‚Es'. Was Weizsäcker als „Es-Bildung" beschreibt, bietet ein aus der klinischen Wahrnehmung erwachsenes psychophysisches Schema. Damit eröffnet sich ihm die Perspektive, leibliche Selbstwerdung letztlich als Wechselseitigkeit von „Ich-Werdung" und „Es-Werdung" zu konzeptualisieren. Wir werden dieses psychophysische Schema gleich anhand seiner Studie „Körpergeschehen und Neurose" (1933) und seiner Vorlesung „Der kranke Mensch" (1950) vertiefen.

Die nächste Etappe ergibt sich aus der erwähnten Grundüberzeugung, die erforderliche Revision des Wirklichkeitsverständnisses an empirische Experimentalforschung zurückzubinden. Wenn man eine neue psychophysische Theoriebildung, mehr noch: eine neue Denkform für die Medizin fordere, „dann muß man nicht nur von der klinischen Beobachtung ausgehen, sondern auch zum Denken der Physiologie zurückgehen und dessen Stand nachprüfen."[164] Ohne die erforderliche Revision drohe man physikalische Denkweisen auf Psychisches und Biologisches anzuwenden – ein Vorbehalt, von dem auch Freud nicht freizusprechen sei.[165] Der einheitliche biologische Akt ist also nicht nur als zweiseitig strukturiert zu betrachten, er ist auch auf die Möglichkeit einer objektivierenden und zerlegenden Psychophysik zu befragen. Das bedeutet aber, von der Ebene der pathischen Begegnung auf die wissenschaftlich-objektivierende ontische Ebene zu wechseln, um auf dieser Ebene psychophysische Theoriebildungen zu evaluieren. Genau das ist das Programm von Weizsäckers Konzeption des „Gestaltkreises", die wie angekündigt, in einem dritten Vertiefungsgang eigens zu betrachten sein wird (Abschn. 8.3.).

## 8.2.2 Kohärenzstörung und Ordnungsübergänge

In „Biologischer Akt, Symptom und Krankheit" aus dem Jahr 1931 notiert Weizsäcker die Schwierigkeit, einem biologischen Akt, in dem sich Physisches und Psychisches verbinden, wissenschaftlich-methodisch gerecht zu werden. Medizinischer Wissenschaft wird empfohlen, vom Phänomen auszugehen, welches einen Arzt und einen Patienten zusammenführt: das Gewahrwerden eines

---

[164] Natur und Geist (1954, GS 1, 188).

[165] Ebd., 180.

Symptoms bzw. die Wahrnehmung einer Störung. Das leiblich als ungewohnt Erfahrene, man könnte sagen: die leibliche Entselbstverständlichung, bewegt einen kranken Menschen dazu, ärztliche Hilfe aufzusuchen. Was hier geschieht, besitzt eine verallgemeinerbare Struktur: „eine Verdoppelung der Krankheitswahrnehmung".[166] Ein kranker Mensch nimmt wahr, dass *er selbst* krank ist und doch zugleich ‚*etwas' pathologisch* ist. Diese Wahrnehmung kann die Form einer starken Differenzerfahrung annehmen: Bei einer Zwangsstörung muss jemand etwas tun, was er oder sie gar nicht tun will. Die genannte Duplizität der Krankheitswahrnehmung erschwert es zugleich, ein hinreichendes Kriterium für eine Krankheitsdefinition zu benennen: Weder der Rückgang auf eine objektivierbare statistische oder funktionelle Normalität noch der Rückgang auf subjektives und individuelles Befinden reichen aus. „Es-Betroffenheit" und „Ich-Betroffenheit" sind miteinander verwoben.

Weizsäcker schlägt in diesem kurzen Aufsatz vor, auch diesbezüglich von der ärztlichen Situation und von erfahrbaren Phänomenen auszugehen: Eine Störung wird, bevor sie als ‚etwas' auszugrenzen versucht wird, *als* Gegen-Kraft, *als* Widerstand erfahren. Der aus Freuds Neurosenlehre entnommene Begriff „Widerstand" wird zum Ausgangspunkt eines einheitlichen Krankheitsbegriffs, der Befinden und Befund, Bedeutungsmoment und Störungsmoment in sich schließt und der psychische und physische Vorgänge gleichermaßen umfasst. Voraussetzung ist dabei, Syndrome wie Schwindel, Schwäche, Angst, Herzklopfen als Phänomene zu nehmen, ohne sie in physiologische, anatomische oder psychische Komponenten zu zerlegen. Das Grundschema der Krankheit ist *in* ihnen selbst zu suchen, in ihrer Wahrnehmung als Gegenkraft.[167] Der Analyse des primären Krankheitsvorgangs, den Weizsäcker auch „Urkrankheit" nennt, ist damit die Richtung gewiesen.

Für die ärztliche Begegnung bedeutet dies, Phänomene wie die genannten auf jene Strukturmomente des primären Krankheitsvorgangs zu dechiffrieren, sie als Zeichen einer bestimmten Wahrnehmung und eines bestimmten Umgangs mit jener Gegenkraft zu deuten. Wenn ein kranker Mensch über seine Schwäche klagt, nimmt er einerseits seine Hilfsbedürftigkeit wahr („Ich-Betroffenheit"), andererseits objektiviert er seine Schwäche und versucht mit ärztlicher Hilfe, ‚etwas' hinter ihr zu suchen („Es-Betroffenheit"). Das Ergebnis des Dechiffrierens führt Weizsäcker zum *Grundschema des biologischen Akts,* das letztlich jeder Krankheit zugrunde liegt: Die im Widerstand erfahrene Störung betrifft nämlich die Einordnung eines Menschen in seine Welt. Gestört wird eine kohärente Lebensordnung. Die Störung induziert einen Übergang in eine andere Ordnung, einen Ordnungswandel. Eine solche in der Mitte zwischen zwei relativ ausgeglichenen Lebensordnungen stehende Störung lässt sich als „Krise" bezeichnen.[168] Sie bringt

---

[166] Biologischer Akt, Symptom und Krankheit (1931, GS 4, 13 f.).

[167] Ebd., 19.

[168] Ebd., 20 f.

eine neue „Ich-Bildung" und eine neue „Es-Bildung" mit sich. Das bedeutet: Nach einer „Krise" entsteht eine neue, mehr oder weniger stabile Ordnung des Ich-Es-Verhältnisses. – Eine solche Vorgehensweise, eine Krankheit als kritisches Symptom einem Ordnungswandel zuzuordnen, hat Implikationen: Das Ich bzw. das Subjekt lässt sich aus dem Grundschema dessen, was einen biologischen Akt überhaupt ausmacht, nicht mehr künstlich eliminieren.

Die hier vorgestellte phänomenorientierte Betrachtung wird Weizsäcker durch seine sinnesphysiologischen Untersuchungen zum „Gestaltkreis" experimental-wissenschaftlich erweitern und zum Ausgangspunkt der geforderten Grundlagen-revision der Medizin machen. Bereits die Versuche zum Drehschwindel stellten ein ergiebiges Forschungsthema dar, um jenen Ordnungsübergang zu studieren. Auffallend ist bereits, dass hier der Gegensatz zwischen Physischem und Psychischem sekundär wird. Er steht für zwei Seiten eines Aktes, welcher sich in der Begegnung zwischen einem Subjekt und seiner Umwelt abspielt. Auffallend ist ebenfalls, dass Weizsäcker die kohärente Lebensordnung als Ordnung des Ich-Es-Verhältnisses anspricht. Eine Wandlungskrise, ein Ordnungsübergang, wird mit einer neuen „Ich-Bildung" und einer neuen „Es-Bildung" in Zusammenhang gebracht, ohne dass solches näher expliziert würde.

An dieser Stelle bietet die Studie „Körpergeschehen und Neurose" (1933) – ebenfalls von der klinischen Beobachtung ausgehend – weitergehende Differenzierungen. Sie enthält gewissermaßen Improvisationen eines psycho-physischen Schemas mithilfe Freudscher Kategorien.[169] Im Zentrum steht der Begriff „Es-Bildung", welcher, wie erwähnt, gegenüber Freud zutiefst leiblich gefasst wird. Wir fragen: Was bedeutet dieser Begriff und was trägt er für das psychophysische Verhältnis aus?

Grundsätzlich geht es bei der „Es-Bildung" darum, dass sich die beschriebene Selbstwerdung des Menschen als *Leibwerdung* vollzieht. Selbstwerdung bedeutet nicht nur, dass sich ein Ich bzw. ein Selbst aus dem leiblichen Es herausbildet, es bedeutet auch umgekehrt, dass sich ein leibliches Es aus einem Ich bzw. einem Selbst herausbildet. Es bedeutet, anders gesagt, dass sich ein Ich bzw. Selbst körperlich-leiblich materialisiert oder auch sedimentiert. „Freud sagte nur ‚was Es war, soll Ich werden'; jetzt müssen wir hinzusetzen ‚was Ich war, soll Es werden'. Beides liegt im Wesen des notwendigen Werdens."[170] Der Körper bzw. der Leib ist selbst Mitspieler und Mitgestalter der Lebensgeschichte; er bringt „ein Ich im Ich, ein Wesen zustande, das ich nicht bin und das ich doch bin."[171] Die leitende These, das lebensgeschichtliche Werden eines individuellen Menschen als ‚jemand'

---

[169] Natur und Geist (1954, GS 1, 156).

[170] Nach Freud (1949, GS 1, 449). In: Natur und Geist (1954, GS 1, 168) redet Weizsäcker unter Verwendung eines Freudschen Gedankens auch von einer „kopernikanische[n] Umkehrung". Die „Es-Bildung" wird in: Der kranke Mensch (1950, GS 9,626) auch als „Inkarnation" gefasst. „Ich-Bildung" und „Es-Bildung" erscheinen schließlich in der Pathosophie (1956, GS 10, 393) in einer „dualistischen Gegenläufigkeit".

[171] Meines Lebens hauptsächliches Bemühen (1955, GS 7, 386).

könne im Sinne einer dynamischen Wechselseitigkeit von „Es-Bildung" und „Ich-Bildung" aufgefasst werden, erschließt eine wichtige Funktion des Begriffs „Es-Bildung". Ein anschauliches Beispiel einer nicht-pathologischen und zugleich prozessualen Art der „Es-Bildung" wäre das Altern: Die Selbstwerdung oder „Ich-Bildung" vollzieht sich als lebensgeschichtliche Inkarnation des Ich im Leiblich-Körperlichen. Der Körper schafft eine neue Realität und beeinflusst damit die „Ich-Bildung". Er gestaltet die kognitiv-motivationalen Schemata mit; er gestaltet die Zielbildung mit, also das, was einem Menschen wichtig wird.[172] „Es-Bildung" und „Ich-Bildung" erscheinen verbunden.

Die psychophysische und die pathogenetische Brauchbarkeit des Begriffs „Es-Bildung" erhellt sich allerdings erst, wenn seine innere Differenziertheit in den Blick genommen wird. Es handelt sich, das wurde bereits angedeutet, um ein *Doppelgeschehen* in einem Akt – einem Akt, wie er sich in der ärztlichen Begegnungssituation beobachten lässt.

### 8.2.3 „Es-Bildung" als leibliches Doppelgeschehen

Krankheit als *Entfremdung* zu erfahren, führt bereits eine „Doppelsinnigkeit" mit sich: einerseits ein Körpergeschehen, eine Somatisierung – andererseits eine psychisch-intellektuelle Vergegenständlichung dieses Geschehens. Es wird als etwas Fremdes zunächst leidenschaftlich wahrgenommen.[173] Diese in der klinischen Situation auffallende Koinzidenz oder Verknüpfung von einer Somatisierung und einer Objektivierung versieht Weizsäcker mit der übergreifenden Bezeichnung „Es-Bildung". Der Akt, in welchem ein Mensch seiner Krankheit begegnet, ist ein „amphibische[s] Ding", ein „aus somatischen und psychischen Phänomenen gemischte[s] Bündel".[174]

Weizsäcker will damit ein psychophysisches Schema gewinnen – und zwar in der bewussten Abgrenzung von zeitgenössischen Vorstellungen einer wissenschaftlichen Psychophysik, aber auch in der bewussten Abgrenzung von Auffassungen einer wissenschaftlichen Psychologie.

> „Wenn deren Zusammenhang nämlich wissenschaftlich zu behandeln war, dann überhaupt nur durch eine Wissenschaft, die es eben noch gar nicht gibt, eine Wissenschaft, die nicht den Zusammenhang von Leib und Seele untersucht, sondern die schon jenseits dieses Dualismus oder, wenn man will, noch diesseits der Spaltung steht. Das Wort Es-Bildung ist die absichtliche Doppelsinnigkeit, die Somatisierung und Objektivierung, also zwei Aspekte des gleichen Vorganges, mit einem einzigen Worte zu bezeichnen."[175]

---

[172] Vgl. Pathosophie (1956, GS 10, 393).

[173] Natur und Geist (1954, GS 1, 168). Der Struktur nach handelt es sich bei diesem Doppelgeschehen um das, was H. Plügge im Anschluß an M. Merleau-Ponty als „Ambiguität" des Leibes beschreibt, vgl. dazu weiter 8.4. und 9.2.1.

[174] Ebd., 168 f.

[175] Ebd., 169.

In seiner Studie „Krankheitsgeschehen und Neurose" versucht Weizsäcker, das psychophysische Schema der „Es-Bildung" für das Verständnis der Pathogenese fruchtbar zu machen, um zu einem revidierten Verständnis der Psychogenese organischer Krankheiten zu gelangen. Die erwähnte Umstellung auf die Gegenüberstellung von Ich und Umwelt ist dabei bereits vorausgesetzt. Eine Neurose wird der Struktur nach als fehlende Kohärenz von Ich-Bereich und Umweltbereich gefasst. Das Sollen eines Menschen und das diesem vorausgesetzte Wollenkönnen steht mit den ‚natürlichen' Gegebenheiten bzw. seinem faktischen Können nicht im Einklang.[176] Wird ein solcher Mensch organisch krank, bekommt er also beispielsweise eine Angina, dann tritt mit der Krankheit eine neue Realität auf, nämlich ein ‚Es', welches das ‚Ich' entlastet. Die Krankheit wird nämlich zu einem „Ersatz" des Sollens, d. h. die pathologische Materialisierung ersetzt die erforderliche Verarbeitung des Konflikts, sie ersetzt die Verarbeitung der Inkohärenz zwischen Ich und Umwelt.[177] Es findet sozusagen eine Verschiebung von einer Ich-Umwelt-Ordnung in eine andere statt. Die noch zu erörternde Vorstellung des Funktionswandels benennt dann die physiologische Voraussetzung für diese Verschiebung.

Die Auffassung einer Psychogenese, der Versuch, die Entstehung der organischen Krankheit aus einem psychischen Konflikt kausal erklären zu wollen, greift ebenso zu kurz wie die Vorstellung eines Parallelismus von Psychischem und Physischem. Der Begriff der „Es-Bildung" verweist auf eine Alternative: Bei Krankheiten handelt es sich um defiziente Formen eines Ich-Umwelt-Verhältnisses, die als Kreisbewegungen darstellbar sind. Tritt eine Wandlung in einer Krankengeschichte dergestalt ein, dass die Ebene eines neurotischen Kreises verlassen wird und eine organische Krankheit entsteht, bildet sich eine neue Kreisbewegung auf einer anderen Ebene. Der Übergang von einer Ebene der Kreisbewegung (des Ich-Umwelt-Verhältnisses) zur anderen ist als eine Verschiebung, als ein Fortschreiten gleichsam senkrecht zu dieser Ebene vorzustellen.[178] „Es-Bildung" beschreibt, wie in einer Krankheit ein neues Ich-Umwelt-Verhältnis – das heisst auch: ein neues Ich-Körper-Verhältnis – entsteht. Dieses Verhältnis stellt dann selbst jene aus psychischen und physischen Funktionen gemischte Doppelbeziehung dar: Materialisierung bzw. Somatisierung als Körpergeschehen einerseits, intellektuell-psychische Vergegenständlichung durch das betroffene Subjekt andererseits.

Der Begriff „Es-Bildung" ist nicht nur in der Absicht gewählt worden, die innere Verknüpfung von Momenten festzuhalten, welche in der Wissensgeschichte immer wieder getrennt wurden: materieller Vollzug des Naturgeschehens – intellektueller Vollzug kategorialer Leistungen, Bereich des Physischen – Bereich des Psychischen. Er ist von Weizsäcker auch in der Absicht gewählt worden, die

---

[176] Körpergeschehen und Neurose (1933, GS 6, 216 f.).
[177] Ebd., 218 f.
[178] Ebd., 226.

pathogenetische Frage der Entstehung von psychischen *und* organischen Krankheiten auf eine neue Grundlage zu stellen. Organkrankheiten wurzeln häufig in psychischen Konflikten, gleichwohl können sie nicht kausal auf Neurosen zurückgeführt werden. Eine Krise bringt vielmehr einen Funktionswandel mit sich, mit der Krise *entsteht* eine neue Realität (der Krankheit) *und* eine neue intellektuell-psychische Leistung. Letztere ist dann nicht nur in dem skizzierten Vorgang der Vergegenständlichung zu erblicken. Sie führt zu einem Wandel in der Selbst- und Weltzuwendung, zu einem Wandel des Sollens, Wollens und Könnens. „Es-Bildung" und „Ich-Bildung" bedingen sich gegenseitig. Kurzum: Eine Krankheit versetzt einen Menschen in eine neue Realität, sie verändert ihn auch als Subjekt, in seiner Fähigkeit des Wahrnehmens von Störungen und des Umgehens mit ihnen.

Eine Konsequenz des mit „Es-Werdung" bezeichneten Vorgangs ist die Ansicht, dass ein Mensch über den intellektuell-psychischen Vollzug am Entstehen einer Krankheit stets mitbeteiligt ist. Die skizzierte Auffassung der „Es-Werdung" lässt dabei ersehen, dass die Rede vom „Entstehen" einer Krankheit nicht im Sinne einer kausalen Verursachung aufgefasst werden kann. Das den Übergang zwischen zwei Ich-Umwelt-Ordnungen einleitende Moment der Krise führt zu einer Wandlung, bei der offen bleibt, auf welcher Ebene sich eine als „Ich-Es-Bildung" beschreibbare (gesunde oder kranke) Ich-Umwelt-Ordnung etabliert. Der Aspekt des Indeterminismus ist an dieser Stelle zu verorten. Das schließt nicht aus, dass es auch rein somatische und rein psychische Prozesse der Krankheitsentstehung gibt, die kausalen Mustern entsprechen. Erinnert sei in diesem Zusammenhang noch einmal an das Zug-Beispiel, das Weizsäcker etwas später zur Illustration verwendet: Offen ist, in welchen Zug vom selben Bahnsteig aus eingestiegen wird; die naturgesetzlich fassbaren physiologischen oder psychischen Strukturen bzw. Pfade bestimmen aber als Fahrplan die auf diesen Einstieg folgende Reise.[179]

Auch bei gemischten Prozessen der Krankheitsentstehung lassen sich allerdings verallgemeinerbare Strukturen auffinden. Das gilt jedenfalls dann, wenn man sie unter dem Aspekt des darin sich vollziehenden Wandels betrachtet: Die Krise als „Kreuzungspunkt" zwischen zwei Ordnungen führt zu einer Umordnung der psychophysischen Konstellation, welche die Struktur eines reziprok-spiegelbildlichen Verhältnisses besitzt.[180] Weizsäcker thematisiert sie unter dem Begriff „Stellvertretung".[181] Konkret hieße das beispielsweise: Psychische Symptome können sich bei einer Unterdrückung von körperlichen Abläufen bilden – und umgekehrt. Dieser Sachverhalt kam bereits im Begründungskontext der

---

[179] Studien zur Pathogenese (1935, GS 6, 255).

[180] Körpergeschehen und Neurose (1933, GS 6, 236); Wege psychophysischer Forschung (1934, GS 6, 249).

[181] Ebd.: „An die Stelle seelischer Erlebnisse sind jetzt körperliche Verhaltensweisen getreten, und an die Stelle physiologischer Abläufe ist ein erlebter Wunsch oder Gedanke sichtbar. Jenes Zurücktreten und dieses Vortreten führender Akte und das reziproke Verhältnis von Erleben und Geschehen, von psychischer und physischer Repräsentanz sind als kreuzweise verschlungen und um den Schnittpunkt einer Krise geordnet."

biographischen Pathogenese (8.1.2.) in den Blick. Dort war zu sehen, dass der Indeterminismus bei den Ordnungsübergängen nicht gegen die Möglichkeit spricht, eine „Zusammenhangslehre" zu entwickeln. Festgestellt worden war allerdings auch, dass der Stellungswechsel am Kreuzungspunkt von psychischer und physischer Erscheinungsebene der dynamisch-wechselseitigen Struktur eines Schachspiels entspricht.[182]

Einen Schritt weiter kommt man, wenn man die von Weizsäcker hier angesprochene reziprok-spiegelbildliche Struktur etwas näher in Augenschein nimmt. Denn damit ist bereits die Stelle markiert, an welcher er sowohl die Vorstellung einer psychophysischen Kausalität als auch die Vorstellung eines psychophysischen Parallelismus zurückweist. Wenn die wichtigste Strukturregel zwischen physischen und psychischen Erscheinungen „Stellvertretung" oder „Vertretbarkeit" lautet, ist damit eine Äquivalenz in der Verschiebung dynamischer Strukturen gemeint – eine Verschiebung, die aber nicht parallel, sondern gegenläufig erfolgt. Sie folgt eben dem Prinzip stückweiser Vertretbarkeit. Weizsäcker wird dieses Äquivalenzprinzip und dessen grundlegende Bedeutung für die Leistung einer Einordnung des biologischen Subjekts in seine Umwelt im „Gestaltkreis" vertiefen.[183]

Wenn also von einer „Kopplung" zwischen Psychischem und Physischem geredet wird, ist zu beachten, dass es sich um eine reziprok-spiegelbildliche Kopplung handelt. Die Folgerung, die in „Körpergeschehen und Neurose" gezogen wird, lautet: Ein Hauptaugenmerk der Analyse müsse auf der Krise liegen, insofern diese den „Kreuzungspunkt" zwischen alter und neuer Ordnung darstelle.[184] Es wird nicht über kausale Verkettungen zwischen Psychischem und Physischem spekuliert, sondern, wie bereits erwähnt, gleichsam *ex post* nach dem Zusammenspiel zweier selbstständiger Schachspieler gefragt. Wagt man sich jene reziprok-spiegelbildliche Kopplung im Sinne des Prinzips der Vertretbarkeit anschaulich vorzustellen, könnte man sagen: Wird auf der psychischen Ebene eine misslungene oder verdrängte Verarbeitung eines Selbst- oder Beziehungskonflikts als Verschiebungsvektor von 1 nach 0 dargestellt, entspräche diesem auf der physischen Ebene ein inverser Verschiebungsvektor von 0' nach 1', wobei völlig offen bleibt, ob es sich bei 1' um eine Immunreaktion oder eine Lähmung handelt. In einer Krise kann es also zu solchen Umordnungen psychophysischer Funktionsstrukturen kommen, dass auf der einen Seite Symptome verschwinden und auf der anderen Seite sich zugleich neue bilden. Noch einmal: Für Diagnose und Therapie ist es aufgrund des indeterministischen Moments in solchen Umordnungen allein zielführend, von der biographischen „Krise" als dem „Kreuzungspunkt" zwischen alter und neuer Ordnung auszugehen.

---

[182] Individualität und Subjektivität (1939, GS 6, 382).

[183] Der Gestaltkreis (1940, GS 4, 282 ff.), auch 335. Vgl. unten, 9.4.2.

[184] Körpergeschehen und Neurose (1933, GS 6, 236).

### 8.2.4  Pathisches Wesen der Krankheit

Was eine Krankheit ausmacht, erscheint in der Dynamik eines Wandels unterschiedlicher Ich-Umwelt-Verhältnisse und unterschiedlicher Ich-Es-Verhältnisse; es erscheint in einer wechselseitigen Stellvertretung von Psychisierung und Somatisierung.[185] Zur Erfassung einer solchen Dynamik ist, dies wurde bereits skizziert, für Weizsäcker eine biographische Methode erforderlich, welche die ‚eigentliche Krankengeschichte‘ zu erheben trachtet.

Eine wichtige Frage ist damit noch nicht beantwortet: Was steckt als Wesen der Krankheit gleichsam *hinter* diesen dynamisch sich wandelnden Erscheinungsgestalten? Was bildet das gleichsam inhaltliche Motiv im Wandel? Die Betrachtung von Krankheit als Inkohärenz bzw. Störung einer Ich-Umwelt-Ordnung bietet zwar eine verallgemeinerbare Grundstruktur, aber noch keine hinreichende Antwort auf die erwähnte Frage. Es ist zwar viel erreicht, wenn man die Pathogenese als Prozess betrachtet, in welchem bestimmte psychophysische Konstellationen sich als Durchgangsformen im Wandel präsentieren. Untersuchen lässt sich dann das Hin und Her zwischen Somatischem und Psychischem im Sinne der erwähnten „Stellvertretung“, wobei die Frage, wer von beiden „angefangen“ habe, sich als nicht beantwortbar darstellt. Genau genommen führt die Spur der wechselseitigen Stellvertretung aber auf etwas Grundlegenderes, auf eine *verborgene Not*, auf eine *Existenzbedrohung* des ganzen Menschen.[186]

An dieser Stelle zeigen sich die Grenzen phänomenorientierter Zugänge, insofern sich die Phänomene der Krankheitsnot zweideutig präsentieren: Sie vertreten etwas anderes, dieses verbirgt sich und wird doch zugleich angedeutet.[187] So ist die bewusste Psyche sich selbst nicht durchsichtig, Bereiche sind ihr verborgen (Unbewusstes) und können mitunter doch vom Bewusstsein vertreten werden. Die gesuchte Beantwortung der Frage nach dem Wesen der Krankheit muss umfassender ansetzen, wenn die verborgene Not der Existenz des ganzen Menschen es verlangt, nicht nur eine psychische Erscheinung als ‚etwas‘ zu *erklären*, nicht nur einen Ausdruck des ganzen Menschen als ‚jemand‘ zu *ver-*

---

[185] Der kranke Mensch (1950, GS 9, 504). Diese spätere Vorlesung knüpft am skizzierten Gedankengang aus „Körpergeschehen und Neurose“ an. Ich folge ihr in den beiden folgenden Unterkapiteln. Man kann die entsprechenden Vorlesungsteile als *Vertiefung im Horizont einer medizinischen Anthropologie* lesen, insbesondere im Blick auf die Frage, welches inhaltliche Motiv *hinter* einer Krankheit stehe. Es geht jetzt also um eine anthropologisch verstandene Genese einer Krankheit. Wie zu sehen sein wird, wird sie nach dem Grundsatz einer „Verlagerung des Streits“ vom Pathischen ins Ontische expliziert. Insofern einer genaueren Erhellung einer solchen Verlagerung Grenzen gesetzt sind, heißt „einen Schritt *hinter* eine Krankheit“ zu tun: Die Analyse geht auf die Fremdheitserfahrung in einer Krankheit zurück und folgt ihr bis dahin, dass sie die von ihr eingenommene Rolle, nämlich die Rolle der Erfahrung des Todes, zu bedenken versucht. Der Gedankengang dieser späten Vorlesung ist nicht leicht durchsichtig zu machen. Ich versuche lediglich einige wichtige Argumentationsschritte nachzuzeichnen.

[186] Ebd., 530 f. 549; auch: Über medizinische Anthropologie (1927, GS 5, 178).

[187] Der kranke Mensch (1950, GS 9, 549).

*stehen,* sondern beide Dimensionen umfassend mit den geeigneten Kategorien zu *begreifen.*[188]

Damit ist die Aufgabe einer medizinischen Anthropologie benannt, nämlich die Duplizität des Menschen als ‚Jemand' und ‚Etwas' im Blick zu haben und unter dieser Maßgabe die geeigneten Kategorien für seine Krankheitsnot zu finden.[189] Wie erwähnt: Auch das Etikett einer „Psychosomatischen Medizin" schützt einen Arzt bzw. eine Ärztin nicht davor, naturwissenschaftliche Kategorien auf einen kranken Menschen zu übertragen.[190]

Die Beantwortung der Frage, welche verborgene Not hinter einer Krankheit stecke, führt eine medizinische Anthropologie zu dem, was Weizsäcker die „pathische Situation" nennt und die er mit „pathischen Kategorien" zu erfassen sucht. Der Übergang von erfahrungsbezogenen medizinischen Erklärungsmodellen zu anthropologischen Reflexionen ist deutlich. Man könnte geneigt sein, ihn als Übergang in philosophische Spekulation infrage zu stellen. Doch Weizsäcker ist nicht nur der Überzeugung, dass jedes Medizinverständnis, beispielsweise auch die mechanistisch-materielle Auffassung des Körpers, eine implizite Anthropologie enthält. Entscheidender ist: Die Notwendigkeit anthropologischer Reflexion entspringt jenem erwähnten Grunderfordernis, die Medizin müsse die Krankheitsnot als Existenznot des ganzen Menschen als ‚jemand' und ‚etwas' zu begreifen suchen und dafür selbst geeignete Kategorien formulieren.

In diesem Sinn war die Beantwortung der Frage nach dem inhaltlichen Wesen der Krankheit letztlich immer schon mit einem Menschenbild verknüpft. Weizsäcker geht von seinem geschichtlichen Ort aus Schritte in die Medizin- und Geistesgeschichte zurück und nennt Beispiele: Freud sieht das inhaltliche Motiv hinter der Krankheitsgeschichte im Kräftespiel der Triebe, die Moralphilosophie fand es im Gegensatz von *malum* und *bonum;* entsprechend fasste Leibniz Krankheit als *malum physicum,* bedingt durch die Unvollkommenheit der Welt *(malum metaphysicum).* Das christliche Weltbild sprach an dieser Stelle von der Unzulänglichkeit des Menschen, bedingt durch die Störung des Gottesverhältnisses (Abfall des Menschen von Gott).[191] – Weizsäckers eigener Vorschlag steht diesen Traditionen nicht so fern, wie es auf den ersten Blick vielleicht erscheinen mag: Die Grundsignatur des Pathischen, die darin besteht, dass erstens die Unzulänglichkeit für das menschliche Wesen impliziere, „ewig unfertig" zu sein, und dass zweitens das Sein des Menschen als ständiges Werden zu fassen sei, lässt sich besonders in einer Traditionslinie von J. G. Herder bis M. Scheler nachweisen. Sie wird von Schülern Schelers wie H. Plessner und A. Gehlen dann nicht mehr

---

[188] Ebd., 533.

[189] Ebd., 514 f.

[190] Ebd., 552. Weizsäcker kann zwei Arten der psychosomatischen Medizin unterscheiden, eine naturwissenschaftliche und eine anthropologische. Nur letztere versucht den Menschen als leibliches Subjekt mit ihm angemessenen Kategorien zu begreifen. Vgl. Psychosomatische Medizin (1949, GS 6, 454). Dazu weiter Abschn. 9.4.

[191] Der kranke Mensch (1950, GS 9, 542 f.).

mithilfe einer Geistmetaphysik, sondern biologisch reformuliert. Berühmtgeworden ist Gehlens These vom Menschen als „Mängelwesen".[192]

Weizsäcker ist der Überzeugung, seine pathische Fassung des Menschen und
dessen Krankheitsnot im Urphänomen der Begegnung von Arzt und Patient selbst
auffinden zu können:

> „Der Kranke sagt es schon durch sein Erscheinen, oder sogar ausdrücklich mit Worten:
> ‚Ich möchte gesund werden'. Er *ist* also das *nicht, was* er werden möchte. Das ist die
> pathische Situation unseres Daseins, die hier der Kranke als Wunsch, Hoffnung, Absicht
> erfährt: er möchte nicht sein, was er ist, sofern er krank ist. Aber eine pathische Situation
> ist auch sonst in unserem Leben immer wieder gegeben: wenn ich etwas will, so ist es
> etwas, was nicht ist, sonst würde ich es nicht wollen (gar nicht wollen können); wenn ich
> etwas kann, so ist es wiederum etwas, was zwar möglich, aber noch nicht wirklich ist;
> ebenso, wenn ich darf, ist es nur erlaubt; wenn ich soll, ist es geboten; wenn ich muß, ist
> es unausweichlich – in jedem *ist* aber dies Gewollte, Gekonnte, Gedurfte, Gesollte und
> Gemußte *nicht.* Diese gemeinsame Stellung zum Sein, nämlich daß das Sein selbst fehlt
> und gemeint ist, ohne zu sein, bezeichnen wir als die pathische. Die pathische Stellung ist
> eigentlich nur ein Umgang mit etwas, was eben nicht ist."[193]

Der Krankengeschichte selbst lässt sich schließlich entnehmen, dass die Dynamik
des Wandels von einem „gegenwärtigen Mangel" angetrieben ist.[194]

Man ist damit beim Zentrum von Weizsäckers medizinischer Anthropologie
angelangt: *Einen Menschen als leibliches Subjekt in der Duplizität von ‚jemand'
und ‚etwas' zu begreifen, heißt, ihn in der Duplizität von ‚Pathischem' und
‚Ontischem' zu begreifen.* Es wird also nicht nur gefragt, was der Fall ist, sondern
auch, was ein Mensch noch *nicht ist,* sondern *wird,* was er will, kann, soll, muss,
oder darf.[195]

Von hohem Interesse sind nun Zusammenhang und Verknüpfung der beiden
Dimensionen. Bei der grundlegenden Gesamtskizze war dies als Frage nach
dem Schnittpunkt zwischen dem Vektor des ‚Pathischen' und dem Vektor des
‚Ontischen' bereits angesprochen und mit dem Hinweis eines kreisförmigen
Hervorgehens des ‚Pathischen' aus dem ‚Ontischen' und des ‚Ontischen' aus dem
‚Pathischen' versehen worden (Abschn. 6.1.). Was damit gemeint ist, lässt sich
nun genauer angeben. Wir orientieren uns am achten Kapitel „Verlagerung des

---

[192] Zu dieser Entwicklung vgl. die kritische Auseinandersetzung von Schulz (1993, 419–463);
Pannenberg (1983, 25–57). Schön greifen lässt sich der Gedanke der pathischen Transzendenz
bei Scheler: „Der Mensch ist ein Wesen, dessen Seinsart selbst die noch offene Entscheidung ist,
was es sein und werden will." (Scheler (1976, GW 9, 150) Schon Herder war der Überzeugung,
dass „wir eigentlich Menschen noch nicht sind, sondern täglich werden." (Pannenberg, a. a. O.,
42). Hier ist der Gedanke allerdings im Rahmen der aufklärerischen Vorstellung einer Selbstver-
vollkommnung des Menschen formuliert.

[193] Der kranke Mensch (1950, GS 9, 554) (Hervorheb. im Orig.).

[194] Körpergeschehen und Neurose (1933, GS 6, 224).

[195] Der kranke Mensch (1950, GS 9, 515, 554).

Streits", welches in der Vorlesung unter dem Titel „Der kranke Mensch" auf die beiden Kapitel „Gesundungsstreben" und „Krankheitsstreben" folgt.

Die beiden Bezeichnungen „Gesundungsstreben" und „Krankheitsstreben" zeigen bereits den leidenschaftlich-pathischen Umgang eines Menschen mit seiner Umwelt und auch mit seiner Krankheit an. Im orthogonalen Modell (Abb. 6.1) war die Polarität der Strebensrichtungen durch den polar-vertikalen Vektor dargestellt worden. Die Inkohärenz der Krankheit wird als Entgegensetzung zweier Kraftrichtungen, als „Streit" aufgefasst:

> „Beim ersten Anblick des pathischen Verhaltens werden wir die [sic] vielfältige (mindestens fünffache) Modalität gewahr. Die im ärztlichen Umgang imponierendste ist das ‚Ich möchte gesund werden'; mit diesem Verbum ist klar bezeichnet, daß das *nicht ist*, was vielleicht werden könnte. Aber schon in diesem ersten Beispiel stößt schärfere Beobachtung auf die gegensätzliche Tendenz: gegen den Gesundungswillen steht das Krankheitsstreben, und beide streiten miteinander."[196]

Beim Begriff „Krankheitsstreben" handelt es sich um einen Sammelbegriff, der mehrere Spielarten umfasst: Krankheitstendenz oder Entropie im biologischen Sinn; Krankheitsgewinn im psychologischen Sinn und Krankheitsinteresse der Ärzteschaft im professionellen Sinn. Zum „Streit", zur Inkohärenz in der pathischen Konstellation, kommt es häufig schlicht dadurch, dass der Körper in der Lebensgeschichte „mitredet", dass also beispielsweise ein Mensch nicht mehr *kann*, was er eigentlich *soll* (oder *muss*, was er eigentlich *will* etc.).[197]

„Verlagerung des Streits" hebt nun auf die Verknüpfung bzw. den Zusammenhang mit der psychophysischen Sphäre des Menschen als ‚etwas', also des ‚Pathischen' mit dem ‚Ontischen' ab. Im orthogonalen Modell (Abb. 6.2) ist dieser Bereich als mehrdimensional-polares Kontinuum in der Horizontalen dargestellt. Vereinfacht lässt sich auf dem Hintergrund dieses Modells sagen: Der „Streit" bzw. die Inkohärenz in der vertikalen Achse des ‚Pathischen' verlagert sich auf verschiebbare „Streitkonstellationen", sprich: psychophysische Krankheitskonstellationen, welche auf der horizontalen Achse des ‚Ontischen' darstellbar sind. Deren Verschiebbarkeit ergibt aus der Möglichkeit eines Ordnungs- und Funktionswandels unterschiedlicher Ich-Körper-Verhältnisse, welche selbst aus gemischt psychisch-physischen Doppelbeziehungen bestehen und als Kreisbewegungen zu denken sind. – Die sprachlich kompakt formulierte Vorstellung Weizsäckers lässt sich gut in der Skizze des Gesamtmodells verorten und verdeutlichen (Abb. 8.2):

---

[196] Ebd., 565.
[197] Ebd., 566.

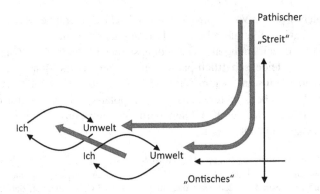

**Abb. 8.2**  Die „Verlagerung" des Streits bzw. des Konflikts von der Dimension des ‚Pathischen'
eines Menschen als ‚jemand' in die Dimension des ‚Ontischen' der psychophysischen
Konstellationen impliziert die Verschiebbarkeit dieser Konstellationen, sprich: deren Wandelbarkeit. Gleichbleibend ist die Signatur des pathischen Konflikts als inhaltliches Motiv „hinter"
einer Krankheit, während bei der Verschiebung in der Horizontalen ein neurotischer Kreis
der psychophysischen Beziehung von Ich und Umwelt auf einer anderen Ebene als betont
somatischer Kreis auftreten kann (aber nicht muss). Eine solche Wandlung in der Krankheitsgeschichte bedeutet einen – durch eine Krise induzierten – Übergang zu einer anderen Reali-
tätsebene, den Weizsäcker als „Es-Bildung" beschreibt. Angetrieben wird die Dynamik der
Wandlung durch einen Mangel, durch die pathische Situiertheit des Menschen. Die einer
medizinischen Anthropologie aufgetragene Frage nach dem inhaltlichen Motiv hinter eine
Krankheit kann damit, vorbehaltlich weiterer Differenzierungen, als beantwortet gelten.

Im Grunde genommen bedeutet „Verlagerung des Streits" also, dass ein
Streit oder ein Konflikt als Signatur des Pathischen auch als Signatur verschiebbarer unterschiedlicher psychophysischer Krankheitskonstellationen wieder-
gekehrt. Beides ist möglich: dass sich ein neurotischer Konflikt gewissermaßen
materialisiert – dass sich eine primär organische Störung psychisiert.[198] Die
„Verlagerung" kann unterschiedliche Wege einschlagen und von einer Vielfalt
möglicher Anlässe bedingt sein, was noch einmal an das erwähnte Zug-Beispiel
erinnert. Weizsäcker vermag mit seiner mehrdimensionalen Vorstellung einer
„Verlagerung" daher auch eine der psychosomatischen Medizin zum Schaden
gereichende Simplifizierung explizit zurückzuweisen: Ein Zwölffingerdarmgeschwür lässt sich eben nicht in einliniger Kausalität auf einen frühkindlichen
Konflikt zurückführen.[199]

---

[198] Ebd., 569.

[199] „Wer erwartet, bei jedem Ulcuskranken die gleiche seelische Qualität etwa des sogenannten
Charakters oder des besonderen Konfliktes zu finden, muß enttäuscht werden. Ebensowenig
bekommen alle gleichartigen seelischen Typen ein Ulcus. Vielmehr hat unser Studium der Fälle
gerade gezeigt, daß infolge der Verschiebung des Streites von der psychischen auf die physische
und von der physischen auf die psychische Seite der Konflikt bald ganz innerlicher Art zwischen
zwei unvereinbaren Wünschen, bald äußerlicher Art zwischen zwei Organfunktionen manifest
wird." (ebd., 570) Insofern dies Schüler Weizsäckers anders sahen, muss die harsche Kritik von
Engelhardt (1999b, 29 f.) als berechtigt angesehen werden.

### 8.2.5  Brüche der „Es-Bildung" und die Rolle der Fremdheit

Der skizzierten Vorstellung von Weizsäckers medizinischer Anthropologie lässt sich bei allen sprachlichen Eigenheiten und begrifflichen Unklarheiten eine recht klare Struktur entnehmen. Die Komplexität des zu Bearbeitenden verweigert sich aber insbesondere bei der Frage nach dem Verhältnis des Pathischen zum Ontischen, aber auch bei der Frage nach der genaueren Kontur der „Ich-Es-Bildung" einer undialektischen Darstellung. Dennoch lohnt es sich, einigen Differenzierungen und höherstufigen anthropologischen Reflexionen weiter zu folgen.

Zunächst kommen angesichts dessen, dass die naturwissenschaftliche Medizin für das Pathische im Allgemeinen und für die pathische Konflikthaftigkeit im Besonderen keinen angemessenen Zugang bereitstellt, die von ihr überwunden geglaubten naturphilosophischen, magisch-dämonischen und primitiven Deutungen neu in den Blick. Sie boten auf ihre Weise eine Antwort auf das, was hinter einer Krankheit steckt, und zum Teil eine Verdeutlichung dessen, wie das Pathische seinem Wesen nach ursprünglich erfahren wird. Krankheiten werden selten ursprünglich als Funktionsdefizit erfahren, sondern als Feind oder ichfremde Macht. Auch primitive Kausalattribuierungen erlauben es, etwas anderes (Geld- und Beziehungssorgen, mangelhafte Lebensbedingungen etc.) für eine Krankheit verantwortlich zu machen und es anzuklagen. Damit ist ebenfalls eine pathische Haltung eingenommen.[200]

Allerdings habe sich eine Ärztin bzw. ein Arzt von solchen vergröbernden Deutungen zu lösen: „Nichts ist es diesmal mit Naturphilosophie, nichts mit Teufeln, Dämonen, magisch-mythischer Wirkung, nichts mit dem Primitiven."[201] Es bedarf, um den pathischen Umgang eines Menschen zu begreifen, einer „Akkuratesse" der differenzierten Wahrnehmung. Und eine solche dürfe beispielsweise vorschnellen Psychologisierungen nicht die Hand reichen; pathisches Verhalten könne auch auf kleine Vorgänge des Organismus zurückzuführen sein.[202] Man denke an die Wirkung eines kleinen Blutgerinnsels im Gehirn.

Unhintergehbar für die ärztliche Untersuchungspraxis ist es, dass in ihr sowohl eine pathische Wahrnehmung als auch eine ontische Wahrnehmung ihren Ort finden. Eine „Steigerung der Objektivität" ist nicht pauschal als Maxime einer technokratischen oder gar unmenschlichen Medizin zu diffamieren; sie hat auch als Maxime einer anthropologischen Medizin zu gelten, welche auf die Ermöglichung neuen individuellen Menschseins zielt. Das liegt schlicht daran, dass bei aller Aufmerksamkeit auf leidenschaftliches Werden die Zuwendung zum Gegebenen und Vorhandenen der menschlichen Situation grundlegend bleibt. Zu berücksichtigen ist außerdem, dass der Arzt bzw. die Ärztin das Pathische meist

---

[200] Ebd., 576 f.
[201] Ebd., 581.
[202] Ebd., 581.

als Ontisches vorfindet. Der Verknüpfung des Pathischen mit dem Ontischen und des Werdenden mit dem Seienden wird man am ehesten gerecht, wenn man sich im Wechsel von einer pathischen und einer ontischen Haltung bewegt – das heißt: im Wechsel zwischen leidenschaftlicher Parteinahme mit dem Patienten und kritisch-objektivierender Distanznahme.[203] Die Krankheit wird einerseits mit dem Patienten von innen leidenschaftlich wahrgenommen und andererseits zugleich von außen mit den Augen eines fachkundigen Mediziners, welcher physische und psychische Vorgänge zu erklären versteht.[204]

Die anthropologisch verstandene Genese einer Krankheit, jene „Verlagerung des Streits" vom Pathischen ins Ontische, lässt sich aber auch so häufig nicht befriedigend erhellen. Weder Psychogenie noch Somatogenie bieten eine Antwort, vielfach findet sich als Ursprung scheinbar nichts. Mit Weizsäckers Terminologie gesprochen: Die Materialisierung, die „Es-Bildung" lässt sich vielleicht ein kleines Stück verfolgen, dann erfolgt ein Bruch. Die Krankheit erscheint als Sprung, sie erscheint als sinnlos. Häufig wird sie als Schicksal erfahren und lässt sich nicht als Eigenes in den Kreislauf der „Es-Bildung" und „Ich-Bildung" integrieren.[205] – An dieser Stelle wird für Weizsäcker noch einmal die pathische Erfahrung der Fremdheit zentral: Krankheit wird als Selbstentfremdung erlitten.[206] Diese Erfahrung war ja bereits Ausgangspunkt der Frage nach der anthropologisch verstandenen Genese einer Krankheit, bei der Frage also, was ‚hinter' einer Krankheit steckt, und führte zum Rückgang auf ein pathisches „Krankheitsstreben".

Die Frage lautet jetzt also: Was verbirgt sich nun *hinter* der Fremdheit – und zwar gerade dann, wenn alle pathogenetischen Fragen zu kurz greifen? Um die Antwort von Weizsäckers medizinischer Anthropologie kurz und bündig vorwegzunehmen: Hinter ihr verbirgt sich der Tod. Die Fremdheit, die in einer Krankheit erfahren wird, übernimmt die Rolle eines Größeren, nämlich die des Todes.

Einsichtig wird diese These, wenn man seine Ansicht einer „Teilhabe des Todes am Leben" berücksichtigt.[207] Seiner Meinung nach ist sie keine anthropologische Deutung, die philosophische Vorstellungen zur Voraussetzung hätte. Die „Einführung des Todesproblems" legt sich nämlich erfahrungswissenschaftlich ebenso

---

[203] Ebd., 591 f.

[204] Mit einem ähnlichen Anspruch tritt auch eine phänomenologisch orientierte Medizin auf: Krankheit zeige sich nicht nur in funktionalen Störungen, sondern im Erleben und im gesamten In-der-Welt-Sein eines Menschen. Auch hier ist die Erfahrung der Entfremdung häufig zentral. Allerdings hält Weizsäcker fest: Es ist eines, eine leibliche Fremdheit zu erfahren, es ist ein anderes, diese Fremdheit leidenschaftlich als Unzulänglichkeit und unaufhebbare Vulnerabilität zu erfahren (Der Begriff der Allgemeinen Medizin (1947, GS 7, 193). Die Duplizität der beiden Wahrnehmungsweisen entspricht der Duplizität der beiden Teilvorgänge der „Es-Werdung".

[205] Der kranke Mensch (1950, GS 9, 596, 602).

[206] Ebd., 604.

[207] Der Gestaltkreis (1940, GS 4, 83).

nahe wie die „Einführung des Subjekts": Zum Leben gehört die „sich selbst aufhebende Seite des Lebens", zu den Akten des Werdens gehören die Akte der Selbstzerstörung.[208] Indem Leben lebt, tötet es allein dadurch anderes Leben.[209] Krankheit als „eine Weise des Menschseins" zu betrachten, heisst nicht nur, sie – als Unterbrechung und als neue Gelegenheit – auf die leibliche Selbstwerdung des Menschen zu beziehen; es heisst auch, dieser Selbstwerdung in der Dialektik von Werden und Sterben ansichtig zu werden.[210] Dem Verständnis der Zeit als biologischer Zeit entsprechend ist mit dem Tod also nicht lediglich ein Ereignis am Ende des Lebens gemeint, sondern der Tod, wie er konstitutiv ist für die Geschichtlichkeit des menschlichen Daseins, für die Wandlungen des Lebens.[211] In jeder Krankheit, in jedem Wandel, in jedem Abschied wird das menschliche Dasein gewissermaßen im ‚Vorletzten' fraglich. Wenn „alles Leben ein Sterben ist", gibt sich die Medizin daher einer Illusion hin, wenn sie meint, sich der inneren Verknüpfung von lebenserhaltendem und tötendem Handeln entziehen zu können.[212] Sie gibt sich einer Illusion hin, wenn sie meint, „den Tod gleichsam ausklammern und ins Gebiet der Religion verweisen" zu können.[213]

Vor dem Hintergrund dieser Einsichten lassen sich die auf den ersten Blick rätselhaft wirkenden Aussagen Weizsäckers erhellen: Die Fremdheit spielt im Lebensszenario die Rolle dessen, was im Letzten hinter einer Krankheit steckt; sie spielt die Rolle des Todes. Sie spielt damit sowohl die Rolle einer Infragestellung des ganzen Daseins als auch die Rolle einer Selbstzerstörung im ‚Vorletzten'. Die Kunst ärztlicher Therapie besteht Weizsäcker zufolge darin, den Tod seine Rolle in einer solchen Weise spielen zu lassen, dass er selbst *nicht* auftritt.[214] Dieser Gedanke wirft noch einmal Licht auf die Vorstellung der „Es-Bildung": „Ich-Bildung" und „Es-Bildung" kommen nicht vollständig zur Deckung; die Materialisierung behält die Brüchigkeit und Labilität, sodass sich die Erfahrung des Eintritts eines Fremden nicht aus dem Leben verbannen läßt.[215]

---

[208] Grundfragen medizinischer Anthropologie (1948, GS 7, 266).

[209] Der kranke Mensch (1950, GS 9, 613).

[210] Ebd., 640.

[211] Der Gestaltkreis (1940, GS 4, 312).

[212] Um auf dieses brisante Thema noch einmal kurz einzugehen (vgl. Abschn. 8.1., Anm. 78): Für Weizsäcker stellte es sich als Verhängnis heraus, dass die Medizin selbst zur Frage des tötenden Handelns – und damit zur Euthanasie – keine reflektierte Position ausbildete und diese vakante Position durch den Staat besetzt werden konnte („Euthanasie" und Menschenversuche (1947, GS 7,117 f.). Der nationalsozialistische Staat vermochte so in verhängnisvoller Weise die Euthanasie mit dem Motiv des „unwerten Lebens" zu verknüpfen (ebd., 99 f.). Wie gleich zu sehen sein wird: In der medizinischen Anthropologie ist alle Heilkunst gute Sterbehilfe („Euthanasie"), weil sie die Rolle des Todes in der Lebensgeschichte nicht negiert.

[213] Der kranke Mensch (1950, GS 9, 633).

[214] Ebd., 608.

[215] Vgl. ebd., 626 f.

## 8.3     „Gestaltkreis": Subjektivität im biologischen Akt

Die Einführung des Subjekts in die Medizin impliziert eine „Verschiebung der Grundlagen". Beides wird nicht erst durch das Anliegen einer menschenangemessenen Medizin erfordert. Bereits der zugrunde liegende Gegenstand, das Leben, genauer: der biologische Akt, erfordert solches. Dies zu demonstrieren unternimmt Weizsäcker nun auch auf physiologischer Ebene mit den Mitteln empirisch-experimenteller Wissenschaft. Die leitende Überzeugung: Die Umformung der Denkungsart müsse bei der Denkform der Physiologie ansetzen, weil diese die Denkform der ganzen Medizin maßgeblich mitgestaltet habe. Eine Neuordnung der Medizin als Wissenschaft habe dabei die von der klassischen Physik übernommenen und selbstverständlich in Anspruch genommenen Grundkategorien wie Raum, Zeit oder Kausalität auf den Prüfstand zu stellen.[216] Ziel des Programms wäre es, die „mechanomorph" aufgestellten Kategorien, welche die nachklassische theoretische Physik bereits hinter sich gelassen habe, zugunsten von „biomorph" aufgestellten Kategorien zu überschreiten.[217]

Die intendierte Revision der Denkform erhellt, dass mit der bloßen Einführung einer erstpersonalen Erlebnisperspektive in die Medizin dem Anliegen der „Einführung des Subjekts" noch nicht entsprochen ist. Auch das wissenschaftliche Motiv, den philosophischen Begriff des Lebens durch den Rückgang auf die Physiologie gewissermaßen materiell-naturwissenschaftlich zu erden, benennt nur einen, wenngleich wichtigen Teilaspekt des Unternehmens. Die Grundeinsicht, die mit der „Einführung des Subjekts" nun angesprochen ist, lautet vielmehr: Erlebnisfähiges Subjekt und Umwelt bestimmen und gestalten sich *wechselseitig* – und zwar von Anfang an in elementaren Vollzügen des Wahrnehmens und Bewegens.[218] Subjektivität ist darum nicht lediglich Sache von Prozessen im Kortex oder Stammhirn, so dass unterhalb dieser Ebene alles nach verallgemeinerbaren physikalischen Gesetzmäßigkeiten erklärbar wäre. Subjektivität bedingt bereits jene elementaren Lebensvollzüge. – Für diese Subjektivität ist die klassische Naturwissenschaft insensitiv, weil sie von einer vom Subjekt unabhängigen Welt als Gegenstand der Erkenntnis ausgeht. „Ihre Frageform hatte gelautet: Erkenntnis erkennt Objektives; die neue lautet: Ein Ich begegnet seiner Umwelt."[219] Der Gegenstand der Biologie ist lebendig, er ist „eben ein Objekt, dem ein Subjekt einwohnt."[220] Das ist der tiefere Grund dafür, dass die physikalischen Grundkategorien auf den Prüfstand zu stellen sind.

---

[216] Natur und Geist (1954, GS 1, 188); Der kranke Mensch (1950, GS 9, 490 f., 550).

[217] So schon in: Einleitung zur Physiologie der Sinne (1926, GS 3, 396); vgl. auch Funktionswandel und Gestaltkreis (1950, GS 3, 621).

[218] Zum Begriffswandel der Biologie (1935, GS 4, 69).

[219] Der Gestaltkreis (1940, GS 4, 299).

[220] Ebd., 295.

Die damit angezeigte Form der Grundlagenforschung unterscheidet sich deutlich von den Fragestellungen der klinischen Medizin. Weizsäcker selbst beschreibt den Wechsel zwischen beiden Arbeitsebenen: „[D]ie Idee des Gestaltkreises war gar nichts anderes als die theoretische Abstraktion von der Form des Lebensvorgangs, die sich mir in der ärztlichen Beziehung zum Kranken dargestellt hatte."[221] Oder kürzer: „Zur psychosomatischen Klinik trat [...] eine psychophysische Forschung."[222] Zur klinischen Arbeit an einer psychophysischen Pathologie, die von einem zweiseitig strukturierten einheitlichen biologischen Akt ausgeht, trat ein Forschungsprogramm, welches biologische Vorgänge auch mit den Mitteln einer objektivierenden und zerlegenden Psychophysiologie befragt. Erinnert sei an dieser Stelle noch einmal an die zweiseitige Programmatik der anthropologischen Medizin selbst. Diese Programmatik gebietet es, nicht nur einen pathischen, sondern auch einen ontischen Zugang – hier: eine objektivierende Erklärung des psychophysischen Geschehens – anzustreben.

Zu zeigen sein wird, wie die erwähnte Umstellung auf die Gegenüberstellung von Ich und Umwelt eine neue Modellvorstellung des psychophysischen Verhältnisses mit sich bringt. Die Bedeutung einer solchen psychophysischen Modellbildung ist weitreichender, als es auf den ersten Blick erscheinen mag: Im zeitgenössischen medizin- und geistesgeschichtlichen Kontext hatte man damit zugleich auch eine bestimmte Vorstellung zum Leib-Seele-Problem eingenommen. Denn nicht die Hirnforschung war damals die hierfür entscheidende Forschungsrichtung, sondern die Sinnesphysiologie: „Die Sinnesphysiologie [J. Müllers] und die Psychophysik [G. Th. Fechners] sind die schmale Brücke, auf der sich das naturwissenschaftliche Leib-Seele-Problem, gefährdet genug, hinüberrettet über eine Epoche, die am liebsten das Seelische ganz verschwiegen hätte."[223] Ich werde in dieser Hinsicht Weizsäckers Konzeption des „Gestaltkreises" (1933; 1940) vorstellen. Das bringt eine Fokussierung mit sich: Die im engeren Sinne sinnesphysiologischen oder wahrnehmungspsychologischen Erörterungen der Experimente samt der Frage, inwiefern die von Weizsäcker gezogenen Folgerungen heutigem Wissensstand entsprechen, interessieren nur am Rande. Der Fokus liegt auf der Bedeutung jener Experimente und Einsichten für das biologische Verständnis des Lebens und für das Leib-Seele-Problem, insbesondere für die psychophysische Modellbildung. Auf viele Begriffe wie „Umgang", „Krise", „Kohärenz" fällt noch einmal anderes Licht; sie erscheinen in anderem Begründungszusammenhang. Das gilt dann insbesondere auch für die geforderte Revision der Grundkategorien. Um das solchermaßen begründete psychophysische Modell zusammenfassend in den Blick nehmen zu können, wird bereits auf eine systematisierende Rekonstruktion ausgegriffen (8.3.4.). Ein solche Rekonstruktion scheint mir wichtig, um das Modell im Horizont der gegen-

---

[221] Natur und Geist (1954, GS 1, 170).

[222] Der kranke Mensch (1950, GS 9, 490).

[223] Wege psychophysischer Forschung (1934, GS 6, 239).

wärtigen Mentalisierung von Subjektivität im Allgemeinen und von der Seele im Besonderen diskutieren und profilieren zu können.

### Exkurs zur wissenschaftsgeschichtlichen Bedeutung der Sinnesphysiologie

Wie eben zitiert, sprach Weizsäcker 1934 in seiner Festrede in der Heidelberger Akademie der Wissenschaften von einer „schmalen Brücke", auf der sich das naturwissenschaftliche Leib-Seele-Problem in die neue Wissenschaftsepoche „hinübergerettet" habe.[224] Eine häufig beschrittene Brücke, die Weizsäcker lediglich andeutet, führte damals zur Bewusstseinspsychologie W. Wundts (1832–1920). Anders als eine wissenschaftlich nicht fassbare Seele schien nämlich das Bewusstsein eine eigenen Gesetzlichkeiten folgende Gegenständlichkeit zu bieten, die man einer wissenschaftlichen Psychologie zugrunde legen konnte. Für Wundt sind Bewusstseinsgegebenheiten durch Introspektion zugänglich und zugleich experimentell erforschbar. Seine Gleichsetzung der Seele mit Bewusstsein bot außerdem eine Alternative gegenüber der neurophysiologischen Variante einer Gleichsetzung von Seele und Gehirn. Eine solche Gleichsetzung war bereits von F. J. Gall (1758–1828) vertreten worden. Auch wenn Weizsäcker die moderne Dominanz der Hirnforschung noch nicht erahnen konnte, war ihm der Wandel vom Seelenorgan zum Gehirn nicht neu.[225] Auftrieb bekam die neuere Mentalisierung der Seele dann nicht zuletzt durch die Fragestellung der analytischen Philosophie des Geistes in der zweiten Hälfte des 20. Jahrhunderts. Ihr Interesse galt den aus naturwissenschaftlicher Sicht als Problem betrachteten mentalen Eigenschaften. Die Frage nach dem Verhältnis dieser Eigenschaften zu den physischen Eigenschaften eines Menschen wurde nun zum Gegenstand einer ausufernden Diskussion. Die wissenschaftsgeschichtliche Bedeutung einer Lokalisierung von mentalen oder psychischen Eigenschaften im Gehirn hat Weizsäcker bereits kritisch kommentiert. Ebenso wie bewusstseinstheoretische Ansätze folgen solche hirnphysiologischen Ansätze letztlich idealistischen Prämissen, die er als „leiblos" kennzeichnet.[226] Der Weg einer Gleichsetzung von Seele und Bewusstsein war für Weizsäcker aus mehreren Gründen nicht mehr gangbar. Ein Grund bestand in der Entdeckung des Unbewussten durch S. Freud, ein weiterer im Beharren auf der Intentionalität eines leiblichen Bewusstseins, wie es von Phänomenologen wie F. Brentano und E. Husserl eingeschärft wurde: Bewusstsein ist nie nur in sich, sondern immer schon leibliches Sein bei den Dingen dieser Welt, wie sie Bedeutung für uns haben. Gewichtig war außerdem die Beobachtung, dass auch ein bewusstloser und nichts Psychisches erfahrender Leib sich als Subjekt zu seiner Umwelt verhalten kann.[227]

Weizsäcker beschritt die Brücke der Sinnesphysiologie nicht in erster Linie, um das Seelische oder Psychische als Gegenstandbereich einer wissenschaftlichen Psychologie zu retten. Er beschritt sie im kritischen Interesse, jene erwähnte Grundlagenrevision, jene Revision der Denkform in Angriff zu nehmen. Die Sinnesphysiologie entsprach der damaligen Forderung einer Psychologie auf physiologischem Boden und avancierte vor allem durch J. Müller (1801–1858) und H. v. Helmholtz (1821–1894) zum Kernbereich der Grundlagenforschung im Sinne einer experimentellen Psychologie.[228] Die Auseinandersetzung mit Müller, Fechner und Helmholtz durchzieht deshalb die sinnesphysiologischen Beiträge Weizsäckers. Eine von der Sinnesphysiologie ausgehende

---

[224] Wege psychophysischer Forschung (1934, GS 6, 239), vgl. dazu: Natur und Geist (1954), GS 1, 111 f.

[225] Vgl. zu der von Gall angestoßenen Entwicklung der Lokalisationstheorie: Hagner (2008).

[226] Wege psychophysischer Forschung (1934, GS 6, 239).

[227] Der Gestaltkreis (1940, GS 4, 300).

[228] Vgl. Pongratz (1984, 89 ff.).

Grundlagenrevision bot ihm die Gelegenheit, gegenüber den als Verkürzungen beurteilten Gleichsetzungen seiner Zeit die Leiblichkeit und die Welthaftigkeit des Seelischen aufzuweisen.

Auch wenn Analogien zu gegenwärtigen Konzeptualisierungen mit Händen zu greifen sind, wäre es vereinfacht und auch anachronistisch zu sagen, Weizsäcker würde dem Bewusstseinskonzept oder dem Mentalisierungskonzept im Grunde genommen ein Verleiblichungskonzept oder ein Verkörperungskonzept gegenüberstellen. Der Struktur nach trifft solches im Kern zweifellos zu. Der zeitgeschichtliche Kontext zeigt jedoch, dass in den 1920er Jahren die inhaltliche Auseinandersetzung einer Wissenschaftspraxis galt, die implizit der Denkstruktur eines Neukantianismus verhaftet war und nach Meinung Weizsäckers den Weg zur Erschließung der „biomorphen" Kategorien des Lebens verbaute. Das optische Vermögen des Menschen entsprach letztlich einem optischen Instrument. Nachdem die Vorstellung einer psychophysischen Kausalität zwischen Reiz und Empfindung relativ schnell an Grenzen stieß (etwa im Blick auf die Frage, wie man unterschiedliche Empfindungsqualitäten erklären sollte), wich man auf alternative Spielarten eines psychophysischen Parallelismus aus. Dabei wurde nicht lediglich eine konstatierbare Korrespondenz zwischen Psychischem und Physischem behauptet, man folgte vielmehr einer fragwürdigen „Zweiwelten- oder Zweisphärentheorie", welche beispielsweise mit einer Psychisierung des Raumbegriffs Kants einherging und den spezifischen Wahrnehmungsraum des Menschen gar nicht zu Gesicht bekam.

Die kritische Auseinandersetzung kann an dieser Stelle nicht entfaltet werden. Dennoch empfiehlt es sich, diesen wissenschaftsgeschichtlichen Kontext zur Kenntnis zu nehmen, ehe wir an Weizsäckers eigene sinnesphysiologische Grundlegung, wie sie im „Gestaltkreis" (1940) entfaltet ist, herantreten. Seine frühere „Einleitung zur Physiologie der Sinne" (1926) gibt diesbezüglich wertvolle Einblicke in jene Auseinandersetzung. Ich gehe lediglich der erwähnten Psychisierung des Raumbegriffs Kants etwas weiter nach, weil sich hier Weizsäckers Forderung nach einer Revision der Grundkategorien leicht verdeutlichen lässt. Daran kann später eine systematische Zusammenschau anknüpfen (9.3.4.).

Wie oben (4.4.) bereits zu sehen war, arbeitete sich bereits Helmholtz an der Frage ab, wie sich die physikalisch beschreibbare Außenwelt zur subjektiven Innenwelt der Sinneswahrnehmung bzw. des Wahrnehmungsbewusstseins verhält. Nach dem Scheitern von Abbildtheorien votierte Helmholtz im Sinne einer Zeichentheorie: Unsere Wahrnehmungen sind Zeichen für etwas, was selbst der Wahrnehmung nicht zugänglich sei.[229] Für Weizsäcker geht jedoch auch diese Theorie von einer falschen Voraussetzung aus, nämlich der Parallelisierung von Außenwelt und Innenwelt, von physisch-physikalischem Außenraum und psychischem Bewusstseins- oder Wahrnehmungsraum. Sie folgt einer „Zweiwelten- oder Zweisphärentheorie, welche eben Physisches und Psychisches nebeneinanderstellt wie zwei Hemisphären eines Globus."[230] Die Parallelisierung macht sich als Abhängigkeit bemerkbar. Bei Helmholtz zeigt sich dies in einer Psychisierung der physikalischen Raumvorstellung. Kategorien, welche der objektiv-physikalischen Sphäre angehören und von Kant selbst transzendental-logisch als a priori im Verstand gegebene Formen der Anschauung verstanden wurden, werden in der sinnesphysiologischen Inter-

---

[229] Einleitung zur Physiologie der Sinne (1926, GS 3, 380).

[230] Ebd., 340.

pretation empirisiert.[231] Für Weizsäcker ist klar: Wer unter solchen Voraussetzungen nach einer Korrespondenz von physikalischem Raum und psychischer Raumwahrnehmung fragt, hat sich bereits auf einen Irrweg begeben. Um wirklich zu einer Physiologie des Raumsinns zu gelangen und zum „amathematischen Wesen des Wahrnehmungsraums" vorzudringen, habe man sich von der physikalischen Raumvorstellung zu lösen und an der „phänomenologischen Mannigfaltigkeit der Raumeindrücke" zu orientieren.[232] Anders als in der Geometrie ist beispielsweise der „Ort" nicht von einem festen Bezugssystem abhängig, sondern von der „egozentrischen Lokalisation" des Wahrgenommenen in Beziehung zu meinem Körper, welcher selbst wiederum in einen Umweltraum eingebettet ist.[233] Nicht die Dinge im Raum kommen in den Innenraum meiner Wahrnehmung, sondern *durch* Wahrnehmung gelange ich zu den Dingen meiner Welt.[234] Das erklärt auch den Sachverhalt, dass im Unterschied zur physikalischen Optik bei Lebewesen mehrere Organeinrichtungen bei der Wahrnehmung beteiligt sind bzw. zusammenstimmen müssen: optische, motorische, vestibuläre Funktionen. An dieser Stelle erwies es sich als Nachteil, wenn die Sinnesphysiologie bei der Analyse der Wahrnehmung die Bewegung vernachlässigte und sich auf Pfade angeblich elementarer Funktionen beschränkte. Weizsäcker redet dagegen von einem „Prinzip der allgemeinen Synästhesie", um festzuhalten, dass die Sinnlichkeit eine einheitliche biologische Leistung darstellt, bei der verschiedene Sinnesfunktionen zusammenwirken.[235] Ganz vom Bann einer Psychisierung physikalischer Begriffe hat man sich schließlich erst dann befreit, wenn man sich vom Vorurteil verabschiedet, dass meine Wahrnehmungswelt „nur" eine subjektive Welt darstelle, welche weniger wirklich sei als die objektive Welt physikalischer Wirklichkeitserfassung. Denn unsere Sinnlichkeit kann und soll gar nicht leisten, was die Physik

---

[231] Ebd., 375 f.; vgl. 379: „Es scheint mir zur Reinigung unserer Wissenschaft sehr nötig, daß wir verlernen, uns einzubilden, hier handle es sich um die Vergleichung eines objektiven Raumes mit einem subjektiven, des physischen mit dem psychologischen. Wenn das Werk Kants einen glücklichen Einfluß auf die Sinnesphysiologie haben kann, so muß es dieser sein, daß hier nicht zwei Räume da sind, einer, in dem die äußere Natur ist, und ein anderer, der in unserer inneren Natur wäre." Cassirer hat die sinnesphysiologische Interpretation Kants durch Helmholtz ebenfalls kritisiert: Cassirer (1957, 11 f.), vgl. ebd. auch: „Helmholtz ist einer der Ersten gewesen, der die Forderung ‚Zurück zu Kant!' erhoben hat."

[232] Ebd., 383, 390.

[233] Ebd. Bereits E. Husserl hatte den Leib als „Nullpunkt" der Wahrnehmung bezeichnet (Husserl, 1991, 158); ausdrücklich von einer „egozentrischen Lokalisation" sprach in der Sinnesphysiologie J. v. Kries. Von ihm hat Weizsäcker den Ausdruck auch übernommen (ebd., GS 3, 723).

[234] Ebd., 384. Das *Korrelationsproblem* scheitert also bereits daran, dass zwischen Reiz auf der einen Seite und Empfindungen bzw. Wahrnehmungen auf der anderen Seite gar keine Korrelation hergestellt werden kann, weil zwischen beiden eine unüberbrückbare kategoriale Differenz waltet: Ein Reiz ist etwas und lässt sich als etwas untersuchen, eine Empfindung ist nicht etwas, sie ist vielmehr eine Empfindung *von* etwas. „Man kann dies auch so ausdrücken, daß jede Empfindung eine Wahrnehmung sei, daß es also Empfindungen überhaupt nicht ‚gibt', weil es auch keine Wahrnehmungen ‚gibt', sondern durch die Wahrnehmung Etwas gegeben wird." (413). Die falsche Voraussetzung, die Weizsäcker hier mit dem Ausdruck der Psychisierung versieht, besteht also darin, Wahrnehmungen und Empfindungen als ‚etwas' aufzufassen – um sie dann mit dem ‚Etwas' eines Reizes in Korrelation setzen zu können. Er hält es „für unzulässig, von Empfindungen und Wahrnehmungen so zu sprechen, wie man von Äpfeln und Birnen spricht."

[235] Ebd., 418.

leistet.[236] Unsere Sinnlichkeit soll leisten, was sie kann: Sie soll Biologisches leisten, nämlich die Wahrnehmung der Welt, in der wir leben.[237]

## 8.3.1 Begegnung von Ich und Umwelt im Licht der Experimente

Wie verhalten sich Wahrnehmung und Bewegung zueinander, wie sind sie miteinander verknüpft? Das ist die Ausgangsfrage aller sinnesphysiologischen Experimente und Erörterungen. Insofern es sich bei der Wahrnehmung um einen psychischen, bei der Bewegung um einen physischen Vorgang handelt, lässt sie sich in die Frage umformen: Wie verhalten sich psychische Erscheinungen und physische Erscheinungen zueinander, wie sind sie miteinander verknüpft?

---

[236] Würde sie leisten, was die Physik leistet, wären wir lebensuntüchtig. Die dort konstitutive konstante Entsprechung von Reiz und Empfindung würde es dem Menschen unmöglich machen, eine Ding-Identität auch über die nichtkonstante Entsprechung von Reiz und Empfindung festhalten zu können. Weizsäcker verweist dazu auf ein Beispiel von E. Hering (1925): Ein Briefbogen in einem dunklen Zimmer sendet weniger Licht ins Auge als das sonnenbeschienene Schieferdach vor dem Fenster. Trotzdem erscheint der Briefbogen weiß, das Schieferdach schwarz. Was physikalisch als Täuschung erscheint, ermöglicht es dem Menschen, die Identität eines Dings im Wechsel seiner Erscheinungen festhalten zu können. An dieser Stelle zeigt sich für Weizsäcker die produktive Seite der Relativität der sinnesphysiologischen Funktionen, des sog. „Funktionswandels": Funktionswandel der Sinne (1940, GS 3, 584).

[237] Einleitung zur Physiologie der Sinne (1926, GS 3, 411): „Die Sinne trügen […] dann, wenn sie so genommen werden, als könnten sie das leisten, was die objektiv denkende Physik leistet." Weizsäcker geht also von einer Mehrdimensionalität der Wirklichkeit aus, sieht dabei aber die Herausforderung, dass das physikalische Weltbild bereits in die Lebenswelt eingegangen ist.
  Dem zuletzt angeführten Gedankengang steht H. von Helmholtz allerdings nicht so fern, wie es die hier gebotene abgekürzte Skizze vermuten lassen könnte. Sinnesempfindungen und Vorstellungen als Symbole für Dinge oder Beziehungen der Außenwelt aufzufassen, impliziert keineswegs die Meinung, dass das Vorgestellte falsch repräsentiert würde. Das (neukantianische) Argument lautet: Weil Vorstellungen Wirkungen von Objekten auf unser Nervensystem sind, hängen sie auch von der Natur dieses Nervensystems, konkret: der Natur des vorstellenden Bewusstseins ab. Ihre Wahrheit ist aber auch für Helmholtz eine lebenspraktische, insofern diese Vorstellungen es den Menschen ermöglichen, im handelnden Vollzug Sinneseindrücke vorauszusehen zu können: „Die Vorstellung eines einzelnen individuellen Tisches, welche ich in mir trage, ist richtig und genau, wenn ich aus ihr richtig und genau herleiten kann, welche Empfindungen ich haben werde, wenn ich mein Auge und meine Hand in diese oder jene bestimmte Stellung gegen den Tisch bringen werde. Welche andere Art der Aehnlichkeit zwischen einer solchen Vorstellung und dem dadurch vorgestellten Körper sein kann, weiss ich nicht zu begreifen. Jener ist das Zeichen für diesen." (Helmholtz (1867, 446) Wie in 4.4. bereits erwähnt, ist allein eine Korrelation von Gesetzmäßigkeiten zwischen Außenwelt und Innenwelt erforderlich. Unsere Vorstellungen sind zu lesen als Symbole für Dinge der Außenwelt und deren gesetzmäßigen Zusammenhang – „und wenn sie nach den Gesetzen unseres Denkens richtig gebildet sind, und wir sie durch unsere Handlungen richtig in die Wirklichkeit wieder zurückzuübersetzen vermögen, sind die Vorstellungen, welche wir haben, auch für unser Denkvermögen die einzig wahren; alle anderen würden falsch sein." (ebd., 446 f.)

Dass sich das Leben dadurch auszeichnet, dass beide in irgendeiner Weise zu einer Einheit verknüpft und verschränkt sind, ist leicht einsichtig: Um einen fliegenden Schmetterling zu beobachten, gebrauche ich nicht nur die optische Wahrnehmungsfähigkeit meiner Augen, sondern zugleich meine motorischen Fähigkeiten (Bewegung der Pupillen; Bewegung des Kopfes). Bemerkenswert ist an diesem Beispiel, dass es sich dabei zum Teil jedenfalls um Bewegungen handelt, die selbst nicht wahrgenommen werden, die zugleich aber Bedingungen der Wahrnehmung sind.[238] Mit diesem einfachen Beispiel deuten sich bereits wichtige Erkenntnisse an: Der biologische Akt stellt eine komplementäre Einheit von Wahrnehmen und Bewegen dar, deren inneres Verhältnis dem Prinzip gegenseitiger Verborgenheit folgt.

Eine andere, recht einfache Beobachtung aus der klinischen Praxis:

„Wenn uns ein Kranker klagt, seine Hand sei ‚wie gelähmt‘, so können wir nicht selten bemerken, daß er einen Unterschied zwischen sensibler und motorischer Störung gar nicht macht; erst unsere Untersuchung deckt für ihn wie für uns auf, ob es sich um das eine, das andere oder beides handelt. Wir dürfen daraus folgern, daß die beiden Arten der Störung in ihrer Erscheinungsweise für die Kranken etwas Gemeinsames haben, und dies wiederum legt uns nahe zu fragen, was diesem Gemeinsamen zugrunde liege und ob wir nicht Anlaß bekommen, unsere scharfe Trennung zwischen sensibler und motorischer Funktion einer Korrektur zu unterziehen."[239]

Das beobachtete Phänomen verweist auf ein „einheitliche[s] Geschehen": „[W]ir können nichts tun, ohne auch irgendetwas zu empfinden, wir können nichts empfinden, ohne uns auch irgendwie motorisch zu verhalten".[240] Wie also sind Wahrnehmen und Bewegen in diesem einheitlichen Geschehen, oder, wie Weizsäcker auch sagen kann, in einer „komplementäre[n] Akteinheit"[241] verknüpft?

Ich greife drei zentrale Versuche heraus und versuche schrittweise aufbauend in Weizsäckers Auswertung und seine Folgerungen einzuführen:

**1. Der Tastakt:** Versuche des Ergreifens und des Ertastens eines Gegenstandes zeigen eine hochkomplexe Leistung. Wie zu sehen sein wird, beschränken sich die nachfolgenden Versuche auf eine einfachere Leistung, welche von weniger Faktoren und Funktionen abhängig ist. Worin besteht die komplexe Leistung beim Greifen? Wenn ich beispielsweise nach einer Frucht greife, könnte es den Anschein haben, mein motorischer Akt des Greifens habe seine Ursache in einem Wahrnehmungsakt des Sehens der Frucht – freilich vermittelt durch kognitiv-motivationale Schemata des Begehrens.[242] Doch dies ist ein Irrtum. Die beobachtbare zeitliche Reihenfolge darf nicht dazu verleiten, Wahrnehmung und Bewegung

---

[238] Der Gestaltkreis (1940, GS 4, 110, 124).

[239] Biologischer Akt, Symptom und Krankheit (1931, GS 4, 23).

[240] Ebd., 23 f.

[241] Der Gestaltkreis (1940, GS 4, 295).

[242] Der Gestaltkreis (1933); GS 4, 24.

in zwei Stufen zu trennen, also deren Verschränkung zu übersehen. Das wird noch klarer, wenn man sich eine taktile Wahrnehmung vornimmt, welche ohne Mitwirkung der optischen Funktion der Augen vollzogen wird: Der Erkenntnisprozess beim Abtasten einer Frucht stellt sich als Wechselspiel von Wahrnehmung (Perzeption) und Bewegung (Motorik) dar:

> „[D]ie Wahrnehmung eines kleinen Stücks regt hier zu einer Bewegung an, diese Bewegung wieder weckt im Vorstoßen eine neue Wahrnehmung eines anderen Stückes und nachdem in solchem Hin und Her von Bewegung und Wahrnehmung sich Stück an Stück gereiht hat, springt mit einer gewissen plötzlichen Einmaligkeit das Tastbild als Gesamtvorstellung ins Bewußtsein [...]."[243]

Die Hand, zugleich Fühler und Greifer, vereinigt beide Funktionen, Wahrnehmung und Bewegung, und vollzieht diese in kreisförmiger Wechselseitigkeit, so dass sich nicht sagen lässt, welches Moment angefangen habe.[244] Klar ist nur: Im Unterschied zur optischen Wahrnehmung steht hier die Bewegung am Anfang. „Wenn ich aber ein Ding abtaste, so entscheidet zuerst meine Bewegung darüber, welche Widerstandsreize des Dinges und damit welche Wahrnehmungen mich treffen."[245]

Der Tastakt eignet sich als Ausgangspunkt weiterer Untersuchungen, insofern er wichtige Fragestellungen aufwirft und Klärungsversuchen bereits die Richtung weist. Zu Ersteren bemerkt Weizsäcker: „Der Tastakt ist der Analyse aufgegeben nicht allein als heterogenes Kompositum, sondern als dynamische Formeinheit; zerlegt man sie in motorische und sensorische Komponenten, so zwingt sie auch zu dynamischer Rekonstruktion dieser Einheit."[246] Zu Letzteren gehört die Einordnung jener Akteinheit, jener biologischen Leistung, in die Relation von Ich und Umwelt. Die wechselseitige (kreisförmige) Zuordnung der Teilfunktionen Wahrnehmung und Bewegung ergibt sich ja aus dem Dialog zwischen meiner Hand und dem Gegenstand meiner Umwelt. Änderungen in der Relation von Ich und Umwelt implizieren auch einen Wandel der Funktionen, soviel lässt sich in Ansätzen bereits sagen.

Der Tastakt stellt, wie erwähnt, eine hochkomplexe Leistung dar. Als einfachere Leistung, die sich experimentell in mehrfacher Hinsicht untersuchen lässt, eignet sich das Körpergleichgewicht.[247]

**2. Der Drehschwindel:** Der Versuch zum optokinetischen Schwindel, den Weizsäckers Mitarbeiter P. Vogel 1931–1933 durchführte, knüpft an ein

---

[243] Ebd., 25 f.

[244] Der Gestaltkreis (1940, GS 4, 283); in der Konsequenz für die Frage von Psychogenie oder Somatogenie vgl. Von den seelischen Ursachen der Krankheit (1947, GS 6, 402); Über Psychosomatische Medizin (1952, GS 6, 518).

[245] Der Gestaltkreis (1933, GS 4, 26).

[246] Der Gestaltkreis (1940, GS 4, 283).

[247] Der Gestaltkreis (1933, GS 4, 26 f.).

bekanntes Phänomen an: Drehe ich mich um meine eigene Achse, nehme ich meine Umwelt zunächst als ruhend, mich selbst als bewegend wahr. Bei einer gewissen Geschwindigkeit der Eigendrehung kann die Wahrnehmung allerdings umschlagen: Ich nehme nun mich als (weitgehend) ruhend, meine Umwelt jedoch als sich drehend wahr. Vor und nach diesem Umschlag verhalten sich die Ordnungen von Bewegen und Wahrnehmen gleichsam spiegelbildlich zueinander.[248] Ähnliche Verschiebungen sind uns bei der Abfahrt eines Zuges im Bahnhof geläufig: Der Nachbarzug fährt ab; diese Wahrnehmung erzeugt in mir die Scheinwahrnehmung, dass der Zug, in dem ich sitze, abfährt.

Der übliche Versuch, der sogenannte Drehstuhlversuch, besteht darin, eine Person in einen sich drehenden großen Pappzylinder zu stellen. Hier wird zunächst die Umwelt, also der Zylinder, als drehend wahrgenommen. Hält sich die Versuchsperson nun einen ruhenden Gegenstand (einen Stab) vor die Augen und fixiert diesen, dann erscheint ihr bei einer gewissen Geschwindigkeit der Zylinder plötzlich in Ruhe, der eigene Körper aber als sich (im Gegensinn) drehend. Eine Eigendrehempfindung stellt sich ein. Weiter: Versucht die Person diese Scheinwahrnehmung zu beseitigen, versucht sie also weiterhin den Zylinder als sich bewegend wahrzunehmen, treten Schwindel-gefühle auf.[249] Die hier auftretende Eigendrehempfindung ist als „Zirkularvektion" in die sinnesphysiologische Diskussion eingegangen und stellt bis in die Gegenwart ein wichtiges Forschungsfeld der Neuro- und Sinnesphysiologie dar. Vor Weizsäcker und Vogel hatte insbesondere M. H. Fischer ausführliche Beiträge zum Drehstuhlversuch und zu den Augenrückstellbewegungen (Nystagmus) vorgelegt, in etwas anderer Weise beschäftigte sich Weizsäckers Kollege K. Goldstein mit Körperrückstellbewegungen.[250]

> Ihre Bedeutung verdankt die physiologische Eigenbewegungsempfindung (Vektion) und insbesondere die Eigendrehempfindung (Zirkularvektion) der Tatsache, dass sich hier die Interaktion und die Verschiebung von vestibulookulären (vom körpereigenen Bogengang-apparat im Ohr gesteuerten) und optokinetischen (von der Außenwahrnehmung der Augen gesteuerten) Reflexen studieren lassen. Das Bemerkenswerte ist dabei, dass die genannten Empfindungen nicht durch vestibuläre Reize, sondern durch optische Reize hervor-gerufen werden. Denn die vestibulookuläre Reizung der Cupula- und Macula-Organe des Bogengangs geschieht bei Kopfdrehungen und Linearbeschleunigungen, fällt aber bei konstanten Drehgeschwindigkeiten aus.[251] Insofern Drehstuhlversuche und Unter-suchungen der Augenrückstellbewegungen (Nystagmus) sich zur Funktionsüberprüfung von optokinetischem System und vestibulookulärem System eignen, ermöglichen sie Ein-blicke in Hirnfunktionen und dienen damit letztlich einer topographisch-anatomischen Detektion neurogenerativer Erkrankungen.[252]

---

[248] Ebd., 41.

[249] Ebd., 28 f.; Der Gestaltkreis (1940, GS 4, 109 f.); vgl. Christian (1987, 73 f.).

[250] Fischer (1928) sprach noch von „Eigen-Vektionen"; Goldstein (1924).

[251] Vgl. Birbaumer und Schmidt (2010, 431–436).

[252] Strupp et al. (2011).

Die Übereinstimmung der damaligen und der heutigen Zuwendung zu diesen Phänomenen ist weniger im genannten diagnostischen Interesse zu suchen, zumal damals die neurophysiologischen Einsichten in die genauere Struktur des Gehirns und die neurologische Wirkweise der Haarzellen in den Cupula- und Macula-Organen noch nicht zur Verfügung standen. Die Übereinstimmung besteht nach wie vor im Interesse an der Erforschung der Interaktion und der Verschiebung zwischen den unterschiedlichen Funktionssystemen zur Regulierung der Einordnung des Menschen in seine Umwelt (beispielsweise zur Stabilisierung des Blickfelds bei Eigenbewegungen).

Im Wesentlichen sind es vier Grundelemente und eine hermeneutische Grundentscheidung, die für Weizsäcker von entscheidender Bedeutung sind: 1. das *Zusammenspiel* von statischen, optischen und vestibulären Funktionen zur *einheitlichen Leistung* der Einordnung des Menschen in seine Umwelt, 2. die *spiegelbildlichen* Umstellungen im Verhältnis von Wahrnehmen und Bewegen bei gleichem Reiz, 3. die *gegenseitige Vertretbarkeit* von wahrgenommen und getätigten Bewegungen als äquivalente Reaktionen, 4. die Betrachtung *optokinetischer Körperreflexe* als Restbestände der Kohärenz, die einen der Kompensation dienenden Kompromiss darstellen. Diese vier Elemente werden im Folgenden entfaltet.

Über die ersten beiden Elemente besteht weitgehend Einigkeit; das vierte hat Weizsäcker selbst auf den Gedanken einer stückweisen oder unvollkommenen Vertretung zurückgenommen. Es ist vor allem das dritte Element, das zu erörternde Probleme mit sich führt. Man könnte von einem Gleichordnungsproblem und von einem Interaktionsproblem sprechen und diese an folgenden Fragen festmachen: Lassen sich derart heterogene Funktionen (das Vestibularorgan bietet im Unterschied zum optischen Organ keine bewusste Empfindung) als Äquivalente gleichordnen und in Analogie zum Energieerhaltungssatz betrachten? Besteht zwischen optischem und vestibulärem Organ eine synergistisches oder/und ein reziprok-spiegelbildliches Verhältnis? Für Ersteres spräche die gespeicherte Kopplung, die die vestibulär empfundene Körperdrehung mit einer Drehung der visuellen Welt verbindet,[253] für Letzteres spräche die Deaktivierung des vestibulären Systems bei der Zirkularvektion, welche im bildgebenden Verfahren als Deaktivierung des multisensorischen vestibulären Kortex nachweisbar ist.[254] – Die alles andere als selbstverständliche hermeneutische Grundentscheidung besteht schließlich darin, dass in diesen Versuchen die Verhältnisse des Wahrnehmens und Bewegens in einer psychophysischen Interpretation auf Verhältnisse von psychischen und physischen Erscheinungen im Allgemeinen übertragen werden.

Das Interesse Weizsäckers gilt vor allem dem Zusammenspiel von statischer, optischer und vestibulärer Funktion zu einer einheitlichen Leistung. Eine bestimmte Wahrnehmung ist dabei Bedingung des Gleichgewichts, sprich: der Einordnung eines Menschen in seine Umwelt. Diese Einordnung bezieht sich nicht auf ein festes physikalisches Bezugssystem; sie ist abhängig davon, in welcher Weise eine biologische Leistung erbracht wird, hier: welche Bewegung ernstgenommen wird und welche nicht.[255]

Für das Zusammenspiel von Wahrnehmen und Bewegen ist für Weizsäcker der „Grundsatz der gegenseitigen Vertretbarkeit" grundlegend: Der Umschlag von der Wahrnehmung des sich drehenden Pappzylinders in die Scheinbewegung

---

[253] Scherer (1992, 163 f.).

[254] Dietrich und Brandt (2000).

[255] Der Gestaltkries (1940, GS 4, 110 ff.).

des eigenen Körpers kam durch die „Störung" des Fixierens eines Gegenstandes zustande. Um die gleiche Leistung der Aufrechterhaltung des Gleichgewichts zu erbringen, wurde die wahrgenommene Bewegung von der Versuchsperson durch eine (scheinbare) getätigte Bewegung ersetzt. Auf funktionaler Ebene erweisen sich sensorische Reaktionsweise und motorische Reaktionsweise grundsätzlich als austauschbar, was Weizsäcker unter den Begriffen „Kompensation" oder „Ersatz" bzw. „Stellvertretung" ausführlich diskutiert.[256]

Auf der *psychophysischen* Betrachtungsebene legt diese Einsicht es für Weizsäcker nahe, das Verhältnis von psychischen und somatischen Vorgängen zu überdenken. Der erwähnte „Grundsatz der gegenseitigen Vertretbarkeit" ist auch hier geltend zu machen.[257] In der weiteren begrifflichen Explikation schreitet er deshalb zu einer Abgrenzung sowohl von dualistischen als auch von parallelistischen Vorstellungen weiter: Jede Verhältnisbestimmung im Sinne einer Korrelation von psychischen (sensorischen) und physischen (motorischen) Komponenten erweist sich als verfehlt. Beide werden als gegenseitig ersetzbare und transformierbare Teilfunktionen eingeordnet in die viel grundlegendere Leistungserbringung einer „Kohärenz" von Ich und Umwelt. Es handelt sich dabei um eine Leistungserbringung, zu deren Beschreibung von der Wahrnehmungs- und Erlebnisperspektive des Subjekts nicht abstrahiert werden kann.[258]

Die auf solche Weise gebotenen Explikationen des optokinetischen Versuchs nehmen innerhalb der Gestaltkreis-Untersuchung breiten Raum ein. Sie erhellen, in welcher Weise Weizsäcker hier tatsächlich seinem Ziel einer neuen Grundlegung der medizinischen Wissenschaft, einer neuen Medizintheorie, näher zu kommen trachtet – nämlich durch eine Theorie der Biologie: Organische Akte wie Wahrnehmung und Bewegung ermöglichen die *Begegnung* zwischen Lebewesen bzw. Ich und Umwelt. Die zu erbringende (biologische) Leistung besteht darin, eine „Kohärenz", eine „Einordnung" des Lebewesens bzw. des Ich in seine Welt zu gewährleisten. Eine Trennung von Ich bzw. Organismus auf der einen Seite und Umwelt auf der anderen Seite, von Subjekt und Objekt, erweist sich als unangemessen.[259] Im Falle der optischen Wahrnehmung besteht die biologische

---

[256] Der Gestaltkreis (1933, GS 4, 41–45); vgl. Rasini (2008, 52 f.).

[257] Natur und Geist (1954, GS 1, 74).

[258] Der Gestaltkreis (1940, GS 4, 285 f.); Natur und Geist (1954, GS 1, 82).

[259] Der Gestaltkreis (1940, GS 4, 233): „Wir können Objektives nur im Subjekt, wir können Subjektives nur am Objekt haben." Die Subjekt-Objekt-Trennung stellt ein Problem dar, ohne dass auf die heuristische Verwendung dieser Begriffe verzichtet werden könnte. Zurückzuweisen ist in erster Linie die Unterstellung einer *Unabhängigkeit* von Subjekt und Umwelt, nicht aber die *Entgegensetzung* beider. Dazu komme ich gleich. Zu beachten ist außerdem, dass der zentrale Gedanke einer in Wahrnehmen und Bewegen sich ereignenden Begegnung von Ich und Umwelt so verstanden werden muss, dass eine Trennlinie zwischen beiden gar nicht festgelegt werden kann. So lässt sich die Grenze zwischen Belebtem und Unbelebtem nicht in den Grenzflächen der Körperhaut oder der Zellmembran suchen – eine Einsicht, die auf ihre Weise der Physiker N. Bohr und der Philosoph M. Scheler vertraten (vgl. ebd, 235). In der Aktualität der Wahrnehmung „ich sehe diesen Vogel" oder „ich fühle diesen Schmerz" sind zudem Ich und

Leistung darin, die Verbundenheit mit dem beobachteten Objekt, also beispielsweise dem erwähnten Schmetterling, festzuhalten – eben die „Kohärenz".[260] Eine Störung bedeutet Aufhebung der Kohärenz, eine „Kohärenzstörung". Beim Beobachten eines Schmetterlings ereignet sich eine Wahrnehmungsunterbrechung, ein Zerreißen der Kohärenz, vielfach. Sie muss darum immer wieder neu gebildet werden.[261] Der Drehstuhlversuch zeigt nun unterschiedliche Zuordnungen von Wahrnehmung und Bewegung diesseits und jenseits der Störung: Die – letztlich psychophysischen – Ordnungen verhalten sich geradezu spiegelbildlich zueinander. Die Bewegungswahrnehmung kann durch eine Selbstbewegung, die Selbstbewegung durch eine Bewegungswahrnehmung äquivalent ersetzt werden.[262] Bei ein und derselben Störung bzw. bei ein und demselben Reiz kommt es zu einer Umformung oder Transformation einer Ordnung in eine andere – und zwar durch die stückweise gegenseitige Vertretbarkeit von Wahrnehmung und Bewegung.[263]

Wie bereits angedeutet, lassen sich im Blick auf diese Vertretbarkeit genauer betrachtet drei weitere Sachverhalte feststellen:

Die Vertretung ist *erstens* nicht in der Weise vollständig, dass es zu einem Wechsel zwischen vollständiger Wahrnehmung und vollständiger Bewegung kommen muss. So läuft bei einer Bewegungswahrnehmung des Drehzylinders eine *unvollständige* Körperdrehbewegung mit, die Weizsäcker als „Kompromiß der Motorik" und als „Restbestand der Kohärenz" bezeichnen kann. Wäre eine solche Körperbewegung vollständig, müsste die Verbundenheit mit dem Objekt im Kohärenzfall auch eine vollständige Körperdrehung einschließen.[264] Die Kohärenzerhaltung im biologischen Akt bedarf darum der Kompromisse, der Kompensation.[265] – Die Vertretung ist *zweitens* eine *verborgene* Verschränkung: Die Bewegung, durch die mir etwas erscheint und die Bedingung der Wahrnehmung ist, erscheint mir selbst nicht (also beispielsweise die Augenbewegung

---

Gegenstand in der Begegnung gleichsam verschmolzen. Dieser Sachverhalt stellt für Weizsäcker einen Anknüpfungspunkt dar, um den leibnizschen Begriff der Monade zu verwenden: Subjekt und dessen Umwelt verbinden sich zur kleinen Welt einer „monadischen Einheit" (ebd., 301; vgl. dazu auch Hilt (2019)) Die Unterscheidung von Ich und Gegenstand (Es) ist selbst ein biologischer Akt: Ich kann den Schmerz so als den meinigen wahrnehmen, dass er gleichsam im Ich erscheint; ich kann ihn aber auch als solchen wahrnehmen, der nur in meinem Körper, also nicht im Ich ist (ebd., 237).

[260] Der Gestaltkreis (1940, GS 4, 110 f.).

[261] Weizsäcker nennt diesen Sachverhalt „Monogamie" mit dem Gegenstand der Wahrnehmung: Der Gestaltkreis (1940, GS 4, 123).

[262] Ebd., 286.

[263] Der Gestaltkreis (1933, GS 4, 41); Der Gestaltkreis (1940, GS 4, 290).

[264] Der Gestaltkreis (1933, GS 4, 42 f.).

[265] Ebd., 44; Der Gestaltkreis (1940, GS 4, 286).

oder die Kopfbewegung beim Sehen). Der Begriff „Gestaltkreis" beinhaltet nicht nur die kreisförmig-gegenseitige Vertretbarkeit von Wahrnehmung und Bewegung, sondern auch deren gegenseitige Verborgenheit.[266] Dem erkennenden Zugang ist entweder die Wahrnehmungsseite oder die die Bewegungsseite zugänglich, was Weizsäcker mit dem Schlagwort „Prinzip der Drehtür" bezeichnet.[267] – Die Vertretung und damit der Übergang von einer Ordnung von Wahrnehmung und Bewegung in eine andere kommt *drittens* nicht durch Sprünge oder Stufungen auf der Reizseite des objektiven Wahrnehmungsgegenstandes zustande; solches tritt nur auf der subjektiven *Wahrnehmungsseite* auf. Im Experiment der Drehkabine entscheidet der Versuch, etwas zu fixieren, über den Wandel der Zuordnung von Wahrnehmung und Bewegung. Der Wandel selbst ist also nicht ausschließlich naturgesetzlich determiniert. Weizsäckers Deutung ist an dieser Stelle weitreichend: Bei aller objektiven physikalischen Gesetzmäßigkeit kommt ein Moment der Freiheit und des Indeterminismus zum Vorschein.[268] Sie entspricht seinen naturphilosophischen Überzeugungen: Jeder biologische Akt habe zumindest *auch* den Charakter eines Originals, einer Schöpfung.[269]

Eine weitere Betrachtungsebene, die für den vorliegenden Zusammenhang von Interesse ist, bieten die *medizinischen* Auswertungen und Interpretationen; zum Teil weisen sie auf bereits Dargestelltes zurück: Als ‚Urkrankheiten' zeigen Schwindel oder Schmerzen, wie die „Kohärenz" und also die „Einordnung" eines Menschen bzw. seines Organismus in seine Umwelt gestört werden kann. Die Kohärenz zerreißt, eine relative stabile psychophysische Ordnung wird aufgehoben. Der Mensch als Subjekt erfährt dies als „Krise" seiner eigenen Identität und Kontinuität, wenngleich diese „Krise" zugleich eine Wandlung, eine Transformation, einen Übergang in eine neue Ordnung darstellt.[270] Auch hier ist von einer spiegelbildlichen Struktur zu reden: Somatisches kann durch Psychisches, Psychisches durch Somatisches vertreten werden. Beide Richtungen, die Psychisierung und die Somatisierung, wurden unter dem Stichwort „Verlagerung des Streits" bereits skizziert. Sichtbar wurde bereits dort, dass wechselseitige Vertretung und wechselseitige Verschränkung keine einlinige psychophysische

---

[266] Ebd., 93 f.

[267] Ebd., 125.

[268] Ebd., 288 f.

[269] Die naturphilosophisch inspirierte Kritik, deren Grundlegung uns noch beschäftigen wird (9.3.1.), lautet dementsprechend: Das systematische Verfahren des naturwissenschaftlichen Denkens sei außerstande, die Originalität des biologischen Akts als Schöpfung anzuerkennen. Denn es ziele darauf, das Schöpferische und letztlich den Schöpfer selbst um jeden Preis aus der Natur fernzuhalten und ihm allenfalls einen Ort außerhalb des regelbasierten natürlichen Systems zuzuweisen (ebd. 125 f.). Dieser Vorbehalt trifft auch Uexkülls Ich-Umwelt-Konzeption, insofern sie von einer maschinellen Logik bzw. einer Programmstruktur in lebenden Systemen ausgeht und nicht zu Gesicht bekommen könne, wie in jeder biologischen Leistung nicht nur Regelbasiertheit, sondern auch ein Schöpfungswunder zum Ausdruck kommt (ebd., 126 f.).

[270] Ebd., 297 f.; vgl. Der kranke Mensch (1950, GS 9, 510 f.).

Kausalität (im Sinne der klassischen Psychogenese) bedeuten. Die darin eingeschlossene wechselseitige Darstellung – Seelisches drückt sich in Körperlichem, Körperliches drückt sich in Seelischem aus – erfordert vielmehr eine biographische Hermeneutik, um der verborgenen Krankheitsnot hinter den Symptomen auf die Spur zu kommen.[271]

Vom optokinetischen Drehversuch fällt letztlich noch mehr Licht auf den *Indeterminismus* in den Vorgängen der wechselseitigen Vertretung. Zu beobachten war ja die relative Freiheit, ob man den eigenen Körper *oder* die Umgebung als bewegt wahrnimmt – ungeachtet des objektiven Sachverhalts.[272] Hier kommt nämlich mehreres zusammen: Was die Wahrnehmung selbst betrifft, so ist von einem „Möglichkeitssinn der Wahrnehmung" auszugehen: Bei der Wahrnehmung handelt es sich um einen prädikativen Akt, der etwas als etwas erscheinen lässt. Er bezieht sich auf eine mehrfach bestimmte und mehrfach bestimmbare Umwelt. Das bedeutet für die Wahrnehmungen selbst, dass sie so beschaffen sind, dass ihre Übereinstimmung mit der naturwissenschaftlichen Gegenstandswelt wenigstens *möglich* sein können muss.[273] Um eine Ermöglichung geht es auch bei der anatomischen und physiologischen Organbeschaffenheit. Kausal erklären lässt sich sowohl die Wahrnehmungsleistung als auch die Bewegungsleistung durch sie nicht, und doch sind beide an materielle Bedingungen der Funktionsfähigkeit gebunden.[274] Damit ist die Stelle markiert, an der (kausale) Gesetzmäßigkeit und Indeterminismus aufeinandertreffen: Eine Funktion muss einerseits gesetzmäßig zuverlässig sein, andererseits ermöglicht sie gerade so eine Wandelbarkeit, die für eine biologische Leistung konstitutiv ist. Der Begriff „*Funktionswandel*" erhält für Weizsäcker darum eine wichtige Bedeutung. Im Drehversuch zeigte sich dieser Funktionswandel darin, dass bei ein und demselben Reiz die Bewegungswahrnehmung der Umwelt in eine Wahrnehmung der Selbstbewegung umschlagen konnte. Im Bereich der Sensibilität zeigt er sich darin, dass eine pathologische Sensibilität nicht bloß als Defekt anzusehen ist, sondern eine neue Form der Sensibilität sein kann.[275] Der Funktionswandel ermöglicht Improvisationen, er ermöglicht schon auf der Ebene organischer Funktionsfähigkeit gewisse Formen der Individualität und eine gewisse Freiheit in der Begegnung von Ich und Umwelt.[276] Diese Einsicht hat praktische Folgen: Als Funktionswandel begriffen sind viele Krankheiten nicht lediglich als Defekt, sondern als veränderte Form einer individuellen Begegnung von Ich und Umwelt anzusehen. Physische und psychische Funktionseinschränkungen sagen daher auch noch nichts über die praktische psychophysische Leistungsfähigkeit einer Person aus, was vor allem bei der ärztlichen Einschätzung der Berufsunfähigkeit eine erhebliche Rolle spielen müsste.[277] Der Funktionswandel verweist auf eine bestimmte Form der „Plastizität", die – so viel lässt sich schon sagen – darin besteht, dass Leistungen auf verschiedenen Wegen zustande kommen. – Wir werden auf diesen zentralen Gedanken des Funktionswandels noch zurückkommen (8.3.3. u. 8.4.2.).

---

[271] Psychosomatische Medizin (1940, GS 6, 459); Über Psychosomatische Medizin (1952, GS 6, 518); Der kranke Mensch (1950, GS 9, 504, 549 f.).

[272] Der Gestaltkreis (1940, GS 4, 289).

[273] Ebd., 227.

[274] Ebd., 239.

[275] Ebd., 132, 304.

[276] Ebd., 305; Individualität und Subjektivität (1939, GS 6, 385).

[277] Ebd., 384.

**3. Die Figurzeit:** Der sich auf figurierende Bewegungen, nun also nicht auf Wahrnehmungen bezogene Versuch setzt Erkenntnisse im Blick auf den Gedanken der
Vertretbarkeit und im Blick auf den Gedanken der Wechselwirkung voraus: Die
Teilakte oder Teilfunktionen Wahrnehmung und Bewegung erweisen sich als austauschbar und relativ, insofern sie als Begegnungsmomente eingeordnet sind in
die Begegnung von Ich und Umwelt. Ich und Umwelt sind, wie bereits erwähnt,
gewissermaßen beweglich vorzustellen – denn „jedes richtet sich auch nach dem
andern".[278] Das Resultat der Begegnung der Kräfte vom Ich bzw. Organismus auf
der einen Seite und von der Umwelt auf der anderen Seite muss als *dynamische
Form* gefasst werden. Die beidseitige Bewegung zweier Tanzpartner ist dafür
exemplarisch. Die Begegnung zwischen der Person im Drehzylinder und dem
Drehzylinder stellt letztlich ebenfalls eine dynamische Form dar, wenngleich die
Zweiseitigkeit hier nicht ausgeprägt ist. Der Punkt, auf den Weizsäcker hinaus
möchte: Nur von der verwirklichten Form her, man könnte auch sagen: vom
Resultat der biologischen Gesamtleistung (Beispiel: Körpergleichgewicht) her,
lässt sich die Mitwirkung der Teilkomponenten bzw. Teilfunktionen erhellen.
Man kann nicht von einem Organismus bzw. einem Ich ausgehen und bei dessen
Bewegung die vorgegebene Umwelt erst nachträglich einführen; man kann aber
auch nicht von der Umwelt bzw. den Reizen ausgehen und den individuellen
Organismus bzw. das Ich nachträglich einführen. Es ist vielmehr die Unterscheidung von Organismus und Umwelt selbst, die sich als nachträglich und zu
einem gewissen Grad auch als fiktiv erweist. Die Gleichzeitigkeit der Wechselwirkung des Organismus auf die Umwelt *und* der Umwelt auf den Organismus
will bedacht sein. Dieser Gedanke ist im Falle der Bewegung nun von erheblicher
Bedeutung. Die Genese einer Bewegungsform stellt sich als geschlossener Kreis
dar, insofern „es in ihrem Wirkungszusammenhang kein lokalisierbares prius und
posterius gibt."[279] Für die Genese der Bewegungsform von Organismen wählt
Weizsäcker den Begriff „Gestaltkreis".

Die Abkehr von einem einlinigen Kausalitätsdenken wird auch hier noch einmal deutlich. Sie ist aber keine Abkehr vom Kausalitätsprinzip als solchem. Dieses
muss nur in der Weise gefasst werden, dass es der erwähnten Wechselwirkung des
Lebens und also dem *kreisförmigen Wirkungszusammenhang* (Organismus wirkt
auf Umwelt und Umwelt wirkt auf Organismus) gerecht wird. Die bemerkenswerte Schlussfolgerung: Ein Vorgang B, der als Kausalwirkung eines Vorgangs
A erklärt werden soll, kann zeitlich bereits vor A liegen! Anders gesagt: Die
gesetzmäßige „Ursache" der Handlung eines Organismus bzw. eines menschlichen Subjekts kann in der Zukunft liegen.[280] Diese Aussage verliert ihren
ketzerischen Klang, wenn sie auf die erwähnte Gesamtleistung eines biologischen
Akts bezogen wird, für welchen oben bereits Originalität in Anspruch genommen

---

[278] Der Gestaltkreis (1940, GS 4, 252).

[279] Ebd., 254.

[280] Ebd., 255.

wurde. Denn das bedeutet nun schlicht, dass von der *in der Zukunft liegenden Gesamtleistung her* zu denken ist, um die Teilakte zu verstehen. Genau dies erhellt der Versuch, den Weizsäckers Mitarbeiter A. Derwort in vielfacher Weise durchführte: Eine Versuchsperson soll mit den Fingern eine Kreisfigur in die Luft zeichnen. Verändert sie nun die Größe dieses Kreises, benötigt sie interessanterweise annähernd die gleiche Zeit für ihn. Das bedeutet aber, dass sie, ohne es zu beabsichtigen oder zu bemerken, die Geschwindigkeit geändert hat. Die verallgemeinerbare Folgerung besagt, dass bei der Genese einer figuralen Form für den Organismus eine Bindungsregel besteht zwischen einer Bewegungsfigur und einer dieser zugeordneten Zeitspanne.[281] Benannt wird sie als „Regel der konstanten Figurzeit". Mit ihr ist das mathematisch-physikalische Raum-Zeit-Verständnis bereits verlassen, denn der Effekt ergibt sich nicht aus den Teilkomponenten, „sondern das aktuelle Geschehen richtet sich vorwegnehmend nach dem Effekt."[282] Das Erstaunliche ist, dass vom ersten Augenblick an die Bewegung in derjenigen Geschwindigkeit vollzogen wird, welche zur Gesamtdauer passt, die einer bestimmten Figur zugeordnet ist. Ganz anders verhält es sich bei der Kreisfigur einer Planetenbewegung, welche sich aus den Kräftekomponenten der Gravitations- und Zentrifugalkraft ergibt. Im Unterschied zur Mechanik, der zufolge Weg und Geschwindigkeit das Resultat der verschiedenen Teilkräfte sind, besteht für Lebewesen sozusagen eine „ideoplastische Bindung" von bestimmten räumlichen Gestalten an die ihnen zukommende Zeit. Weizsäcker meint hier Parallelen zu A. Einsteins Verständnis der „Eigenzeit" der Inertialsysteme zu sehen. Raum und Zeit erweisen sich jedenfalls nicht mehr als voneinander unabhängige Kategorien; sie sind beide von der Gesamtleistung einer Bewegungsform abhängig bzw. dieser zugeordnet.[283]

Er verweist dazu auf recht einfache Anschauungsbeispiele aus der Biologie: Ein Pferd kann zwar die Geschwindigkeit seiner Fortbewegung breit variieren, es muss dabei aber die Form, also die Gangart ändern (Schritt, Trab, Galopp, Karriere), „denn die Gangart ist es, welche die Geschwindigkeit determiniert."[284] Die biologische Zeit, so will Weizsäcker verallgemeinern, orientiert sich am Rhythmus und an der Wiederkehr der Formen bzw. der biologischen Gesamtleistungen. Ihr eignet der besondere Charakter der *Prolepsis,* insofern diese Formen und Leistungen vom ersten Augenblick an bereits von den Teilfunktionen (hier: der Bewegung) vorweggenommen werden.[285]

---

[281] Ebd., 257, 349; vgl. Natur und Geist (1954, GS 1, 88 f.).

[282] Der Gestaltkreis (1940, GS 4, 258).

[283] Natur und Geist (1954, GS 1, 88 f.).

[284] Gestalt und Zeit (1942), GS 4, 349; vgl. Der Gestaltkreis (1940, GS 4, 266).

[285] Gestalt und Zeit (1942, GS 4, 349 f.). Weizsäcker grenzt den Gedanken der Prolepse vom Gedanken einer Teleologie ab: Die Terminologie des Aristoteles sei missverstanden worden, indem sie als Zweckmäßigkeit gefasst oder ihr eine von der Zukunft auf die Gegenwart vorwirkende Kausalität untergeschoben worden sei. Letztlich setze auch der Vitalismus einen solchen Missbrauch der Zweckkategorie voraus. Weizsäcker betont deshalb: „Der Gedanke der Prolepsis bedeutet aber lediglich, daß die Form des Ganzen auch schon in seinem Anfang entsteht und insofern enthalten ist." (350).

Die Folgerungen fügen sich also wieder zu einem Bild zusammen; sie verdichten sich für Weizsäcker im Erfordernis eines besonderen *Wirklichkeitsverständnisses der Lebenswissenschaften.* Der Ansatzpunkt ist in der erwähnten Differenz im Zeitverständnis zu suchen: Während die mathematisch-physikalische Zeit der Maßstab für die in ihr ablaufenden Bewegungen bzw. Leistungen ist, verhält es sich mit der biologischen Zeit umgekehrt. Die biologische Leistung bzw. Form ist der Maßstab für die biologische Zeit. Biologische Akte und das Leben überhaupt sind nicht in der mathematisch-physikalischen Zeit; die biologische Zeit wird vielmehr durch die Lebensakte bzw. die biologischen Leistungen erst konstituiert.[286] Sie wird damit durch etwas konstituiert, was in der mathematisch-physikalischen Zeit (kurz auch: „objektive[n] Zeit") faktisch in der Nichtdeterminiertheit der Zukunft auftritt; sie wird durch etwas konstituiert, was noch nicht ist. Der proleptische Charakter der biologischen Akte kennzeichnet das Leben. Eine solche proleptische Realität besitzt aber aus der Perspektive der mechanischen und physikalischen Wissenschaften schlicht keine Realität – denn für diese gilt, „was, in der objektiven Form der Zeit gedacht, *noch* nicht ist, ist überhaupt nicht."[287] Pointiert lässt sich also sagen: Was in den Lebenswissenschaften als Realität gilt, gilt in den analytischen Naturwissenschaften als Irreales.

Die praktische Indeterminiertheit der Zukunft muss freilich auch für die biologische Vergangenheit geltend gemacht werden, insofern diese selbst auch einmal Zukunft war und sich unter den Bedingungen der Indeterminiertheit dieser Zukunft gebildet hatte. Damit wird die Indeterminiertheit letztlich zur Realbedingung der Entstehung von Wirklichkeit. Das heisst: Sie erzeugt die Selbstbewegung des Lebens in seiner Geschichte. An dieser Stelle führt Weizsäcker das bereits erwähnte Beispiel des Schachspiels ein (vgl. 8.1.2.), bei dem ebenfalls die Indeterminiertheit des nächsten Zugs zu den Realbedingungen des Spiels gehört.[288] Dieses Prinzip gilt für jede Begegnung eines Lebewesens mit seiner Umwelt. Die wissenschaftsmethodische Herausforderung besteht dementsprechend darin, „in die Idee der gesetzmäßigen Bestimmtheit der Natur eine gesetzmäßige Unbestimmtheit mit auf[zunehmen]."[289] Dann muss es auch nicht lediglich als zu schließende Erklärungslücke angesehen werden, dass Organismen auf bestimmte Reize unterschiedlich reagieren oder dass bestimmte Konzentrationen von Bakterien oder Viren manchmal eine Infektion auslösen und manchmal nicht.[290] Die kausalgesetzliche Bestimmtheit der Natur bleibt

---

[286] Gestalt und Zeit (1942, GS 4, 352).

[287] Ebd., 376.

[288] Ebd., 353.

[289] Ebd.

[290] Von Weizsäcker ausführlich erörtert in seiner „Pathosophie" (1956, GS 10, 279). Nicht die Bakterien sind die Ursache der Infektion, sondern ein beiderseitiges „Entgegenkommen" (eine Begegnung) von Bakterien und Organismus. Man mag versucht sein, diese wohl von Freud übernommene Metapher des Entgegenkommens durch den Rückgang auf eine wie immer geartete Disposition oder Konditionen zu umgehen. Damit ist aber die Ursachensuche nicht gelöst,

insofern ebenfalls notwendige Bedingung, als ohne bestimmte physiologische Regeln Lebendes nicht leben und Begegnung nicht stattfinden kann. Wieder im Bild gesprochen: Ein Schachspiel kommt nicht dadurch zustande, dass der dafür konstitutiven Indeterminiertheit des Gegenzugs eine Lücke im Regelwerk gelassen wird, sondern dadurch, dass sich beide Spieler an die Regeln halten.

### 8.3.2 Subjektivität und Kontinuität des Lebens

Im umfassenden Schlussabschnitt der „Gestaltkreis"-Monographie erfolgt eine Theoriebildung, die sich von den bis dahin gebotenen theoretisch-begrifflichen Auswertungen und Folgerungen unterscheidet: War es dort das *Resultat,* dass alle psychophysischen Akte (Wahrnehmen und Bewegen) als Gestaltungen einer Begegnung bzw. einer Relation von Ich und Umwelt gefasst werden müssen, so muss nun dieses Resultat, also die Relation von Ich und Umwelt selbst, als *Ursprung* begriffen und von ihr aus noch einmal die Beobachtungen und Auswertungen zu erhellen gesucht werden.[291] Das heisst, von der Einheit des Subjekts mit seiner Umwelt (bisheriger Terminus: „Kohärenz") ausgehend zu denken und die Frage nach der Kontinuität dieses Subjekts im Wandel des Lebens (psychophysischer Terminus: „Funktionswandel", relationaler Terminus: „Kohärenzzerreißung" und „Krise") zu bearbeiten.

Die methodische Umkehr ist unerlässlich, wenn das, was als Resultat auftritt, als Ursprung behauptet wird. Zu sehen war ja, dass die analytisch-naturwissenschaftliche Betrachtungsweise des Netzwerks der Funktionen immer wieder mit ein und derselben Tatsache konfrontiert ist: der Bildung von biologischen Leistungen und deren Plastizität. Es handelt sich dabei um nichts anderes als um individuelle Gestaltungen der Relation von Ich und Umwelt. Die Erforschung der psychophysischen Dynamik, für die das Prinzip der gegenseitigen Vertretbarkeit namhaft gemacht wurde, ergab, dass die Erhaltung bzw. Herstellung von Kohärenz und also die Erhaltung bzw. Herstellung einer Leistung (Körpergleichgewicht) auf mehreren Wegen möglich sind.[292] Relativität der Funktionen, Kompensation der Funktionsfähigkeit und Indeterminismus des Funktionswandels sind ebenfalls innerhalb der Relation von Ich und Umwelt zu verorten.

Solches betrifft nun auch die Einführung des Subjekts: Konsequent von der Wechselseitigkeit von Ich und Umwelt auszugehen, impliziert, dass für ein Ich

---

sondern nur auf eine andere Ebene verschoben. Dazu ausführlich Wiedebach (2014, 197–202). Bei ihm findet sich auch ein Explikationsversuch, der Indeterminismus und Regelhaftigkeit mithilfe der Logik der Abduktion verbindet (ebd., 215–219). Diese wird dem von Weizsäcker geltend gemachten Sachverhalt gerecht, dass ein biologisches Geschehen nicht *ante festum* kausal konstruiert werden kann, sondern es darum geht, eine phänomenal gegebene Tatsächlichkeit *ex eventu* nachträglich zu begreifen (deutlich in: Gestalt und Zeit (1942, GS 4, 356). Diese Interpretation bewährt sich auch an der Schlusspassage V.3 des Gestaltkreises. Dazu gleich.

[291] Der Gestaltkreis (1940, GS 4, 274).

[292] Ebd., 288–290.

nur *seine* Umwelt existiert und die Umwelt nur existiert, *sofern* sie einem Ich gegeben ist.[293] Wie in der Wahrnehmungsphysiologie die Koinzidenz einer Wahrnehmung mit dem physischen Sachverhalt auf der Reizseite lediglich *im Erlebnis* der Wahrnehmung gesucht werden könne, so könne auch die Kohärenz von Ich und Umwelt nur *im Erlebnis* des Subjekts gesucht werden. Das legt einen phänomenal-teilnehmenden Zugang nahe. Er ermöglicht es auch, eine Zerreißung von Kohärenz zwischen Ich und Umwelt tatsächlich als Ich-Bedrohung, als Krise des Subjekts zu Gesicht zu bekommen.[294] Der Grundsatz und Ausgangspunkt, dass ein Ich seiner Umwelt begegnet, müsse, um auszuschließen, dass mit dem ‚Ich' lediglich eine physische Erscheinung gemeint sei, zur Aussage präzisiert werden, ein *Subjekt* begegne seiner Umwelt.[295]

Spätestens das Bedenken dessen, was eine Krise für ein Subjekt bedeutet, führt dann dazu, auf der Erlebnisseite zu differenzieren: Der Verlust einer psychischen Verfasstheit bedeutet noch keinen Verlust der Subjektivität, sondern „daß auch ein sowohl bewußtloser, wie ein gerade nicht bestimmtes Psychisches erfahrender Organismus sich als Subjekt zu einer Umwelt verhalte."[296] Subjektivität und Erlebnisfähigkeit sind also, soviel lässt sich sagen, nicht deckungsgleich.[297]

Die Frage nach der Kontinuität des Subjekts, welche sich über Krisen und Wandlungen hinweg immer wieder konstituiert, bildet den letzten großen Problemkreis, dem sich Weizsäcker zuwendet. Noch einmal wird dazu auf den Funktionswandel rekurriert. Er ist es, der schon auf der organischen Ebene eine „improvisierende Individuation" ermögliche, so dass individuelles Leben sich gegen die Welt behaupten kann.[298] In jedem biologischen Akt zeigt sich so gesehen Subjektivität.[299]

---

[293] Ebd., 291.

[294] Ebd., 296–298. Die Umstellung auf das *Phänomen des Erlebens*, eine Form des „Erlebnisprinzips" (ebd., 293), war in der früheren „Einführung zur Physiologie der Sinne" (1926) bereits die Antwort auf die Frage nach dem Gegenstand der Sinnesphysiologie (GS 3, 425 f.). Denn wie bereits erwähnt, können Wahrnehmung bzw. Empfindung, insofern wir etwas *durch* sie wahrnehmen bzw. empfinden, nicht selbst als Gegenstände bzw. Objekte genommen werden. Entscheidend für die Sinnesphysiologie ist nicht die objektive Welt der Naturwissenschaften, sondern die erlebte der Welt der Sinne. Entscheidend ist nicht, *was* wir sehen, sondern was wir *sehen*. Das ist ihre phänomenologische Orientierung (Der Gestaltkreis (1940, GS 4, 222 f., 294). Der Erlebnisbegriff wurde ab ca. 1900 zum Modewort, konzeptionell geprägt v. a. durch W. Dilthey, aber auch durch F. Lipps, E. Husserl oder M. Scheler. Auch M. Wundt stellt von „Bewusstsein" auf „Erlebnis" um, K. Jaspers gebrauchte den Begriff ebenfalls. Vgl. die Übersicht bei Cramer (1972). Weizsäcker verwendet ihn nicht im philosophisch-hermeneutischen oder psychologischen Sinn, sondern für seine Fragestellungen einer phänomenorientierten Sinnesphysiologie und einer Lösung des Korrelationsproblems.

[295] Ebd., 299.

[296] Ebd., 300.

[297] Die genauere Differenzierung zwischen körperlicher, psychophysischer Subjektivität und pathisch erlebender Subjektivität wird uns noch beschäftigen, vgl. 9.4.5.

[298] Ebd., 306.

[299] Die weitreichende Bedeutung der Einführung der Subjektivität in die Biologie verbindet Weizsäcker mit H. Plessner, vgl. dazu die Untersuchung von Rasini (2008, v. a. 143 ff.).

Worin besteht nun die Einheit des Subjekts in allem Wandel? Ein Rekurs auf einen angeblichen Kanon von Trieben im Subjekt, ein Rekurs auf mehr oder weniger stabile oder flexible Programme bzw. Schemata würde in unzulässiger Weise vom Lebensprozess abstrahieren und der wechselseitigen Beeinflussung von Subjekt und Umwelt nicht gerecht. Die Kontinuität muss darum in der Begegnung von Subjekt und Umwelt selbst gesucht werden. Sie besteht in der *Entsprechung* von der Selbstbewegung des Subjekts bzw. des Organismus auf der einen Seite und von Wirkungen bzw. Verhältnissen der Umwelt auf der anderen Seite. Voraussetzung für eine solche Entsprechung ist es, dass die von der Umwelt bewirkten Gesetzmäßigkeiten zu den anatomischen und physiologischen Bedingungen des Organismus in einem Passungsverhältnis stehen. Zu diesem Zweck kann Weizsäcker den für die Biologie seit Darwin zentralen Begriff „Anpassung" aufnehmen und das Passungsverhältnis mit Uexkülls Beispiel der Waldzecke veranschaulichen:[300] Die Existenz der Zecke wäre bedroht, wenn entweder die in ihrer Umwelt vorliegende Gesetzmäßigkeit gestört ist, dass der Duft der Buttersäure von einem Nahrungsobjekt ausgesandt wird, oder die Organbedingung eines zuverlässigen Sensoriums für die Registrierung eines solchen Dufts nicht erfüllt ist.

Dem Grundsatz nach ist nun aber der Mensch, wie bereits erwähnt, ein solches Subjekt, dessen Kohärenz und Entsprechung zu seiner Umwelt *im Erlebnis* gegeben sind. Auch Störung, Wandel, Krise und Untergang haben darum eine gewissermaßen existentielle Färbung – „die Farbe des Erlebens des Lebenden".[301] Weizsäcker meint sagen zu können: Es ist die Farbe des *Erleidens des Lebens,* die es erforderlich macht, vom *Attribut des Pathischen* zu reden.

Auf den letzten Seiten der Gestaltkreis-Monographie mag man hier einen gewagten Überschritt von einer mit wissenschaftlichem Anspruch auftretenden Biologie bzw. Lebenswissenschaft zu einer metaphysischen Ausdeutung sehen.[302] Nicht nur zwischen den Zeilen lässt sich aber erkennen, dass Weizsäcker selbst dezidiert nicht der Meinung war, mit diesen durchaus philosophischen Reflexionen den Boden der biologischen Wissenschaft zu verlassen.[303]

Er konzediert zunächst, dass es sich im Folgenden scheinbar *nicht* um *notwendige* Folgerungen in einer wissenschaftlichen Biologie handeln könne. Gleichwohl sollen sie *Erklärungen* sein, zu denen sich der Verstand aus bestimmten Gründen genötigt sieht.

---

[300] Der Bezug ist zu beachten, vgl. zur bereits erwähnten Kritik am Anpassungsbegriff Darwins: Am Anfang schuf Gott Himmel und Erde, GS 2, 344.

[301] Der Gestaltkreis (1940, 312).

[302] Benzenhöfer (2007, 139), spricht von einer „Schlussapotheose", die Weizsäcker am Ende zu einer Mystik führe. Das ist mindestens übertrieben, zeigt aber die Interpretationsaufgabe, die argumentativen Übergänge der verschiedenen Explikations- und Ausdeutungsebenen zu erheben. Unstrittig dürfte sein, dass die letzten Abschnitte seiner Monographie (GS 4, 320 f.) Weizsäcker zu einer spekulativen anthropologischen Ausdeutung führen. Das gilt aber nicht für das Kapitel V.3 als solches.

[303] Das ist durchgehend berücksichtigt bei Rasini (2008).

Was Weizsäcker hier[304] etwas gewunden umschreibt, entspricht der Struktur nach einem Schlussfolgern, das im Anschluss an Ch. S. Peirce „abduktives Schlussfolgern" genannt wird und in der klinischen Diagnostik vielfach Anwendung findet.[305] Es geht um eine theoretisch naheliegende Erklärung eines Sachverhalts, für die bestimmte Gründe sprechen und die einen neuen Blick auf den Gegenstandsbereich überhaupt ermöglicht. Beides ist für Weizsäcker der Fall. Einer jener Gründe, der für eine pathische Erklärung des Lebens spricht, bezieht sich auf den Schmerz: Eine Sinnesphysiologie lasse sich nicht von einer Physiologie des Schmerzes trennen – und in einer solchen könne die „Farbe des Erlebens" bzw. die „Farbe des Leidens" nicht ausgeblendet werden. Außerdem gilt auch abgesehen von der Erlebnisperspektive, dass Leben nicht nur ein aktiver Vorgang der Selbstbewegung ist. Es wird auch erlitten, es ist auch passives Geschehenlassen.[306]

Was den neuen Blick auf den Gegenstandsbereich des Lebens betrifft: Um die Erscheinungen des Lebens nicht nur zu beschreiben, sondern Erklärungen zu finden, bleiben Medizin und Biologie oft hinter kausalgesetzlichen Konstruktionen der Biochemie oder der Biophysik zurück. Zur Erklärung der Genese von Tatsachen, Ereignissen oder Geschehnissen bedienen sie sich häufig Narrationen, die sich im Blick auf eine kausalgesetzlich-wissenschaftliche Logik als *unvollkommen,* zugleich aber als den Lebenserscheinungen um einiges angemessener, sprich: *biologischer* (!), erweisen.[307] Auf der anderen Seite erweisen sich auch fachwissenschaftliche Logiken der Biochemie oder Biophysik selbst als beschränkt, insofern sie bei der Erklärung jener Tatsachen, Ereignisse und Geschehnisse mit kausalgesetzlichen Mitteln allenfalls einen Teilerfolg verzeichnen können. Die von Weizsäcker selbst gebotene Erklärung würde verstehbar machen, warum dies so ist: Weil Leben ohne das Attribut des Pathischen schwerlich begriffen werden kann.[308]

Was bedeutet es, dem Leben das *Attribut des Pathischen* zuzuschreiben? In der Erlebnisperspektive des Subjekts kommt Pathisches dort zur Erscheinung, wo *Krise* und *Wandlung* sich ereignen. Denn hier wird eine ontische Ordnung labil, das Moment der Indeterminiertheit nimmt zu, unterschiedliche Weiterentwicklungen und Verlagerungen (vgl. 8.2.4.) sind möglich. „In der Krise [...] steigt das Attribut des Pathischen zur Höhe einer ausschließlichen Macht."[309] Freiheit und Notwendigkeit, um es in philosophischer Begrifflichkeit zu sagen, treten auseinander: Das in der Krise sich befindliche Lebewesen „ist aktuell nichts und potentiell alles." In subjektiv-pathischen Kategorien gesagt: Wollen und Müssen treten auseinander. – Noch einmal ist hierfür und für die folgende dialektische Zergliederung einer kritischen Entscheidung in subjektive Kategorien an den abduktiven Erklärungsmodus zu erinnern: Nicht die kritische Entscheidung wird erklärt, sondern *post festum* bzw. *ex eventu* von der geschehenen Krise her lässt

---

[304] Der Gestaltkreis (1940, GS 4, 312 f.).

[305] Peirce (1991, 400); Wirth (1995) und (2003); Klärner (2003), auch Wiedebach (2014, 215–219).

[306] Der Gestaltkreis (1940, GS 4, 312 f.).

[307] Für Köhle (2016, 312), gilt das im Grundsatz auch für die Arzt-Patienten-Kommunikation, weshalb er dafür plädiert, dass ein Arzt nicht allein seiner fachwissenschaftlichen Logik folgen dürfe, sondern sich auf „abduktive Kompetenz" des Patienten zu beziehen habe.

[308] Der Gestaltkreis (1940, GS 4, 313).

[309] Ebd., 314.

sich sagen, welches Wollen (welches Freiheitsmoment) und welches Müssen (welches Gesetzesmoment) sich durchgesetzt hat.

Die Erhellung der pathischen Struktur des biologischen Akts setzt mit der Dialektik von *Müssen* (Notwendigkeit) und *Wollen* (Freiheit) ein; sie gelangt zu weiterer Unterscheidung, indem nach den Bedingungen des Möglichen, also des freiheitlichen Moments, gefragt wird. Hier ist an nächster Stelle das *Können* zu nennen: Auch gesunden Menschen ist bewusst, dass es Zustände gibt, in denen sie etwas nicht mehr können, dafür aber keine naturwissenschaftlich determinierte Grenze angegeben werden kann. Die Variabilität zeigt sich darin, dass ein Wollen aufgeboten werden soll, um den Raum des Könnens zu erweitern – im Sinne: „Du kannst, wenn du willst." Das Könnenwollen nimmt den Willen in Pflicht, insofern ist ihm ein *Sollen* unterlegt. Gegen diese Form der Variabilität sprechen aber Erfahrungen vieler Krankheiten: Ich will eigentlich schon, aber ich kann nicht. In der Regel schreibt man dann einem kranken Menschen zu, dass sein Wollen vom Können eingeschränkt wird, es sich also um ein beschränktes Wollenkönnen handelt. In diesem Fall prallt ein Sollen ab; das Wollen wird erst eintreten, wenn ein Können gegeben ist. Der Struktur nach ist man hier beim *Dürfen* angelangt.[310]

Die dialektische Entfaltung der pathischen Kategorien folgt der Spur, *einen biologischen Akt*, welchem eine gewisse Freiheit eignet, *vom Subjekt her* zu begreifen. Die Struktur des biologischen Akts wäre verkürzt, wenn man sie auf Zusammenhänge naturwissenschaftlicher Kausalität reduziert. Das Pathische anzuerkennen, bedeutet einen Indeterminismus anzuerkennen und dem Subjekt eine „Ursächlichkeit" im biologischen Akt zuzuerkennen.[311]

Weizsäcker schließt diesen Gedankengang ab, indem er zusammenfasst:

„Die Struktur des dem ontischen gegenübergestellten pathischen Attributes ist mit der Entwicklung der Kategorien der Freiheit, Notwendigkeit, des Wollens, Müssens, Könnens, Sollens und Dürfens umrissen und abgeschlossen. Schon grammatikalisch tritt deutlich hervor, daß es sich um Verben, also um Modi des Subjektes, handelt. Die Kategorien werden erst sinnvoll, wenn sie etwa ausgesprochen werden, wie: ich will, du kannst, er darf usw. Die Einführung des Subjekts ist es, welche die Biologie mit diesen pathischen Kategorien bereichert."[312]

---

[310] In der hier verkürzt vorgetragenen dialektischen Zergliederung im Gestaltkreis (ebd., 315 f.) steht das Dürfen am Ende, während es in der anthropologischen Explikation der späteren Pathosophie als erste und grundlegende Kategorie dargestellt wird. Beides widerspricht sich nicht. Das Dürfen steht für den Gabecharakter des Lebens. In der Psychotherapie bildet es dann gewissermaßen eine teleologische Kategorie, insofern es „Menschen zu einer Freiheit verhilft, in der sie etwas dürfen, was sie vorher durch inneren Zwang nicht durften." (Pathosophie (1956, GS 10, 74).

[311] Wobei „Ursache" hier nicht ontisch auf der Ebene von „Sachen" zu begreifen ist. Der Ausdruck verweist auf die biologische Fähigkeit zu Neuem, die Fähigkeit, Anfänge zusetzen: Der Gestaltkreis (1940, GS 4, 314).

[312] Ebd., 316.

Im Folgenden reißt Weizäcker über die subjektive auch eine *soziale* Ausdeutung des Pathischen an, um dann in einem anschließenden Gedankengang alles biologische Werden in einem Grund, der selbst nicht Gegenstand werden kann, begründet zu sehen. Auf diesen wiederum bezieht sich die etwas abgehobene philosophische Schlussausdeutung: Was auf der Ebene biologischer Akte als unbestimmte Aktfolge im Wandel des Lebens erscheint, erweist sich, als Äußerung eines ruhenden Seinsgrunds aufgefasst, als zeitlose Wiederkehr von Formen und Wandlungsstufen, die allem Leben eingeschrieben sind: Zeugung, Geburt, Wachstum, Reife, Alter, Tod, Erinnerung und Vorblick.[313]

### 8.3.3  Grundlegung einer Theorie des Lebens und der Gesundheit

Im Blick auf die Einführung des Subjekts in die Biologie lohnt es sich, das Ergebnis in einigen wenigen Gedankenstrichen vor Augen zu führen und die Verbindungslinien zur Grundlegung eines revidierten Gesundheitsverständnisses herauszustellen. Erinnert sei nochmals an die oben zitierte Doppeleinsicht: *Die Subjektivität des Lebens im Allgemeinen und des leiblichen Subjekts Mensch im Besonderen bildet sich erstens in der Begegnung bzw. im Umgang mit seiner Welt und zweitens in einem zeitlichen Werden, in einer Geschichte, die beim Menschen die Geschichte seiner Selbstwerdung ist.* Wie angekündigt, erschienen die für das Gesundheitsverständnis wichtigen Begriffe „Kohärenz", „Krise" oder „Werden", aber auch das Problem von Naturgesetzlichkeit und Indeterminismus nun auf der Begründungsebene einer biologischen Theorie organischen Lebens, welche die Einheit von Organismus und Umwelt, von Subjekt und Umwelt, zu explizieren suchte.

Die Biologie hat ein besonderes Objekt zum Gegenstand, das sich von den Objekten anderer (natur-) wissenschaftlicher Disziplinen abhebt: Es ist eben „ein Objekt, dem ein Subjekt innewohnt."[314] Jede Theorie des Lebens muss sich daher der Tatsache der Subjektivität stellen. Ein lebendes Subjekt steht nicht in einem

---

[313] Ebd., 320 f. Zum Rekurs auf das Wirklichkeitsverständnis des Parmenides vgl. Emondts (1993, 144–151). Eine etwas anders gelagerte philosophisch-anthropologische Ausdeutung des Gestaltkreises, als „Anweisung zur Erfahrung des Lebendigen" verstanden, bietet Weizsäcker in seinen ‚Anonyma': „Es wird mit diesem anschaulichen Begriffe zum Ausdruck gebracht, daß das Lebendige, indem es sich verändert, doch auch zu sich selbst zurückkehrt." Im Ergebnis zeigt sich eine existentiale Interpretation des Prinzips der gegenseitigen Verborgenheit, also des Prinzips der Drehtür: „Man kann den Gestaltkreis nicht in seiner Integration besitzen (weder denkend noch anschauend), sondern muß ihn *durchlaufen* und seine Gegensätze erleiden in einem fortgesetzten *Aus-den-Augen-Verlieren* und einem immer neuen *Die-Wirkung-Verlieren*, um ein Neues zu gewinnen. Dieser Zustand läßt sich auch so aussprechen, daß wir den Besitz, die Gegenwart *unendlich überschreiten* müssen, und verlieren müssen, um zu besitzen, aber nicht ganz besitzen können, da wir immer verlieren." (Anonyma (1946, GS 7, 54 f.)

[314] Der Gestaltkreis (1940, GS 4, 295).

lediglich kausaldeterminierten Verhältnis zur Umwelt. Konstitutiv sind vielmehr Akte der Begegnung, in denen sich das Moment indeterminierter Selbstbewegung und das Moment naturgesetzlich beschreibbarer Möglichkeiten und Notwendigkeiten in besonderer Weise verbindet. Die Einheit des Subjekts mit seiner Umwelt besteht in dem, was Weizsäcker „Kohärenz" nennt. Die labile Ordnung bzw. Einordnung kann durch Ereignisse oder Zustände gestört, kausalgesetzliche Abfolgen können unterbrochen und solches vermag als „Krise" empfunden zu werden. Eine Krise lässt sich zwar als „Wandlungskrise" im Sinne eines Übergangs von einer Ordnung zur anderen deuten. Das darf aber nicht vergessen machen, dass in ihr das Subjekt und seine Kontinuität häufig bedroht sind oder auf dem Spiel stehen.[315] Insgesamt sind Wandlungen bzw. Wandlungskrisen nicht als bedauerlicher Ausnahmefall anzusehen. Denn das Subjekt ist für Weizsäcker keine stabile Wesenseinheit mit entsprechend feststehenden Eigenschaften, Strukturen und Programmen; es bildet sich vielmehr selbst im dynamischen Wandel, im Werden.

Die Kontinuität des Subjekts wird ermöglicht durch die *Entsprechung* seiner pathischen Selbstbewegung auf der einen Seite und seiner Umwelt auf der anderen Seite. Letztere ist durch biophysikalische und biochemische Gesetzmäßigkeiten bedingt. Freiheit bzw. Indeterminismus und Notwendigkeit bzw. Gesetzmäßigkeit treffen im Vollzug des Lebens (letztlich in körperlichen Vollzügen selbst!) aufeinander und werden immer wieder neu zum Ausgleich gebracht. Die Freiheit zur Individuation wird auf der Ebene des Organischen ihrerseits ermöglicht durch die Fähigkeit zum Funktionswandel von Funktionen, welche selbst gesetzmäßig zuverlässig ablaufen. Das an den Vollzügen von Wahrnehmung und Bewegung demonstrierte Prinzip der gegenseitigen Vertretbarkeit besagt, dass Leistungen – also Begegnungsverhältnisse von Organismus und Umwelt – auf verschiedenen Wegen zustande kommen können. Auch eine Krankheit ist als eine Form des Funktionswandels und nicht lediglich als Defekt anzusehen. Die Übereinstimmung zur klinischen Theoriebildung zeigt sich darin, dass eine Krankheit sowohl als Psychisierung als auch als Somatisierung von Störungen im Entsprechungsverhältnis von Subjekt und seiner Umwelt aufgefasst wird.

Der pathische Untergrund des Lebens und seiner Existenzweisen zeigt sich am deutlichsten in Wandlungskrisen, insofern hier die Selbstverständlichkeiten gesetzmäßigen Funktionierens durchbrochen und das leidenschaftliche Erleben des Subjekts gewissermaßen an die Oberfläche treten kann. Die Entscheidung einer „Krise" lässt sich *post festum* auf ihre pathische Aktstruktur durchsichtig machen.

Eine graphische Darstellung der genannten Grundlinien würde der Struktur nach der Abb. 8.1. in Abschn. 8.1. entsprechen; präzisieren ließe sich nun aber der Begegnungscharakter von Subjekt und Umwelt auf der Grundlage von Weizsäckers Theorie des organischen Lebens (Abb. 8.3):

---

[315] Ebd., 298.

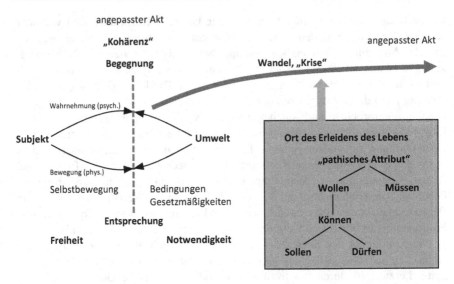

**Abb. 8.3** Die Begegnung von Subjekt und Umwelt vollzieht sich in kreisförmiger Wechselwirkung, bei der das, was vom Subjekt bewirkt erscheint (Wahrnehmung und Bewegung), und das, was von der Umwelt bewirkt erscheint und einer gewissen physikalischen Gesetzmäßigkeit folgt, in Entsprechung zueinanderstehen. Dadurch kommt ein angepasster Akt und eine relativ stabile „Kohärenz" zustande. Indeterminiertes (Freiheit des Vollzugs) und Determiniertes (gesetzmäßige Notwendigkeit von Bedingungen) greifen ineinander, wie am Beispiel eines Schachspiels anschaulich wird. Die Grenzen von Ich und Umwelt sind verschiebbar: Umwelt kann einverleibt, Ich kann als Es bzw. Körperliches vergegenständlicht werden. In der „Krise" treten Freiheit und Notwendigkeit (subjektive Kategorien: Wollen und Müssen) auseinander, das „pathische Attribut des Lebens" tritt hervor und gestaltet die Wandlung, das Werden mit. Es gestaltet den Übergang zu einer neuen Ordnung, zu einem neuen angepassten Akt mit.

### 8.3.4 Psychophysische Modellbildung

Nach der textnahen Darstellung des Gedankengangs von Weizsäckers „Gestaltkreis"-Konzeption biete ich im Folgenden – vor dem Hintergrund dreier Abgrenzungen – bereits eine systematisierende Rekonstruktion des in ihr vorgeschlagenen psychophysischen Modells. Weizsäcker selbst stellt seine Konzeption gleichsam als Alternativentwurf in den Kontext der zeitgenössischen psychophysischen Modelle und sah in ihr einen naturwissenschaftlichen Zugang zum Leib-Seele-Problem.[316] Ziel einer systematisierenden Rekonstruktion ist es, Profil, Struktur und Eigenart des Modells vor Augen zu stellen und die einzelnen Gedankenlinien von den Grundentscheidungen her verständlich zu machen.

Damit verbindet sich eine werkinterne und eine werkexterne Zwecksetzung: *Werkintern* geht es darum, dass die „Gestaltkreis"-Konzeption als Vorbereitung

---

[316] Natur und Geist (1954, GS 1, 180–184); Wege psychophysischer Forschung (1934, GS 6, 239).

oder Grundlegung von Weizsäckers medizinischer Anthropologie gesehen wird. Sie bietet gleichsam die naturwissenschaftlich-physiologische ‚Eingangspforte' zu jener – neben der klinisch-medizinischen.[317] Von hier aus lässt sich beispielsweise das Problem der Psychogenese somatischer Erkrankungen noch einmal zusammenfassend in den Blick nehmen. *Werkextern* geht es darum, Profil, Struktur und Eigenart des Modells im Kontext anderer Modellbildungen einer Diskussion zugänglich zu machen. Solches kann nicht gelingen, wenn die Verortung einzelner Gedankengänge (etwa die gegenseitige Vertretung von Wahrnehmen und Bewegen, von Psychischem und Physischem) in der Gesamtsystematik missachtet wird.

1. Unter der Zugrundelegung der Gesamtstruktur und des Profils von Weizsäckers Modellbildung lässt sich seine Abgrenzung sowohl von Stufen- und Schichttheorien als auch von Lokalisationstheorien des ZNS und des Gehirns nachvollziehen. Der Bruch mit klassischen Modellvorstellungen und sein eigener Alternativvorschlag verbanden ihn mit K. Goldsteins Konzeption der „neuronalen Plastizität" des Organismus bzw. des Gehirns.[318] In gewisser Hinsicht eine Fortsetzung dieser Richtung findet sich gegenwärtig in der interaktiv-ökologischen Konzeption des Gehirns bei Th. Fuchs.[319] Was diese Richtung eint, zeigt sich in der entscheidenden *Umstellung der konzeptionellen Grundstruktur:* Die Dualität von Psychischem und Physischem und die mit ihr einhergehende Frage nach der kausalen Wechselwirkung werden verlassen – zugunsten einer Gegenüberstellung von Organismus bzw. Ich und Umwelt. Innerhalb der Organismus-Umwelt-Beziehung verweist die Dualität von Psychischem und Physischem dann auf zwei Begegnungsmodi von Organismus bzw. Ich und Umwelt; das Gehirn kommt als Vermittlungsorgan oder Regulationsorgan in dieser Organismus-Umwelt-Beziehung zu stehen. Weizsäcker benennt diese Umstellung in der Grundstruktur explizit, wenn er „die wichtigste Verlagerung des wissenschaftlichen Bewußtseins unserer Zeit [...] in der neuen Gegenüberstellung von Ich und Umwelt, nicht

---

[317] Der Gestaltkreis (1940, GS 4, 95); Natur und Geist (1954, GS 1, 170).

[318] Die Nähe zu Goldstein wird von Weizsäcker immer wieder angedeutet, selbst im Vorwort der „Gestaltkreis"-Monographie. (GS 4, 92; vgl. Natur und Geist (1954, GS 1, 188) Zu vergleichen sind außerdem die autobiographischen Notizen im Zusammenhang der Auseinandersetzung mit der Schichten- und Lokalisationstheorie: ebd., 101–105. Goldstein und Weizsäcker wurden beide zusammen 1931 von der Kongressleitung der Deutschen Gesellschaft für Innere Medizin zum Thema „Neuroregulation" als Referenten eingeladen. Goldstein hielt dabei seinen berühmt-gewordenen Vortrag „Über die Plastizität des Organismus ...", Weizsäcker stellte ihm seinen Vortrag „Neuroregulationen" zur Seite. (ebd., 109) Der Gleichklang in der konzeptionellen Ausrichtung beider in den 20er und Anfang der 30er Jahre verliert sich dann schnell. Im Jahr 1933 wurde Goldstein verschleppt, emigrierte nach Amsterdam – dort entstand sein Hauptwerk „Der Aufbau des Organismus" (Erstauflage 1934) – und 1935 nach New York. Goldsteins kritische biologisch-neurophysiologische Grundlegung entwickelte sich zu einer ‚holistic psychology'. Vgl. weiter Noppeney (2000); Rimpau (2009); Benzenhöfer und Hack-Molitor (2017).

[319] Fuchs (2017a) beruft sich auf die Umweltkonzeption J. v. Uexkülls und auf die „Gestaltkreis"-Konzeption von V. v. Weizsäcker. Der Bezug zu Goldstein fällt aus, obwohl dieser vielfach Anknüpfungsmöglichkeiten gegeben hätte.

in der von Psychisch und Physisch" zu erblicken heisst.[320] Dass sich auch eine graphische Darstellung an dieser Umstellung orientieren kann, um sich die Eigenart der erwähnten Grundstruktur vor Augen zu führen, dürfte auf der Hand liegen. Dazu dann Abb. 8.4 weiter unten.

Die Bedeutung der Umstellung in dieser Grundstruktur tritt deutlicher hervor, wenn man sich klarmacht, was mit den von Goldstein und Weizsäcker kritisierten Stufen- und Schichttheorien und den Lokalisationstheorien zur Debatte stand (und letztlich auch heute zur Debatte steht). Schichtentheorien und Auffassungen hierarchisch geordneter Stufen des menschlichen Organismus waren und sind in der philosophischen Anthropologie verbreitet. Eine wichtige Rezeptionslinie, der Weizsäcker durchaus zugeordnet werden kann, zieht sich von Pascal über Scheler zu Plessner. Sie setzt bei der Überzeugung an, dass basal-körperliche oder vitale, intermediäre und höherstufige integrale Ebenen des menschlichen Organismus zu unterscheiden sind. Es lag nahe, das Modell einer hierarchischen Stufenordnung in die Neurophysiologie zu übernehmen und kausal auszudeuten. Für dieses Verfahren standen zur Zeit von Goldstein und Weizsäcker die Positionen der Neurologen H. Head und (schon etwas zurückliegend) J. H. Jackson.[321] Der „Jacksonismus" bzw. „Neo-Jacksonismus", gegen den sich Goldstein und Weizsäcker wandten, ging von unterschiedlichen lokalisierbaren Zentren des Nervensystems bzw. des Gehirns aus. Postuliert wurde ein hierarchisch-kausaler Zusammenhang, demzufolge die höheren Zentren (des Kortex) die niederen Zentren kontrollieren, fördern oder hemmen. Vermögen die höheren Leistungen nicht mehr erbracht zu werden, brechen die (affektiven) Reaktionsschablonen der tieferen Schichten durch.[322] Goldstein und Weizsäcker stellten den Ausgangspunkt dieser Theoriebildung infrage: Die unterschiedlichen Funktionen des Organismus lassen sich nicht lokalisierbaren Zentren zuweisen. Die Plastizität des Funktionswandels zeigt ein anderes Bild; sie führte „zu einer Verschiebung in der Grundvoraussetzung des Forschens".[323] Der Begriff der Funktion eines Organismus wird festgehalten, aber nicht mehr in einer festen materiell-physiologischen Struktur verankert gesehen. Bei der Erhellung eines krankhaften Phänomens richtet sich die Aufmerksamkeit nicht auf angebliche Defekte oder Ausfälle von Funktionen. Um eine „Leistung" zu erbringen oder zu erhalten, sei vielmehr ein Gefüge von wandelbaren und flexiblen „Funktionen" vorausgesetzt. Goldstein

---

[320] Natur und Geist (1954, GS 1, 184). Zur Konjunktur und Problematik solcher Modelle: Toepfer (2017).

[321] Zu den Lokalisationstheorien vgl. Hagner (2008); zu J. H. Jackson: Düweke (2001, 73–85), Swash (2005); zur Auseinandersetzung mit dem „Neo-Jacksonismus" auch der Weizsäcker-Schüler Christian (1989, 11 f., 14 f.); zur Bedeutung J. H. Jacksons für die Epileptologie: Baier (2016).

[322] Natur und Geist (1954, GS 1, 101 f., 109).

[323] Ebd., 71.

zeigte dies bei Hirnschädigungen, Weizsäcker bei Gleichgewichtsstörungen.[324] Die „Kompensation" wird nicht in einer höheren Schicht gesucht, sondern in der wandelbaren Struktur des biologischen Aktes selbst.[325] Das Modell eines kausalen Zusammenhangs hierarchisch geordneter Zentren weicht der Modellvorstellung eines neurodynamischen und psychophysisch-dynamischen Netzwerks, für welches Prozesse der Vertretung und Prozesse des „Funktionswandels" konstitutiv sind. Mit „Neuroregulationen" sind Regulationen auf Leistungsniveau gemeint, welche die Selbstregulation (Autoregulation) auf Funktionsniveau übersteigen.[326] Ziel ist eine „Leistung", letztlich die Einordnung eines lebenden Organismus in seine Umwelt – eine solche kann, wie Weizsäcker immer wieder betont, auf mehreren Wegen erbracht werden.[327]

Die Frage einer ‚normalen' Funktionsfähigkeit muss also im Rahmen der Frage nach einer flexiblen Leistungserbringung zu beantworten gesucht werden – und diese wiederum führt in den übergeordneten Kontext der Frage nach der Begegnung bzw. Übereinstimmung von Organismus bzw. Ich und Umwelt.[328] Die neurodynamische und psychophysisch-dynamische Struktur soll eben eine identitätsstiftende „Kohärenz" von Organismus bzw. Ich und Umwelt leisten. Goldstein bezeichnet ein solches Entsprechungsverhältnis zwischen Organismus und Umwelt, welches trotz Funktions- und Leistungsdefekten möglich ist, als „Responsivität".[329]

Die Bedeutung der erwähnten Umstellung der Grundstruktur auf die Gegenüberstellung von Organismus bzw. Ich und Umwelt für die Modellbildung dürfte

---

[324] Weizsäcker behauptet, seine Unterscheidung von „Funktion" und „Leistung" sei von Goldstein aufgenommen worden: ebd., 71. Sowohl Weizsäcker als auch Goldstein gehen davon aus, dass bei einer Schädigung in der nichtgeschädigten Struktur ein Funktionsumbau stattfindet: Neuroregulationen (1931, 15, 22). Den Unterschied zu Goldstein sieht Weizsäcker im methodischen Erfordernis, die behauptete „Plastizität" durch den Rückgang auf die Ermöglichungsbedingungen im physiologisch erweisbaren (messbaren!) „Funktionswandel" wissenschaftlich zu begründen (ebd., 22). Er bevorzugt deshalb den Begriff „Funktionswandel".

[325] Natur und Geist (GS 1, 110 f.); Der Gestaltkreis (1940, GS 4, 286, 290). Der Begriff der Kompensation ist dabei mit Vorsicht zu gebrauchen. Im Sinne einer Restitution einer verlorenen Leistung wird er von Goldstein abgelehnt (Organismus (2014, 335), Weizsäcker bevorzugt das Begriffsfeld von Vertretung bzw. Ersatz. Für beide müsste der Begriff auf die Etablierung einer neuen Ordnung bzw. Kohärenz bezogen werden; vgl. die Verwendung bei Weizsäcker in: Der Gestaltkreis (1933, GS 4, 44 f.).

[326] Neuroregulationen (1931, 18). Gesundheit ist also durch eine Variabilität und eine Wandelbarkeit der Funktionen charakterisiert, welche die Normalität einer nivellierenden Autoregulation überschreitet. Diesen Gedanken hat G. Canguilhem zur Grundlage seiner Konzeption gemacht, siehe oben, 2.2.

[327] Solches bietet auch den Bezugspunkt für die Revision des gesundheitstheoretisch bedeutsamen Begriffs „Gleichgewicht": „Gleichgewicht heißt hier [...] Erhaltung der biologischen Identität des Lebewesens in seiner Umwelt." (Der Gestaltkreis (1940, GS 4, 290).

[328] Zum methodischen Problem, dass man entweder die Funktion oder die Leistung zum Untersuchungsgegenstand nehmen kann vgl. Individualität und Subjektivität (1939, GS 6, 384).

[329] Der Organismus (1934/2014, 334).

vor dem Hintergrund der skizzierten zeitgenössischen Diskussionslage ersichtlich sein. In der Konsequenz dieser Richtung läge es zu sagen, das Gehirn sei vom Primat der Funktion bzw. der Leistung her als dynamisches Regulierungs- und Vermittlungsorgan für die Beziehung des Organismus zur Umwelt aufzufassen. Diesen Weg ist Th. Fuchs weitergegangen.[330]

Die Bedeutung jener Umstellung besteht grundsätzlich auch darin, in den neurophysiologisch beschreibbaren Vorgängen nicht nur deren *Subjektbezogenheit,* sondern zugleich deren *Körperlichkeit* bzw. *Leiblichkeit* herauszustellen. Ein Kortikozentrismus oder ein Zerebralismus liegt ebenso in weiter Ferne wie eine Mentalisierung der Seele.[331] Subjekt und Psyche werden nicht erst im Kortex gesucht, sondern sind von Anfang an in den Akten der Begegnung, in Wahrnehmung und Bewegung, aufzuweisen. Der Tastakt ist ein anschauliches Beispiel hierfür. Subjektivität ist *verkörperte Subjektivität;* das Subjekt wirkt nicht nur in der psychischen, sondern ebenso in der somatischen Sphäre. In *beiden* Sphären ist die Gegenüberstellung von Organismus bzw. Subjekt und Umwelt geltend zu machen.[332] Diese Gegenüberstellung ist keine statische, sondern eine bewegliche. Subjekt und Umwelt entstehen ja erst in praktischen Begegnungs- und Umgangsvollzügen; sie werden durch eine produktive bzw. kreative Kraft zusammengehalten.[333] Für die klinische Beschreibungsperspektive expliziert Weizsäcker diese wechselseitige Beziehung zwischen Subjekt und Umwelt, wie bereits in

---

[330] Fuchs (2017a) überführt die Konzeption des Funktionskreises von Uexküll und die Konzeption des Gestaltkreises von Weizsäcker in ein „Modell der offenen Schleife", um die Einheit des Organismus-Umwelt-Systems zu erfassen. (114 f., 151, 170, 188) Das Gehirn ist das Transformationsorgan, das Einzelreize oder physiologische Teilprozesse in integrale Bedeutungsmuster umwandelt, um eine Kohärenz von Organismus und Umwelt herzustellen bzw. zu erhalten. Dabei schafft nicht das Gehirn die Funktion dieser Beziehung, sondern umgekehrt: Die Funktion schafft sich ihr zerebrales Organ. (164) Was die psychophysischen Verhältnisse betrifft, geht Fuchs von einer komplementären Aspektdualität bzw. einer Doppelaspektivität aus: Intentionalität bzw. lebensweltliche Einstellungen auf der einen Seite und physiologische Prozesse auf der anderen Seite gleichen zwei Seiten einer Münze, stehen also nicht direkt in einem kausalen Wechselwirkungsverhältnis. Gleichwohl lassen sich Gehalte des zuerst genannten Bereichs in kausal relevante Bereitschaften der zuletzt genannten organisch-physiologischen Basis transformieren, die dort gemäß einer kausalen Matrix ablaufen. Zwischen beiden Bereichen waltet keine kausale Einwirkung, sondern das, was Fuchs „Bedeutungskopplung" oder „neuronale Resonanz" nennt. (267 f.) Im Endeffekt entsteht indirekt dann doch eine zirkuläre Kausalität in der Pathogenese, wie Fuchs am Beispiel einer Depression verdeutlicht: Das subjektive Situationserleben löst, vermittelt durch hirnphysiologisch relevante Bedeutungskopplungen, eine Stressreaktion aus, die sich als kausale Matrix einer Aktivierung der Hypothalamus-Hypophysen-Nebennieren-Achse beschreiben lässt. (284 f.)
Zur Diskussion der Vorstellungen einer zirkulären Kausalität und einer Komplementarität vgl. unten, 9.4.5.

[331] Zum neuzeitlichen Problem der Mentalisierung der Seele vgl. auch Rieger (2019, 253–259).

[332] Der kranke Mensch (1950, GS 9, 601). Zur Verortung Weizsäckers in der Ideengeschichte der Philosophie der Verkörperung vgl. Jacobi (2017).

[333] Der kranke Mensch (1950, GS 9, 602).

8.2.3. dargestellt, als Kreislauf von „Es-Bildung" und „Ich-Bildung". In ihr bzw. in ihm vollzieht sich das Werden des individuellen Menschen.

2. Mit der skizzierten *neurophysiologischen* Konturierung verbindet sich darum eine *psychologische.* Die Umstellung der Grundstruktur impliziert nämlich, die herkömmliche Fokussierung der psychosomatischen Pathogenese auf das Verhältnis von Psyche und Soma und auf die Frage einer kausalen Pathogenese hinter sich zu lassen. Die Einführung des leiblichen Subjekts, gleichsam als „dritte Kategorie" jenseits des Psychischen und Physischen, verändert die Vorstellung einer kausalen Wechselwirkung innerhalb dieser Dualität zugunsten der Vorstellung eines wechselseitigen Vertretens und eines wechselseitigen Darstellens und Erläuterns.[334] Wir werden die psychosomatische und pathogenetische Bedeutung dieser Denkstruktur mithilfe der graphischen Darstellung gleich weiter vertiefen.

Man wird jedenfalls schon vermuten dürfen: Die Grenze zu einer „psychosomatische[n] Denkweise mit einer geradezu barbarischen Psychologie"[335] ist ohne Beachtung der erwähnten Grundstruktur schnell überschritten. Bereits Schüler Weizsäckers wie A. Mitscherlich wird man davon kaum freisprechen können. Eine Annäherung an Vorstellungen einer (linear) kausalen Psychogenese somatischer Erkrankungen ist die Folge.

A. Mitscherlichs Auffassung einer Verdrängung und Somatisierung von Konflikten[336] ähnelt auch terminologisch Weizsäckers Vorstellung einer Materialisierung von Konflikten.[337] Sie folgt aber nicht dem Prinzip der gegenseitigen Vertretbarkeit und vor allem nicht dem Prinzip der pluralen Verschiebbarkeit von Konflikten. Diese implizieren für Weizsäcker die *Unanwendbarkeit des Kausalitätsbegriffs.*[338] Sie verbieten es zu sagen, „wer angefangen hat" und führen dazu, dass Krankheiten sich auch dem Therapeuten als fremd präsentieren.[339] Weizsäckers unklare Ausdrucksweise scheint manchen Missverständnissen Vorschub geleistet zu haben. Umso wichtiger ist es, seiner eigenen Grundstruktur auf der Spur zu bleiben. Auch hier tauchen allerdings methodisch und strukturell wichtige Unterscheidungen häufig nur in Nebenbemerkungen auf. Eine solche wird uns gleich beschäftigen: Gerade im Blick auf das Verhältnis von Psychischem und Physischem, von Seele und Leib, unterscheidet Weizsäcker nämlich drei Ebenen: kausale Psychophysik, Beseelung des leiblichen Lebens, wechselseitige Vertretbarkeit und Darstellbarkeit von Leib und Seele.[340] Der Aspekt einer kausalen Psychogenese bekommt daher ein begrenztes Recht, während er an anderen Stellen vehement bestritten wird.

---

[334] Ebd., 459, 518.

[335] Psychosomatische Medizin (1949, GS 6, 460).

[336] Mitscherlich (1991, 91 f.).

[337] Psychosomatische Medizin (1949, GS 6, 641); Fälle und Probleme (1947, GS 9, 294); Der kranke Mensch (1950, GS 9, 371).

[338] Ebd., 569 f.

[339] Über Psychosomatische Medizin (1952, GS 6, 518–520); vgl. auch: Wege psychophysischer Forschung (1934, GS 6, 248 f.); Psychosomatische Medizin (1949, GS 6, 459); Der kranke Mensch (1950, GS 9, 602).

[340] Von den seelischen Ursachen der Krankheit (1947, GS 6, 406); Fälle und Probleme (1947, GS 9, 43).

3. Eine weitere Profilierung von Weizsäckers Position ergibt sich im Gegenüber zu *theologischen* Anthropologien und deren Zugang zum Leib-Seele-Problem. Wie bereits erwähnt (7.3.), war der Mediziner R. Siebeck, Kollege von Weizsäcker in Heidelberg, mit dem einflussreichen protestantischen Theologen K. Barth befreundet. Weizsäcker selbst hatte vor allem den frühen Barth der „Dialektischen Theologie" vor Augen, welcher an der interdisziplinären Verständigung kein Interesse zu haben schien. Siebeck hingegen ging den Weg zum späteren Barth mit. So konnte er zu der begründeten Überzeugung gelangen, dass die Leib-Seele-Konzeptionen von Weizsäcker und Barth doch auch erstaunliche Übereinstimmungen aufweisen, vor deren Hintergrund erst sich Differenzen erhellen und diskutieren lassen. Sein Beitrag zur Festschrift zum siebzigsten Geburtstag Weizsäckers (1956) kann als Frucht dieser Auseinandersetzung mit den Positionen seiner unterschiedlichen Freunde gesehen werden.

Gegen die kirchliche Tradition eines Leib-Seele-Dualismus und einer damit verbundenen Substantialisierung der Seele und zugleich gegen die neuzeitliche Mentalisierung der Seele vertrat Barth auf seine Weise die Konzeption einer Doppelaspektivität bzw. Aspektdualität. Im Sinne einer alttestamentlichen Anthropologie und durchaus in der Nähe zu Aristoteles ‚De anima' seien Leib und Seele nicht als zwei Entitäten, sondern als *zwei Momente* der einen leiblichen Natur des Menschen aufzufassen: die Seele als das Belebende und der Leib als das Belebte und Lebende.[341] Die hebräischen Vorstellungen einer leiblichen Seele und einer Ermöglichung des Lebens durch Gottes Geist werden im neuzeitlichen Horizont mit der *Subjekthaftigkeit* des Menschen verbunden. Seele ist selbstständiges Leben als Leben eines Subjekts, das ‚Ich' sagen und das seinen organischen Funktionen gegenübertreten kann. Der Mensch lebt, indem er selbst „Subjekt und Gestalt" von inneren und äußeren Erfahrungen seines leiblichen Daseins zu sein vermag.[342]

Das Interessante ist nun, dass der Gedanke einer Subjekthaftigkeit menschlichen Lebens – ein Gedanke, der Barth zunächst in gewisser Nähe zu Weizsäcker zeigt[343]– einerseits im Rahmen jener Vorstellung einer leiblichen Seele bzw. einer beseelten Leibeinheit zu sehen ist, andererseits eine *hierarchische* Struktur einschließt. Etwas ausführlicher: Subjekthaftigkeit bedeutet, sich selbst gegenübertreten und sich zu sich selbst verhalten zu können; sie schließt die Fähigkeit zur reflexiven Selbstthematisierung (sprich: zu Selbstbewusstsein) ein.[344] Diese Fähigkeit ist wiederum von der körperlich-leiblichen Verfasstheit des Menschen und seines geschichtlichen Werdens abhängig. Selbstbewusstsein und Selbsterleben sind keineswegs isolierbare mentale Akte, sie sind als Momente der Geschichte einer Seele zugleich Momente der Geschichte eines Körpers.[345]

---

[341] Barth, KD III/2 (1948, 471, 520).

[342] Ebd., 424, 453.

[343] So Siebeck (1956, 56 f.).

[344] Barth, KD III/2 (1948, 481).

[345] Ebd., 450 f.

Der Grund, der für den Gedanken einer hierarchischen Struktur spricht, ist nach Barth folgender: Den Menschen als Seele seines Leibes und damit als Subjekt zu begreifen, bedeutet, ihm die *Fähigkeit zur Freiheit des Distanznehmens* zuzuschreiben. Diese Freiheit aber entbehrt der Leib; an ihr kann er nur als beseelter Anteil bekommen.[346] Subjekt sein heisst darum: Die Seele regiert, der Leib dient. Die Seele geht (nur) voran, der Leib folgt (nur) nach.[347] Der Gedanke eines gegenseitigen Vertauschens oder Vertretens, wie ihn Weizsäcker vertritt, hat hier nichts zu suchen. Die Hierarchisierung ist bei Barth letztlich in einer christologischen Analogie begründet: im Verhältnis des beherrschenden Göttlichen zum beherrschten Menschlichen.[348]

Siebeck erkannte, dass Barth eine normative Ordnung auf dem Hintergrund einer theologischen Anthropologie vertrat und stellte ihr Weizsäckers Prinzip der gegenseitigen Vertretbarkeit gegenüber: „Die Frage, wer hat hier angefangen, wer regiert, wer dient, der Leib oder die Seele, können wir häufig nicht beantworten."[349] Gerade im Leiblichen enthülle sich das Subjekt. Die Einheit von Leib und Seele ist keine geordnete, sondern eine wechselhafte und offene.

Letztlich steht damit aber, was Siebeck so nicht gesehen hat, die Frage der Subjekthaftigkeit wieder zur Debatte: Sie lässt sich für Weizsäcker auf der Ebene der Gegenüberstellung (oder ‚Ordnung') von Leib und Seele gar nicht darstellen. Sie hat ihren Ort auf der Ebene der Gegenüberstellung von Ich und Umwelt. Wir sind damit wieder bei der erwähnten Umstellung der Grundstruktur angelangt.[350]

Eine systematisierende Rekonstruktion des psychophysischen Modells von Weizsäcker hat sich also an der Umstellung der konzeptionellen Grundstruktur zu orientieren. Von ihr her erhellen sich der innere Zusammenhang der Gedankengänge ebenso wie die inneren Gründe für unterschiedliche Abgrenzungen. Um es noch einmal festzuhalten: *Das psychophysische Modell nimmt seinen Ausgangspunkt nicht bei der Dualität von Psychischen und Physischen, sondern bei der Gegenüberstellung und bei der Beziehung zwischen dem Subjekt und seiner Umwelt bzw. seinem Körper. Innerhalb dieser Beziehung, die im „Gestaltkreis" als Organismus-Umwelt-Beziehung untersucht wurde, verweist die Dualität von*

---

[346] Ebd., 501.

[347] Im „nur" kommt für Barth eine wechselseitige Abhängigkeit zum Ausdruck (ebd., 500): „Wie die Seele dem Leib vorangehen muß, aber auch nur vorangehen und also ohne den Leib nicht Seele sein kann, so muß der Leib der Seele nachfolgen, kann ihr aber auch nur nachfolgen und also ohne die Seele auch nicht Leib sein."

[348] Ebd., 404, 410.

[349] Siebeck (1956, 60).

[350] Von hier aus ließen sich weitere Bedeutungsunterschiede erhellen: Barth geht davon aus, dass der Mensch als Seele im aktiven Sinn Subjekt ist, während der Seele selbst ein pathisches Moment allein durch ihre Leiblichkeit zukommt. An dieser Stelle ist die Verbindung zu Barths aktivischem Freiheitsbegriff deutlich, während Weizsäcker von einem pathischen Weltverhältnis des leiblichen Subjekts ausgeht.

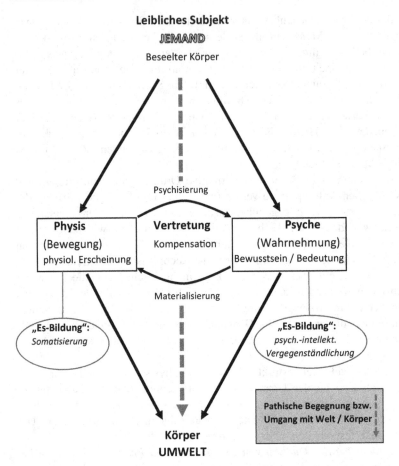

**Abb. 8.4** Psychophysisches Modell mit Ausgangspunkt der Beziehung zwischen leiblichem Subjekt („Jemand") und Umwelt bzw. Körper. Innerhalb dieser Beziehung stellen Physisches und Psychisches zwei Beziehungsmodi dar. Beide folgen jeweils kausalgesetzlichen Mustern, zwischen ihnen waltet aber keine kausalgesetzliche Wechselwirkung, sondern das Prinzip gegenseitiger Vertretung. Bei der „Es-Bildung" handelt es sich um einen Vorgang, in dem beide Beziehungsmomente zugleich auftreten; es handelt sich um ein aus somatischen und psychischen Phänomenen „gemischtes Bündel". „Es-Bildung" beschreibt, wie etwa in einer Krankheit (oder im Altern) eine neue Ich-Umwelt-Beziehung entsteht, die wiederum mit neuer „Ich-Bildung" einhergeht (8.2.3.). – Die „Leistungserbringung" dient der Einordnung des leiblichen Subjekts in seine Umwelt; sie setzt Variabilität, Vertretbarkeit und Wandelbarkeit der psychischen und physischen Funktionen voraus. Sie zielt auf „Kohärenz" (Weizsäcker), auf „Responsivität" (Goldstein). Das Gehirn ist lediglich das zentrale dynamisches Regulationsorgan; der ganze Organismus besitzt die Struktur eines neurodynamischen Netzwerks.[351]

---

[351] Die Tätigkeit des Zentralnervensystems (1939, GS 3, 558): „[E]s zeigen sich Funktionen, welche das Zentrum als ein nicht nur verbindendes, sondern Verbindungen schaffendes und lösendes, ein in fortwährender funktioneller Veränderung befindliches Organ erweisen. Diese Labilität oder Plastizität der zentralen Substanz ist es dann, welche ermöglicht, den außerordentlich wechselnden Umweltverhältnissen, in die freilebende Organismen geraten, Rechnung zu tragen." Vgl. ebd., 566 u. 570!

*Psychischem und Physischem auf zwei Begegnungsmodi und zwei Erscheinungs-weisen dieser Beziehung.* Graphisch lässt sich dies relativ einfach verdeutlichen. Die bisher in der Horizontalen dargestellte kreisförmige Beziehung zwischen Organismus bzw. Subjekt und Umwelt ist nun in der Vertikalen dargestellt, die Graphik ist also lediglich gedreht. Die Verbindungslinien zur eingangs skizzierten orthogonalen Grundstruktur der Duplizität des Menschen als „jemand" (leibliches Subjekt) und als „etwas" (psychophysischer Organismus) sind damit deutlicher sichtbar (Abb. 8.4.).

Die „Einführung des Subjekts" benennt hier, das zeigt gleichsam deren grund-legendste konzeptionelle Bedeutung, eine „dritte Dimension" über oder jenseits der Dualität von Physischem und Psychischem.[352] Das leibliche Subjekt in seiner Beziehung zur Umwelt bzw. zum eigenen Körper wirkt sowohl in der psychischen als auch in der physischen Sphäre. Subjektivität tritt nicht abseits leiblich-ver-körperter Vollzüge der Begegnung bzw. des Umgangs auf. Die Duplizität der Beziehungsmodi zur Umwelt bzw. zum eigenen Körper äußert sich in der Dupli-zität von psychischen und physischen Erscheinungsreihen, die beide unterschied-lichen Regeln bzw. Gesetzmäßigkeiten folgen und beide ihre je eigene Sprache sprechen. In Weizsäckers eigener Sprache gesagt: Der Körper „redet" in der Gestaltung der Subjekt-Umwelt-Beziehung und damit in der gesamten Lebens-geschichte ebenso mit wie die Psyche.[353]

An dieser Stelle rekurriert er auf ein wechselseitiges Darstellungsverhält-nis, so dass man sagen könnte: *Das Leib-Seele-Verhältnis ist funktional gesehen ein wechselseitiges Darstellungsverhältnis.*[354] Mit Vorliebe greift Weizsäcker auf diesen Gedanken zurück, wenn er klarzustellen beabsichtigt: Zwischen Psychischem und Physischem waltet kein (wechselseitiges) Kausalitätsverhältnis, aber auch kein (einseitiges) Hierarchieverhältnis.

Die erwähnte Umstellung bringt daher auch eine Umstellung in Fragen der Pathogenese mit sich: Wird die Frage nach der Psychogenie oder der Somato-genie einer Krankheit auf der (horizontalen) Ebene angeblicher Kausalitätsver-hältnisse zwischen Physischem und Psychischem gestellt, ist sie von vornherein verfehlt. Diese Frage ist als Frage nach dem Subjekt-Umwelt-Verhältnis auf der (vertikalen) Ebene zu bearbeiten und macht eine „biographische Methode" erforderlich. Damit lässt sich auch noch einmal konzeptionell verorten, in welcher

---

[352] Christian (1989, VII, 179 f.) scheint dies ebenso gesehen zu haben.

[353] In diesem Zusammenhang redet Weizsäcker auch von der „Organsprache" oder vom „Mit-schwätzen des Körpers" in der Lebensgeschichte: Psychosomatische Medizin (1949, GS 6, 458, 462). In solchen Fällen kann es sich auch um Materialisierungen, nämlich um Vertretungen eines seelischen Konflikts handeln, die Weizsäcker als „Es-Bildungen" begreift. Dabei ist von mehreren „Sprachen" des Organischen auszugehen, diese lassen sich an den *Funktionen* der Organe festmachen: Der kranke Mensch (1950, GS 9, 509).

[354] Von den seelischen Ursachen der Krankheit (1947, GS 6, 403).

Hinsicht Weizsäcker die Psychogenie von Krankheiten vehement ablehnen und in welcher Hinsicht er eine solche Vorstellung aufnehmen kann.

Ein aussagekräftiges Zitat für die skizzierte Zusammenfassung findet sich in seinem Beitrag „Psychosomatische Medizin" (1949). Ich hatte diesen Beitrag schon herangezogen, weil Weizsäcker in ihm seine eigene Auffassung von Psychosomatik präzisiert. In diesem Kontext wird auch der Begriff der „Psychogenie" auf das lebensgeschichtliche Werden des Menschen in seinem Subjekt-Umwelt-Verhältnis bezogen und allein in dieser Hinsicht für zulässig erklärt:

> „Und um das psychophysische Verhältnis dazustellen, ist der Kausalbegriff überhaupt zu eng und ganz problematisch. Wenn ich also einige Fälle publiziert […], und ein Vielfaches davon gesehen habe, in denen die Angina tonsillaris auf dem Höhepunkt einer biographischen Krise eintrat, so habe ich doch […] den Ausdruck ‚Psychogene Angina' nicht akzeptiert, und zwar aus mehreren Gründen. Einer davon ist, daß es kein Beobachtungsmittel gibt, um in irgendeinem Falle zu bestimmen, ‚wer angefangen hat', die Psyche oder das Soma. Ein anderer Grund ist, daß [k]ein wesensmäßiger Vorrang, weder der des Körpers vor der Seele noch umgekehrt, zu behaupten ist. Seelisches drückt sich in der Körpersprache aus, Körperliches in der seelischen; das ist keine Kausalität, und wenn man schon von Psychogenie spricht, dann sollte man nur ein geschichtliches Werden meinen, in dessen Verlauf *anstelle* seelischer Vorgänge körperliche Veränderungen auftraten und umgekehrt."[355]

Die pathogenetische Frage ist also auf der Grundlage des Subjekt-Umwelt-Verhältnisses anzugehen. Krankheit entsteht in der Verschiebung oder Verlagerung eines Konflikts (vgl. 8.2.4.), sie entsteht in oder aus Krisen, in denen selbst wiederum sich physische und psychische Kräftekonstellationen und Funktionsstrukturen verschieben. Weil der Funktionswandel ein durchgehendes biologisches Prinzip darstellt, ist es für Weizsäcker eben unerheblich, „wer angefangen hat", das Psychische oder das Physische. Die Aufgabe besteht darin, die Verschiebungen oder Verlagerungen *post festum* zu entschlüsseln. Eine vorschnelle Vermutung einer Psychogenie wäre schlechte Psychosomatik: Eine Erkrankung kann einen psychischen oder einen physischen Einstiegspunkt oder Weg nehmen, sie kann auch bei einer rein körperlichen Erscheinungsreihe verbleiben und sich kaum psychisch darstellen.[356] Die „Einführung des Subjekts" in der psychischen *und* physischen Sphäre kann diesbezüglich sogar mit einer „Entpsychologisierung" einhergehen![357]

Die Frage nach einer Psychogenie oder einer Somatogenie ist also zu relativieren. Viel wichtiger zum Begreifen eines Krankheitsverlaufs ist es, auf das *Prinzip der gegenseitigen Vertretung* zu achten und auf diese Weise der erwähnten Verschiebung oder Verlagerung eines Konflikts in unterschiedliche physische oder psychische Subjekt-Umwelt-Verhältnisse auf der Spur zu bleiben. Die psychophysische Ordnung erweist sich als labile Ordnung, so dass bei einer Störung der

---

[355] Psychosomatische Medizin (1949, GS 6, 459 f.) [Vermutlich Druckfehler: ‚ein' statt ‚kein'].

[356] Der kranke Mensch (1950, GS 9, 579).

[357] Ebd., 580, 601.

Kohärenz von Ich und Umwelt anstelle einer neurotischen Störung eine Angina auftreten kann. Wir hatten eine solche Verschiebung von einer Ich-Umwelt-Ordnung in eine andere unter dem Begriff der „Es-Bildung" thematisiert (8.2.3.). Und dabei auch gesehen: Wird eine neurotische Ich-Umwelt-Ordnung verlassen und eine organische Krankheit entsteht, so etabliert sich eine Kreisbewegung auf einer anderen Ebene. Der betroffene Mensch sieht sich gleichsam in eine neue Realität versetzt, die ihn selbst verändert. „Ich-Bildung" und „Es-Bildung" bedingen sich im Krankheitsverlauf und in der Lebensgeschichte überhaupt gegenseitig.

Das Prinzip der gegenseitigen Vertretung gemahnt, der Untrennbarkeit und der Wandelbarkeit von physischen und psychischen Erscheinungsreihen Rechnung zu tragen. Der Umordnung der psychophysischen Funktionsstrukturen eignet ein Moment des Indeterminismus, sie lässt sich aber durchweg auf eine Krise des Subjekt-Umwelt-Verhältnisses zurückführen.[358] Deshalb darf es nicht verwundern, wenn Stellvertretungen auch in anderer Richtung auftreten: Mit der erfolgreichen Therapie eines körperlichen Symptoms oder einer Organstörung kann es zur Neuauflage des ursprünglichen Konflikts kommen, welcher zuvor in jener Symptomatik bzw. Störung seinen Niederschlag gefunden hatte.[359]

Das Prinzip der gegenseitigen Vertretung setzt die Plastizität des Ich-Umwelt-Verhältnisses und die ihr vorausliegende Plastizität des biologischen Organismus voraus. Weizsäcker hatte sie physiologisch als „Funktionswandel" gefasst. Es lohnt sich an dieser Stelle, noch einmal auf die gegenseitige Vertretung im opto-kinetischen Drehversuch zu verweisen. Die Vertretbarkeit von Physischem und Psychischem zeigte sich hier als Vertretbarkeit von Bewegung und Wahrnehmung (genauer: von Selbstbewegung und Bewegungswahrnehmung). Die analoge Struktur zweier Begegnungsmodi zwischen Subjekt und Umwelt findet sich in der graphischen Darstellung (Abb. 8.4) auf der vertikalen Achse. Das bestätigt die die Brauchbarkeit einer solchen Darstellung. Auch im Drehversuch sind es „Krisen" oder „Kohärenzstörungen", in denen sich ein Übergang von einer Subjekt-Umwelt-Ordnung zu einer anderen ereignet. In der (stückweisen) gegenseitigen Vertretung kommt es zu einem „Kompromiss" zwischen beiden Begegnungsmodi. Im Blick auf die Etablierung eines neuen Gleichgewichts, einer neuen „Einordnung" des Subjekts bzw. Organismus in seine Umwelt, hat der Kompromiss die Bedeutung einer „Kompensation".[360]

Zusammenfassend könnte man sagen: *Dass ein leibliches Subjekt (,jemand')* *in seiner pathischen Begegnung mit seiner Umwelt bzw. seinem Körper ein* *relativ stabiles Gleichgewicht aufbauen kann, ist durch eine Plastizität und* *Kompensationsfähigkeit seines ontisch beschreibbaren Organismus (,etwas')* *gewährleistet.* Letzteres expliziert Weizsäcker, wie gesagt, mit den Theoriekonstrukten der gegenseitigen Vertretbarkeit und des Funktionswandels.

---

[358] Wege psychophysischer Forschung (1934, GS 6, 248).

[359] Psychosomatische Medizin (1949, GS 6, 461).

[360] Der Gestaltkreis (1933, GS 4, 42, 44); Der Gestaltkreis (1940, GS 4, 286, 290).

### 8.3.5 Psychophysische Explikations- und Behandlungsebenen

Auffallend war, dass Weizsäcker einerseits mit der Dualität von psychophysischen Erscheinungsreihen, mit der Dualität von Physischem und Psychischem operiert, andererseits das Subjekt eines Lebewesens als beseelten Körper (und so als „Leib") auffasst – mehr noch: von einer monadischen Einheit von Ich und Umwelt ausgeht. Auffallend war ebenfalls, dass seine Stellungnahmen zur kausalen Psychogenie wechseln können zwischen Bejahung und vehementer Ablehnung.

An dieser Stelle ist es unumgänglich, auf Weizsäckers Differenzierung dreier Explikationsebenen des Leib-Seele-Verhältnisses, die er auch als „drei Denkarten" bezeichnet, aufmerksam zu machen. Diese Differenzierung wirft auch noch einmal Licht auf das, was in der Graphik bereits zur Darstellung kam: In der durch Vertretbarkeit und Wandelbarkeit gekennzeichneten Dualität von Psychischem und Physischem begegnet *ein* Subjekt als beseelte Leibeinheit seiner Umwelt bzw. seinem Körper.

Worin bestehen die drei Stufen oder Denkarten des Leib-Seele-Verhältnisses? Sie bestehen erstens in einer psychophysischen Kausalität, zweitens in der Beseelung des Leibes, drittens in einer dualen Genese der wechselseitigen Vertretung und wechselseitigen Darstellung.[361] Für eine psychosomatische Medizin, die als anthropologische Medizin diesen Namen zu Recht trägt, ist es Voraussetzung, bei einer Diagnose einer Krankheit alle drei Stufen bzw. alle drei Denkarten zur Anwendung zu bringen.

Die *erste Stufe oder Denkart* gebietet die neurophysiologisch erforschten Pfade und die psychophysischen Kausalzusammenhänge zu erhellen – und zwar vom Psychischem zum Organischen und umgekehrt, vom Organischen zum Psychischen. Zu denken ist hier beispielsweise daran, dass Gefühle und insbesondere Stress über die Aktivierung der Hypothalamus-Hypophysen-Nebennierenrinden-Achse (HHN-Achse) den Stoffwechsel und das Immunsystem negativ beeinflussen und zumindest Teilursache von somatischen Erkrankungen sein können.[362] Auf dieser Stufe von einer Psychogenie somatischer Erkrankungen oder einer Somatogenie psychischer Erkrankungen zu reden, ist unproblematisch – vorausgesetzt, die Umkehrbarkeit der Kausalität und die Unentscheidbarkeit, „was angefangen hat", das Physische oder das Psychische, finden Berücksichtigung. Bereits hier geht es darum, der Indeterminiertheit, in welcher Weise der „Konflikt" eines leiblichen Subjekts sich jeweils in den physischen und psychischen Strukturen niederschlägt, Rechnung zu tragen.

Die *zweite Stufe oder Denkart* setzt bei diesem leiblichen Subjekt ein, betont seine Einheit und gebraucht das Schema von Ausdruck und Eindruck: „Unser

---

[361] Von den seelischen Ursachen der Krankheit (1947, GS 6, 406); Fälle und Probleme (1947, GS 9, 43); Der kranke Mensch (1950, GS 9, 530 f.).

[362] Von den seelischen Ursachen der Krankheit (1947, GS 6, 402).

Körper vermag das auszudrücken, was die Seele erlebt, ist ausdrucksfähig; und unsere Seele erlebt auch, was dem Körper geschieht, ist eindrucksfähig. Ausdruck und Eindruck, das sind Zeichen der Beseeltheit des Körpers, der Unzertrennlichkeit von Körper und Seele. Ohne Seele ist der Körper tot, er verwest."[363] Beim Ausdruck ist etwa daran zu denken, dass ein Mensch aus Scham errötet oder aus Schreck blass wird. Auf dieser Stufe wird auch die Nähe zu aristotelischen und biblischen Leib-Seele-Vorstellungen deutlich: Der Leib ist ein beseelter, das heisst: ein belebter Körper.[364]

Psychosomatische Medizin muss zur *dritten Stufe oder Denkart* durchdringen, um der Dynamik, den Konflikt – man könnte auch sagen: den Wechsel in der Hierarchie – von Leib und Seele zu begreifen: Das Leib-Seele-Verhältnis ist hier ein Verhältnis wechselseitiger Vertretbarkeit und Ersetzbarkeit. Vorausgesetzt ist eine wechselseitige, aber unvollkommene Darstellbarkeit: Der Leib stellt (unvollkommen) die Seele dar; die Seele stellt (unvollkommen) den Leib dar.[365]

Auf dieser dritten Stufe ist nun der psychophysische Zusammenhang kein kausaler Zusammenhang. In der Genese einer Krankheit können nämlich die kausalen Ordnungen selbst wechseln; beide, Körper und Seele, können gemäß ihrer je eigenen Regelstruktur zu einem neuen Werden beitragen. Auf dieser Stufe sind eine *biographische Methode* und eine *biographische Medizin* erforderlich. Der methodische Indeterminismus lässt es nicht zu, kausal zu erhellen, wie Physisches und Psychisches in der ‚Wechselpartie' aufeinander antworten und einander begegnen (um es in der Analogie des mehrfach erwähnten Schachspiels zu sagen).[366] Wenn nämlich – wie es gemäß der ersten Stufe möglich wäre – die eine Seite bzw. Sphäre des Physischen oder Psychischen kausal zu erfassen

---

[363] Fälle und Probleme (1947, GS 9, 44).

[364] In: Von den seelischen Ursachen der Krankheit (1947, GS 6, 403), aber unter Aufnahme des Unbewussten: „Wir verstehen unter Leib etwas unbewußt beseeltes Körperliches. Wir haben Gründe, uns alle Zellen des Leibes als beseelt zu denken."

[365] Die Psychisierung und die Somatisierung bleiben unfertig – oder, wie Weizsäcker auch formuliert: „verstümmelt". Eine somatische Erkrankung stellt sozusagen ‚unfertig Seelisches', eine psychische Erkrankung ‚unfertig Körperliches' dar. Der höchst anspruchsvolle Gedankengang in: Von den seelischen Ursachen der Krankheit, (1947, GS 6, 404 f.) lässt sich erhellen, indem man seinen Anknüpfungspunkt im Drehstuhlversuch heranzieht: Die Begegnungsmodi Bewegung und Wahrnehmung bleiben jeweils ‚unfertig'. Denn bei der Wahrnehmung der (Dreh-)Bewegung durch das Auge bleibt ein Rest an drehender Körperbewegung erhalten. Anders gesagt: Neben der Augenbewegung dreht sich auch noch der Kopf, mitunter der gesamte Körperstamm ein wenig in der Drehrichtung des Drehrads. Weizsäcker nennt dieses teilweise Mitgehen der Motorik einen „verstümmelte[n] Rest der Kohärenz" (Der Gestaltkreis (1933, GS 4, 43). Als optokinetische Körperreflexe der langsamen Nystagmusphase der Augenbewegung beschrieben bei Fischer und Veits (1928, 582) (auf Fischers Versuche nimmt Weizsäcker ausdrücklich Bezug). Weizsäcker interpretiert weiter: Insofern sich im ‚unfertig Leiblichen' und ‚unfertig Seelischen' eine „unzulänglich gebliebene Schöpfung" manifestiert, sieht er hier einen Anknüpfungspunkt für den theologischen Diskurs: Von den seelischen Ursachen der Krankheit (1947, GS 6, 406).

[366] Individualität und Subjektivität (1939, GS 6, 378 f.); vgl. Von den seelischen Ursachen der Krankheit (1947, GS 6, 408 f.).

gesucht wird, dann muss zwangsläufig die jeweils andere Sphäre verlassen werden („Drehtürprinzip"). – Die biographische Methode orientiert sich, um dies noch einmal zu wiederholen, lebensgeschichtlich an Krisen, um von ihnen her die Kräfteverschiebungen und Umordnungen der Funktionsstrukturen zu erfassen.[367] Diese Methode ist daher keineswegs lediglich ein mehr oder weniger hilfreiches anamnetisches Zusatzinstrument.

Letzteres zeigt sich, wenn man die skizzierte Dreistufigkeit der psycho-physischen Beziehungsformen nun mit drei Erkenntnisformen (Erklären – Verstehen – Begreifen) verbindet, wie dies Weizsäcker selbst auch tut. Die erste Stufe der psychophysischen Kausalität entspricht dem *Erklären*. Erklären bedeutet Objektivieren: Subjektives wird als Objektives auffasst und gemäß natur-wissenschaftlich-physiologischer oder psychologischer Erkenntnis auf kausale Zusammenhänge hin zu erfassen gesucht. Die zweite Stufe der beseelten Leibein-heit entspricht dem *Verstehen*. Anders als beim Erklären ist nun das phänomenal gegebene Subjekt (als ‚jemand') der Gegenstand. Der dritten Stufe des Werdens in der wechselseitigen Vertretung entspricht das *Begreifen*. Erst dieses Begreifen ist als Umgang mit einem Subjekt im Objekt anzusprechen, als Umgang mit „einem subjekthaltigen Objekt".[368] Das Begreifen setzt darum das Erklären (eines Menschen als ‚etwas') und das Verstehen (eines Menschen als ‚jemand') voraus. Damit ist auch gesagt: Der phänomenologische Zugang zum Erleben und zum leiblichen Erscheinen von Krankheit ist notwendig, er muss jedoch überschritten werden, um die Genese und das Werden einer Krankheit zu erfassen.

Wendet man sich nun Weizsäckers Differenzierung der medizinischen Behandlungsebenen zu, so ist diese vor dem Hintergrund der skizzierten Dreistufigkeit psychophysischer Beziehungsformen und der Dreistufigkeit medizinischer Erkenntnisbildung leicht einsichtig zu machen. Es wurde schon gesagt (Abschn. 6.1.), dass aufgrund der pathisch-ontischen Doppelstruktur des Menschen eine anthropologische Medizin eine zweifache Einstellung und Heran-gehensweise erfordert: Ein kranker Mensch begegnet ontisch als ‚etwas', er begegnet zugleich als Subjekt, als ‚jemand'.[369]

Eine Depression kann als Störungsfall einer psychophysischen Funktions-fähigkeit *erklärt* werden, sei es psychologisch vom Ich (dessen Überlastung) ausgehend, sei es physiologisch als Aktivierung der HHN-Achse und des Sympathikus-Systems. Eine ontisch orientierte Behandlung kann sich an ent-sprechenden kausalgesetzlichen Wirkungsmechanismen orientieren, sie kann bei-spielsweise verhaltenstherapeutisch oder auch pharmakotherapeutisch ansetzen.

Eine Depression betrifft aber auch die Sinn- und Bedeutungsbezüge im Selbst- und Weltverhältnis eines individuellen Subjekts (‚jemand'). In spezifischer Weise äußert sich dies als Konflikt für das individuelle Wert- und Zielsystem eines

---

[367] Wege psychophysischer Forschung (1934, GS 6, 248 f.).

[368] Der kranke Mensch (1950, GS 9, 533).

[369] Natur und Geist (1954, GS 1, 180 f.); Der kranke Mensch (1950, GS 9, 515).

Menschen. Was dies für den Menschen selbst bedeutet, gilt es zunächst zu *verstehen*. Man nähert sich dem pathischen Subjekt gewissermaßen auf phänomenologischer Ebene. Es handelt sich dabei nicht um eine gegenüber dem objektiven Befund sekundäre Erfassung einer subjektiven Befindlichkeit, die für die Pathogenese irrelevant wäre. Im Gegenteil: Die pathische Sinn- und Bedeutungsdimension bestimmt – Fuchs würde sagen: über „Bedeutungskopplungen" – das Subjekt-Umwelt-Verhältnis und ist darum für die Pathogenese einer Erkrankung von fundamentaler Bedeutung.

Zu *begreifen*, was eine Depression in der konkreten Situation eines Menschen bedeutet, heißt, die Verknüpfung des Pathischen mit dem Ontischen und also das Ganze der pathisch-ontischen Doppelexistenz in seiner Lebensgeschichte zu erfassen. Erklären und Verstehen gilt es so aufeinander zu beziehen, dass die Genese, „das Mitreden des Körpers im Lebensdrama"[370] deutlich wird. Nachzuvollziehen gilt es, welche Not bzw. welcher Konflikt des pathisch-ontischen Subjekt-Umwelt-Verhältnisses *hinter* einer Krankheit steckt und von dieser ausgedrückt bzw. von ihr vertreten wird. Ich erinnere an dieser Stelle an das, was zur „Verlagerung des Streits" vom Pathischen in die jeweils (wechselnden) psychophysischen Krankheitskonstellationen hinein gesagt wurde (8.2.4.). Zu begreifen ist der Umschlag des Pathischen ins Ontische, des Ontischen ins Pathische. Zu begreifen ist, warum beispielsweise ein pathisches Missverhältnis sich ontisch so und nicht anders niederschlug. Begreifen ist darum „biographische[s] Begreifen"[371] *post festum*. Zu einem solchen Begreifen kommt es allerdings erst im Umgang mit einem lebensgeschichtlichen Subjekt im Objekt.[372] Das heisst dann aber auch: Die behandelnde Person begibt sich selbst in den wechselvollen Wandlungs- und Werdeprozess mit dem Patienten – um ihm ein neues Werden, eine neue Bestimmung des Menschseins zu ermöglichen. Diese Form des medizinisch-wissenschaftlichen Begreifens ist nur in der Beteiligtenperspektive möglich. Hier gilt also in besonderer Weise: „Um Lebendes zu erforschen, muß man sich am Leben beteiligen."[373]

## 8.4 Pathisch-ontische Doppelexistenz

Den Menschen als leibliches Subjekt zu begreifen, heißt, ihn in der Duplizität von ‚jemand' und ‚etwas' zu begreifen. Diese anthropologisch verallgemeinerbare Grundeinsicht kann als Mindestbedingung einer humanwissenschaftlichen Auffassung vom Menschen und auch als Mindestbedingung eines menschenangemessenen Gesundheitsverständnisses gelten. Im Blick auf die Lebensvollzüge

---

[370] Ebd., 567.
[371] Fälle und Probleme (1947, GS 9, 296).
[372] Der kranke Mensch (1950, GS 9, 533).
[373] Der Gestaltkreis (1940, GS 4, 83, auch 303).

des Menschen lässt sich die erwähnte Duplizität als Duplizität von Umgangsfähigkeit und Funktionsfähigkeit explizieren.

Weizsäcker bewegt sich hier in Übereinstimmung mit der aufkommenden
Leibphänomenologie, zu der er selbst wesentliche Impulse gegeben hat. Seine
Schüler H. Plügge und P. Christian reformulierten die Duplizität als Duplizität von
Leib und Körper und nahmen dafür M. Merleau-Pontys Gebrauch des Begriffs
‚Ambiguität' in Anspruch (7.2.). Die Duplizität würde dann lauten: Ich *bin*
‚jemand' als leibliches Subjekt – ich *habe* meine psychophysische Funktionsfähigkeit als ‚etwas' mir Gegebenes. Der Begriff der Ambiguität würde über die Rede
von der Duplizität hinaus festhalten, dass es sich dabei nicht lediglich um separate
Perspektiven handelt, sondern um ein wechselseitiges Ineinander zweier Wirklichkeitssphären: Was wir im Blick auf die Funktionsfähigkeit haben, sind wir auch;
was wir im Blick auf den leibliche Umgang sind, lässt sich nicht lösen von dem,
was wir psychophysisch haben bzw. uns gegeben ist.

Die Vertiefung zeigte, dass Weizsäckers Wirklichkeitsverständnis der Ambiguität von ‚jemand' und ‚etwas' eine besondere Prägung gibt. Sie orientiert sich
nämlich nicht an der Unterscheidung von Sein und Haben, sondern an der Unterscheidung von Sein und Werden: Ein Mensch begegnet nicht nur als ‚etwas',
der etwas ist und hat; er begegnet als ‚jemand', der *wird,* was er noch nicht ist.
‚Jemand' steht für ein pathisches Subjekt, welches will, kann, soll, muss und
darf – aber noch nicht ist, was es will, kann, soll, muss und darf.[374] Als Kernsatz
von Weizsäckers medizinischer Anthropologie wurde daher formuliert: Einen
Menschen als leibliches Subjekt in der Duplizität von ‚jemand' und ‚etwas'
zu begreifen, heißt ihn in der Duplizität von ‚Pathischem' und ‚Ontischem' zu
begreifen.

Alles Gewicht fällt nun auf die Frage nach der inneren Verknüpfung dessen,
was in der Figur der Duplizität bzw. Ambiguität aufeinander bezogen ist. Schon
bei der ersten Annäherung an das Grundmodell kam diese Frage nach der Verknüpfung in den Blick. Weizsäckers Aufnahme der cusanischen Figur einer
‚*coincidentia oppositorum*' blieb dabei noch blass (6.1.). Die weiteren Vertiefungen zeigten, dass Weizsäcker von einer inneren Verknüpfung der beiden
Sphären ausgeht, welche zunächst die *phänomenale* Struktur der menschlichen
Wirklichkeit oder die *phänomenale* Struktur von Gesundheit bzw. Krankheit abzubilden sucht.

Weizsäckers Entwurf ging nun allerdings einen anspruchsvollen Schritt
weiter, insofern er dazu aufforderte, nicht nur die Phänomenalität des leiblichen
Subjekts und seiner Gesundheit bzw. Krankheit zu erhellen, sondern die *Genese*
dieses Subjekts und seiner Gesundheit bzw. Krankheit zu begreifen. Hier geht es
um den im letzten Kapitel genannten „Umschlag" vom Pathischen ins Ontische,
vom Ontischen ins Pathische. Es geht um den Sachverhalt, den Weizsäcker unter
dem Stichwort ‚Verlagerung des Streits' entfaltet hatte (8.2.4.). Oder noch einmal

---

[374] Der kranke Mensch (1950, GS 9, 515).

anders gesagt: Es geht um den Umschlagpunkt, der eine bestimmte Kopplung, eine bestimmte ‚Verschiebbarkeit' impliziert, sich aber nicht auf eine kausalgesetzliche Struktur bringen lässt.

Ich versuche im Folgenden, jene Umschlagstelle, graphisch gesagt: jene Schnittstelle des Pathischen mit dem Ontischen bzw. des Ontischen mit dem Pathischen sowohl in Hinsicht auf eine *phänomenorientierte Beschreibung* von Gesundheit und Krankheit als auch in Hinsicht auf ein *genetisches Begreifen* von Gesundheit und Krankheit noch einmal zusammenfassend, mitunter verdeutlichend und präzisierend in den Blick zu nehmen. Was Letzteres betrifft, ist der Hinweis vorauszuschicken, dass der *Begriff der Genese,* unabhängig davon, ob man ihn im Sinne einer Pathogenese oder im Sinne einer Salutogenese versteht, nicht physiologisch oder psychologisch verkürzt gefasst werden darf. Die Pointe der pathisch-ontischen Doppelexistenz des Menschen ist es ja, dass die Genese in der Geschichte einer Organismus-Umwelt-Beziehung zu verorten ist und deshalb einen hermeneutischen Zugang erfordert. Ein physiologischer Zugang besitzt zwar sein Recht darin, dass ein pathisches Subjekt sich in einer naturwissenschaftlichen Regeln gehorchenden Funktionseinheit verkörpert und in ihr seine notwendigen Ermöglichungsbedingungen findet. Seine integrale Lebenswirklichkeit, zu der insbesondere die Sphäre des intentionalen Verhaltens gehört, kann damit indes nicht eingeholt werden. Eine hermeneutisch orientierte Medizin bezieht sich auf das, was der frühe Weizsäcker die „eigentliche Krankengeschichte" eines Menschen nannte, nicht lediglich auf seine „naturwissenschaftliche Krankengeschichte". Für sie hat darum die Frage lebensgeschichtlicher Selbstbetroffenheit, aber auch die Frage, inwiefern ein Mensch sich selbst im Wege steht, zentrale Bedeutung.[375] Letzteres geschieht beispielsweise dann, wenn ein Mensch nicht kann oder nicht einmal wollen kann, was er soll.

### 8.4.1 Phänomenorientierte Betrachtung des Zusammenhangs

Bleibt man bei der phänomenorientierten Betrachtung der Verknüpfung des Pathischen mit dem Ontischen und des Ontischen mit dem Pathischen, so äußert sich diese bereits in basalen Erfahrungen des Krankseins: ‚Es' (‚etwas') geht nicht, wie ein ‚Ich' (‚jemand') will.[376] Die pathisch-ontische Doppelstruktur zeigt sich zunächst in einer „Verdoppelung der Krankheitswahrnehmung": Ich *bin* krank und ich *habe* etwas, was krankhaft ist.[377] Das pathische ‚Ich' tendiert in der Regel jedoch dazu, die Fremdheitserfahrung vom ‚Ich' selbst fernzuhalten, das heißt, Krankheit als ‚ich-fremd' zu behandeln und sie möglichst auf der Ebene

---

[375] Vgl. Krankengeschichte (1928, GS 5, 53).

[376] Vgl. Fälle und Probleme (1947, GS 9, 210).

[377] Biologischer Akt, Symptom und Krankheit (1931, GS 4, 14).

von ‚etwas‘, auf der Ebene der Funktionsfähigkeit als Defekt zu lokalisieren.[378] Damit allerdings droht ein Mensch und eine ihn darin bestärkende Medizin dem phänomenal vorliegenden Sachverhalt selbst auszuweichen. Denn das Pathische liegt gerade im Krankheitsfall offen zutage: „Ich möchte gesund werden" offenbart ein pathisches Verhalten zu einer gestörten Lebensordnung – und zugleich eine intentionale Hinwendung zu etwas, das nicht *ist*, aber hoffentlich *wird*. Eine Krankheit ist also keineswegs ‚ich-fremd‘. Sie betrifft das leiblich-pathische Subjekt in fundamentaler Weise, besteht doch seine Wirklichkeit in einer kohärenten Umgangsrelation mit seinem Körper und mit seiner Umwelt. Freilich: Gestört zu werden vermag sie durch ‚etwas‘ (einen Defekt organischer Funktionsfähigkeit) – aber dieses ‚etwas‘ gibt es nicht anders als in der pathischen Bedeutung für ‚jemand‘. Um es nochmals in pathischen Kategorien auszudrücken: Ich *kann* nicht mehr, was ich *will* oder *soll*. Bei körperlichen Erkrankungen ist es häufig ein *Müssen*, das die pathische Konstellation aus dem Gleichgewicht bringt. Darin zeigt sich die bedeutungsvolle Weise, auf welche der Körper in der Lebensgeschichte ‚mitredet‘ oder, wie Weizsäcker auch sagt, ‚mitschwätzt‘.[379]

In der leiblichen Selbstbetroffenheit wird Krankheit zunächst als ‚Widerstand‘ erfahren. Weizsäcker erweitert diesen von Freud übernommenen dynamischen Begriff später zugunsten der Vorstellung einer dynamischen Polarität von „Gesundungsstreben" und „Krankheitsstreben".[380] Die in einer Krankheit erfahrenen Widerstände erweisen sich als pathische Gegenkräfte, welche einerseits gegensätzliche Strebensrichtungen bzw. Tendenzen offenbaren (in der Graphik jeweils in der Vertikalen dargestellt), andererseits alle Vektoren des „pathischen Pentagramms" (Dürfen, Müssen, Wollen, Sollen, Können) betreffen, sprich: gegen sie gerichtet sind.[381] Von dieser Dynamik des Pathischen her ist das individuelle Subjekt, wie es sich in seinem pathischen Umgang mit seiner Umwelt bzw. seinem Körper lebensgeschichtlich konstituiert hat, zu begreifen – nicht von der Sphäre verallgemeinerbarer Funktionsfähigkeit her, in welcher das Individuum niemals zur Erscheinung kommen kann.[382]

Wie gleich zu sehen sein wird, hat die zuletzt genannte Problematik auch weitreichende Folgen für die Auffassung der Pathogenese, wenn diese ein Geschehen der Individuation abbilden soll. Für Weizsäcker steht jedenfalls fest: Sowohl für

---

[378] Vgl. Der Begriff der Allgemeinen Medizin (1947, GS 7, 184).

[379] Nach Freud (1949, GS 1, 441); Das Problem des Menschen in der Medizin (1953, GS 7, 369); Der kranke Mensch (1950, GS 9, 376, 566). Die Bedeutungsdimension, in welcher Weise Fremdes *als* Fremdes erfahren wird, ist also entlang den pathisch-leidenschaftlichen Kategorien entworfen. Dabei ist von unterschiedlichen Stufungen der Fremdheitserfahrungen auszugehen: Die „Es-Bildung" zeigt verschiedene Grade der Vergegenständlichung und des Bewusstwerdens. Die Erfahrung der „Unzulänglichkeit" menschlicher Existenz wäre dann als hohe (Reflexions-) Stufe dieser Erfahrung anzusprechen.

[380] Der kranke Mensch (1950, GS 9, 565).

[381] Pathosophie (1956, GS 10, 93).

[382] Fälle und Probleme (1947, GS 9, 208, 246).

eine phänomenorientierte als auch für eine pathogenetische Betrachtung ist es grundlegend, auf die individuell-pathische Tiefendimension zurückzugehen. *Krankheiten sind Störungen oder Konflikte in der pathischen Konstellation eines Menschen in seiner Beziehung zur Umwelt bzw. in seinem Umgang mit der Umwelt.* Wie erwähnt, sieht Weizsäcker im Organismus zwei Tendenzen am Werk: ein Gesundungsstreben und ein Krankheitsstreben. Beide liegen miteinander „im Streit" (8.2.4.). Die Pathogenese stellt sich dann als „Verlagerung des Streits" vom Pathischen ins Ontische bzw. vom Ontischen ins Pathische dar. Oder sie stellt sich als „Verschieblichkeit" von Konflikten vom psychischen in den somatischen, vom somatischen in den psychischen Bereich dar.

Bevor wir zur eigentlichen pathogenetischen Fragestellung übergehen, ist auf die Umstellung einzugehen, welche der Rückgang auf jene pathisch-leidenschaftliche Tiefendimension des individuellen Subjekts mit sich bringt: In der lebensgeschichtlichen Individuation des leiblichen Subjekts und in der Pathogenese seiner Krankheiten ist das „ungelebte Leben" von höherer Wirksamkeit als das vergangene gelebte Leben. Die intentionale Ausrichtung auf etwas, das (noch) *nicht* ist, war als Signatur des Pathischen herausgestellt worden: Was ich will, soll, muss etc.; ist etwas, das *nicht* ist, sonst würde ich es nicht wollen, sollen, müssen etc. können. Weil diese Sphäre des Nichtseienden mehr erlitten als gegeben ist, mehr leidenschaftlich erstrebt als denkend reflektiert wird, wählt Weizsäcker für sie den Ausdruck „pathisch".[383]

Diese ontologische Umstellung impliziert – auch das wurde bereits herausgestellt – eine Umstellung im Zeitverständnis und im Verständnis von Kausalität: Lebensgeschichtlich bedeutet Zeitlichkeit ein Durchgehen von der Vergangenheit in eine offene Zukunft, in der etwas noch nicht ist. Dieses Durchgehen vom Gewordenen und Gewissen zum Unbestimmten und Ungewissen macht die Eigenart der biologischen Zeit gegenüber der mathematisch-physikalischen Zeit aus. Die Umstellung im Kausalitätsverständnis ist nicht minder schwerwiegend: Das intentional Wirksame kommt nicht ursächlich aus einer gesetzmäßig verfassten Vergangenheit; es ist als Wirkung jenes ungelebten zukünftigen Lebens aufzufassen (8.1.3.). Eine bedeutsame Grundeinsicht der „Gestaltkreis"-Untersuchung besteht darin, dass die gesetzmäßige „Ursache" des Verhaltens eines Organismus bzw. eines menschlichen Subjekts in der Zukunft liegen kann (8.3.1.).

Für die grundlegende Denkweise der Medizin bedeutet dies letztlich eine Revision ihrer logischen Kategorien. Die „Logizität der Medizin" hat sich am pathisch-leidenschaftlichen Umgang mit Nicht-Seiendem zu orientieren. Damit ist in prägnanter Kürze noch einmal der systematische Ort von Weizsäckers „pathischen Kategorien" benannt.

Schließlich ist auch die Zielbestimmung medizinischen Handelns zu rejustieren. Es ist auszurichten auf ein (neues) Werden, auf die lebensgeschichtliche Selbstwerdung, in welcher sich der Mensch als leibliches Subjekt unablässig

---

[383] Medizin und Logik (1951, GS 7, 343).

bildet bzw. gebildet wird. Dem entspricht auch ein Grundcharakteristikum des Gesundheitsbegriffs: Gesundheit ist auf die individuelle Selbstwerdung des Menschen bezogen. Auf diese wiederum sind die Bedeutungsfelder von „Bestimmung des Menschen" und „Wahrheit des Menschen" zu beziehen. Auch der Freiheitsbegriff lässt sich hier zuordnen: Ziel ist die Ermöglichung individueller Selbstwerdung, verstanden als neue „Kohärenz", als neue „Einordnung" in der Subjekt-Umwelt-Beziehung, wie sie jener „Bestimmung des Menschen" entspricht. Inwiefern die Zielbestimmung medizinischen Handelns auf die Ermöglichung von Freiheit bezogen ist, lässt sich an den pathischen Lebensvollzügen demonstrieren: Krankheit bedeutet, bestimmte Lebensziele nicht mehr erreichen bzw. nicht einmal mehr wollen zu können. Ziel ist dann etwa, im kranken Menschen ein neues Wollenkönnen und Fühlenkönnen zu ermöglichen (8.1.1.).

Kurzum: Gesundheit äußert sich in einer pathischen Konstellation eines Menschen auf seinem Weg der Selbstwerdung, sie äußert sich in einem Entsprechungsverhältnis von Subjekt und Umwelt. K. Goldstein nahm für seine eigene Konzeption von L. R. Grote den Begriff der „Responsivität" auf.[384] Auch für Weizsäckers Konzeption böte er sich an: Gesundheit wäre als „Responsivität", Krankheit als mangelnde „Responsivität" anzusprechen.[385] Eine präzise Fassung würde allerdings verlangen, auf die Ermöglichungsbedingung jener Responsivität (Goldstein) oder Kohärenz (Weizsäcker) zurückzugehen: auf die Wandelbarkeit der Funktionen, auf den Funktionswandel. Eine Krankheit stellt einen Funktionswandel dar; eine Gesundung stellt ebenfalls einen Funktionswandel dar. Ein Funktionswandel vollzieht sich aber nicht anders als in der Abhängigkeit von der menschlichen, sprich: physiologischen, psychischen und sozialen Situation.[386]

Um dem skizzierten Ziel medizinischen Handelns zu entsprechen, kann eine Behandlung sowohl an der pathischen Sphäre als auch an der ontischen Sphäre, sowohl an der Umgangsfähigkeit des pathischen Subjekts als auch an der psychophysischen Funktionsfähigkeit des Organismus ansetzen.[387] Am Beispiel der Depression hatten wir dies im letzten Kapitel bereits angesprochen. Zugrunde liegt hier die Auffassung eines wechselseitigen Zusammenhangs von Pathischem und

---

[384] Goldstein (1934/2014, 334).

[385] Vonseiten der Philosophie übernimmt B. Waldenfels diesen Begriff ebenfalls von Goldstein: Waldenfels (2019, 300 f.).

[386] Neuroregulationen (1931, 24). Diese Feststellung sollte nicht übersehen lassen, dass Krankheit als Störung auf der Funktionsebene aufgefasst werden muss. Ein kranker Zustand ist durch eine verstärkte Invariabilität des Funktionssystems charakterisiert (ebd., 18). Zugleich führt ein solcher Zustand nicht nur zur Minderung von Leistungen, sondern – durch Funktionswandel – zu andersartigen, neuen Leistungen, zu „Neuschöpfungen". Vgl. Über die Hirnverletzten (1948, 598) (als Beitrag zur Festschrift von K. Goldstein).

[387] Solches entspricht in etwa auch den komplementären Therapieansätzen von bewusstmachender Psychotherapie und verdrängender Somatotherapie in: Der kranke Mensch (1950, GS 9, 605).

Ontischem. Ihm wenden wir uns unter pathogenetischer Fragestellung noch einmal zu.

## 8.4.2  Pathogenetische Betrachtung des Zusammenhangs

Schon in der ersten Annäherung in Kap. 6 wurde die Frage nach dem Schnittpunkt, die Frage nach dem wechselseitigen Zusammenhang von Pathischem und Ontischem, als zentrale Frage der Konzeption Weizsäckers herausgestellt. Zunächst blieb es beim metaphorischen Hinweis eines kreisförmigen Hervorgehens des Ontischen aus dem Pathischen und des Pathischen aus dem Ontischen.[388] Der Begriff des Umgangs erhellte bereits, dass es sich nicht um Wirkungen zwischen zwei Gegenstandsbereichen handeln kann; beide Bereiche entstehen ja erst im Umgang. Nicht bestritten wird damit, dass pathisches Wünschen oder Wollen eines Motivationssystems bedarf, das sich neurophysiologisch etwa als körpereigenes Dopaminsystem beschreiben ließe. Festzuhalten ist dabei aber: Dieses System selbst existiert nicht abseits des lebenspraktischen pathischen Umgangs. Um es philosophisch-anthropologisch zu formulieren, könnte man zunächst sagen: Pathisches Streben und pathisches Empfinden setzen verleiblichte ontische Strukturen voraus *und* bilden diese – und umgekehrt setzen ontisch-verleiblichte Strukturen ein pathisches Subjekt voraus *und* bilden es.

Das Modell der „Es-Bildung" gab Weizsäcker die Möglichkeit, den Zusammenhang auf klinischer Ebene zu explizieren. Mithilfe dieser Vorstellung ließ sich die Frage des Umschlagpunkts des Pathischen ins Ontische und des Ontischen ins Pathische bearbeiten, ohne in Muster einliniger Kausalität und in psychophysische Dualismen zurückzufallen. Wird Krankheit als „Es-Bildung" beschrieben, heisst das: Bei einer gestörten Kohärenz im Verhältnis des pathischen Subjekts zu seiner Umwelt bzw. zu seinem Körper führt eine pathologische Materialisierung zu einer Verschiebung in ein anderes Subjekt-Umwelt-Verhältnis, in welchem die Doppelbeziehung von psychischen und physischen Funktionen eine Wandlung erfährt. Der Aspekt des Indeterminismus zeigt sich darin, dass offenbleibt, wie sich diese Wandlung gestaltet, dass also offenbleibt, in welcher Weise sich eine neue als „Ich-Es-Bildung" beschreibbare (gesunde oder kranke) Subjekt-Umwelt-Ordnung etabliert. Und dies, obwohl die somatischen und psychischen Funktionsprozesse selbst jeweils kausalen Mustern folgen (8.2.3.). Das mehrfach erwähnte Zug-Beispiel und das Beispiel des Schachspiels sollen an dieser Stelle das Zueinander von Indeterminismus und Kausalität in der Pathogenese anschaulich machen.

Weizsäcker nähert sich dem genannten Umschlagpunkt bei all diesen Gedankengängen *von der Seite des Pathischen*. Noch deutlicher wird dies bei der erwähnten Vorstellung einer „Verlagerung" eines pathischen Konflikts in ver-

---

[388] Ebd., 516.

schiedene psychophysische Krankheitskonstellationen hinein (8.2.4.). Auch hier
bleiben die „Züge" offen: Ein solcher Konflikt kann rein psychischen oder rein
somatischen Mustern folgen; Psychisches kann sich aber auch somatisieren,
Somatisches kann sich psychisch niederschlagen. Diese Verschiebbarkeit, die
Weizsäcker mit dem Begriff der Vertretung oder Stellvertretung näher zu erfassen
sucht, ist der Grund dafür, dass die Debatte um Psychogenie oder Somatogenie
im Letzten nicht weiterhilft. Von viel höherer Bedeutung ist hingegen der Konflikt
in der pathischen Konstellation des menschlichen Subjekts – und zwar deshalb,
weil dieser Konflikt hinter allen sich wandelnden psychophysischen Störungs-
konstellationen steckt. Hier aber tritt der Mensch als ‚jemand', als individuelles
Subjekt in Erscheinung.

Interessant ist nun, sich dem Umschlagpunkt des Pathischen ins Ontische
*vom Ontischen her* zu nähern. Hier geht es darum, den behaupteten Sachverhalt
auch physiologisch zu begründen. Es gilt also, nach den *physiologischen Voraussetzungen* jener „Verlagerung" des Pathischen ins Ontische zu fragen. Für eine
gegenwartsbezogene Diskussion des Weizsäckerschen Ansatzes dürfte diese Frage
kaum zu unterschätzen sein. Denn, um es noch einmal zu wiederholen: Einerseits überschreitet das Pathische die Grenze naturwissenschaftlicher Kausalität,
andererseits bleibt es an sie gebunden, insofern es Ontisches zur notwendigen
Bedingung hat, mehr noch, insofern es sich selbst als Ontisches (als neurophysiologischer Vorgang) darstellen lässt. Wie kann dann überhaupt noch die Rede davon
sein, dass Pathisches auf Ontisches „wirkt"?

An dieser Stelle ist etwas ausführlicher auf den *Gedanken des „Funktionswandels"* zurückzukommen. Er ist es, welcher Plastizität und kausalgesetzliche Ursächlichkeit auf physiologischer Ebene zusammenzudenken erlaubt. Der
Funktionswandel, so hieß es in der „Gestaltkreis"-Untersuchung, ermöglicht eine
„improvisierende Individuation", so dass sich individuelles Leben in der Welt
behaupten kann.[389] Auch die Pathogenese als „Verlagerung" vom Pathischen ins
Ontische stellt sich als „Individuation" dar. Es wurde bereits gesagt: Einerseits
lässt sich eine Infektion durch einen bakteriellen Erreger mit Mustern naturwissenschaftlicher Kausalität erklären. Andererseits bekommt das eine Individuum eine
solche Infektion, das andere nicht. Der bakterielle Erreger ist nicht die Ursache der
Infektion, sondern ein rätselhaftes „Entgegenkommen" von Erreger und Organismus. Der Verweis auf eine Disposition oder Vulnerabilität des Organismus verändert den Sachverhalt, wie ebenfalls bereits erwähnt, nicht.[390]

Die Überzeugung, dass sich die Pathogenese einer Krankheit mit Begriffen
naturwissenschaftlicher Kausalität nicht zureichend erfassen lässt, wenn sie ein
Geschehen lebensgeschichtlicher Individuation darstellt, veranlasste den frühen
Weizsäcker von einer „eigentlichen Krankengeschichte" im Unterschied zu einer

---

[389] Der Gestaltkreis (1940, GS 4, 306).

[390] Vgl. Individualität und Subjektivität (1939, GS 6, 376); Der kranke Mensch (1950), GS 9,
387; Pathosophie (1956, GS 10, 279), auch oben, 8.3.1.

„naturwissenschaftlichen Krankengeschichte" zu reden.[391] Federführend war hier die Einsicht in die Geschichtlichkeit des individuellen Menschen. Bestärkt durch die physiologische Experimentalanalyse wurde ab den 30er Jahren dieselbe Überzeugung nun biologisch mit dem Indeterminismus in der Begegnung von Organismus und Umwelt begründet. Das erwähnte Zug-Beispiel und das erwähnte Beispiel des Schachspiels erlauben es auch von dieser Seite her, Naturgesetzlichkeit (symbolisiert durch Fahrpläne bzw. die Regeln des Schachspiels) und Indeterminismus (symbolisiert durch die Zugwahl bzw. die Unbestimmtheit des Gegenzugs im Spiel) zusammenzudenken. Beispielhaft vor dem Hintergrund heutigen Lehrbuchwissens gesagt: Die Auswirkungen von Stress auf das Immunsystem lassen sich neurophysiologisch mit Mitteln naturwissenschaftlicher Kausalität beschreiben. In welcher Weise aber die individuelle Wahrnehmung sowie die (fehlende) Verarbeitung eines Lebenskonflikts und jene physiologisch beschreibbaren Stressachse ineinandergreifen, ist nicht mehr als kausaler Zusammenhang darstellbar. Wie bereits ausführlicher beschrieben wurde (8.1.2.), war dies für Weizsäcker ein Grund, auch von dieser Seite her auf einer „biographischen Pathogenese" zu beharren und von der Medizin zu fordern, sie müsse *beides* vorantreiben: naturwissenschaftliche Funktionsanalyse *und* biographische Analyse individuellen Krankseins.

Eine erhellende klinische Explikation seiner Überzeugung, die wieder stärker vom Gedanken der Individuation als vom Gedanken des Indeterminismus aus entworfen ist, findet sich in seinen späten anthropologischen Vorlesungen (1947): Der wirkliche Ursachenzusammenhang kann mittels naturwissenschaftlicher Kausalanalyse gar nicht erfasst werden; diese hat stets ein „künstliches Substraktionsprodukt" vor sich.[392] Weizsäcker verdeutlicht dies am Beispiel eines Stammbaums, der *divergent* auf die Nachkommen zuläuft, aber dabei die meisten ‚Ursachen' ihrer individuellen Konstitution unterschlägt – und am Gegenmodell einer Ahnentafel, die *konvergent* auf ein gegebenes Individuum zuläuft, aber von allen Brüdern und Schwestern der Ahnen künstlich abstrahiert. So wie in diesem Fall beide Schemata die Darstellung der Individuation nicht erreichen, so erreiche auch eine kausalgesetzlich orientierte Pathogenese nicht die wirkliche Pathogenese als Geschehen der Individuation. Diese stelle vor Fragen wie „Warum gerade jetzt?", „Warum gerade hier?" Die innere Verbindung von Physis und Psyche bedeute eine Verbindung von Allgemeinem und Gemeinsamem auf der einen Seite mit individuell Privatem und auch Verborgenem auf der anderen Seite. Eigentlich bedürfe es einer Kombination der divergenten und der konvergenten Darstellung des Zusammenhangs. Weil diese mit naturwissenschaftlichen Mitteln allein nicht zu erreichen sei, so lautet auch hier Weizsäckers Auskunft, müsse gerade aus wissenschaftlichen Gründen auf ein lebensgeschichtliches Begreifen

---

[391] Krankengeschichte (1928, GS 5, 58).
[392] Fälle und Probleme (1947, GS 9, 245).

und auf die bereits erwähnte „biographische Methode" gesetzt werden.[393] Diese Methode führt dann vor das „eigentlich Wirksame", nämlich das „historisch Wirksame" in der Pathogenese: Es ist das pathische Subjekt in seinem Umgang bzw. seiner Begegnung mit seiner Umwelt bzw. seinem Körper. Ein solches pathisches Subjekt lässt sich mit „pathischen Kategorien" dann viel angemessener beschreiben als mit Kategorien eines kausalen Funktionszusammenhangs.[394] – Dadurch aber bekommt die pathogenetische Fragestellung eine völlig andere Richtung: Das „eigentlich Wirksame" in der Individuation, auch bei der Individuation einer Krankheit, ist – so lautet nun die These – das „ungelebte Leben", das, was (noch) nicht ist, die „unrealisierten Möglichkeiten". Sie treiben das individuelle Leben vorwärts.[395]

Sieht man genau zu, so beschreiben alle diese Ausführungen zwar das, was der „Funktionswandel" ermöglicht, nämlich Indeterminiertheit und Individualität biologischer Akte, er selbst ist damit noch nicht erfasst. Bei ihm geht es ja um die *ontischen*, sprich: *physiologischen Voraussetzungen* des nun zuletzt doch wieder vom Pathischen her hypothetisch Behaupteten. Der „Funktionswandel" bezieht sich auf eine dynamische physiologische und damit ontische Struktur, die notwendige Bedingung für die Plastizität und für das indeterministische Moment im Verhältnis eines Subjekts zu seiner Umwelt bzw. zu seinem Körper ist. Diese dynamische Struktur beruht auf einem *Bündel bzw. Netzwerk an zuverlässig arbeitenden Funktionen.* In der isolierten Analyse für sich genommen verhalten sich diese Funktionen gemäß kausalgesetzlichen Wirkmechanismen.[396] Einerseits setzen also biologische Akte des Subjekts (Akte des Verhaltens bzw. Akte des Umgangs), für welche Weizsäcker den physiologischen Terminus „Leistung" reserviert, zuverlässig arbeitende Funktionen und zugleich ein flexibles Funktionenbündel voraus, andererseits gehört zu diesen Akten selbst ein Verhalten *zu* diesen Funktionen bzw. *zu* dieser Funktionsfähigkeit. Auf der Ebene der Naturgesetzlichkeit formuliert: Einerseits sind bestimmte Gesetzlichkeiten der Funktionen vorausgesetzt, andererseits ist das Subjekt jenen Gesetzlichkeiten nicht restlos unterworfen, sondern kann sich – in bestimmten Grenzen – zu ihnen verhalten.

Krankheit kann sich dementsprechend zweifach äußern: im fehlenden gesetzmäßigen Prozedieren der Funktionen oder in der völligen Herrschaft der Gesetzmäßigkeit.[397]

Experimentalphysiologisch beruht der Gedanke des Funktionswandels auf der Beobachtung, dass derselbe Rezeptor, derselbe Muskel oder dieselbe Hirnregion

---

[393] Ebd., 247.

[394] Ebd., 208.

[395] Ebd., 248.

[396] Individualität und Subjektivität (1939, GS 6, 383 f.).

[397] Pathosophie (1956, GS 10, 54).

jeweils höchst Unterschiedliches zu leisten vermögen.[398] Er beruht auf der Einsicht, dass der Rekurs auf sog. „Elementarfunktionen" nichts austrägt, wenn Funktionen immer im Verbund mit anderen Funktionen ablaufen. Das flexible Netzwerk der Funktionen ermöglicht es, dass eine Leistung auf mehreren Wegen erbracht werden kann. Es ist die Bedingung von individuellen Leistungen und Akten, welche den Charakter unableitbarer „Improvisationen" haben.[399] Für Weizsäcker sind das Lokalisationsprinzip und die Zentrenlehre für diesen Sachverhalt insensibel.[400] Letztlich geht es beim Funktionswandel um die Bedingung des Lebens, insofern dieser dem Organismus einen „Spielraum der Unabhängigkeit gegenüber seiner Umwelt" gibt.[401] *Der Funktionswandel benennt die physiologische Bedingung der Subjektivität, individuelle Leistungen erbringen und sich über diese selbst konstituieren zu können.*

An dieser Stelle lassen sich nun wiederum Verbindungslinien zu den bisherigen Ausführungen erhellen: Die Flexibilität der Funktionen war im Drehversuch als Vertretbarkeit von Selbstbewegung und Bewegungswahrnehmung zu sehen. Sie konstituiert die individuelle „Leistung" der Etablierung eines Gleichgewichts, sprich: der Einordnung des Subjekts in seine räumliche Umwelt. Wie mehrmals gesagt: Physische oder psychische Funktionseinschränkungen an sich sagen noch nichts über die psychophysische Leistungsfähigkeit im Ganzen aus (8.3.1.). Weizsäcker bewegt sich hier in grundsätzlicher Übereinstimmung mit K. Goldstein.[402] Weiterführend ist allerdings nicht nur sein bereits erwähntes Beharren auf einer streng physiologischen Erforschung der behaupteten „Plastizität", sondern auch seine erkenntnistheoretische Reflexion des damit verbundenen Sachverhalts: Auf der einen Seite lässt sich die Funktionsfähigkeit des Organismus lediglich partiell, also in der Isolierung einzelner Funktionen, analysieren. Wie sich die Funktionen im Verbund bzw. im Netzwerk verhalten, welche individuelle Leistung des Subjekts sie also ermöglichen, bleibt offen. Auf der anderen Seite lässt sich die praktische Leistung des Subjekts, die dieses *durch* den Verbund seiner Funktionen erbringt, ebenfalls analysieren. Das bedeutet: Beide Analyseperspektiven, Experimentalanalyse und Analyse der Lebenswirklichkeit des Subjekts, schließen sich gegenseitig aus. Sie verhalten sich zugleich komplementär zueinander. Nur in der Wechselseitigkeit beider Analyseperspektiven kann Lebendes begriffen

---

[398] Neuroregulationen (1931, 19); Die Tätigkeit des Zentralnervensystems (1939, GS 3, 571).

[399] Der Gestaltkreis (1940, GS 4, 304).

[400] Ebd., 327, Anm. 30. Ein sinnesphysiologisches Beispiel für diese Improvisationen bietet die räumliche Wahrnehmung. In ihr ist kein festes Bezugssystem vorgegeben. Die Raumwahrnehmung ist „frische Improvisation", welche von einer gewissen Freiheit der Bezugssystemwahl Gebrauch macht: Funktionswandel der Sinne (1940, GS 3, 577).

[401] Der Gestaltkreis (1940, GS 4, 306); vgl. Funktionswandel der Sinne (1940, GS 3, 591): „[N]ur durch den Funktionswandel sind Improvisationen möglich, nur durch die Improvisation erhält sich das Leben."

[402] Goldstein (1934/2014, 212 ff., 334 ff.).

werden. Weizsäcker greift zur Profilierung dieser erkenntnistheoretischen Implikation auf sein Bild der Drehtür zurück.[403]

> Zur Verdeutlichung des Wechselspiels beider Analyseperspektiven, der auf *Funktionen* bezogenen Experimentalanalyse und der auf *Leistung* bezogenen Analyse der Lebenswirklichkeit, kann Weizsäcker ebenfalls auf sein Schachspiel-Beispiel zurückgreifen: „[I]n einer Beziehung ist diese Situation dieselbe wie beim Schachspiel. Ich kann als Spieler von Weiß nicht voraussagen, wie Schwarz ziehen *wird,* ich muß, um es zu erfahren, zuerst selbst ziehen. Ich kann nicht voraussagen, wie sich meine Funktion als solche benehmen *wird;* ich muß sie in ihren Verband einsetzen, in die praktische Leistung. Isoliere ich sie, z. B. experimentell, dann kann ich die Funktion voraussagen, aber nicht die angewandte Leistung. Erprobe ich die Leistung, dann verzichte ich auf die Isolierung der Funktion und damit auf deren Gesetzmäßigkeit. Der methodische Indeterminismus ist also wesentlich für mein Verhältnis zu meiner Funktion."[404]

> Der Funktionsbegriff selbst führt freilich noch eine andere erkenntnistheoretische Problematik mit sich, die über den hier geschilderten Sachverhalt hinausgeht, ihn aber gleichwohl betrifft. Man könnte von der Gefahr einer Materialisierung in physiologischen Strukturen sprechen: Die Gefahr besteht darin, zu missachten, dass „Funktion" nicht die materielle Wirklichkeit selbst bezeichnet, sondern die Form, welche ein materielles Geschehen unter bestimmten Bedingungen annimmt. Wissenschaftsmethodisch betrachtet verhängnisvoll ist es außerdem, wenn eine symbolische Darstellung („Funktion"), die in diesem Fall der Mathematik und Physik entlehnt ist, für die Wirklichkeit selbst genommen wird: Der Mensch gerät zur Funktionseinheit. „Jetzt ist der Materialismus der Medizin bereits fertig. Im Umgang mit dem Kranken ist aus dem Menschen die Maschine geworden. Man sieht jetzt, daß in der Anwendung aus Gesetzes-Symbolen Wirklichkeits-Vorstellungen wurden; was in der Theorie idealistisch war, ist in der Praxis positivistisch geworden. Der Sündenfall der Anwendung besteht darin, daß aus Gesetzen Bilder gemacht wurden, die in der Praxis wirksam werden. Diese Umwandlung ist das Verhängnis, denn unter der Hand hilft sie dazu, daß nun im Umgang mit einem Menschen dieser als ein materielles Objekt behandelt wird."[405] Diese Kritik liegt auf der Linie von E. Husserls Kritik an der Mathematisierung der Lebenswelt durch die Naturwissenschaften.

Der Funktionswandel ermöglicht das Erbringen von individuellen Leistungen bzw. Akten; er ermöglicht *Individuation.* Der Funktionswandel ermöglicht zugleich die *Identität* eines Lebewesens in der Zeit. Auf der Funktionsebene sind nämlich Veränderungen in der Zeit Bedingungen für die Gleichheit eines Lebewesens mit sich selbst.[406] Auch dies verlangt eine Revision eines zu eng gefaßten Kausalitätsprinzips, demzufolge jeder Naturvorgang in einem unmittelbar vorausgehenden Naturvorgang eine notwendige und hinreichende Bedingung habe. Der Funktionswandel zeigt ein anderes Bild, das als Gesetzlosigkeit missverstanden wäre: „[D]ie

---

[403] Individualität und Subjektivität (1939, GS 6, 384); vgl. Der Gestaltkreis (1940, GS 4, 124 f., 323).

[404] Individualität und Subjektivität (1939, GS 6, 384) (Hervorheb. im Orig.).

[405] Der Begriff sittlicher Wissenschaft (1948, GS 7, 245). In diesem Vortrag wird wie kaum sonst die tiefe Differerenz zur Vorstellung einer wertneutralen medizinischen Wissenschaft deutlich, wie sie in Heidelberg K. Jaspers vertrat (vgl. dazu Bormuth (2008, 114 f.)).

[406] Gestalt und Zeit (1942, GS 4, 355).

Verschiedenheit der organischen Reaktion auf gleichen Reiz ist konstitutiv für die lebenerhaltende [sic] Anpassung ..."[407] Alle diese Ausführungen lassen *en passant* noch einmal deutlich werden, was Weizsäcker durchaus auch explizit ausspricht: Die Beobachtung des Funktionswandels wird ihm geradezu zum Hebel, um ein mechanistisches Verständnis des Organismus zu überwinden und zur anvisierten Revision der Grundbegriffe – zu einer „biomorph aufgestellten Kategorientafel" – zu gelangen.[408]

Was den Zusammenhang von pathischer Subjektivität und ontischer Funktionsfähigkeit betrifft, lässt sich zusammenfassen: *Das Subjekt erscheint in der Individuation von Akten bzw. von Leistungen, welche selbst durch den Funktionswandel ermöglicht sind.* Diese Grundauffassung ist sozusagen der physiologische Boden, in welchem Weizsäcker seine metaphysische These, das Pathische und damit das ungelebte Leben würden das individuelle Leben antreiben, verankern kann. Die Indeterminiertheit der Zukunft ist in diesem Zusammenhang nicht zu bedauernde Erkenntnislücke, sie ist „notwendige Bedingung zur Erzeugung realen Geschehens", wie sie in der Flexibilität der Reiz-Reaktions-Beziehung ihren beispielhaften Ausdruck findet.[409] Damit kommt aber noch einmal jene Orientierung des Ursächlichkeitsdenkens an der Zukunft ins Spiel, die Weizsäcker ebenfalls physiologisch begründbar findet. Es wurde bereits festgestellt: Die Versuche zur Figurzeit verweisen auf den proleptischen Charakter der biologischen Akte bzw. Leistungen. Das heißt: Sie werden durch etwas Zukünftiges konstituiert, durch etwas, was (noch) nicht ist. Anders gesagt: Die „Ursache" des biologischen Aktes kann in der Zukunft liegen (8.3.1.).[410] Die These, dass in der pathischen Sphäre und also im „ungelebten Leben" das „eigentlich Wirksame" im Leben und so auch in der Pathogenese zu suchen ist, mag metaphysisch sein, sie passt für Weizsäcker aber zu den physiologischen Befunden: Das Nicht-Seiende erweist sich als Motor der Gegenwart (Abb. 8.5).[411]

---

[407] Ebd., 355. Nicht vergessen werden sollte, dass bei Änderung des Reizes oder der Funktionsgröße auf der Ebene der Leistung doch auch gewisse Strukturgesetze zutage treten. Es kommt zu qualitativen Leistungssprüngen, die nicht frei von Gesetzmäßigkeiten sind. Es wurde schon erwähnt: Steigert ein Pferd seine Geschwindigkeit, so verfällt es sprungweise in Trab, Galopp etc. Es läuft nicht nur schneller, sondern auch anders. (Der Gestaltkreis (1940, GS 4, 305) Es wäre daher ein Missverständnis zu meinen, Gesetzmäßigkeiten ließen sich nur auf der Funktionsebene, nicht aber auf der Leistungsebene aufweisen. Der biologische Akt ist auch als schöpferischer Akt nicht gänzlich frei, sondern sowohl auf der Subjektseite als auch auf der Umweltseite abhängig. Diese „gebundene Freiheit" wird uns noch beschäftigen (9.4.2.).

[408] Funktionswandel und Gestaltkreis (1950, GS 3, 621).

[409] Gestalt und Zeit (1942, GS 4, 353).

[410] Vgl. ebd., 376.

[411] Vgl. Wiedebach (2014, 37).

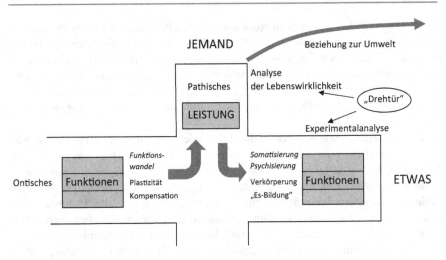

**Abb. 8.5** Der „Funktionswandel" erhellt die physiologischen Voraussetzungen für die Individualität und Subjektivität des Menschen in seinem Verhältnis zu seiner Umwelt bzw. seinem Körper. Einerseits setzen Akte des Subjekts, für welche Weizsäcker den physiologischen Terminus „Leistung" reserviert, zuverlässig arbeitende Funktionen und zugleich ein flexibles Funktionenbündel voraus, andererseits können diese Akte in einem Verhalten zu diesen Funktionen bzw. zu dieser Funktionsfähigkeit bestehen. Das Verhalten des pathischen Subjekts vollzieht sich durch verleiblichte (Funktions-) Strukturen und formt diese zugleich – und umgekehrt setzen diese ontischen Strukturen ein pathisches Subjekt voraus und formen dieses zugleich. Die erkenntnistheoretische Problematik besteht darin, dass die auf Funktionen bezogene Experimentalanalyse und die auf die Leistungen bezogene Analyse der individuellen Lebenswirklichkeit sich komplementär zueinander verhalten. Die Chance für die Therapie besteht darin, nicht nur auf der Funktionsseite, sondern auch auf der Leistungsseite ansetzen zu können

### 8.4.3  Folgen für die Therapie

Zuletzt ist eine für die therapeutische Praxis wichtige Umstellung hervorzuheben. Sie ergibt sich aus der theoretisch hochstufigen Einsicht in den wechselseitigen Zusammenhang des Pathischen mit dem Ontischen, des Ontischen mit dem Pathischen. Sie ergibt sich aber auch bereits aus der physiologisch begründbaren Einsicht in zwei prinzipiell gleichwertige wissenschaftliche Verfahrensweisen der Medizin: Diese können sich entweder auf Funktionen *im* Organ oder auf Leistungen *des* Organs richten. Erstere nimmt sich das Organ in seinem gleichsam inneren Betrieb vor, Letzteres in seiner Bedeutung für die Subjekt-Umwelt-Relation.[412] Im Unterschied zu Funktionen lassen sich Leistungen abseits des Handlungskontexts und abseits der konkreten Anforderungen des pathischen

---

[412] Über Psychophysik (1943, GS 4, 446 f.).

Subjekts und der konkreten gesellschaftlichen Anforderungen seiner Umwelt weder erfassen noch therapeutisch behandeln.[413]

Die Folgerungen liegen auf der Hand, wenn man sich die Ergebnisse des pathogenetischen Gedankengangs vergegenwärtigt. Dieser hielt fest, dass die individuelle Leistung auch bei der Störung einzelner Funktionsbereiche erbracht werden kann. Die Konzeption des Funktionswandels entfaltet gewissermaßen ihre Hebelwirkung nun auch im Blick auf die Therapie: Sie relativiert nämlich nicht nur die Einschätzung der Reichweite einer kausalen und funktionsbezogenen Pathogenese, sie führt zu einer Rejustierung der Therapie im Ganzen. Ins Zentrum rückt die Frage, wie einem pathischen Subjekt unter den gegebenen Umweltbedingungen zur *Ermöglichung neuer Leistungen* verholfen werden kann. Daraus ergeben sich Grundsätze der Therapie und Rehabilitation, die Weizsäcker wieder in Übereinstimmung mit dem erwähnten K. Goldstein zeigen.[414] Beide treten für „neue Wege" der Therapie und Rehabilitation ein. Weizsäcker hatte deshalb eine arbeitstherapeutische Abteilung außerhalb der Klinik im Neckartal errichtet.[415] Durch Situationswechsel, Beschäftigungswechsel, durch Sport und Spielen sollte auf der Leistungsseite des pathischen Subjekts eine „Gesamtrichtungsänderung" angestoßen werden.[416]

Die damals neuen Wege sind heute so neu nicht mehr: Eine Anorexie lässt sich pathogenetisch entlang psychischer, biologischer und soziokultureller Faktoren (z. B. Rollenkonflikte) analysieren und verhaltenstherapeutisch etwa mit der Aushandlung eines Essvertrags angehen. Ein alternativer oder auch ergänzender Weg bestünde etwa in einer Tanztherapie, welche die entfremdete Körpererfahrung aufzubrechen und dadurch das Gesamtbündel der Störungsmomente zu verändern vermag. Auch die Anwendung von Musik in der Schmerztherapie wäre ein erhellendes Beispiel. Vor dem Hintergrund von Weizsäckers eigener Auffassung einer pathisch-ontischen Doppelstruktur werden solche alternative Therapieansätze, die sich freilich wiederum psychophysiologisch begründen lassen (etwa durch Konzepte der Emotionsregulation), noch einmal plausibler, insofern sie auf eine Rekonfiguration in der pathischen Konstellation eines Individuums in der Beziehung zu seiner Umwelt zielen. Für dieses selbst ist der Gegenwarts- und Zukunftsaspekt des Lebens viel entscheidender als die vergangene Genese.

---

[413] Funktionswandel und Gestaltkreis (1950, GS 3, 622).

[414] Goldstein (1934/2014, 191–198, 206–213).

[415] Vgl. Individualität und Subjektivität (1939, GS 6, 370 f., 383).

[416] Auch die Begründungen für diese neuen Wege in der Therapie in: Arbeitstherapie bei Hirnverletzten (1943, GS 8, 208); Fälle und Probleme (1947, GS 9, 213) folgen der konzeptionellen Unterscheidung von „Funktion" und „Leistung": „Wir können den Satz bilden: die Funktion erholt sich am besten im Verbande der Funktionen." Vgl. auch: Geleitwort zu K. Hebel: Arbeitstherapeutische Erfahrungen (1940, GS 8, 170); Über die Hirnverletzten (1948, GS 3, 608 f.).

„Das Bild der gerichteten, konvergenten biographischen Pathogenese führt überhaupt weg von der einzelnen Causa und hin zu der Einsicht, daß Heilung nicht durch einen Heilfaktor, sondern durch eine Gesamtrichtungsänderung erzielbar sei, die wenn nötig, durch eine Gesamterschütterung hervorzubringen ist."[417]

[417] Individualität und Subjektivität (1939, GS 6, 382 f.).

# Zusammenschau: Gesundheit und Krankheit im Rahmen einer kritischen Medizintheorie

Der Erkundungsgang zu einem menschenangemessenen Gesundheitsverständnis durchschritt anhand des Weizsäckerschen Werks unterschiedliche Felder klinischer Reflexion und physiologischer Forschung, um so zu Theoriebausteinen einer teilweise diffizil anmutenden Medizintheorie zu gelangen. Im Kern handelt es sich um eine Theorie psychosomatischer Medizin, die in entscheidenden Punkten an eine empirisch-philosophische Grundlagenreflexion, eine „Grundlagenbegriffsforschung", zurückgebunden wird. Einen besonderen Problemdruck entfaltete für Weizsäcker nämlich die Frage nach der Angemessenheit der aus den Naturwissenschaften übernommenen mathematisch-physikalischen Grundbegriffe wie Raum, Zeit, Kraft, Kausalität und Logik. Zur psychosomatisch-klinischen Programmatik seiner Arbeit trat, gleich dem zweiten Brennpunkt einer Ellipse, die psychophysische Forschung.[1] Die Sinnesphysiologie war damals das etablierte Forschungsgebiet, auf dem diese wissenschaftliche Begriffsarbeit vorangetrieben und die Revision der medizinisch-biologischen Grundbegriffe nicht nur eingefordert, sondern auch positiv expliziert werden konnte. Weizsäcker spricht von der „Aufgabe eines Neubaus von unten her" und sieht sein Bemühen im zeitgenössischen Kontext des Umbruchs in der theoretischen Physik (A. Einstein, N. Bohr, W. Heisenberg). Im Unterschied zur Physik schienen Biologie und Medizin schlicht ihre Hausaufgaben nicht gemacht zu haben – was sich in der bedenkenlosen Übernahme naturwissenschaftlicher Kategorien auf der einen Seite und im Import naturphilosophischer oder vitalistischer Spekulationen auf der anderen Seite niederschlug.[2] Wie in der Einleitung erwähnt, stellt es sich für Weizsäcker

---

[1] Der kranke Mensch (1950, GS 9, 490 f.).

[2] Vgl. den Beginn von Kap. 8, dazu zusammenfassend noch einmal: Funktionswandel und Gestaltkreis (1950, GS 3, 621); vgl. Funktionswandel der Sinne (1940, GS 3, 592 f.). Die zuletzt genannte Stelle zeigt, dass Weizsäcker sich über die Differenz von Heisenbergs Einführung des Beobachters in die Beobachtung (Unschärferelation oder Unbestimmtheitsrelation) zur eigenen

H.-M. Rieger, *Gesundheit als Wandlungsfähigkeit*,
https://doi.org/10.1007/978-3-662-67122-1_9

selbst als höchst folgerichtig dar, dass die Frage nach einem menschen-angemessenen Verständnis von Gesundheit und Krankheit weiterführt zu Fragen der Medizintheorie und zu Fragen nach den biologisch-medizinischen Grundbegriffen.

Sind solche Ausweitungen bzw. Weiterführungen damit auch als sachlich notwendig erwiesen? Im Blick auf eine Evaluation des Weizsäckerschen Ansatzes – zu einer solchen soll diese Zusammenschau eine Grundlage bereitstellen – lohnt es sich, an dieser Stelle innezuhalten. Wie im ersten Teil der Untersuchung zu sehen war, wird der Gesundheits- und der Krankheitsbegriff auch in der neueren Medizinphilosophie und in der Gesundheitspsychologie intensiv diskutiert; der Ausgriff auf Fragen nach den biologischen Grundbegriffen bleibt aber überschaubar. G. Canguilhem und Th. v. Uexküll haben wenig Nachahmer gefunden. Eine Einsicht hat indes an Bedeutung wohl eher gewonnen: *Die Begriffe von Gesundheit und Krankheit sind fundamental für das Medizin- und Gesundheitssystem insgesamt, insofern sie Ziele, Aufgabenstellungen und Grenzen der professionell-medizinischen und -pflegerischen Handelns festlegen.*[3] Die Reflexion dieser Begriffe ist darum auch für jede Medizintheorie zentral. Eine andere Einsicht scheint insbesondere in der Gesundheitspsychologie an Bedeutung zu verlieren: *Die meisten näheren Begriffsbestimmungen von Gesundheit, wie etwa Anpassung, Gleichgewicht oder Kompensation, erweisen sich als theoriegeladen. Sie sind von einer anthropologischen Hintergrundgrammatik abhängig, die bereits darüber entscheidet, in welcher Weise der Mensch zum Gegenstand wird.*[4] Seiner spezifischen Zeitlichkeit, die in Teilbereichen der Psychologie (Entwicklungspsychologie, Bewältigungspsychologie) eine große Rolle spielt, wird in den begrifflichen Fassungen von Gesundheit und Krankheit selten grundlegende Bedeutung zugemessen.[5] Doch auch ohne ausufernde medizintheoretische und medizinisch-anthropologische Reflexionen müssten diese Begriffsfassungen wohl mindestens einer gewissen Lebenslaufsensibilität von Gesundheit und Krankheit Rechnung zu tragen imstande sein. Ob und inwiefern dann tatsächlich auch weitergehende Revisionen der kategorialen Grundlagen zwingend sind, um solche und andere Mindestbedingungen zu formulieren, ist zunächst eine offene Frage.

Eine Bewertung des Weizsäckerschen Ansatzes ist davon abhängig, was unter Medizintheorie verstanden wird und welche Aufgaben ihr zugewiesen werden. Eine *rekonstruktive* Medizintheorie und eine *rekonstruktive* Krankheitstheorie, wie sie gegenwärtig etwa von P. Hucklenbroich vertreten werden, orientieren sich am wissenschaftlichen Selbstverständnis des faktisch vorliegenden Medizinsystems

---

Einführung des Subjekts in den biologischen Akt (Funktionswandel) im Klaren war. Diese Differenz war wohl auch Gegenstand des bereits erwähnten Gesprächs von Heisenberg und Weizsäcker bei Heidegger in dessen Todtnauberger Hütte, vgl. C. F. Weizsäcker (1977, 239).

[3] Vgl. Schramme (2012a, 9).

[4] Vgl. oben, 3.2.

[5] Vgl. aber Fuchs (2015), der sich dabei allerdings lediglich auf psychische Erkrankungen bezieht und diese als Desynchronisierungen begreift.

und der geltenden medizinischen Krankheitslehre. *Innerhalb* dieser Grundorientierung vermag die Rekonstruktion in einem begrenzten Maße kritisch zu sein, jeder Bezug auf eine systemexterne Normativität wird vehement abgelehnt.[6] Diese Ablehnung bezieht sich auf jede philosophische Ethik und Anthropologie, auf jede Medizinethik oder Bioethik, sie bezieht sich aber auch auf jede lebensweltliche Wertung des kranken Subjekts selbst. Das Ergebnis ist ein deskriptiver Krankheitsbegriff und, was die medizinische Wissenschaft als Ganzes betrifft, eine letztlich affirmative Tendenz der Medizintheorie.

Weizsäcker vertritt demgegenüber eine von vornherein *kritische* Medizintheorie. Nur so lässt sich auch sein viel zitiertes Diktum verstehen:

> „Es ist eine erstaunliche, aber nicht zu leugnende Tatsache, daß die gegenwärtige Medizin eine eigene Lehre vom kranken Menschen nicht besitzt. Sie lehrt uns Erscheinungen des Krankseins, Unterscheidungen von Ursachen, Folgen, Heilmitteln der Krankheiten, aber sie lehrt nicht den kranken Menschen."[7]

Entscheidend ist dabei nun allerdings, dass die geforderte Lehre vom Menschen, eine medizinische Anthropologie, sich nicht einer systemexternen (philosophischen) Anthropologie verdankt. Sie darf ihre Grundsätze, mit Weizsäckers Wortwahl gesagt, nicht „extraterritorial" beziehen, indem sie anderen Wissenssphären oder Wertsystemen entlehnt oder früheren Medizinkonzeptionen entnommen werden. Auch die jeder Gesundheits- und Krankheitskonzeption eingelagerte Normativitätsproblematik ist „intraterritorial" anzugehen – durch den Rekurs auf das „Urphänomen" der Begegnung von Arzt und Patient und durch den Rekurs auf die wissenschaftliche Grundlagenforschung.[8]

Weizsäcker vertritt den Standpunkt, dass gerade eine Medizin, die mit dem Anspruch auftritt, Gesundheit und Krankheit rein deskriptiv fassen zu können, in Gefahr steht, ihre Normativität von außerhalb zu besorgen – oder schlimmer noch: von anderen gesellschaftlichen Kräften fremdbestimmt zu werden.[9] Seine medizinische Anthropologie und letztlich auch seine Grundlagenforschung lassen sich im Rahmen des Bemühens verstehen, zu einer kritischen Medizintheorie und zu einer kritischen Gesundheitstheorie zu gelangen, die ihre Normativität und ihre Grundbegriffe „intraterritorial" gewinnt. Dass eine solche Internalisierung eine eigene Problematik erzeugt, war im Blick auf Weizsäckers Aufgabenformulierung, die Medizin habe „Menschen zu einem richtigen Menschsein hinzuführen",[10]

---

[6] Hucklenbroich (2012, 139 f.); (2013, 24, 62 f.).

[7] Der Arzt und der Kranke (1926, GS 5, 12.).

[8] Grundfragen medizinischer Anthropologie (1948, GS 7, 272); Der kranke Mensch (1950, GS 9, 487).

[9] „Euthanasie" und Menschenversuche (1947, GS 7, 122); Der Begriff der Allgemeinen Medizin (1947, GS 7, 148 f.).

[10] „Euthanasie" und Menschenversuche (1947, GS 7, 122).

bereits diskutiert worden. Ich werde darauf gleich noch einmal zu sprechen kommen.

Bemerkenswert ist an dieser Stelle lediglich eine gewisse zeitgeschichtliche Analogie der Problemhorizonte: Das Problem der Normativität von Gesundheit und Krankheit, das in der gegenwärtigen Medizintheorie und Medizinphilosophie nach wie vor die Debatte bestimmt (2.2.), begleitete auch die konzeptionelle Arbeit Weizsäckers. Der harsche Angriff von K. Jaspers gegen Weizsäcker galt einem Paternalismus einer psychoanalytischen Seelenführung. Die Auseinandersetzung mit diesem war Wasser auf die Mühlen von Jaspers Programm einer weitgehend wertfreien medizinischen Wissenschaft.[11] Diese späte Kontroverse berührt Weizsäckers eigenes Medizinverständnis nicht mehr. Für seine eigene Entwicklung erwies sich die Auseinandersetzung mit M. Schelers Werttheorie als viel grundlegender. Bei aller Hochschätzung Schelers beharrt Weizsäcker darauf, dass eine medizinische Anthropologie die „Rangordnung ihrer Werte selbst aufbauen" müsse.[12] In diesem Kontext wird die Frage der Normativität auch für Weizsäcker dringlich – als Frage, „wie [...] der Arzt zu einem Wertsystem [kommt]."[13] Zu ihrer Beantwortung verweist er in diesem Zusammenhang auf das Phänomen der ärztlichen Begegnung, in welcher ein leibliches Subjekt vorstellig wird, das „Ich" sagt, und in welcher „der Arzt selbst den Kanon seiner Haltungen gemeinsam mit dem Kranken einer Umgestaltung preisgibt."[14] Die kritische Medizintheorie wird von dieser Seite her als eine *Phänomenologie der Medizin* entwickelt.[15]

Die folgenden Teile der Untersuchung verdichten das in der bisherigen textnahen Analyse Gewonnene zu einer Zusammenschau. Sie gehen davon aus, dass Weizsäckers medizinische Anthropologie im skizzierten Sinne als *Beitrag zu einer kritischen Medizintheorie* gelesen werden kann und insofern auch bedenkenswerte Anregungen für die gegenwärtige Medizin, für die Medizinethik und für den gegenwärtigen Gesundheitsdiskurs bereithält. Sie versuchen, so gut es geht, den Anspruch Weizsäckers nachzuvollziehen, sich nicht mit dem Import einer philosophischen Anthropologie zu begnügen, sondern „empirisch-philosophisch", wie er es nennt, zu einer physiologisch-experimentell ausweisbaren Revision der Grundbegriffe zu gelangen. Die Mittel zu diesem Vorhaben entstammen, darauf wies die Einleitung bereits hin, aus seinem medizingeschichtlichen Kontext („Forschungsbestand"). Gerade eine gegenwartsbezogene Interpretation wird solches immer im Auge haben müssen.

---

[11]Vgl. oben, 8.1.1. und Bormuth (2008).

[12]Über medizinische Anthropologie (1927, GS 5, 181).

[13]Ebd., 187, auch 188: „Philosophische, theosophische Systeme können einen Kanon bieten, aber ihre Wertordnungen sind nicht die der ärztlichen Handlung."

[14]Ebd.

[15]Vgl. Rinofner-Kreidl (2005).

Die folgenden Teile gehen zugleich davon aus, dass sich mit Weizsäcker Mindestbedingungen eines menschenangemessenen Gesundheits- und Krankheitsbegriffs formulieren lassen, ohne damit bereits eine Zustimmung zu seiner inhaltlich ausgeführten medizinischen Anthropologie und zu seiner Grundlagentheorie als notwendig zu unterstellen. Von dieser Differenzierung machte die bisherige Analyse bereits Gebrauch. Unterschieden wurde zwischen einer Untersuchung der „Grundstrukturen" (Kap. 6) und einer Untersuchung der grundlagentheoretischen Vertiefungen (Kap. 8). Für ein solches Vorgehen sprach auch die wissenschaftstheoretische Reflexion (3.2.): Einerseits besteht ein Wechselverhältnis zwischen der Fassung des Gesundheits- und Krankheitsbegriffs und der Fassung einer Medizintheorie bzw. medizinischen Anthropologie; andererseits können die gleichen begrifflichen Fassungen des Gesundheits- oder Krankheitsbegriffs mit unterschiedlichen Konzeptionen einer Medizintheorie bzw. einer medizinischen Anthropologie einhergehen.

Eine gewisse Rechtfertigung erhält dieses Verfahren, insofern es an der Theoriearchitektonik Weizsäckers Anhalt hat und nicht zuletzt der Genese seiner Konzeption entspricht, wie er sie in seinem Rechenschaftsbericht „Grundfragen Medizinischer Anthropologie" (1948) referiert hatte.

**Exkurs: Weizsäckers eigene Theoriearchitektonik**
Die Formulierung einiger Mindestbedingungen von Gesundheits- und Krankheitstheorien kann relativ unabhängig von einem weitergehenden Rückgang auf eine psychophysische Grundlagenforschung erfolgen. Sie kann sich, wie gesagt, bereits am „Urphänomen" der ärztlichen Begegnung mit einem kranken Menschen als einem leiblichen Subjekt festmachen. Bei Weizsäcker spricht dafür z. B. der Sachverhalt, dass wichtige Strukturelemente wie die Unterscheidung von ‚jemand' und ‚etwas' oder die biographische Dynamik von Gesundheit und Krankheit in den frühen Aufsätzen der mit Buber und Wittig herausgegebenen Zeitschrift „Die Kreatur" (1926–1928) zu greifen sind – und zwar ohne auf die zeitgleich beginnende sinnesphysiologische Forschung (z. B. seine „Einführung in die Physiologie der Sinne", 1926) oder auf philosophische Grundlagenreflexionen (z. B. „Das Antilogische", 1923) ausdrücklich Bezug zu nehmen. Bereits eine solche recht einfache Unterscheidung zwischen Grundstrukturen der Gesundheits- oder Krankheitstheorie auf der einen Seite und Grundlagenforschung auf der anderen Seite macht es interessant, nach der theoretischen Verortung etwa von Weizsäckers Konzept der pathischen Kategorien zu fragen: Einerseits beziehen diese Kategorien sich auf das, was als gestörte Lebensordnung oder als Widerstand in der Selbstbetroffenheit eines kranken Menschen in Erscheinung tritt. Jemand kann nicht, was er will oder soll; sie muss etwas, was sie nicht will oder kann etc. Andererseits gehört es auch zu den Ergebnissen der psychophysischen Forschung, „daß Leben nicht ohne das Attribut des Pathischen zu denken ist."[16] Die pathischen Kategorien lassen sich, so wurde das Schlusskapitel der Gestaltkreis-Untersuchung interpretiert, im Sinne einer Abduktion als *beste Erklärung* der pathischen Dimension jedes biologischen Lebens auffassen (8.4.3). Diese schließt aber andere Erklärungen nicht prinzipiell aus.

Weizsäcker selbst geht über diese Unterscheidung hinaus. In seiner eigenen Theoriesystematik bevorzugt er eine Dreiteilung von 1. klinischer (psychosomatischer oder anthropologischer) Medizin, 2. physiologischer oder psychophysischer Forschung und

---

[16] Der Gestaltkreis (1940, GS 4, 313).

Biologie, 3. empirisch-philosophische Grundlagenbegriffsforschung.[17] Um dem Eindruck entgegenzutreten, eines der Theoriemomente würde aus dem anderen hervorgehen oder stehe in einem deduktiven Begründungsverhältnis zu diesem, bevorzugt er eine Dreiecksform der Darstellung.[18] In seinem Rechenschaftsbericht „Grundfragen Medizinischer Anthropologie" (1948) gebraucht er das Bild dreier Ströme, „die zwar einen gemeinsamen Ursprung haben und auch in einem Becken wieder zusammenfließen sollen, die aber in ihrem Verlauf oft recht getrennt aussehen."[19] Dennoch schließt für ihn ein solches Bild eine wissenschaftliche Fundierungsfunktion, wie sie zweifelsohne der Grundlagenbegriffsforschung zufällt, nicht aus. Die Metapher eines „Neubaus von unten her" will so verstanden sein. Weizsäcker ist dabei am „proleptische[n]" Charakter der Theoriebildung gelegen: Die wissenschaftliche Begriffsforschung (eine medizinische Anthropologie) hat den Charakter eines *falliblen Entwurfs*, der sich an der Erfahrung einer unsystematischen medizinischen Praxis der Begegnung zu bewähren hat und „immer neuen Korrekturen offen bleiben muß."[20]

Wie Weizsäcker selbst ein solches Theoriebildungsverfahren umsetzt, lässt sich den vorangegangenen Kapiteln leicht entnehmen. Ich erwähne noch einmal die Unterscheidung von ‚jemand' und ‚etwas', die von der klinischen Praxis zur sinnesphysiologischen Analyse des Funktionswandels hinüberführte und mit einer entsprechenden Theorie im Blick auf die Plastizität des menschlichen Organismus einherging. Das Problem der Geschichtlichkeit des Menschen führte zu sinnesphysiologischen Analysen der Zeit, zu den Versuchen der sog. „Figurzeit". An dieser Stelle wurden dann auch Revisionen der Vorstellung von Kausalität erforderlich (8.3.1.). Dem Phänomen der pathischen Verfasstheit des leiblichen Lebens, um ein drittes Beispiel zu nennen, entsprach ein revidiertes Verständnis der Normativität und des Zusammenhangs von Gesundheit bzw. Krankheit mit der Wahrheit eines Menschen.

Der Rechenschaftsbericht von 1948 erlaubt es, einige weitere Aspekte von Weizsäckers Theoriebildung einzublenden, die für eine Diskussion seiner Konzeption nicht unbedeutend sein dürften:

1. Als Bestandteil einer medizinischen Anthropologie legitimiert sich die geforderte Grundlagenrevision, wie gesagt, nicht durch den Rekurs auf einen externen weltanschaulichen Umbruch oder durch den Rekurs auf eine philosophische Anthropologie. Sie ergibt sich aus dem „Turnier der Wissenschaft mit sich selbst".[21] So weit, so gut. Um ihren besonderen Gegenstand, nämlich den Umgang des Menschen mit seiner Umwelt zu beschreiben, gerät diese Anthropologie nun aber selbst in eine begriffliche Aporie: Sie

---

[17] Grundfragen Medizinischer Anthropologie (1948, GS 7, 256). Vgl. dazu die Dreiteilung in der Systematik des erwähnten Rothschuh (1965, 26–36): Das erste Arbeitsfeld Weizsäckers entspricht bei Rothschuh den Principia medica theoretica und den Principia medica practica, die beiden letzten den Principia medica naturae. Ein Vergleich beider Theoriesystematiken wäre ein eigenes Thema. Hinzuweisen ist darauf, dass Rothschuh eine wissenschaftliche Anthropologie auf eine empirische Theorie des Organismus zusammenzieht und so auf das Feld der Principia medica naturae beschränkt (sprich: Fragen nach Wesen und Bestimmung des Menschen ausklammert), während Weizsäckers medizinische Anthropologie alle drei Felder zu verbinden trachtet: Die physiologische Funktionsanalyse ist ebenso Teil der medizinischen Anthropologie wie die Prinzipien ärztlichen Denkens und Handelns. Der Keil, den Rothschuh (ebd., 248, Anm. 81) zwischen einer wissenschaftlichen Anthropologie und der „anthropologischen Medizin" zu treiben versucht, verfängt für Weizsäcker nicht.

[18] Der kranke Mensch (1950, GS 9, 491).

[19] Grundfragen Medizinischer Anthropologie (1948, GS 7, 256).

[20] Der kranke Mensch (1950, GS 9, 489).

[21] Grundfragen Medizinischer Anthropologie (1948, GS 7, 257 f.).

gebraucht philosophische Begriffe („Subjekt", „Objekt", „Leib", „Seele", „Wahrheit", „Ursache"), um sie zu destruieren, zugleich bleibt er aber auf sie angewiesen, um Neues aussagbar zu machen. Dieses Ineinander von Destruktion und Konstruktion ist nicht unproblematisch.[22] Weizsäcker meint sich eine semantische Offenheit zunutze machen zu können, die als Zwei- oder Mehrdeutigkeit aber auch Fehlsteuerungen der Rezeption begünstigt. Er spricht selbst von einem Fehler, der Missdeutung seiner medizinischen Anthropologie als Form einer philosophischen Anthropologie „die Wege zu ebnen, indem man zweideutige Worte wie Subjekt, Seele, Wahrheit überhaupt benutzt hatte."[23] Im Bereich der Sinnesphysiologie schien es weit unproblematischer, von einem Subjekt im Objekt und von einem Objekt im Subjekt zu sprechen, um die Subjektivität in Lebensvorgängen zu explizieren. Das gilt vollends für Ausdrücke wie „Leib" und „Seele", die in diesem Bereich der Bewegung und der Wahrnehmung zugeordnet werden.

2. Herkömmliche Begriffe erhalten also eine Begriffsverschiebung, die Weizsäcker nicht immer hinreichend auch als solche kennzeichnet. Gerade in seinem Rechenschaftsbericht von 1948 findet sich allerdings auch ein herausragendes positives Beispiel: Anlässlich der Einführung des Begriffs „Umgang" wird hier die Interaktion des leiblichen Subjekts Mensch mit seiner Welt so zu explizieren versucht, dass die entsprechenden Bedeutungsverschiebungen namhaft werden. Zunächst erfolgt eine Destruktion: Die naheliegende Vorstellung, ein Mensch ließe sich – als Körper – in eine äußerlich vorgegebene raumzeitliche Welt einordnen, mag der „Fiktion eines Weltgebäudes" entspringen, sie entspricht aber nicht der Relativität der Dimensionen von Raum, Zeit und Intensität, die in der leiblichen Existenz des Menschen ihren Bezugspunkt haben. Es folgt eine mehrstufige konstruktive Explikation: Die Vorstellung des „Umgangs" soll so gefasst werden, dass Ich und Umwelt, ‚Subjekt' und ‚Objekt' situativ-beweglich sind und dass „die Grenze zwischen Ich und Umwelt gleichsam verschieblich, beliebig festsetzbar ist."[24] Als positive Kehrseite der Relativität der Dimensionen ist deren *Medialität* hervorzuheben: Der Mensch lebt nicht *in* einem Körper, nicht *in* Raum und Zeit, „nicht in einer von Kräften und Energien bevölkerten Gehäusewelt" – sondern *durch* seinen Körper hindurch, *durch* den Raum hindurch, *durch* die Zeit hindurch. Die Wirklichkeit des Menschen als leibliches Subjekt und die Wirklichkeit der Welt existieren daher nicht für sich. Die Wirklichkeit des Menschen ist selbst nichts anderes als „eine beständige Auseinandersetzung von Ich und Umwelt, eine immer erneute Begegnung von Ich mit Umwelt, ein flüssiger Umgang von Ich und Umwelt."[25] Die Bedeutung der Begriffe „Subjekt" und „Objekt" erscheint also gegenüber traditionellen Bedeutungen verschoben, sodass Wechselseitigkeit und auch Gegensätzlichkeit berücksichtigt werden können. Das leibliche Subjekt des Menschen selbst ist so eingeordnet in seine natürliche Umwelt, dass beides gilt: Einerseits zeigt sich die Natur auch im Inneren des Subjekts selbst und andererseits kann sich dieses Subjekt seiner Umwelt und seiner Natur gegenüber verhalten.

---

[22] M. Merleau-Pontys Phänomenologie der leiblichen Ambiguität kann diesbezüglich als Weiterentwicklung gelten, vgl. Waldenfels (2019, 302).

[23] Grundfragen Medizinischer Anthropologie (1948, GS 7, 260).

[24] Ebd., 262 f.

[25] Ebd., 263. Die mediale Rolle des Körpers als Leib, durch den ich existiere und durch den zugleich meine Welt existiert, ist von Merleau-Ponty in der Tat weiterentwickelt worden. Dessen Redewendung, der Mensch existiere „à travers son corps" wurde nicht ohne Grund von den Weizsäcker-Schülern Plügge und Buytendijk aufgenommen: Plügge (1962, 65); Buytendijk (1958, 156); auch oben, 7.2. Dass Merleau-Ponty Weizsäckers Gestaltkreis gelesen hat, darf angenommen werden: Frangi (2012); vgl. Jacobi (2017).

3. Weizsäckers medizinische Anthropologie beansprucht nicht nur in die *Tiefe* der Grundlagenreflexion von Grundbegriffen und Kategorien empirischer Wirklichkeitsauffassung zu gehen, sondern auch in die *Breite* einer Natur- und Lebensdeutung, die man gewohnt ist, der naturphilosophischen Deutung oder Spekulation zu überlassen. Das zeigt sich besonders bei der „Einführung des Todesproblems".[26] Auch wenn zu berücksichtigen ist, dass jede Erfahrung theoriegeladen ist, hat es für Weizsäcker als Erfahrungssatz zu gelten, dass jedes lebende Wesen nicht nur den Tod vor sich hat, sondern zugleich auch selbst ein tötendes Wesen ist.[27] Eine medizinische Anthropologie habe sich dieser „sich selbst aufhebenden Seite des Lebens" gewahr zu sein und dürfe sich ihrer nicht durch eine Auslagerung in den Bereich philosophischer oder religiöser Lebensdeutung entledigen. Auch dies müsste als eine abzulehnende Form der „Extraterritorialisierung" betrachtet werden. Stellt sie sich aber dieser negativen Seite des Lebens, so hat solches die Abkopplung von gängigen moralischen Bewertungsschemata zur Voraussetzung.[28] Was im Zusammenhang des Todesproblems als Entmoralisierung gefordert wird, berührt wiederum Grundsätzliches: Im Unterschied zu Moralphilosophie und Moraltheologie, die davon ausgehen, dass durch eine moralische Handlung (eine moralische Schuld) oder einer geistig-rationalen Entscheidung etwas Menschliches verfehlt wird, verbleibt die Medizin im Bereich der vorletzten Bestimmung des Menschen, indem sie dem Grundsatz folgt: „Mit der Natur wird hier ein Menschliches verfehlt."[29] In der ärztlichen Behandlung wird daher auch ein psychotischer Verbrecher nicht als böser Mensch, sondern als kranker Mensch betrachtet.[30]

Weizsäcker entwickelt hieraus eine Kritik an philosophischen und theologischen Ansätzen, welche unterstellen, mit „Nicht-Natur" – sei es mit Geist, mit moralischem Handeln, göttlichen Geboten oder Gnade – ließe sich Menschliches erreichen. Geradezu das Gegenteil habe man sich vor Augen zu führen. Die Erfahrung, dass in der Krankheit die Fähigkeit zur Selbstbestimmung oder auch die Fähigkeit zu religiösem Glauben schwindet oder gar völlig zusammenbricht, zeigt, dass solche Verweise auf „Nicht-Natur" ins Leere laufen können. „[M]it allen diesen Behauptungen der Nicht-Natur wird etwas Menschliches verfehlt."[31] Indem medizinische Anthropologie dazu verhilft, dass die Medizin, ohne die bleibende Unheilbarkeit und Verletzlichkeit des Menschen zu übergehen, sich den „natürlichen" Verfehlungen der Bestimmung des Menschen zuwendet, dient sie einer bescheidenen und letztlich menschlichen Medizin.[32]

---

[26] Grundfragen Medizinischer Anthropologie (1948, GS 7, 267): „Die Grundlagenforschung, der wir hier gefolgt sind, scheint es an sich zu haben, daß aus ihr ganz unvermerkt spekulative Behauptungen über das Sein hervorwachsen, die einer medizinischen Anthropologie nicht würdig wären."

[27] Ebd., 265 f.

[28] Zur Kritik der Trennung von Natur und Moralität und der damit verbundenen Spaltung der Vernunft vgl. aber: Der Begriff der Allgemeinen Medizin (1947, GS 7, 166). Zur inhärenten Moralität einer Medizin als einer praktischen Wissenschaft: Der Arzt und der Kranke (1926, GS 5, 14–16).

[29] Grundfragen Medizinischer Anthropologie (1948, GS 7, 273); vgl. Von den seelischen Ursachen der Krankheit (1947, GS 6, 406).

[30] Grundfragen Medizinischer Anthropologie (1948, GS 7, 273): „Der Ersatz des Wortes Sünde oder Schuld durch das Wort Krankheit ist die Form, welche die Barmherzigkeit in der Medizin annimmt."

[31] Ebd., 273 f.

[32] Ebd., 282; vgl. Von den seelischen Ursachen der Krankheit (1947, GS 6, 411).

## 9.1 Gesundheit: Funktionsfähigkeit ohne Sinn und Bestimmung?

### 9.1.1 Vom Gegenstand der Medizin und seiner inhärenten Normativität

Die Untersuchung der Theoriekonzeption Weizsäckers nahm ihren Ausgangspunkt bei seiner Forderung nach einer „Einführung des Subjekts". Relativ schnell zeigte sich, dass sich diese Forderung nicht lediglich auf eine Dimension subjektiver Befindlichkeit von Krankheit oder Gesundheit bezieht. Es zeigte sich auch, dass der Gebrauch des Begriffs „Umgang" nicht im Sinne einer nachträglichen Stellungnahme des Erfahrungssubjekts zu einem Körperphänomen (einer Funktionsstörung) verstanden werden kann. „Subjektivität" hat für Weizsäcker grundlegendere Bedeutung für die gesamte Medizin. Jene *Nachträglichkeit* entspricht ihr ebenso wenig wie ihre Einschränkung auf eine (erstpersonale) *Zugänglichkeit* zum Phänomen. Sie ist darum auch nicht der Psychologie zu überlassen. Schließlich hat man sich auch von idealistischen Prämissen einer subjektiven Konstruktionsleistung zu lösen, wenn im Sinne Weizsäckers pointiert wird: „Subjektivität" kennzeichnet den Gegenstand der Medizin gleichsam von Anfang an.

Geht man der Frage nach, was diese „Subjektivität" genauer bedeutet, ergeben sich die angesprochenen Abgrenzungen fast von selbst. Zwei Grundcharakteristika sind hervorzuheben. *Erstens: Subjektivität stellt sich als Verhältnis von einem leiblichen Ich zu seiner Umwelt dar.* Dieses Verhältnis ist bedeutungsvermittelt. Unabhängig von dieser Relation sind Ich und Umwelt nicht für sich bestimmbar. Dennoch geht diese Relation nicht in einer (höheren) Einheit auf, sondern schließt auch Differenz ein: Das Ich ist Teil der materiell-natürlichen Welt und existiert doch zugleich im Gegenüber zu einer ihm begegnenden Umwelt.[33] Die Wirklichkeit der Subjektivität ist die Wirklichkeit des Begegnens, des Umgangs, in der sich das, was herkömmlich ‚Subjekt' und ‚Objekt' genannt wird, ineinander verschränkt darstellt: Leben ist sowohl Subjekt (gegenüber der Umwelt) als auch Objekt (gebunden an Umwelt). *Zweitens: Das leibliche Subjekt bildet sich in der Geschichte einer Selbstwerdung.* Die Ich-Umwelt-Beziehung befindet sich dabei in einer spannungsvollen Bewegung zwischen Kohärenz, Differenz und Improvisation (8.1.).

Der Gegenstand der Medizin, die skizzierte polare und zugleich geschichtlich-dynamische Subjektivität, bedingt die Verortung der Begriffe Gesundheit und Krankheit: Ihrer Struktur nach handelt es sich um Formen des Ich-Umweltverhältnisses, die sich selbst wiederum mit Begriffen wie Kohärenz oder

---

[33] Der Gestaltkreis (1940, GS 4, 271). Es handelt sich „um ein Gegenüber von Ich und dem Ich begegnender Umwelt, also ein *Verhältnis;* nicht von gegebenen Dingen, sondern das Verhältnis des Gegebenwerdens selbst. Denn für ein Ich existiert nur *seine* Umwelt; die Umwelt existiert nur, *sofern* sie einem Ich gegeben ist." (ebd., 291; Hervorheb. im Orig.)

Inkohärenz (Weizsäcker) oder Responsivität oder mangelnder Responsivität (Goldstein) explizieren lassen. Einer Störung der Ich-Umwelt-Beziehung mag eine gestörte Funktionsfähigkeit eines Organs zugrunde liegen. Entscheidend für ein kohärentes Ich-Umwelt-Verhältnis und also für die Gesundheit ist jedoch die *biologische Leistung* des Gesamtorganismus. Eine solche Leistung ist nämlich auch bei Defiziten in der *Funktion* eines Organs oder bei Defiziten im Blick auf eine psychische Fähigkeit möglich. Wichtig ist außerdem, dass bei einer biologischen Leistung immer beide Seiten zu berücksichtigen sind: das „Mitreden des Körpers" und die „pathische Situation" des individuellen Menschen. Das hat auch Folgen für die Therapie: Sie richtet sich nicht allein auf die Behebung von Funktionsstörungen, sondern auf das Ermöglichen biologischer Leistungen – das heisst: auf die Ermöglichung neuer Kohärenz und neuer leiblicher Freiheit.

Folgt man der hier zusammengefassten Gedankenlinie, erhellt sich, inwiefern die Normativität der Begriffe Gesundheit und Krankheit für Weizsäcker keine medizinexterne Normativität darstellt, etwa im Sinne einer lebensweltlichen oder einer gesellschaftlichen Wertung. Sowohl gesellschaftliche Normen und Anforderungen als auch individuelle Wünsche und Anforderungen vermögen vielmehr Teil derjenigen „pathischen Situation" zu sein, von der die biologische (!) Leistung abhängig ist. Die inhärente Normativität führt letztlich auf den Gegenstand der Medizin zurück, nämlich auf die Subjektivität des Menschen, insofern dieser das Moment individueller Selbstwerdung unveräußerlich zugehört. Der auf den ersten Blick anstößige Gedanke der „Bestimmung des Menschen" und die Zielbestimmung, die Medizin habe „den Menschen zu einem richtigen Menschsein hinzuführen"[34], gehören in diesen Zusammenhang und wurden mit guten Gründen ausführlicher besprochen (8.1.1.).

Bevor wir darauf noch einmal zurückkommen, verdient bedacht zu werden, dass Weizsäckers Fassung des Gegenstands der Medizin und seine Fassung ihrer inhärenten Normativität der Medizin einen besonderen *Status als praktischer Wissenschaft* verleihen. Um zunächst auf Grundsätzliches zu verweisen: Im Denkrahmen einer technisch-naturwissenschaftlichen Medizin bedarf es nachdrücklicher Erwähnung, dass es auch Formen der Wissenschaft gibt, für die praktische Zwecksetzungen konstitutiv sind. Die aristotelische Typisierung unterschied bekanntlich zwischen einem theoretisch-poietischen Typ und einem praktisch-wissenschaftlichen Typ. Der theoretisch-poietische Typ, wie er durch die Naturwissenschaften repräsentiert wird, orientiert sich an der Situationsinvarianz und der Wiederholbarkeit von Funktionsabläufen. Dieses Wissen zielt auf Allgemeinheit. Der praktisch-wissenschaftliche Typ hingegen mag zwar theoretisches Wissen situationsinvarianter Funktionsabläufe voraussetzen, entscheidend für den Erfolg ist aber die Situationsvarianz und die Zweckbezogenheit des Handelns. Bei der Medizin ist Letzteres, grob gesagt, in der Wiederherstellung Gesundheit

---

[34] „Euthanasie" und Menschenversuche (1947, GS 7, 122).

zu suchen.[35] Begreift man vor diesem Hintergrund Medizin als praktische Wissenschaft, so bedeutet dies nicht, dass die Definitionen von Gesundheit und Krankheit selbst der Situationsvarianz anheimgestellt oder noch schlimmer: der subjektiven Beliebigkeit oder medizinfremden Bestimmungsgrößen überlassen werden. Es bedeutet aber, dass die Arzt-Patienten-Beziehung konstitutiv ist für die praktische Wissensbildung, insofern diese dem Zweck dient, *dieser* Person unter den Bedingungen *dieser* Situation zu helfen – mit Weizsäcker präzisiert: zu neuer lebensgeschichtlicher Kohärenz zu verhelfen. Ihren prononcierten Ausdruck findet seine Auffassung praktischer Wissenschaft dann im erwähnten Gedanken der „Bestimmung" des Menschen, die mit nichts weniger als mit der „Wahrheit" eines Menschen identifiziert wird.

Versuchen wir an dieser Stelle, Weizsäckers Auffassung der Medizin als einer auf die Subjektivität des Menschen bezogenen praktischen Wissenschaft etwas mehr Kontur zu verleihen: Phänomenal in Erscheinung tritt diese Subjektivität in der Arzt-Patienten-Beziehung. Jemand sagt: „Ich bin krank" oder „Mir tut es weh". Wird dieses „Ich" oder dieses „Mir" durch einen Befund mit „Es"-Charakter ersetzt, ist es um die Subjektivität, nämlich um jenes Verhältnis eines Ich zu seiner Umwelt schnell geschehen. Weiter: Jemand stellt anlässlich einer solchen Krankheitserfahrung die Frage: „Warum gerade jetzt?" oder „Was hat das zu bedeuten?". Werden solche Fragen durch die Überführung in medizinische Fallbeschreibungen entindividualisiert, droht die lebensgeschichtliche Bedeutungsdimension der Not nicht ernst genug genommen zu werden. Diese ist jedoch auch biologisch alles andere als irrelevant. Denn Gesundheit hat mit Lebensbedeutung und Wahrheit, Krankheit hat mit einem Verfehlen von Lebensbedeutung und Wahrheit zu tun.[36] Das von Weizsäcker vielfach angeprangerte Zuflucht nehmen zu „extraterritorialen" Grundsätzen und Normen kann sich schon in den ersten Minuten der Arzt-Patienten-Begegnung einstellen – und zwar auch und gerade durch die Zuwendung zu und die Anwendung von objektiven Maßstäben einer ‚normalen' Anatomie oder Physiologie. Somatoforme Störungen sind hierfür erhellende Testfälle: Vorschnelle Diagnosen „nichts Rechtes da" oder „nur Nervöses da" sind häufig „Wegwendungen von der eigentlichen Not und damit im gleichen Akt Zuwendungen zu notfremden Ordnungen, Werten und Begriffen."[37]

Die Hinwendung zur Subjektivität eines Menschen in seiner Situation impliziert keine Abwendung von „der in einem sehr ernsten und wertenden Sinne zur Technik gewordenen Naturwissenschaftlichkeit der Medizin".[38] Innerhalb einer Medizin als praktischer Wissenschaft hat eine technisch-naturwissenschaftliche Medizin ihre fest umrissene Aufgabe und ihre fest umrissene

---

[35] Vgl. Gethmann (1996); Lanzerath (2000).

[36] Krankengeschichte (1928, GS 5, 55).

[37] Ebd., 63.

[38] Der Arzt und der Kranke (1926, GS 5, 17).

Zweckbestimmung. Sie dient nämlich dazu, innere Funktionsabläufe samt deren Wirkungszusammenhang zu erhellen. Anders gesagt: Sie dient dazu, einen Organismus als „Etwas" zu verstehen. Sie richtet sich damit auf die Ermöglichungsbedingung von „Jemand". Dessen Krankheitsnot wiederum betrifft dann allerdings die Subjektivität eines situativen Ich-Umwelt-Verhältnisses. Für diese Subjektivität ist nun die Sinn- und Bedeutungsdimension auch biologisch konstitutiv und darf darum bei der praktischen Zielsetzung des medizinischen Handelns nicht außer Acht gelassen werden. Wie zu sehen war, redet Weizsäcker in diesem Zusammenhang auch von einer zweifachen Methode einer anthropologischen Medizin oder von einem Dualismus der medizinischen Anthropologie.[39]

Bereits die Diagnose beinhaltet also praktisch-normative Momente, insofern sie von der Situation eines bestimmten Menschen („Jemand") ausgeht. Zugleich ist sie darauf aus, Krankheiten als verallgemeinerbares „Etwas" auszugrenzen und nicht einer falschen Individualisierung das Wort zu reden. Denn dies würde in der Konsequenz bedeuten, „jeder Kranke müßte als Individuum zuletzt seine eigene Diagnose haben".[40] In der Auseinandersetzung mit einer von seinen klinischen Kollegen geforderten „Persönlichkeitsmedizin" meint Weizsäcker eine Gratwanderung anmahnen zu müssen: Organologisch-physiologische Sachlichkeit bewahre einerseits vor einer Individualisierung und Subjektivierung von Krankheit, die „zuletzt systematisches Chaos" verursache.[41] Der konstitutive Bezug auf Persönlichkeit und Subjektivität bewahre andererseits vor einer falsch verstandenen Naturalisierung und Technisierung der Medizin. Eine ähnliche Gratwanderung fordert Weizsäcker gegenüber dem „Feldgeschrei der Gegenwartsmedizin", man müsse den „ganzen Menschen" behandeln.[42]

Die intendierte Zuordnung der beiden Perspektiven lässt sich auch am mehrfach angeführten Beispiel der Zugfahrt klarmachen, mit welchem Weizsäcker die Verortung von Krankheit und Gesundheit in der lebensgeschichtlichen Selbstwerdung deutlich zu machen sucht. Die beiden Momente werden durch die Stichworte „Bedingung" und „Bedeutung" angezeigt: Um Kenntnis von einer Zugfahrt zu erlangen, bedarf es der Kenntnis der festen Regeln der Fahrpläne. Analog dazu bedarf es bei einer ärztlichen Diagnose der Kenntnis der naturgesetzlichen Funktionsabläufe in den einzelnen Organen bzw. Zentren und deren Zusammenhang. Im Blick auf die *Bedingungen* einer Fahrt, übertragen: die Bedingungen einer Krankheitsentstehung, sind solche regelhaften Kenntnisse unerlässlich. Im Blick auf die *Bedeutung,* den situativen Einstieg und das Ziel der individuellen Reise ist eine andere Perspektive notwendig, welche auch dem Unbestimmten und der Wandelbarkeit dieser Reise – sprich: der lebensgeschichtlichen Selbstwerdung – Rechnung zu tragen vermag.

---

[39] Der kranke Mensch (1950, GS 9, 514 f.); Natur und Geist (1954, GS 1, 173).

[40] Psychotherapie und Klinik (1926, GS 5, 174).

[41] Ebd.

[42] Über medizinische Anthropologie (1927, GS 5, 177).

Im klinischen Zusammenhang begreift Weizsäcker Krankheiten als Verschiebungen in eine andere Ich-Umwelt-Ordnung und expliziert solches als Wandlungen in der „Ich-Es-Bildung" eines Menschen. Obwohl von somatischen und psychischen Prozessen auszugehen ist, die kausalgesetzlichen Abläufen entsprechen, bleibt unbestimmt, auf welcher Ebene sich eine neue Ich-Umwelt-Ordnung etabliert. Die Anerkennung der Subjektivität im Gegenstandsbereich von Medizin und Biologie impliziert die Anerkennung eines Indeterminismus in allen Werdensprozessen des Lebens und so auch in der Krankheitsentstehung. Was Weizsäcker „Funktionswandel" nennt, ist die physiologische Voraussetzung hierfür.

## 9.1.2 Gesundheit und Krankheit in der Geschichte leiblicher Selbstwerdung

Als Formen unterschiedlicher Grade kohärenter und inkohärenter Ich-Umwelt-Verhältnisse lassen sich Gesundheit und Krankheit nicht aus der Geschichte leiblicher Selbstwerdung herauslösen. Noch einmal sei an die prägnante Kurzfassung von Weizsäckers Gesundheitsverständnis erinnert, „gesund sein heiße nicht normal sein, sondern es heiße: sich in der Zeit verändern, wachsen, reifen, sterben können."[43]

*Eine psychosomatische Medizin, die diesen Namen verdient, bedarf eines Gesundheits- und Krankheitsbegriffs, der diesem lebensgeschichtlichen Werden grundlegende Bedeutung zumisst. Krankheit lediglich als Störung eines Normalzustands und Gesundheit als ‚restitutio' eines solchen zu begreifen, verfehlt die Dynamik des Lebens. Eine solche Ansicht würde auch die schlichte Tatsache zu übersehen drohen, dass die Gesundheit nach einer Krankheit eine andere ist als die Gesundheit vor ihr. Sie würde die Gefahr in sich bergen, dem Arzt die Rolle eines Gesundmachers und der Medizin die Funktion einer Reparatur-Medizin zuzuweisen.[44] Mehr noch: Sie droht Gesundheit geradezu zu verhindern, wenn sie Krankheit lediglich als Störung in der psychophysischen Funktionsfähigkeit eines Menschen und nicht zugleich als „Gelegenheit, er selbst zu werden" begreift.[45]*

Es hat also seine tieferliegenden Gründe, dass Weizsäckers Begriff von Gesundheit um die Wortfelder von „Werden" und „Wandlung" kreist und sein Begriff von Krankheit eine Verbindung des Gedankens der „Störung" mit dem Gedanken einer „Krise" als einer kritischen Unterbrechung der Ich-Umwelt-Beziehung und einer Verschiebung im Selbst- und Kräfteverhältnis des Menschen beinhaltet. Im Begriff der „Wandlungskrise" schneiden sich die Bedeutungslinien

---

[43] Ebd., 294.

[44] Vgl. Von den seelischen Ursachen der Krankheit (1947, GS 6, 406).

[45] Wege psychophysischer Forschung (1934, GS 6, 250).

gleichsam; er lässt offen, in welche Richtung sich die Wandlung weiterentwickelt, in die Richtung von Krankheit oder in die Richtung von Gesundheit.

Für die psychosomatische Medizin und nicht nur für sie führt ein solcher Ansatz zu einer bedeutsamen *Relativierung* und einer ebenso bedeutsamen *Fokussierung:* Relativiert wird der Stellenwert der Frage nach dem (kausalen) Zusammenhang von Psychischem und Physischem, insbesondere die unergiebige Streitfrage nach der Psychogenie somatischer Erkrankungen. Psyche und Soma sind als untrennbare und zugleich als sich wechselseitig vertretende Funktions- und Erscheinungsreihen in die Geschichte der Selbstwerdung eines leiblichen Subjekts einzuordnen, wie sie sich in der Begegnung mit seiner Umwelt bildet.

Eine Fokussierung erfährt das, was Weizsäcker „Krankheitsarbeit" nennt, nämlich die Auseinandersetzung des Menschen mit sich selbst in seiner Krankheit. Eine ärztliche Behandlung, die nur darauf aus ist, eine Krankheit als ,Maschinendefekt' zu betrachten, überginge den Sachverhalt, dass eine Krankheit nicht nur ein ,Etwas' ist, sondern mit der Lebenskonstellation und der Lebensgeschichte von ,Jemand' verwoben ist. Erklärlich ist eine solche verkürzende Behandlung gleichwohl, insofern sie einem Verlangen des kranken Menschen selbst entgegenkommt. Dieser tendiert dazu, der Auseinandersetzung mit seiner Krankheit auszuweichen. Denn eine solche Auseinandersetzung würde von ihm verlangen, sich mit der eigenen Vulnerabilität und Endlichkeit, auch mit dem eigenen Anteil am Krankheits- und Gesundungsgeschehen selbst auseinanderzusetzen. Da ist es einfacher, seine Krankheit als ich-fremd zu betrachten, sich also „ans Es [zu] klammern, um dem Ich zu entgehen."[46] Die Patienten stabilisieren so ein Gesundheitswesen oder ein Medizinsystem, das ihnen meint die Auseinandersetzung mit sich selbst ersparen zu können. Dadurch droht ihnen aber auch der „Gesundungsraum" genommen zu werden,[47] der neue Selbstwerdung ermöglicht.

Die Explikation der Selbstwerdung mithilfe der von Freud übernommenen und zum Teil erheblich revidierten Begrifflichkeiten von „Ich" und „Es" verhilft Weizsäcker dazu, die zum Teil recht vage Rede vom Ich-Umwelt-Verhältnis des leiblichen Subjekts für die Phänomenologie einer klinischen Begegnung aufzuschließen. *Selbstwerdung vollzieht sich als „Ich-Es-Bildung"* häufig so, dass es für ein Ich nicht mehr so geht, wie dieses Ich will.[48] Die körperliche Veränderung, die erfahrene Inkohärenz ist das Eine, der Umgang mit ihr, die Stellungnahme zu ihr ist das Andere. Der Körper wird zum materiellen Gegenüber und zum Objekt für ein Subjekt. Genau dies kennzeichnet das prozessuale Doppelgeschehen der „Es-Bildung". Weizsäcker fasst diesen Ausdruck anders als Freud leiblich-phänomenologisch und kann mit seiner Hilfe er auch nicht-pathologische Prozesse wie das Altern beschreiben (8.2.2.).

---

[46] Grundfragen Medizinischer Anthropologie (1948, GS 7, 278).

[47] Die Medizin im Streite der Fakultäten (1947, GS 7, 208).

[48] Klinische Fälle und Probleme (1947, GS 9, 210).

Um auch hier die bereits angesprochene Gratwanderung deutlich zu machen: Eine Krankheit kann von einer körperlichen Veränderung oder einer organischen Funktionsstörung ausgehen. Ihre Ausgrenzung als ,etwas', eine „Es-Stellung" ihr gegenüber, ist dann ebenso naheliegend wie eine darauf bezogene Somatotherapie. Man hat sich nur im Klaren darüber zu sein, dass eine Krankheit auch als „Es" immer ein „Ich" samt seiner Lebensgeschichte betrifft und darum eine solche Somatotherapie häufig eine „verdrängende Somatotherapie" darstellt. Gut möglich ist es daher, dass nach erfolgreicher Therapie zwar die körperlichen Symptome schwinden, aber alte Konflikte in der Ich-Umwelt-Beziehung wieder neu aufflammen.[49]

Ohne das bereits ausführlich Analysierte zu wiederholen, ist zusammenfassend auf die Zielsetzung und auf die Leistungsfähigkeit einer solchen Explikation der Selbstwerdung als „Ich-Es-Bildung" abzuheben. Im Blick auf den gegenwärtigen psychosomatischen Diskurs bestehen an dieser Stelle Anknüpfungsmöglichkeiten, die auch gesundheitstheoretisch aufgenommen zu werden verdienen.

Das Explikationsmodell der „Ich-Es-Bildung" erlaubt es, die Verschiebbarkeit der Grenze von Ich und Umwelt im Bereich der Leiblichkeit selbst als „Verschieblichkeit der Ich-Es-Grenze" zu reformulieren.[50] Durch die Erfahrung des Körpers als störungsanfälliges Teil der Welt vermag das selbstverständliche Zu-Hause-Sein im Leib erschüttert zu werden. Der Körper wird sozusagen als fremdes „Es" erfahren. Als Aufgabe der „Krankheitsarbeit", aber auch als Entwicklungsaufgabe überhaupt wäre dann die Integration dieser naturalen Dimension des Leibes anzusehen. Das Auseinandertreten und das Erfordernis der Integration von Leiblichkeit und Körperlichkeit betreffen nämlich nicht lediglich Situationen von Krankheit, sie kennzeichnen viele Lebensphasen. Im Blick auf Altersprozesse hat G. Heuft solche Einsichten in ein entwicklungspsychologisches Modell gefasst.[51]

Das Explikationsmodell erlaubt es so auch grundsätzlich, Selbstwerdung als Durchgang durch unterschiedliche Formen der Körpererfahrung und des Körperumgangs phänomenologisch so zu fassen, dass die strittige Frage nach der Interaktion von Psyche und Soma zurückgestellt werden kann. Beide erscheinen als unterschiedliche Momente *eines* Vorgangs. Damit ist bereits klar: Selbstwerdung lässt sich mitnichten als lediglich psychologischer Vorgang beschreiben. Selbstwerdung ist Leibwerdung, sie ist lebensgeschichtliche „Inkarnation" des Ich im

---

[49] Die Dialektik ist allerdings noch etwas verwickelter, insofern es „gesund machende Verdrängungen" gibt und gerade eine gelungene Psychotherapie organischer Krankheiten, die auf eine Bewusstmachung eines zugrunde liegenden Konfliktes aus ist, zu einer „Neuproduktion des Konfliktes" führen kann: Psychosomatische Medizin (1949, GS 6, 461); Der kranke Mensch (1950, GS 9, 605).

[50] Der Gestaltkreis (1940, GS 4, 307 f.).

[51] Heuft et al. (2006, 64–67): Der Körpererfahrung wird die Funktion eines „somatogenen Entwicklungsorganisators" im Altersprozess zugewiesen; das veränderte Körpererleben und die damit einhergehenden Entselbstverständlichungsprozesse werden zur unabdingbaren Entwicklungsaufgabe im Alter.

Leiblich-Körperlichen. Der Begriff „Es-Bildung" impliziert außerdem, dass das als „Es" begriffene Leiblich-Körperliche keine feste Größe darstellt und schon gar nicht mit der naturwissenschaftlich konstruierten Körpernatur identifiziert werden darf.[52] Die über Freuds eigene „kopernikanische Umkehrung" hinausgehende Umkehrung besteht für Weizsäcker darin, dass sich dieses phänomenologisch verstandene „Es" des Körperlich-Leiblichen in der Lebensgeschichte unablässig verändert und neu bildet.[53]

Wenn Weizsäcker von einer „Inkarnation des Geistes" spricht, heisst das: In diesem Körperlich-Leiblichen vermögen sich auch die geistig-rationalen Vollzüge des „Ich" zu inkorporieren, oder wie er auch sagt: zu „materialisieren".[54] Solches ist wiederum Grund für die leiblich beschränkte Freiheit dieser Vollzüge, zu denen die Vollzüge des Umgehens mit einer Krankheit selbst gehören. Diese Vollzüge des Umgangs besitzen selbst eine verkörperte Dimension und sind von psychophysischer Verfasstheit abhängig. Mindestens festzuhalten ist daher: Die Rede des Bewältigens einer Krankheit darf nicht unberücksichtigt lassen, dass das Subjekt des Bewältigens nicht außerhalb der Krankheit steht.

Zusammengefasst: Leiblichkeit bildet sich im Kreislauf von „Ich-Bildung" und „Es-Bildung", im Wechsel von Momenten der Körperentfremdung, pathischer Gegenüberstellung und Distanzierung, von Integration und Materialisierung. Sowohl Krankheit als auch entwicklungsgeschichtliche Übergänge wie Adoleszenz, Menopause oder Alternsprozesse versetzen Menschen in eine neue Welt und eine neue Realität, sie verändern sie als leibliches Subjekt, in ihrer Wahrnehmungs- und Umgangsfähigkeit.

### 9.1.3  Gesundheit als Wandlungsfähigkeit

Gesundheit und Krankheit sind eingeordnet in die Geschichte der Selbstwerdung eines leiblichen Subjekts, die sich durch Prozesse der Selbstentfremdung und Integration, durch Krisen und Wandlungen vollzieht. Gesundheit selbst erscheint als Wandlungsfähigkeit, sich verändern und neue Lebensordnungen ausbilden zu können. Weizsäcker kann solches auf einer psychosomatischen Ebene explizieren, wie es eben im Zusammenhang einer „Ich-Es-Bildung" gezeigt wurde. Er kann dazu aber auch auf eine experimentell-physiologischen Ebene zurückgehen. Auch dort ist der Begriff des Wandels zentral, er erscheint nun im zentralen Terminus „Funktionswandel".

Insgesamt wird man sagen dürfen, dass der Begriff des Wandels für Weizsäcker eine wichtige Grundvoraussetzung darstellt, um einen auf die Subjektivität des Menschen bezogenen allgemeinen und einheitlichen Begriff von Krankheit und

---

[52] Der kranke Mensch (1950, GS 9, 626 f.).

[53] Natur und Geist (1954, GS 1, 168). Der antilogische Charakter dieses „Es" besteht dann darin, dass es gerade durch die Veränderung (das Nicht-Identische) seine Identität bewahrt.

[54] Ebd., 626.

Gesundheit zu formulieren. In einer gewissen Nähe zu ihm bewegt sich der Begriff „Verschieblichkeit", der sich vornehmlich auf die „Ich-Es-Ordnung" oder das Ich-Umwelt-Verhältnis bezieht. Die Verwendung des Begriffs „Transformation" war damals nicht in der Weise verbreitet wie heute. Der Begriff wird von Weizsäcker reflektiert und mit einer gewissen Unschärfe gebraucht: Er benennt die Folgen einer Krankheit (eine Krise zwingt zur Transformation)[55]; er soll aber auch darauf hinweisen, dass sich etwas hinter einer Krankheit befindet.[56] Der Begriff besitzt außerdem eine Nähe zum theologischen Gedanken einer leiblichen Verwandlung.[57] Die Unschärfe des Begriffs „Transformation" ist so kaum zu vermeiden; viel entscheidender ist für Weizsäcker, dass der angesprochene Sachverhalt, nämlich die Wandlung bzw. Wandlungsfähigkeit, auf der physiologischen Ebene, auf der Ebene des Organismus als Funktionseinheit verankert ist. Der Auffassung vom „Funktionswandel" ist innerhalb der Theoriebildung Weizsäckers eine grundlegende Bedeutung zuzumessen. Wir sprachen bereits davon, dass sie ihm zum Hebel wurde, um ein mechanistisches Verständnis des Organismus zu überwinden und zur anvisierten Revision der Grundbegriffe – zu einer „biomorph aufgestellten Kategorientafel" – zu gelangen.[58]

Für den sachlichen Zusammenhang der beiden Ebenen gilt: *Krankheit ist Gelegenheit zur Wandlung eines Menschen, weil und insofern seinem Organismus selbst die Fähigkeit des Funktionswandels zukommt, er also die Fähigkeit besitzt, wichtige biologische Leistungen in seiner Ich-Umwelt-Beziehung auf verschiedenen Wegen zu erreichen.* So beruht auch die Gesundung selbst auf einem Funktionswandel.[59] Der Funktionswandel, auch das war bereits ausführlich thematisiert worden, ist die physiologische Voraussetzung von Individualität und Subjektivität überhaupt. „Funktionswandel" ist für Weizsäcker der präzisere Begriff für das, was in der neurophysiologischen Diskussion damals und auch heute als „Plastizität" höchst unterschiedlich gefasst wurde bzw. wird.

### 9.1.4 Die Bestimmung des Menschen: die Wahrheit neuer Freiheit

Das leibliche Subjekt bildet sich in der Geschichte einer Selbstwerdung, die sich durch Wandlungs-, Ausgleichs- und Bildungsprozesse (im Blick auf Ich-Umwelt-Verhältnisse und im Blick auf „Ich-Es-Verhältnisse") vollzieht. Diesen Prozessen

---

[55] Der Gestaltkreis (1940, GS 4, 249 f., 268).

[56] Pathosophie (1956, GS 10, 268, 276).

[57] Vgl. Von den seelischen Ursachen der Krankheit (1947, GS 6, 401). Eine weitere Verwendung bezieht sich auf die Umwandlung von Vitalbindungen in personale Beziehungen: Seelenbehandlung und Seelenführung (1926, GS 5, 83, 85).

[58] Funktionswandel und Gestaltkreis (1950, GS 3, 621).

[59] Die Neuroregulationen (1931, 24): „Wenn eine Krankheit nicht nur in einem Defekt oder einem Minus besteht, dann muss auch die Gesundung ein Funktionswandel sein."

ist das Moment der Unbestimmtheit eingeschrieben. Auf physiologischer Ebene ist diese Unbestimmtheit in der Fähigkeit des Organismus zum Funktionswandel begründet. Mit der Einführung des Subjekts in die Medizin schiebt sich – über die Entdeckung der Plastizität bzw. des Funktionswandels – also das Thema der Unbestimmtheit bzw. des Indeterminismus in den Vordergrund. Wie schon erwähnt, war Weizsäcker die verwandte Gedankenentwicklung in der Physik, konzentriert in Heisenbergs These einer Unbestimmtheitsrelation, bewusst. Pathogenetisch äußert sich die Berücksichtigung der Unbestimmtheit in der Forderung nach einer biographischen Pathogenese (8.1.2.). Sie äußert sich aber auch in einer „Unbestimmtheit des Sinns"[60], die bei der Zuordnung von Gesundheit und Krankheit zur „Bestimmung des Menschen" und vor allem auch bei der Zielsetzung der Medizin, sie habe „den Menschen zu einem richtigen Menschsein hinzuführen", mitgehört werden muss.

Das führt nämlich dazu, dass die Rollen vertauscht erscheinen: Eine Medizin, die sich für die Sinnfrage des Menschen zuständig sieht, tritt zunächst für das Offenhalten dieser Sinnfrage ein. Auf den ersten Blick bewegt sie sich in Übereinstimmung mit einer naturwissenschaftlich orientierten Medizin, die durch das fortwährende Vermehren von (naturgesetzlicher) Bestimmtheit selbst Unbestimmtheit hinsichtlich der Fragen nach Sinn und Zielen des Handelns erzeugt.[61] Auf den zweiten Blick allerdings stabilisiert gerade diese naturwissenschaftliche Medizin selbst eine bestimmte Form der Sinngebung: Hier ist zum einen daran zu denken, dass die kausale Pathogenese die Kontingenz eines Krankheitsereignisses durch die Einordnung in einen allgemeinen Bestimmungshorizont beherrschbar macht. Zum anderen ist daran zu denken, dass diese Medizin selbst das gesellschaftliche Sinn- und Zweckverlangen in sich aufgenommen hat, eine Krankheit sei zu beseitigen. Ähnliches wäre zum Wunsch einer Verlängerung der Lebensdauer zu sagen. Weizsäcker nennt eine Medizin, die angesichts solcher Wünsche die Frage nicht mehr zu stellen wagt, wie und wofür Menschen leben, eine „feige Medizin".[62]

Die Herausforderung besteht ihm zufolge darin, die Frage nach Sinn und Bedeutung sowie die Frage nach der Bestimmung des Menschen nicht aus der medizinischen Reflexion zu verbannen, sondern sie in einer solchen Weise anzugehen, dass der „Unbestimmtheit des Sinns" Rechnung getragen ist. Gegenüber jenem Sinnverlangen, die Krankheit müsse beseitigt bzw. das Weiterleben solle gewährleistet werden, gilt es zunächst in phänomenologischer Offenheit eine Krankheit als „Abweichung", als „Ablenkung" oder als „Abwegigkeit" der Lebensgeschichte eines Menschen von deren Sinn und deren Ziel zu begreifen.[63] Sie stört den Prozess der Selbstwerdung. Deshalb ist es in vielen Fällen mit einer

---

[60] Bestimmtheit und Unbestimmtheit in der Medizin (1950, GS 7, 326).

[61] Ebd., 325, 332.

[62] An Leib, Seele und Ehre krank (1949, GS 7, 290). Solches betrifft auch eine psychosomatische Medizin, die meint, diese Ziele beizubehalten, wenn sich nur die Mittel ändern.

[63] Ärztliche Aufgaben (1934, GS 8, 145 f.).

‚restitutio' bzw. einer Wiederherstellung der Normalität nicht getan. Die Sinn-
und Bedeutungssuche kann sich nach Weizsäcker nur als *gemeinsame* Sinn- und
Bedeutungssuche in der Arzt-Patienten-Begegnung vollziehen. Die Logik einer
biographisch orientierten Behandlung erfordert es dabei, die intuitive Einstellung,
die Krankheit müsse weg, umzuformen in eine Einstellung, die besagt: „Ja, aber
nicht so." Erst am Ende eines solchen Behandlungswegs vermag sich der Weg zur
gemeinsamen Sinnfindung zu öffnen: „So ist das also."[64] Weizsäcker spricht in
diesem Zusammenhang auch von einer „Wahrheitsfindung in der Behandlung".[65]
Sie setzt auf ärztlicher Seite wie auf Seite des Patienten eine Offenheit voraus,
die darin besteht, dass man die eigenen Vorstellungen „einer Umgestaltung preisgibt".[66]

Die Bedeutung der Begriffe ergibt sich aus ihrem Zusammenhang; sie erläutern
sich gewissermaßen gegenseitig: Sowohl in der *Frage nach dem Sinn* als auch
in der *Frage nach der Wahrheit* eines Menschen artikuliert sich die *Frage nach
der Bestimmung des Menschen*. Die Frage nach der Bestimmung des Menschen
ist aber ebenso wie die Frage nach der Gesundheit eines Menschen auf die
*individuelle Selbstwerdung des Menschen* zu beziehen. Es erklärt sich dann mühelos, dass die Unbestimmtheit dieses Werdens auch eine „Unbestimmtheit des
Sinns" impliziert. Es erklärt sich auch, dass die Wahrheit, zu der die Behandlung
führen soll, als ein personales Wahr-Werden aufzufassen ist. Die Bestimmung des
Menschen „ist nicht, *normal* zu sein, sondern [...] *wahr zu werden*".[67] Weizsäcker
sieht sich mit einer solchen Fassung des Ziels medizinischen Handelns, dem
Menschen ein Leben in Übereinstimmung mit seiner Bestimmung zu ermöglichen
und so zur ihm eigentümlichen Wahrhaftigkeit seines Lebens zu verhelfen, eher in
der Nähe des Paracelsus als in der Nähe des Hippokrates.[68]

Sein Verständnis der Medizin als einer praktischen Wissenschaft erhält
indes ein spezifisch modernes Profil, wenn man seinen praktischen, aber auch
gesellschaftlichen Implikationen weiter nachgeht. Das praktische Ziel, Menschen
zu ihrer Bestimmung zu führen und zur Wahrhaftigkeit ihres Lebens zu verhelfen,
ist in deutlicher Abgrenzung zu einem Medizinverständnis formuliert, welches
durch seine Gleichgültigkeit bzw. seine praktische Indifferenz den Menschen und
seine Gesundheit beliebigen Zweck- und Verfügungszusammenhängen überlässt.[69]
Gesundheit soll aber nicht „Verfügbarkeit für beliebige Zwecke" sein, sie soll den

---

[64] Das Problem des Menschen in der Medizin (1953, GS 7, 370); vgl. ausführlich oben, 8.1.4.

[65] Ärztliche Aufgaben (1934, GS 8, 156).

[66] Über medizinische Anthropologie (1927, GS 5, 188).

[67] Ärztliche Aufgaben (1934, GS 8, 154) (Hervorheb. im Orig.). Dass dieser Vortrag auf eine Einladung Heideggers hin gehalten wurde, macht die Art und Weise, wie in ihm das Beharren auf
der Frage nach der Bestimmung des Menschen und seiner Wahrheit zum Ausdruck kommt, verständlich. Sie findet sich allerdings bereits in den frühen Kreatur-Aufsätzen.

[68] Ärztliche Fragen (1933, GS 5, 279).

[69] „Euthanasie" und Menschenversuche (1947, GS 7, 122).

Menschen dem „Ziel seines Menschseins" näherbringen.[70] Eine Therapie, die sich dessen bewusst ist, dass Gesamtziele des Lebens auch krank machen können, wird sich deshalb der Aufgabe einer Zielrekonfiguration stellen müssen; sie hebt auf eine „Gesamtrichtungsänderung" ab.[71] Die Ermöglichung neuer „Leistungen" und das Finden neuer Responsivität bzw. Kohärenz ermöglicht dann zugleich neue Lebensgeschichte. Sie ermöglicht es dem Menschen, eine neue Bestimmung seines Menschseins im Wandel seiner Lebensgeschichte zu finden.

Die etwas abstrakt formulierte Zielangabe, den Menschen zu seiner Bestimmung zu führen, erhält also durch den Bezug auf den Gedanken der Selbstwerdung und den Gedanken des Wahr-Werdens seine nähere Bedeutung; phänomenal einsichtig wird sie, wenn man die neue Kohärenz bzw. die neue Responsivität als Ermöglichung eines neuen Werden-Könnens und so als neue leibliche Freiheit reformuliert: Krankheit bedeutet, dass Menschen durch das, was sie nicht mehr können, oder durch das, was sie müssen, ihre Lebensziele nicht mehr auf ihre gewohnte Weise erreichen können. Indem die Therapie zu neuem Können oder zu neuem Dürfen verhilft, verhilft sie zu leiblichem Freiheitsgewinn. Die ärztliche Aufgabe, einen Menschen zu seiner Bestimmung zu führen, setzt voraus, ihm „einen neuen Spielraum für seine Freiheit" zu geben.[72]

## 9.2    Gesundheit und Krankheit in doppelter Perspektive

Neben dem konstitutiven Bezug zur Geschichtlichkeit des Menschen hat es als Mindestbedingung eines menschenangemessenen Verständnisses von Gesundheit und Krankheit zu gelten, der Doppelstruktur einer Wahrnehmung von ‚jemand' und einer Wahrnehmung von ‚etwas' Rechnung zu tragen. Bereits in einer ersten Annäherung (6.1.) wurde deshalb zwischen individueller Umgangsfähigkeit und psychophysischer Funktionsfähigkeit unterschieden: ‚Jemand' kann krank sein, bevor ‚etwas' im Sinne einer psychophysischen Funktionsstörung zu finden ist. Und wenn ‚etwas' gefunden wird, hängt es vom Umgang bzw. von der Umgangsfähigkeit ab, wie ‚jemand' davon betroffen ist und damit leben kann. Wird ‚etwas' als Krankheitsbefund objektiviert, kann in Vergessenheit geraten, dass es ‚etwas' immer für ein Subjekt und dessen eigentümlicher Bedeutungswelt ist.

Die Unterscheidung bietet so auch die Voraussetzung, *Zusammenhänge* zu reflektieren und die Aufgabe einer technisch-naturwissenschaftlichen Medizin innerhalb des Ganzen einer praktisch-wissenschaftlichen Medizin verorten zu können. Die ärztliche Verabreichung eines funktionsspezifischen Migräne-medikaments, dessen Wirksamkeit auf die Rezeptoren des synaptischen Spalts fokussiert ist, dient beispielsweise nicht einfach dazu, eine Dysfunktion und den

---

[70] Fälle und Probleme (1947, GS 9, 217).

[71] Individualität und Subjektivität (1939, GS 6, 383).

[72] Ärztliche Fragen (1933, GS 5, 309).

mit ihr einhergehenden Schmerz zu beseitigen. Die Intervention gilt zugleich einem Menschen als ‚jemand', insofern sie sich auf die *Ermöglichungsbedingung* seines Bezugs zur Umwelt bzw. seines Umgangs mit der Umwelt richtet. Die Dysfunktion mag direkt seinen Körper, indirekt zugleich seine Subjektivität betreffen. Denn seine Ich-Umwelt-Beziehung ist *durch* jene Dysfunktion gestört. Auch eine technisch oder pharmakologisch orientierte Therapie ist so gesehen Ermöglichungstherapie zu einem auf die Subjektivität eines Menschen bezogenen gelingenden Leben.

Wir hatten die entsprechenden Zusammenhänge vertieft (8.4.). Gleichwohl bleiben Fragen und Ungereimtheiten, die systematisch thematisiert zu werden verdienen. Im Folgenden bleibe ich zunächst weitgehend auf der Ebene einer phänomenologischen Betrachtung von Gesundheit und Krankheit; im Weiteren soll dann auf die wissenschaftlichen und fachspezifischen Implikationen ausgegriffen werden.

Einverständnis dürfte über den formalen wechselseitigen Zusammenhang von ‚jemand' und ‚etwas' zu erzielen sein: ‚Etwas' ist von ‚jemand' abhängig, wie auch umkehrt ‚jemand' von ‚etwas' abhängig ist. Weizsäcker spricht außerdem von einem Objekt, das ein Subjekt enthält, und von einem Subjekt, das ein Objekt enthält.[73] Was damit gemeint ist, soll sein Begriff des wechselseitigen und „beweglichen" Umgangs erklären. An dieser Stelle ist ein Problem zu beachten aufgegeben, dass im Grunde genommen als Auslöser der Leibphänomenologie des 20. Jahrhunderts angesehen werden kann: Das ‚Etwas' bzw. das ‚Objekt' stellt sich, bezieht man es auf den menschlichen Körper, in der Außenwahrnehmung (der ärztlichen Beobachterperspektive) anders dar als in der Selbstwahrnehmung (der eigenleiblichen Betroffenenperspektive). Das ‚Etwas' naturwissenschaftlicher Verobjektivierung ist etwas anderes als das ‚Etwas', das in der eigenleiblichen Erfahrung einer Krankheit als fremd erlebt wird. Für Weizsäcker hatten wir deshalb bereits festgehalten, dass die kohärente Umgangsrelation eines Menschen mit seinem Körper und mit seiner Umwelt durch ‚etwas' gestört zu werden vermag, es aber dieses ‚etwas' nicht anders gibt, als in der pathischen Bedeutung für ‚jemand' (8.4.1.). Die zuvor formulierte Aussage, ein Mensch habe seine psychophysische Funktionsfähigkeit als ‚etwas' ihm Gegebenes, könnte ohne diese Präzisierung missverständlich sein. Es verhilft zur Klarheit der körperbezogenen Verwendung des Indefinitpronomens ‚etwas', zwischen einem physiologisch objektiven Körperlichen und einem phänomenal gegebenen Körperlichen zu unterscheiden, aber nicht zu trennen.

Die leibphänomenologische Grundunterscheidung zwischen einem naturwissenschaftlich objektivierbaren Körper und einem phänomenal erfahrbaren Leib wurde für die Weizsäcker-Schüler H. Plügge und F. Buytendijk zentral; sie war Ausgangspunkt ihrer Aufnahme der Leibphänomenologie (7.2.). Beide bezogen sich vorwiegend auf M. Merleau-Ponty, aber auch auf G. Marcel und H. Plessner.

---

[73] Grundfragen medizinischer Anthropologie (1948, GS 7, 259).

Sie sahen dabei, dass es mit der einfachen Duplizität von naturwissenschaftlichem Körper und phänomenalem Leib nicht getan ist. Das Beispiel der Körperentfremdung in der Krankheit zeigt, dass das Körperliche nicht nur unter dem naturwissenschaftlich objektivierbaren Aspekt eine Rolle spielt, sondern zuvor unter dem Aspekt der eigenleiblichen Erfahrung. Die leiblich erfahrene Inkohärenz beruht häufig auf der Erfahrung eines materiell-widerspenstigen Körpers; sie verdichtet sich in Erfahrungen der Verletzlichkeit und der Abhängigkeit von ihm. Wie zu sehen war, redet Plügge an dieser Stelle von einem „lastenden Leib" im Unterschied zum sonst meist verborgenen „tragenden Leib".[74]

Man wird sagen können: Die Leibphänomenologie ermöglicht es Plügge, Buytendijk und auch Christian, wichtige Grundanliegen Weizsäckers, insbesondere auch seine zweifache Methode der Arzt-Patienten-Beziehung, aufzunehmen und zu explizieren. Für Weizsäcker selbst bot der Begriff des Leibes für solche weitergehenden Differenzierungen kaum Anhaltspunkte.[75] Was dadurch allerdings zu übersehen werden droht, ist der Sachverhalt, dass Weizsäcker die leibliche Erfahrung und die Ausgrenzung des phänomenal Körperlichen mit einem anderen Begriffsgerüst zu thematisieren suchte: der erwähnten „Ich-Es-Bildung". Man mag diesen Thematisierungsversuch mithilfe einer Modifikation Freudscher Begrifflichkeiten allein schon aufgrund der Erklärungsbedürftigkeit der metaphorischen Ausdrucksweise für fragwürdig halten. Solches böte zugleich eine historische Erklärung für die fehlende Rezeption des Begriffsmodells. Eine systematische Zusammenschau steht indes unabhängig davon vor der Aufgabe, die Grundlage für die Beurteilung einer Konzeption auch im Blick auf ihr Potenzial der adäquaten Erfassung von Lebensphänomenen und deren Problematik freizulegen. Zu diesem Zweck und in diesem Zusammenhang ist die Konturierung der Eigenheiten von Weizsäckers Konzeption vor dem Hintergrund der aufkommenden Leibphänomenologie und deren Rezeption erhellend.

Es wurde bereits gesagt, dass Weizsäcker, vergleicht man seinen Ansatz mit der leibphänomenologischen Ambiguität von Leib-Sein und Körper-Haben, nicht der Unterscheidung von ‚Sein' und ‚Haben', sondern der Unterscheidung von ‚Werden' und ‚Sein' folgt. ‚Sein' und ‚Haben' gehören beide als Modi zum ontisch Seienden – wobei gerade hier sogleich hinzuzufügen ist, dass es das aus diesem Seienden ausgrenzbare ‚Etwas' immer nur in der pathischen Bedeutung für ‚jemand' gibt.

Nicht nur an dieser Stelle bleiben Fragen und Ungereimtheiten. Diese betreffen vor allem auch den pathogenetischen Zusammenhang zwischen der intentional-pathischen Ebene von ‚jemand' und der psychophysischen Ebene des Organismus

---

[74] Plügge (1962, 115).

[75] Häufig gilt der Leib als beseelt Körperliches: Von den seelischen Ursachen der Krankheit (1947, GS 6, 403); Pathosophie (1956, GS 10, 244). Zugleich wird das Leibliche im Umgang mit der Welt erlebt und besitzt seine eigene Form der Lokalisierung und Objektivierung: Der Gestaltkreis (1940, GS 4, 236 f.). Im Letzten bleibt Leiblichkeit ein Geheimnis: Begegnungen und Entscheidungen (1951, GS 1, 301).

als ‚etwas' (8.4.2.). Mit der Leibphänomenologie konnte man zwar in der Aufnahme medizinischer Einsichten hervorheben, dass psychophysisch Körperliches die Ermöglichungsbedingung von subjektiver Leiblichkeit ist, diese aber in jener nicht aufgeht. Weit weniger vermochte ein solcher Zugang zur Erklärung des umgekehrten – pathogenetischen – Zusammenhangs beizutragen: Wie kann Subjektiv-Intentionales oder -Pathisches (Wünsche, Bedürfnisse, Motive) auf Ontisches, auf physiologisch-materiell gegebene Körperlichkeit „wirken"?

Deutlich zu sehen war, dass für Weizsäcker an dieser Stelle das im *Funktionswandel begründete Leistungsprinzip* von zentraler Bedeutung wurde. Sein Interesse ging an dieser Stelle über die aufkommende Leibphänomenologie hinaus bzw. hinter sie zurück. Es galt der *Subjektfähigkeit des physiologisch gegebenen Organismus*. Dessen Leistungsfähigkeit zu subjektiven Akten war zu erweisen, wenn Subjektivität nicht einfach (philosophisch) vorausgesetzt werden sollte.

### 9.2.1 Körpererleben und Körperverhältnis

Vergegenwärtigen wir uns die leibphänomenologische Beschreibung des Körpererlebens bei H. Plügge (7.2.):[76] Ein herzkranker Patient erlebt, wie sein Herz aus der Verborgenheit des weltgewandten Lebensvollzugs heraustritt; er erlebt, dass er ein Herz ‚hat'. Das Körpererleben wird häufig zur Fremdheiterfahrung, es interagiert mit dem Körperschema, welches selbst wiederum das weitere Erleben steuert: Wir haben unser Herz anders, sprich: in zentralerer Bedeutsamkeit, als wir unsere Zähne oder unsere Schulter haben. Ein solches Körpererleben tangiert damit die Ambiguität, die darin besteht, dass ein Mensch nicht nur Leib *ist*, sondern zugleich diesen Leib als seinen Körper auch *hat*. Grundsätzlich kann er nämlich einerseits seinen Leib (oder Teile davon) als Körper vergegenständlichen und sich ihm als Subjekt gegenüber sehen, andererseits schlägt das, was er ‚hat', auch auf sein Sein (seine Selbstrepräsentation, sein Befinden) durch. In der Entfremdung und in der Distanzierung wird Zugehörigkeit erfahren. Was der Mensch ‚hat', das ‚ist' er zugleich. Oder mit Plügges Begrifflichkeit: Das Leib-Haben ist der menschliche Modus des Leib-Seins.[77] Das Körper-Haben muss daher dialektisch gedacht werden: Das Herz ‚hat' mich genauso, wie ich es habe. Im Extremfall kommt es zur Herrschaft des Gehabten über den Habenden, wie Plügge im Anschluss an G. Marcel formuliert.

Diese Beschreibung bietet einen guten Ausgangspunkt, um den Zugang Weizsäckers zum Körperverhältnis des Menschen zu erfassen. Zurückgegangen wird auf basale Erfahrungen des Krankseins: ‚Es' (‚etwas') geht nicht, wie ‚Ich' (‚jemand') will. Sie liegt der „Verdoppelung der Krankheitswahrnehmung"

---

[76] Das folgende Beispiel aus Plügge (1962, 51–61).

[77] Ebd., 56.

voraus: Ich bin krank und ich habe etwas, das krankhaft ist.[78] Die Ausgrenzung, lediglich ‚etwas', das man habe, sei krank, mag zwar mit einem Kontroll- gewinn einhergehen, sie kann die leidenschaftlich erfahren Fremdheit indes nicht restlos zum Verschwinden bringen. Die Verdrängung, die letztlich auch viele körperbezogene Therapien bedienen – Weizsäcker nennt sie „verdrängende Somatotherapien" – besteht in der Projektion, eine Krankheit habe nicht mit einem ‚Ich' zu tun.[79] Die Fremdheitserfahrung soll nicht als das anerkannt werden, was sie eigentlich ist: die Erfahrung einer Selbstentfremdung, ein Zeichen der Unzulänglichkeit des eigenen Menschseins.[80] Der Übergang zu anthropologischen Ausdeutungen ist bei Weizsäcker an dieser Stelle fließend.

Bedenkenswert ist für den vorliegenden Zusammenhang, dass der phänomenal aufweisbare Vollzug des Körperverhältnisses, das Stellungnehmen und das Umgehen mit ihm, als „Es-Bildung" begriffen wird. Deswegen ist auf sie noch einmal zurückzukommen. Die phänomenale Objektivierung dessen, was als fremdes Körperliches erfahren wird, wird bei Weizsäcker – wir erwähnten es – mit dieser Begrifflichkeit expliziert.

Bei aller Disparatheit der Gebrauchskontexte, in denen Weizsäcker auf die „Es-Bildung" zu sprechen kommt, ist deren eigentümliche Struktur jedenfalls klar fassbar: Die phänomenale Objektivierung des Körpers ist als leibliches Doppel- geschehen zu betrachten (8.2.3.): Somatisierung oder Verkörperung als Körper- geschehen auf der einen Seite und Entstehung einer psychischen, teilweise bewussten Stellungnahme der Objektivierung oder Projizierung auf der anderen Seite.[81] Das ‚Es', das gebildet wird, trägt einen doppelten Sinn in sich, es verweist auf zwei Seiten *eines* Lebensvollzugs. Ihm entspricht die „zweifache Methode" des medizinischen Handelns, ihm entspricht das Ineinander von Ontischem und Pathischem.

Im Grunde genommen trägt Weizsäcker hier einer Duplizität Rechnung, die im Phänomen des Körpererlebens selbst steckt, nämlich Körper-*Erleben,* Erleb- nis von ‚etwas' zu sein. Darin sind unterschiedliche Grade der Vergegenständ- lichung bereits angelegt oder gesetzt. Und im Grunde genommen folgt er auch in diesem Zusammenhang der sinnesphysiologischen Einsicht der Verwobenheit von Subjektivem und Objektivem, sodass jedes materielle Faktum immer ein „Objekt für ein Subjekt" ist.[82]

---

[78] Biologischer Akt, Symptom und Krankheit (1931, GS 4, 14); s. o. 8.4.1.

[79] Der kranke Mensch (1950), GS 9, 601.

[80] Der Begriff der Allgemeinen Medizin (1947, GS 7, 193, 195).

[81] Kurzfassungen in: Anonyma (1946, GS 7, 59); Pathosophie (1956, GS 9, 391); auch: Natur und Geist (1954, GS 1, 168).

[82] Der Gestaltkreis (1940, GS 4, 233); dazu in: Anonyma (1946, GS 7, 59), die anthropologische Deutung: Die *Bildung der Vernunft* und die *Bildung des Leibes* seien als zwei Seiten eines Vor- gangs zu begreifen. Dazu wird auf die Nähe zur Ontologie des Parmenides rekurriert. Die „zwei- fache Methode" der anthropologischen Medizin erscheint dann gewissermaßen als „Nachahmung der Natur": Fälle und Probleme (1947, GS 9, 96). Eine Medizin hingegen, die meint, sich ein-

Um den Ertrag dieses Zugangs in die verschiedenen Kontexte hinein etwas weiter zu verfolgen, bleiben wir zunächst im Bereich des Nicht-Pathologischen und fassen den entwicklungspsychologischen und sinnesphysiologischen Kontext ins Auge: Auf die „Es-Bildung" im Alter wurde bereits verwiesen: Der Körper schafft eine neue Realität und beeinflusst damit die „Ich-Bildung" (8.2.2.). Ein weiteres Beispiel wäre die frühkindliche Ernährung: Die Brusternährung des Säuglings wandelt sich zur zeitlich und örtlich regulierten Ernährung mit entsprechendem Geschirr und Besteck. Dieselbe Leistung – das Essen – kommt auf anderem Wege zustande, wobei sich die Relation von materiellem Körpergeschehen und verobjektivierendem Umgang verschiebt.[83] Dabei verschiebt sich, das ist gewissermaßen der sinnesphysiologische Aspekt dabei, jeweils auch die Grenze von Ich und Umwelt: Das Besteck wird beispielsweise so inkorporiert, dass der Mensch es als Teil seines Leibes benutzt und mitunter auch als solches empfindet. Weizsäcker wählt im „Gestaltkreis" das Beispiel des Schreibens mit einem Federhalter: Je nach Situation vermag ich meine Hand, welche den Federhalter hält, den kratzenden Widerstand des Papiers oder dessen Unterlage zu empfinden. „In jede dieser Objektivierungen kann sowohl Umwelt wie eigener Körperteil eingehen, und dieser wird dann gleichsam ein Stück Umwelt."[84] Sowenig eine feste Grenze zwischen Organismus und Umwelt, zwischen Innen und Außen angegeben werden kann, sowenig können die Aspekte der „Es-Bildung", nämlich Somatisierung und Objektivierung, in feste Bestandteile zerlegt werden. So gesehen hält der Begriff „Es-Bildung" gerade das „labile Verhältnis" von körperlichem Anteil und subjektiv-objektivierender Stellungnahme präsent.

Von diesem sinnesphysiologischen Aspekt der „Es-Bildung" ausgehend kommen zwei weitere Charakteristika in den Blick: Erstens ist jede Entgegensetzung oder Unterscheidung von Subjekt und phänomenal gegebenem Gegenstand selbst ein neuer biologischer Akt bzw. eine neue biologische Leistung. Der Begriff „Es-*Bildung*" ist auch in dieser Hinsicht zu beachten. Dies lässt sich, um bereits in den Bereich des Pathologischen hinüberzublicken, besonders an der Ausgrenzung von Schmerzen demonstrieren: Aus „Mir tut es weh" wird „Ich habe Schmerzen in diesem oder jenem Körperteil".[85] Zweitens muss diese Entgegensetzung bzw. phänomenale Verobjektivierung nicht notwendig ein Akt denkerischer Reflexivität sein. Im lebensgeschichtlichen Wandel der „Ich-Es-Verhältnisse" bilden sich solche Entgegensetzungen bzw. Verobjektivierungen in der Leiblichkeit selbst und lagern sich in ihr auch ab. Das wird noch einmal deutlicher, wenn man sich klarmacht, dass die „Es-Bildung" nicht lediglich als Grundlage der

---

linig auf materielle Befunde stützen zu können, erschient als eine solche, die sich schlicht an der falschen Realität orientiert: Pathosophie (1956, GS 10, 388).

[83] Vgl. Funktionswandel und Gestaltkreis (1950, GS 3, 624).

[84] Der Gestaltkreis (1940, GS 4, 307).

[85] Ebd., 237.

„Ich-Bildung" verstanden sein will (aus ‚Es' wird ‚Ich'), sondern auch umgekehrt als Verkörperung von Gedanklichem oder Intentionalem (aus ‚Ich' wird ‚Es'). Grundsätzlich gilt: Gedanken sind an eine materielle Realität gekoppelt; sie bilden sich erst *im* körperlichen Vollzug. Sie können nicht als initiierender Bewusstseinsakt *vor* einem solchen Vollzug verstanden werden. Weizsäcker verweist auf Aktivierungsvorgänge des Gehirns und auf das Beispiel, dass der Gedanke des Hämmerns sich nicht darstellen lässt unabhängig vom Vollzug des Hämmerns.[86]

Im Bereich des Pathologischen bezieht sich das Doppelgeschehen der „Es-Bildung" auf die Symptombildung: Eine Krankheit besteht zumeist aus Symptom und Beschwerde; sie ist ein Vorgang, der zugleich bemerkt wird, also Gegenstand für ein Subjekt zu werden vermag (aber nicht muss).[87]

Wir sahen bereits, dass es sich dabei um eine pathologische Materialisierung oder Somatisierung eines Konflikts handeln kann. Es kommt zur Bildung einer neuen Realität, zu einer organischen Erkrankung, welche die erforderliche Verarbeitung des Konflikts gleichsam „ersetzt" (8.2.3.). Die psychische Vergegenständlichung einer solchen Krankheit als ich-fremd vermag in vielen Fällen funktional zu sein: Die erfahrene Abhängigkeit von einer ich-fremden Größe wird nicht nur gefürchtet, sondern geradezu benötigt, um eine Krankheit vom eigenen Ich fernzuhalten.[88]

Mit der „Es-Bildung" spricht Weizsäcker also ein breites Spektrum von Körperverhältnissen bzw. Stellungnahmen an. Als nichtintegriertes Fremdes vermag eine Körperobjektivierung einerseits Angst zu induzieren, andererseits funktionale Abhängigkeiten zu stabilisieren. Im Falle einer chronischen Körperstörung kann eine Distanzierung bzw. Objektivierung ein Ausgangspunkt für eine „Einverleibungsarbeit"[89], sprich: für eine Integration, werden; sie kann aber auch zur Ausgrenzung dienen, damit die Körperstörung die Subjektivität nicht beschädigt. Weizsäcker lässt jedoch keinen Zweifel daran, dass er es für fragwürdig hält, sich der Krankheitsangst bzw. der Körperangst grundsätzlich zu verweigern.[90]

---

[86]Pathosophie (1956, GS 10, 389–391). Diese Stelle ist weiterer Interpretation bedürftig. Nicht nur, dass Heidegger das Hämmern ebenfalls als Beispiel nimmt, um die Bedeutung und die Gegenständlichkeit des Hammers im praktischen Vollzug des Umgangs zu suchen: Heidegger (2001, 69). Auch auf die Untersuchung zur Psychophysik des Hammerschlags von Weizsäckers Schüler Derwort (1948) ist hinzuweisen. An dieser Stelle soll lediglich festgehalten werden, dass die Distanzierung, die im Körper-Haben liegt, für Weizsäcker nicht erst ein Produkt der Reflexion ist. In dieser Hinsicht wäre ein Vergleich mit H. Plessners Auffassung der „Positionalität" aufschlussreich, vgl. Rasini (2008, 106–110, 150 f.) Böhme (2003, 28 f.) meint dessen Bindung des Körper-Habens an Reflexivität kritisieren zu müssen, scheint aber zu übersehen, dass es sich bei Plessner nicht lediglich um eine gedankliche Reflexivität handelt. „Positionalität" bezeichnet das Setzen-Können des Organischen im Gegenüber zur Umwelt.

[87]Fälle und Probleme (1947, GS 9, 96 f.).

[88]Der Begriff der Allgemeinen Medizin (1947, GS 7, 179, 184).

[89]Fälle und Probleme (1947, GS 9, 114).

[90]Ärztliche Fragen (1933, GS 5, 273 f.). Im Unterschied zum Terminus „Es-Bildung", der mit einer „Ich-Bildung" einhergeht, gebraucht Weizsäcker den Terminus „Es-Stellung" kritisch. Er bezeichnet damit Objektivierungen, die seiner Meinung nach von einer Not des Menschen

Bemerkenswert ist schließlich, dass, wird eine somatoforme Störung oder eine Körperangststörung als Verschiebung im Sinne der „Es-Bildung" begriffen, eine physiologische Erklärung zureichen kann: Die Verschiebung im Verhältnis von psychischer Wahrnehmung zu sonst unbemerkt bleibender Körperfunktion bedeutet nämlich, sinnesphysiologisch betrachtet, eine Verschiebung der labilen Sinnesschwelle. Die vorher nicht empfundene Herzaktivität wird nunmehr wahrgenommen. Diese Verschiebung in der Wahrnehmung geht allerdings mit einem qualitativen Bedeutungssprung einher. Nimmt der Mensch sein Herz wahr, welches er sonst nicht wahrnimmt, dann wächst ihm nicht nur eine Wahrnehmung zu. Er leidet, er hat Angst.[91]

Was Plügge und Weizsäcker auf unterschiedliche Weise zu beschreiben und zu erklären suchen, ist mittlerweile Bezugspunkt einer breiten Forschung zum Körpererleben geworden. Zum großen Teil kreist auch sie um das Phänomen der nichtintegrierten Körperlichkeit.[92] Die Ausgrenzung des phänomenalen Körpers bis hin zu seiner naturwissenschaftlichen Verobjektivierung oder Isolierung wird als Körperteildissoziation in seiner Ambivalenz untersucht: Eine gelungene Dissoziation kann ein protektiver Faktor für das Körperselbst sein, eine Dissoziation kann ein emotional vulnerables Körperselbst aber auch bedrohen. Ein beliebtes Beispiel für Letzteres ist die Anorexie, bei der emotional hoch besetzte Körperzonen isoliert wahrgenommen und nicht integriert werden. Aus der Perspektive dieser Forschung muss es als Defizit angesehen werden, dass Weizsäcker dem lebensgeschichtlichen und entwicklungsgeschichtlichen Aufbau des Körperbilds, der Frage also, woher die emotionalen Bedeutungszuschreibungen des erlebten Körpers kommen und welche Funktion sie besitzen, wenig Aufmerksamkeit schenkt. Für eine auf das lebensgeschichtliche Werden bezogene Auffassung der „Es-Bildung" und der „Ich-Bildung" hätte solches nicht ferngelegen.

Positiv ist zu verbuchen, dass Weizsäcker die Körper-Verobjektivierung nicht pauschal unter einer „Entfremdung" subsumiert, sondern als konstitutives Moment der „Ich-Bildung", also der Selbstbildung würdigen kann. Dysfunktional wird medizinisches Handeln für ihn dann, wenn es der Ausgrenzung des Körpers aus dem „Ich" bzw. aus dem Selbst die Hand reicht und so Patienten in dieser ihrer „Es-Stellung" belässt.

Weizsäcker beabsichtigt, das ist zuletzt festzuhalten, mit seinem Begriffsgerüst der „Es-Bildung" allerdings mehr als die Erfassung des Körpererlebens. Es wird ihm zum Grundbaustein dessen, was die neuere Kognitionswissenschaft im Horizont einer Theorie des *embodied mind* thematisiert: Das intentionale Subjekt und dessen psychisches Verhalten erscheint in körperlichen Veränderungen und in

---

ablenken, die im Ich-Umwelt-Verhältnis zu lokalisieren ist. Dadurch werde auch der Wahrheitsfrage ausgewichen.

[91] Funktionswandel und Gestaltkreis (1950, GS 3, 626).

[92] Vgl. dazu: Joraschky und Pöhlmann (2018); auch: Küchenhoff und Agarwalla (2013).

der Interaktion mit seiner Umwelt. Der Geist ist sozusagen in der Handlung und in körperlichen Fähigkeiten materialisiert. Weizsäcker spricht von einer „Inkarnation des Geistes".[93]

## 9.2.2  Bedeutungswelten und Situationstherapie

Es hängt von der Bedeutung für uns als Subjekt ab, wie ‚etwas', das wir ‚haben', uns leiblich affiziert oder betrifft. Das gilt sowohl für den uns phänomenal gegebenen Körper als auch für Gegenstände unserer Umwelt. Im Beispiel von Plügge war dies schön zu sehen: Wir haben unser Herz anders als wir unsere Schulter oder unsere Zähne haben. Das Herz hat andere, zentralere Bedeutung für uns. Der Begriff des Körperbilds umfasst solche Bedeutungszuschreibungen des erlebten Körpers. In etwas anderer Weise gilt solches auch bei der Wahrnehmung von Gegenständen unserer Umwelt: In der Situation des Hungers nehmen wir den Apfel in der Obstschale auf dem Tisch in anderer Bedeutung wahr als in der Situation der ästhetischen Betrachtung bei gestilltem Hunger. Was uns im Folgenden beschäftigen wird, ist die physiologische Implikation dieses Sachverhalts: Mit der wahrgenommenen Bedeutung ändert sich der Reizcharakter und damit auch die physische Reaktion auf die Wahrnehmung. Im ersten Fall kommt es durch den psychischen Appetit zur Magensaftsekretion, im letzten Fall nicht.

Wie viele andere hat sich auch Weizsäcker (kritisch) auf die berühmten Versuche I. P. Pawlows bezogen, um Fragen nach der Bedeutungskopplung und nach dem Bedeutungswandel auf die Agenda der medizinischen Forschungsthemen zu setzen. Damit verbindet sich die Kritik am verbreiteten elementarphysiologischen Reiz-Reaktions-Schema, das in der zweiten Hälfte des 19. Jahrhunderts auch in die Psychologie Einzug hielt. Der entscheidende Sachverhalt, den Weizsäcker immer wieder hervorhebt, besteht darin, dass der gleiche Reiz völlig unterschiedliche Reaktionen bzw. Wirkungen haben kann.[94] Wäre der Mensch eine Reflexmaschine, wäre er nicht überlebensfähig. Der „Bedeutungswandel" ermöglicht eine nichtkonstante Entsprechung von Reiz und Empfindung und dadurch Leben in der Welt.[95] Das hat weitreichende Folgen für die Pathogenese einer Krankheit: Abzuweisen ist von vorneherein die Vorstellung, eine Symptombildung ließe sich kausal auf einen (pathogenen) Reiz zurückführen. Die erwähnte „Bedeutungskopplung" ist zwar konstitutiv für die Pathogenese, sie verweist aber nicht einfach auf eine Moderatorvariable innerhalb eines kausalen Reiz-Reaktionsschemas.

---

[93] Der kranke Mensch (1950, GS 9, 626).

[94] Der neurotische Aufbau bei Magen- und Darmerkrankungen (1926, GS 6, 16 f.); Epileptische Erkrankungen, Organneurosen des Nervensystems und allgemeine Neurosenlehre (1929, GS 6, 74, 77); Wege psychophysischer Forschung (1934, GS 6, 245).

[95] Vgl. auch das im Exkurs zur wissenschaftlichen Bedeutung der Sinnesphysiologie (8.3.) genannte Beispiel: Der Briefbogen, der in einem dunklen Zimmer weniger Licht aussendet als das sonnenbeschienene Schieferdach vor dem Fenster, wird dennoch als weiß wahrgenommen.

Reize bewirken vielmehr, dass Bedeutungsmuster sich krisenhaft verschieben oder zusammenbrechen und es *dadurch* zu Symptombildungen kommt. Symptombildungen stehen außerhalb der Zusammenhänge von Reiz und Reaktion, sie repräsentieren eine Unterbrechung solcher Zusammenhänge, sie gehen aus Krisen hervor.[96]

Das Problem der Kausalität wird uns gleich noch beschäftigen, zunächst einmal geht es darum, die konstitutive Rolle der Bedeutungswelt bzw. der Bedeutungskopplung für die Körperverhältnisse herauszustellen. Das Modell der „Ich-Es-Bildung" erinnert daran, dass es sich um angeeignete und inkorporierte Schemata handelt, ähnlich wie es eben am Essen mit Besteck demonstriert wurde. Die Bedeutungen, die hier zur Diskussion stehen, haben darum eher den Charakter von praktischem „Wissen-wie" als den Charakter von theoretischem „Wissen-dass". Merleau-Ponty wird von einer „Sedimentation unserer geistigen Leistungen" sprechen.[97]

Ich erinnere in diesem Zusammenhang auch an Weizsäckers frühen Neurose-Artikel. Dort war die wichtige Rolle von Konfliktverarbeitungsschemata bei der Entstehung neurotischer und somatoformer Störungen hervorgehoben worden. Dabei handelt es sich, wie gesagt, auch um Wahrnehmungs- und Bedeutungsschemata. In einem Konflikt kann es zur Krise kommen, in der solche Schemata und Verarbeitungsmodi auflaufen.[98]

Grundsätzlich muss der angesprochene *Rückgang auf eine fundamentale Bedeutungsdimension* also im Kontext der Auseinandersetzung mit der Dominanz des erwähnten Reiz-Reaktions-Schemas gesehen werden. Auch Pragmatisten wie J. Dewey arbeiteten sich an diesem Problem ab. Wie gleich zu sehen sein wird, ist dieser Kontext auch für Merleau-Ponty und Buytendijk zu berücksichtigen. Sämtliche Kritiker am Reiz-Reaktions-Schema richten sich im Grunde auf zwei Konstruktionsfehler: Der erste Fehler besteht im Missachten einer grundlegenden Rolle der Bedeutungsdimension, der zweite Fehler in einer einlinigen kausalen Verknüpfung von Reiz und Reaktion. Man meint Reiz und Reaktion als zwei separate Elemente behandeln und in einen Ursache-Wirkung-Zusammenhang bringen zu können. Wenn Weizsäcker und auch Merleau-Ponty die *Situationsbestimmtheit* der Reaktion hervorheben, so ist dies also vor dem Hintergrund ihrer Auseinandersetzung mit dem damals herrschenden physiologischen und psychologischen Denkparadigma verständlich zu machen. In diesem Kontext verweisen beide unisono auf die erwähnte Beobachtung, derselbe Reiz könne variable Reaktionen bzw. Wirkungen veranlassen.[99] Die Eigentümlichkeit Weizsäckers kann man darin erblicken, dass er die weitreichenden Folgen dieser Beobachtung

---

[96] Körpergeschehen und Neurose (1933, GS 6, 112 f.); Wege psychophysischer Forschung (1934, GS 6, 245 f.).

[97] Merleau-Ponty (1966, 158).

[98] Epileptische Erkrankungen, Organneurosen des Nervensystems und allgemeine Neurosenlehre (1929, GS 6, 77, 81, 83) – dazu oben, 8.1.1.

[99] Der Gestaltkreis (1940, GS 4, 345 f.); Merleau-Ponty (1976, 33).

für die physiologische Betrachtung der biologischen Akte bzw. der biologischen Leistungen im Allgemeinen aufzuzeigen sucht: Die biologischen Akte bzw. die biologischen Leistungen des Organismus stehen nicht in einer Reiz-Reaktions-Beziehung zur Umwelt, sie sind vielmehr von der Bedeutsamkeit dieser Umwelt und des intentionalen Verhältnisses zu ihr abhängig. Die konkrete Gestalt unserer Bedeutungswelt regelt, was welche Bedeutung für uns hat.[100] Die Dimension der Bedeutung ist ausschlaggebend für unser Verhältnis zur Umwelt, die Art und Weise, wie wir Eindrücke leiblich-körperlich aufnehmen und damit für viele Leistungen unseres Organismus. Die Magensaftsekretion bei Hunger vermag die Rolle einer solchen „Bedeutungskopplung" schon im vegetativen Bereich demonstrieren.

Eine weitere Eigentümlichkeit, wie Weizsäcker der Bedeutungsabhängigkeit und Situationsbestimmtheit Rechnung trägt, führt in die psychosomatische Klinik: Durch „Situationstherapie" lassen sich neue Leistungen induzieren. Wie zu sehen war (8.4.3.), setzen die „neue[n] Wege", die Weizsäcker und Goldstein zu gehen beabsichtigen, nicht auf der Funktionsseite, sondern auf der Leistungsseite des Organismus an; sie zielen auf die Ermöglichung neuer Leistungen trotz Funktionsdefekten. Genauer ist nun zu sagen: Eine „Situationstherapie" setzt über den „Umweg" einer veränderten Situation auf der Bedeutungsseite an, um zu einer veränderten Wahrnehmung im Selbst- und Weltverhältnis zu verhelfen und dadurch eine neue Leistungsfähigkeit zu ermöglichen.[101]

Weizsäcker hat bei einer solchen „Situationstherapie" zum einen zunächst Beziehungsstörungen in der mikrosozialen Kommunikations- und Arbeitswelt („Milieu") vor Augen. Solches entspräche Ansätzen der später aufkommenden systemischen Therapie, wobei er allerdings von deren therapeutischen Gesprächs- und Behandlungsmethoden, die unterschiedliche Realitätskonstruktionen erkunden und bearbeiten, weit entfernt ist. Es handelt sich eher um Realitätsinszenierungen durch reproduzierbare analoge Situationen, wie dies in der arbeitstherapeutischen Außenstation der Heidelberger Klinik angeboten werden konnte.[102] Weizsäcker hat zum anderen auch (psychogene) Bewegungsstörungen oder Lähmungserscheinungen vor Augen. Auch für sie ist der „Umweg" über eine veränderte Situation und einer Veränderung der Bedeutungswelt therapeutisch ein wichtiger Ansatzpunkt, um dem erkrankten Menschen einen neuen Umgang mit seiner Umwelt zu ermöglichen. In seinen „Studien zur Pathogenese" (1935) demonstriert er es am Beispiel einer dissoziativen Bewegungsstörung, genauer: einer Lähmung des Handgelenks.[103] Dabei wird zunächst zu bedenken aufgegeben, dass auch

---

[100] Studien zur Pathogenese (1935, GS 6, 315); Funktionswandel und Gestaltkreis (1950, GS 3, 622).

[101] Über Rechtsneurosen (1929, GS 8, 20); damit ist auch klar, dass eine „Situationstherapie" eine medizinische Behandlung, die sich auf Funktionsstörungen richtet, nicht ersetzt, sondern *ergänzt*.

[102] Soziale Krankheit und soziale Gesundung (1930, GS 8, 50 f.).

[103] Studien zur Pathogenese (1935, GS 6, 308–316), wird die alte Bezeichnung „hysterische" Lähmung benutzt.

bei gesunden Menschen sich manche Muskeln nur in bestimmten Situationen betätigen lassen; sie können nicht direkter Bezugspunkt eines willkürlichen Akts werden. Ihre Aktualisierung ist eben an bestimmte Situationen gebunden. Weizsäcker macht sich dies zunutze, indem er einen Patienten, der auf Aufforderung hin nicht fähig war, seine Hand zu strecken, stattdessen aufforderte, die Hand seines Gegenübers zu drücken. Über diesen „Umweg", als Teil eines anderen bedeutungsvollen Akts, kam es zur Streckung der Hand und damit zum Vollführen einer Leistung. Mit Lern- oder Konditionierungsvorgängen im Sinne Pawlows oder psychologischen Bearbeitungsversuchen der Willkürbildung ist solchen Störungen schwerlich beizukommen. Es hängt vielmehr von der „Kraft der Situation" ab, es hängt von der Gestaltung eines bestimmten Verhältnisses eines Menschen zu seiner Umwelt ab, dass sich seine Umgangsformen mir ihr verändern können. Im besten Fall formieren sich dabei Subjekt und Objekt in einem Akt zu einem neuen Wollenkönnen.[104] – Ein ähnlicher Fall einer spastischen Lähmung und ein ähnlicher Therapieerfolg finden sich in der berühmtgewordenen Sammlung des britischen Neurologen O. Sacks.[105]

Weizsäcker lässt keinen Zweifel daran, dass es für ihn unerheblich ist, ob dabei die Symptombildung psychogen ist – wie beim vorliegenden Fall einer psychogenen Parese – oder somatogen – wie von Goldstein und Gelb für ihren berühmtgewordenen „Fall Schneider" behauptet. Die Unterscheidung und der Streit um beide Entstehungsformen verlieren an Schärfe, wenn gesehen wird, dass ein Funktionswandel sich unter den Bedingungen einer dissoziativen oder neurotischen Störung ganz ähnlich auf die Umgangsfähigkeit eines Menschen mit seiner Umwelt auswirkt wie unter den Bedingungen einer zerebralen Schädigung.[106]

Die fundamentale Rolle der Bedeutungsdimension bzw. der Bedeutungswelt für die Medizin und insbesondere für die Physiologie hat im Gefolge Weizsäckers vor allem F. Buytendijk vertreten. Anders als bei Weizsäcker, bei dem im Hintergrund der Einfluss von M. Scheler fortwirkt, und anders als bei Th. v. Uexküll, der hierfür auf die Zeichentheorie von Ch. S. Peirce zurückgreift, orientiert sich Buytendijk an der Leibphänomenologie M. Merleau-Pontys. – Ich führe im Folgenden den Seitenblick auf die beiden zuletzt genannten Autoren weiter, um die anstehenden Sachfragen zu konturieren.

---

[104] Ebd., 314 f.: „In der Therapie […] erfahren wir, daß das Können nicht vom Wollen allein, sondern von einem bestimmten Verhältnis zur Umwelt, zu einer Person oder Situation abhängt. Je nach der Entwicklung dieses Verhältnisses gestaltet sich das Vermögen der Leistung. Nun sind ‚können' und ‚wollen' nicht mehr abgesonderte psychologische Begriffe […]".

[105] Sacks (2021, 94–103).

[106] Über die Hirnverletzten (1948, GS 3, 611–616). In der Festschrift für Goldstein nimmt Weizsäcker damit Bezug auf die Kritik an der theorietragenden Stellung, die dem „Fall Schneider" für die Hirnpathologie zugewiesen wurde und die er kaum zu tragen vermochte. Weizsäcker tut dies, ohne dabei die Neuerung in der Hirnpathologie durch Goldstein und Gelb in Abrede stellen zu müssen. Vgl. die Anmerkung der Herausgeber: ebd., 761.

Von Weizsäcker herkommend ist es kaum übertrieben zu sagen, dass der Gegenstand der Medizin, nämlich die *Subjektivität* des Organismus in der Beziehung zu seiner Umwelt, bei Buytendijk *als Bedeutungssystem* aufgefasst wird. Der Begriff „Subjekt" wird von der Bindung an den Begriff „Bewusstsein" gelöst, er bezeichnet „eine Seinsweise, die sich als ein sich selbst konstituierendes System von Bedeutungen im Verhalten für uns verständlich macht."[107] Beim leiblichen Subjekt handelt es sich um einen Organismus, der in seinen psychophysischen Leistungen und Regulationen sich intentional „an sein Milieu richtet und mit ihm ko-existiert als mit einem Feld pathisch gelebter Bedeutungen."[108] Der Rückgang auf die Bedeutungsdimension wird mehr noch als für Weizsäcker der entscheidende Ausgangspunkt, um die Dominanz des Reiz-Reaktions-Schemas zu brechen: Reize sind für den gelebten phänomenalen Leib Eindrücke, die *durch ihre Bedeutung* wirken. Die Phänomene, auf die menschliche Körper bereits vor-bewusst reagieren, also Wärme und Kälte, Ferne und Nähe, hart und weich, Gerüche und Farben etc. sind „Phänomene, die im reduzierten Weltbild der Naturwissenschaft nicht vorkommen können, sondern ausschließlich in unserer menschlichen Wahrnehmung bekannt sind."[109]

Was in allen diesen Fällen „Bedeutung" genannt wird, beinhaltet nicht notwendig höhere Formen der kognitiven Sinngebung oder Bewertung: Jede einfache Empfindung hat bereits darin eine Bedeutung, dass sie *mich* betrifft, *mir* auffällt oder *mich* gleichgültig lässt.[110] Wenn ein Mensch auf einen Reiz reagiert, dann reagiert er also nicht auf einen Impuls, der von einer physikalischen Wirklichkeit ausgeht und auf eine psychische Wirklichkeit „wirkt", er reagiert vielmehr auf die Bedeutung, die dieser für ihn in der spezifischen Relation zu seiner Umwelt besitzt.[111]

Buytendijk bewegt sich hier, wie bereits gesagt, in großer Übereinstimmung mit dem von ihm häufig zitierten Merleau-Ponty, nur dass dieser die Richtung des Wirkens auch gleichsam umkehrt: Die Reaktionen oder Reflexe entsprechen dem „Sinn" einer Situation und sind Ausdruck eines Organismus-Umwelt-Verhältnisses. Als solche sind sie es, die Reizen einen Sinn geben, den sie als physikalische Impulse gar nicht haben.[112] Goldsteins Fall des Hirnverletzten „Schneider" wird in dieser Hinsicht gedeutet: Der kriegsverletzte Soldat kann auf die Reizung seines phänomenalen Leibs durch einen Mückenstich reagieren und die Körperstelle zielsicher greifen, obwohl er sie im Koordinatensystem des objektiven Raumes nicht verorten kann.[113]

---

[107] Buytendijk (1967, 28).

[108] Ebd., 29.

[109] Ebd., 37.

[110] Ebd., 67.

[111] Ebd.

[112] Merleau-Ponty (1966, 104).

[113] Ebd., 131.

Mit gewisser Vorsicht lässt sich sagen: Was bei Merleau-Ponty „Situation" und „Bedeutung" heisst und was Buytendijk übernimmt, ist von einer starken Entgegensetzung von phänomenalem und objektivem Leib bzw. Körper geprägt, während Weizsäcker, wie eben beim Fall der dissoziativen Leistung zu sehen war, unterschiedliche Grade leiblich erlernter oder erworbener Habitualisierungen für die Bedeutungswelt in Anschlag zu bringen scheint. Solches entspräche seinem Gedanken einer entwicklungsgeschichtlichen „Es-Bildung". Die leibliche Inkorporation von Bedeutungsschemata als solche ist allerdings auch für Merleau-Ponty grundlegend, wie er am Beispiel des Klavierspielens deutlich macht: In leiblicher Gewöhnung und letztlich durch Inkorporation der Klaviatur in den eigenen Körper wird der Leib selbst zum „verstehenden".[114] An dieser Stelle nun geht Merleau-Ponty insofern über Weizsäcker hinaus, als er den Leib selbst als Signifikationsinstrument, als Sinn- und Bedeutungsgeber auffassen heisst. Er selbst ist es, der durch die Art und Weise, wie er sie aufnimmt, Tönen ihre Resonanz und Worten ihre Bedeutung verleiht.[115] Überträgt man diese Einsichten auf die bereits mehrfach angeführte Stressforschung, müsste gesagt werden: Es ist eine falsche Vorstellung, davon auszugehen, dass Stressoren über die HHN-Achse physiologisch auf den Organismus wirken; Stress betrifft vielmehr unseren phänomenalen Leib, der bedeutungsgebend den Reizen (Stressoren) gleichsam entgegenkommt.

### 9.2.3 Pathischer Umgang und pathische Bedeutung

Die Doppelstruktur einer Krankheit lässt sich zunächst in die Aussage fassen, ‚jemand' sei krank und habe ‚etwas' Pathologisches. Der phänomenale Zugang enthüllte Wechselwirkungen: Was ein Mensch ‚hat', das ‚ist' er zugleich. Mehr noch: Das, was ein Mensch ‚hat', jenes ‚etwas', ist nur das, als was es ihn betrifft und als was er mit ihm umgeht. Zu sehen war deshalb, dass Fragen des praktischen Umgangs und der individuellen Bedeutung erhebliches Gewicht bekommen. ‚Etwas' gibt es nicht anders als in der Bedeutung für ‚jemand'. Weizsäcker präzisiert im Sinne seines Ansatzes und bestimmt den praktischen Umgang näher als *pathischen* Umgang und die individuelle Bedeutung näher als *pathische* Bedeutung.

Nachdem wir in den zuletzt skizzierten Klärungsversuchen die Rede vom „Körper-Haben" im Blick auf den phänomenalen Körper, auf das Körpererleben und das Körperverhältnis ausgeleuchtet haben, konzentrieren wir uns im

---

[114] Ebd., 174 f.

[115] Ebd., 275 f. Wir lassen die Frage auf sich beruhen, ob durch eine solche Zuschreibung von Fähigkeiten des Verstandes der Leib-Begriff in eine Monopolstellung gerät, der Andersheiten und Alteritäten in der Pluralität menschlicher Vermögen nivelliert. Die vielgescholtenen Dualismen hatten in dieser Hinsicht durchaus eine wichtige Funktion, die durch ihre Eliminierung nicht gelöst ist.

Folgenden noch einmal auf das „Haben" – und zwar in der spezifischen Fassung, die Weizsäcker ihm gibt, in der Form pathischen Umgangs und pathischer Bedeutung. Wir bleiben dabei im Kontext der Körperverhältnisse; im nächsten Kapitel steht dann das Verhältnis zur Welt bzw. zur Umwelt im Zentrum.

Beide Mal geht es darum, eine allzu triviale Rede vom „Haben" des Körpers bzw. vom „Haben" der Umwelt hinter sich zu lassen. Es war Heidegger, der die seinerzeit vielgebrauchte Rede vom „Haben" der Umwelt mit ihren ungeklärten Voraussetzungen konfrontierte und eine nähere Bestimmung des „Habens" einforderte. Der Mensch hat seinen Körper und seine Welt nicht so, wie er Dinge hat.[116] In seinem eigenen Antwortversuch geht auch Heidegger zu einer grundlegenderen Kategorie als der einer „Subjekt-Objekt-Beziehung" zurück, nämlich auf eine praktische Beziehung des Umgangs in und mit der Welt, einem In-der-Welt-Sein. Diese Beziehung bzw. dieser Umgang wird von Heidegger entlang der Grundstruktur der Sorge bzw. eines *Besorgens* entfaltet.

Es bietet sich an dieser Stelle zu erörtern an, welche Gründe Weizsäcker für die Fassung des Umgangs als *pathischen* und für die Fassung der Bedeutung als *pathischer* anführt. Folgende Argumente lassen sich aus den bisherigen Textdurchgängen zusammentragen:

1. *Der Erlebnischarakter der Umgangsformen:* Der Gegenstand der Medizin, die Subjektivität eines Menschen, stellt sich als Verhältnis eines leiblichen Ich zu seiner Umwelt bzw. zu seinem Körper dar. Grundlegend ist zunächst: Die Auseinandersetzung oder der Umgang mit seiner Umwelt bzw. seinem Körper, die Inkohärenz oder die Kohärenz, werden von ihm leidenschaftlich *erlebt*. „Leben" als Allgemeines gibt es nicht, Leben wird in verschiedenen Modi erlebt.[117] Leiblichkeit als Allgemeines gibt es nicht, Leiblichkeit wird in Gegensätzlichkeit und Gegenseitigkeit individuell erlebt. Die pathischen Kategorien tragen dem „Erlebnisprinzip" und mit diesem der Einführung des Subjekts in der Biologie Rechnung.[118] Das Pathische macht die „Stimme des Subjekts" hörbar.[119]

Das Beschreibungspotenzial der fünf pathischen Kategorien Wollen, Können, Dürfen, Sollen und Müssen ist dabei leicht ersichtlich: Eine Krankheit wird beispielsweise so erlebt, dass etwas nicht geht, wie ‚jemand' will oder soll. Er oder sie begegnet in naturgesetzlich beschreibbaren Abläufen einem fremden Müssen: ‚Jemand' muss ‚etwas' erleiden oder tun, was er oder sie gar nicht will. Damit allerdings kann unter Umständen einem Sollen ausgewichen werden

---

[116] Vgl. Heidegger (2001, 57).

[117] Die wohl erste Einführung des pathischen Kategorien in seiner naturphilosophischen Vorlesung: Am Anfang schuf Gott Himmel und Erde (1919/20, GS 2, 309 f.) ist diesbezüglich erhellend. Zur Umstellung auf das Phänomen des Erlebens und zur Konjunktur des Erlebnisbegriffs zu Beginn des 20. Jahrhunderts vgl. 8.3.2.

[118] Der Gestaltkreis (1940, GS 4, 293, 312 f.).

[119] Medizin und Logik (1951, GS 7, 343).

(Krankheitsgewinn): Die Krankheit hindert jemand, zu können, was er oder sie soll.[120] Gesundheit ist daher zwar meist das, was jemand will – aber sie ist dies nicht immer. In manchen Situationen wiederum äußert sich Gesundheit selbst darin, dass jemand wieder wollen kann – mitunter durch die Integration eines körperlichen Müssens in die Konstellation der pathischen Faktoren.[121] Freilich ließe sich die Krise einer Krankheit auch mithilfe vergegenständlichender Kategorien wie Willkürfreiheit (für Wollen), Notwendigkeit (für Müssen) oder Fähigkeit (für Können) beschreiben. Damit entfernte man sich aber vom Phänomen des Umgangsvollzugs, in dem ein leibliches Subjekt die Kohärenz bzw. Inkohärenz in seinem Verhältnis zu seiner Umwelt bzw. zu seinem Körper erlebt.

Um zur eingangs aufgeworfenen Frage zurückzukommen: Mit den pathischen Kategorien lässt sich beschreiben, in welcher Weise ‚jemand' mit ‚etwas' umgeht und in welcher Weise ‚jemand' ‚etwas' hat. Es handelt sich um phänomenorientierte Beschreibungen, welche problembehaftete Unterscheidungen wie psychisch versus physisch nicht voraussetzen.

2. *Pluralität und Individualität der Umgangsformen:* Die Auseinandersetzung eines leiblichen Subjekts mit seiner Umwelt bzw. mit seinem Körper ist durch höchst unterschiedliche Situationen und Verhaltensformen gekennzeichnet. Diese Vielfalt lässt sich mit den fünf pathischen Kategorien recht gut fassen. Konflikte und Übergänge zwischen den Lebensordnungen und -konstellationen werden nicht lediglich auf ein generelles Movens wie Angst, Trieb oder Anpassung zurückgeführt, wie dies im Laufe der Geschichte der Biologie und der Psychologie immer wieder geschah.

Die Konfliktanfälligkeit des Ich-Umwelt-Verhältnisses bildet sich, das zeigen die eben angeführten Beispiele, über unterschiedliche Achsen und unterschiedliche Polaritäten der individuellen pathischen Konstellationen. Der Gegensatz zwischen Wollen und Müssen ist nur einer unter mehreren möglichen. Auch der sozialen Dimension des Ich-Umwelt-Verhältnisses lässt sich Rechnung tragen: Der Infinitiv der Modalverben Dürfen, Wollen, Müssen, Sollen und Können erscheint ja immer mit einem Personalpronomen: *Ich* will, *du* musst, *sie* soll, *ihr* könnt etc. Im sozialen Raum und schon in der Arzt-Patienten-Beziehung können unterschiedliche Intentionen und Leidenschaften aufeinandertreffen; sie können sich aber auch zu einem partnerschaftlichen „Wir" oder „Ihr" verbinden.[122]

3. *Der Widerfahrnischarakter des Umgangs:* Im Verhältnis zur Umwelt bzw. zum Körper kommt das leibliche Subjekt nicht zuerst als handelndes, sondern als – pathisch – betroffenes zu stehen. Der Ausdruck ‚pathisch' erinnert daran, dass der praktische Umgang des ‚Habens' ein Lebensvorgang ist, der sich nicht nur

---

[120]Vgl. die Anwendung in der Fallbeschreibung in: Körpergeschehen und Neurose (1933, GS 6, 215–223).

[121]Fälle und Probleme (1947, GS 9, 208 f.); vgl. die Übersicht bei Wiedebach (2014, 142 f.).

[122]Medizin und Logik (1951, GS 7, 343).

auf etwas bezieht, das gegeben ist, sondern das erlitten wird.[123] Die pathischen Begegnungen und Ereignisse sind zuerst Widerfahrnisse. Das leibliche Subjekt erscheint zuerst im Dativ: *Mir* geschieht etwas, *mich* betrifft etwas, *mir* schmerzt es etc. Weizsäcker bezieht den Widerfahrnischarakter des Pathischen dabei auf das Werden des Lebens und auf Intendiertes, das *nicht* ist bzw. ein Mensch gerade *nicht* hat. Diese Besonderheit unterscheidet ihn beispielsweise von B. Waldenfels, dessen phänomenologische Konzeption ebenfalls vom Sachverhalt ausgeht, dass der Mensch als Subjekt zuerst im Dativ des Betroffenseins erscheint.[124] Will man also weiter vom ‚Haben‘ des Körpers oder der Umwelt reden, lässt sich diese Inversion im Haben selbst nicht übergehen. Das führt vor die Frage, was die Wirklichkeit des Pathischen im Unterschied des Ontischen eigentlich ist.

4. *Temporalität und Transzendenz des Umgangs:* Dass sich der pathische Umgang auf Nichtseiendes richtet, welches Menschen gerade nicht ‚haben‘, lässt sich dem Lebensvollzug entnehmen: Ein kranker Mensch will gesund werden. Er *ist* also *nicht*, was er werden will.[125] Weil Leben immer Werden ist und weil sich ein leibliches Subjekt in der Geschichte einer Selbstwerdung bildet, handelt es sich hier um keine Ausnahmesituation, sondern um eine Grundstruktur des Lebens. Nicht nur in Krisen zeigt sich, dass dieses Werden vielfach mit pathisch-leidenschaftlicher Intentionalität verbunden erscheint: Ein Werden wird gefürchtet oder erhofft, es wird erwartet oder kommt unerwartet.[126] Inkohärenz bzw. fehlende Responsivität wird als Widerstand erfahren, der sich diesem Werden in den Weg stellt: Ich will etwas, was ich nicht kann.

Alle diese unterschiedlichen Erscheinungen konvergieren für Weizsäcker im Grundsatz, dass die im pathischen Umgang *wirksame* Wirklichkeit noch *nicht* gegeben ist; sie wird im ständigen Überschreiten des Gegebenen wirksam.[127] Damit ist man bei seiner These einer pathischen Transzendenz des Lebens und seiner These des ungelebten Lebens angelangt.[128]

Weizsäcker bemerkt selbst, sich mit dieser Näherbestimmung des Pathischen weit hinaus gewagt zu haben,[129] gleichwohl sieht er sie als Konsequenz dessen, Leben als Werden zu betrachten. Leben bedeutet den Übergang von einer

---

[123] Der Gestaltkreis (1940, GS 4, 312 f.).

[124] Vgl. die prägnante Zusammenfassung in: Waldenfels (2019, 258); vgl. schon ders., (2006, 42 f., 73).

[125] Der kranke Mensch (1950, GS 9, 554).

[126] Medizin und Logik (1951, GS 7, 343).

[127] Ebd., 351.

[128] Falle und Probleme (1947, GS 9, 248): „[D]as ungelebte Leben ist die Kraft, die das Leben vorwärts treibt, zu sich, und das heißt: über sich hinaus.“ Vgl. die Ausführungen oben, 8.1.3. und 8.2.4.

[129] Pathosophie (1956, GS 10, 277).

Seinsform (einer Lebenskonstellation), die vergeht bzw. die verlassen wird, zu einer Seinsform (einer Lebenskonstellation), die zukünftig wird bzw. zuwächst.[130]

5. *Vorbewusster und vorreflexiver Umgang:* Weizsäcker will den pathischen Umgang nicht auf bewusste und reflexive Akte einschränken. Es handelt sich um phänomenologisch aufweisbare Stellungnahmen des leiblichen Lebens. Es handelt sich um Verhaltens- und Begegnungsformen, wie ein Organismus sich als Subjekt zu seiner Umwelt bzw. zu seinem Körper verhält.[131] Zugleich legt Weizsäcker einen Schwerpunkt auf Umgangsformen, die sich in der Arzt-Patienten-Beziehung einstellen und dort verorten lassen. In diesem Zusammenhang bieten die pathischen Kategorien ein hilfreiches Instrumentarium, um eine Krankheit in ihrer lebensgeschichtlichen Bedeutung so aufzuschlüsseln, dass sie einer angemessenen Therapie zugänglich gemacht werden kann. „Angemessen" heisst: dem Gegenstand der Medizin angemessen, der Subjektivität eines Menschen im Verhältnis zu seiner Umwelt bzw. zu seinem Körper angemessen.

In der hier zusammengefassten argumentativen Fassung des Pathischen verschafft sich eine Besonderheit des Ansatzes von Weizsäcker ihren Ausdruck. Das Verhältnis zwischen leiblichen Ich und seiner Umwelt bzw. seinem Körper wird nicht unbestimmt gelassen. Auf den von Heidegger kritisierten Gebrauch des Begriffs „Haben" in diesem Zusammenhang wurde hingewiesen. Hinzuzufügen ist, dass auch der Gebrauch von Begriffen wie „Umgang" oder „Begegnung" der näheren Bestimmung bedarf. Die Übersicht vermochte deutlich zu machen: Weizsäcker geht die Aufgabe der Näherbestimmung so an, dass *beides* zur Geltung kommt, die Grundstruktur des individuellen Lebens als eines ständigen Werdens *und* der Erlebnischarakter der Ich-Umwelt-Beziehung.[132]

Im Vorausblick sei bereits die Theoriestelle benannt, die dem Pathischen bzw. den „pathischen Kategorien" in Weizsäckers Konzeptionalisierung lebenswissenschaftlicher Wirklichkeit zukommt: Gegenüber Kants Kategorientafel, der vorgehalten wird, der Subjektivität des Lebens nicht angemessen zu sein, sollen die „pathischen Kategorien" dem Begreifen dieser Subjektivität dienen. Sie sollen dem Begreifen der individuellen Person, dem Begreifen von ‚Jemand' dienen.

Hinsichtlich der Fassung des Pathischen selbst ist an dieser Stelle noch einmal ein Seitenblick auf die Konzeptionen von K. Goldstein und F. Buytendijk erhellend. Beide widmeten sich ebenfalls der Aufgabe einer Näherbestimmung des Verhältnisses eines leiblichen Subjekts zu seiner Umwelt bzw. seinem Körper. Kommt man von Weizsäcker her, fällt sowohl im Blick auf Goldstein als auch im Blick auf Buytendijk auf, dass beide das Verhältnis eines leiblichen Subjekts zu seiner Umwelt bzw. zu seinem Körper in mehrere Stufen oder Dimensionen zerlegen

---

[130] Insofern dies zugleich geschieht, trägt das Leben einen Widerspruch in sich, den Weizsäcker dann mit seiner Vorstellung einer Antilogik bearbeitet: Anonyma (1946, GS 7, 49 f.)

[131] Vgl. Der Gestaltkreis (1940, GS 4, 300).

[132] Dass Kohärenz bzw. Responsivität dabei latent bleiben können, spricht nicht gegen das „Erlebnisprinzip".

und das „Haben", aber auch das „Pathische" nur einer Stufe oder einer Dimension zuweisen.

Auch für Goldstein ist es zentral, dass die Auseinandersetzung zwischen Organismus und Umwelt bzw. Körper erlebt werden kann. Leben vollzieht sich im fortwährenden Wechsel von Zuständen der Ordnung (Kohärenz) und der Erschütterung (Inkohärenz).[133] Erlebt wird eine Erschütterung als Angst.[134] Von Gewicht ist nun, dass diese als Angst erlebte Erschütterung bei einem kranken Menschen auf die höhere Sphäre des bewussten Habens einer gegenständlichen Welt durchschlagen und seine bewusste Stellungnahme zu ihr beeinträchtigen kann. Eine bewusste Stellungnahme zur gegenständlichen Welt setzt nämlich voraus, ein Objekt in „geordnete[r] Reizverwertung" zu haben und auf seine Bedeutung (seine Gefährlichkeit) beurteilen zu können.[135] Goldstein geht dabei von drei Sphären des Ich-Umwelt-Verhältnisses aus, die er einem Stufenmodell folgend zuordnet: 1). bewusstes *Haben* der Welt bzw. bewusste Stellungnahme *zur* Welt als Gegenüber bzw. Objekt, 2). erlebnismäßiges und pathisch-unmittelbares *Sein in* der Welt, 3). körperliches *Werden* ohne Erlebnisqualität und Bewusstsein. Zwischen den drei Sphären besteht keine (kausale) Beziehung der Einwirkung aufeinander. Immer handelt es sich um Gesamtvorgänge des Organismus, innerhalb derer die Veränderungen im Zusammenspiel der Sphären entlang der Unterscheidung von *Figur* und *Hintergrund* expliziert werden. Die kindliche Entwicklung besteht beispielsweise in einer „Ich-Bildung" als einer Ausbildung der Fähigkeit eines bewussten Habens bzw. der Fähigkeit zur bewussten Stellungnahme. Die kindlichen Verhaltensweisen der Erlebnissphäre oder der körperlichen Sphäre treten zunehmend in den Hintergrund.[136] Auszubilden vermag sich dann etwa die höhere Fähigkeit, auch etwas Unangenehmes tun zu können. Mit diesem Stufenmodell erklärt Goldstein auch Mechanismen, die Freud unter „Verdrängung" und „Unbewusstes" namhaft gemacht hatte. Durch Situationen provoziert vermögen beispielsweise frühere Reaktionsmuster vom Hintergrund in den Vordergrund zu rücken. Implizit privilegiert dieses Stufenmodell ein reflexiv-vergegenständlichendes Sein *zur* Welt gegenüber einem pathischen Sein *in* der Welt und folgt damit einem gängigen anthropologischen Muster des Menschen als *animal rationale*.

Buytendijk ist von einem solchen Stufendenken weit entfernt, wenn er von vier Aspekten ausgeht, die jeweils nur eine Seite der individuellen Bedeutungseinheit eines Leibes herausstellen: 1). organisierte physiologische Funktionsstruktur, 2). autonom-automatisch organisierende Leistung, 3). pathisch gestimmte Leib-

---

[133] Leichte Ausgleichvorgänge bzw. „Katastrophenreaktionen" bleiben unterhalb der Bewusstseinsschwelle, stärkere werden als Erschütterung erlebt. Beide gehören zu Struktur des organischen Lebens, insofern ein Organismus nie in völlig adäquatem Milieu lebt: Goldstein (2014, 104, 235).

[134] Ebd., 236, 239. Goldstein verweist auf Kierkegaard und Heidegger.

[135] Ebd., 239.

[136] Ebd., 260.

lichkeit, 4). praktisch verfügbare Leiblichkeit.[137] Die hier genannten Aspekte der Leiblichkeit stehen in einem Zusammenhang zueinander und sind voneinander abhängig. Zugleich verändern sie sich je nach Situation und deren Bedeutung. Buytendijk zeigt dies am Beispiel einer Situation, die schon die organisierte Herzfunktion (1) betrifft, nämlich am Beispiels der Arbeit. Bei ihr ändert sich die Organfunktion der Erbringung der Herzleistung im Verhältnis zur Selbstregulation des Blutkreislaufs. Bereits für diese beiden basale Aspekte gilt also der von ihm behauptete Grundsatz: Alle physiologischen Leistungen sind bedeutungsvermittelt und situationsabhängig. Sie beruhen auf Bedeutungen, durch welche Eindrücke der Umwelt auf einen Menschen wirken bzw. ihn betreffen.[138] Der dritte Aspekt der pathisch gestimmten Leiblichkeit markiert das leibliche Situiertsein. Es sind Stimmungen, die latent oder auch thematisch-bewusst das Feld dessen, was Bedeutung für jemand gewinnen kann, das Feld der intentionalen Gefühle und Verhaltensformen, strukturiert. Hunger kann nicht-intentional und nur marginal bewusst sein, er kann aber auch als Verlust der Kohärenz mit der Welt erlebt werden. Der vierte Aspekt besteht in der praktischen Verfügbarkeit des Leibes: Leib-Sein heisst im Besitz eines Könnens zu sein.[139]

Buytendijk geht nicht von einer Stufung, sondern von Aspekten oder Teilmomenten aus, die gleich einem Reißverschluss ineinandergreifen bzw. korrespondieren. Jeder Umgang und jede Begegnung setzen, um kohärent zu sein, eine Übereinstimmung von leiblicher und persönlicher Existenz in allen vier Aspekten voraus.[140] Auch die autonom-automatischen Leistungen des Menschen tragen dabei den Stempel des Subjekts. Buytendijk redet deshalb von persönlicher Subjektivität und leiblicher Subjektivität. Der Grundsatz, dass subjektive Leistungen auf Bedeutungen beruhen, gilt durchgehend für alle vier Aspekte.

Der gegenüber Weizsäcker gewandelte Kontext ist zu beachten: Im Horizont der neueren neurophysiologischen Forschung (etwa mithilfe der Elektroenzephalografie) und dem Aufkommen kybernetischer Deutungen des Organismus im Übergang zur zweiten Hälfte des 20. Jahrhunderts fragt Buytendijk nach dem Zusammenhang von persönlicher Subjektivität, die pathisch situiert ist und an Sinnstrukturen partizipiert, und körperlich-leiblicher Subjektivität, die sich in physiologischen bzw. neurophysiologischen Strukturen realisiert. Das führt dazu, dass die Forschungen zu neuronalen Netzwerken, zum sympathoadrenalen System und zur Stressachse im Sinne von *Fragen nach dem Verhältnis der Person zu ihrem Leib* aufgefasst und dechiffriert werden.[141] Innerhalb dieses Horizonts verschiebt sich nun der Gebrauch des Begriffs „pathisch": Er markiert nicht mehr eine andersartige Ontologie des pathischen Subjekts, sondern den leiblich

---

[137] Buytendijk (1967, 53–63).

[138] Ebd., 37, 57.

[139] Ebd., 62 f.

[140] Vgl. ebd., 166.

[141] Ebd., 174–178.

gelebten Aspekt einer Stimmung, verstanden als situativer Zustand bzw. situative Befindlichkeit, die als solche das Bedeutungssystem eines Menschen bestimmt.[142] Der Begriff des Pathischen wird, so könnte man vergröbernd sagen, gegenüber seiner Verwendung bei Weizsäcker entdichotomisiert und für Fragen des ontischen Zusammenhangs operationalisiert.[143] Die Stimmung des Hungers hängt zwar von der Situation und vom Verhalten ab, sie ist aber zugleich von Leibesempfindungen motiviert, die physiologisch verursacht sind – etwa durch eine Hypoglykämie (Verminderung des Glukosegehalts im Blut), die ihrerseits auf die neuronale Organisation des Hypothalamus Einfluss hat.[144] Die Begriffsverschiebung ergibt sich also aus dem veränderten Fragehorizont. Der Begriff des Pathischen erhält nunmehr eine wichtige Funktion zur Klärung einer Grundfrage an der Schnittstelle zwischen Physiologie und Phänomenologie.

Buytendijk geht von einer „implikativen gegenseitigen Relation" zwischen pathischer Situation und Intentionalität auf der einen Seite und physiologischen Strukturen auf der anderen Seite aus.[145] Formal heisst dies zunächst: Wenn sich das eine ändert, ändert sich auch das andere. In der wechselseitigen Relation lässt sich häufig nicht bestimmen, was „angefangen" hat, sicher ist aber eine „multi-dimensionale[.] Abhängigkeit" leiblicher Erscheinungen und leiblichen Verhaltens.[146] Weil es beispielsweise im Fall einer Anorexie nicht lediglich um einen physiologischen Defizienzzustand geht (der im Normalfall zur Nahrungsaufnahme motiviert), sondern um die Bedeutung dieses Zustands für den Gesamtorganismus, kann eine Therapie auch bei der Veränderung der Situation ansetzen.[147]

Kurzum: Weil alle vier Aspekte bedeutungsvermittelt und situationsab-hängig wirksam werden, ergeben sich für eine Therapie gewissermaßen mehrere Stellschrauben. Die wechselseitige Abhängigkeit im Sinne der genannten „implikativen gegenseitigen Relation" bedeutet, dass beides gilt: Eine bestimmte pathische Relation zu einer Situation wird nur *wirklich* durch die Funktion des sympathischen autonom-vegetativen Nervensystems – und umgekehrt wird diese Funktion des Nervensystems nur *wirklich* durch die Bedeutung von Reiz und Reaktion in einem Situationskontext. „Die Physiologie kann nur feststellen, daß

---

[142] Ebd., 60, 126 f.

[143] Auch Heideggers Begriff der Stimmung wird dabei seiner ursprünglichen ontologischen Bestimmung entkleidet und gleichsam empirisiert.

[144] Ebd., 139.

[145] Ebd., 119, 189.

[146] Ebd., 141. Ein Beispiel bietet die Ermüdung, ebd., 107: „Die Hormonproduktion der Neben-nierenrinde wird vor allem durch das hypothalamisch-hypophysäre System bestimmt, das wieder in einer organisierenden Relation zu den Stimmungen und den emotionalen Erschütterungen steht, die von der Bedeutung der äußeren und körperlichen Situation abhängig sind."

[147] Ebd., 142.

etwas *möglich* ist, weil das, was *wirklich* geschieht, von der *Bedeutung* der Reize und der Reaktionen abhängig ist."[148]

Was die Funktion der „Bedeutung" betrifft, so ist festzuhalten, dass diese nicht eine höhere kortikale Fähigkeit oder gar ein bedeutungsgebendes Kontrollzentrum voraussetzt. Sie ist vielmehr selbst vom gesamten Nervensystem, von der leiblichen und persönlichen Existenz abhängig. Sie erscheint *in* physiologischen Prozessen, sie erscheint *im* Tun. Buytendijk zieht das Beispiel des Weizsäcker-Schülers P. Christian vom Läuten einer Glocke heran: Im Umgang – im Ziehen am Seil – wird Bedeutung leiblich gespürt, auch außerhalb des objektivierenden Bewusstseins.[149] Die genannte „implikative gegenseitigen Relation" verweist in diesem Fall auf die Partizipation unserer persönlichen Subjektivität an unserer leiblichen Subjektivität.[150]

### 9.2.4 Subjektive Bedeutsamkeit und objektive Wirksamkeit

Mit seiner Konzeption einer anthropologischen Physiologie trieb Buytendijk Fragestellungen weiter, die für das Wissenschaftsverständnis der Psychosomatik grundlegend sind. *Psychischen Phänomenen wird qua Bedeutungsfunktion eine organisierende Funktion für den physiologischen Organismus zugeschrieben – und zwar ohne das Psychische außerhalb des Physischen zu verorten. Bedeutung verwirklicht sich als inkorporiertes ‚Wissen-wie‘,* im Kreislauf von sensorischer Wahrnehmungsgestalt und dynamischer Bewegungsgestalt. Buytendijk verweist an dieser Stelle auf die Gestaltkreis-Konzeption von Weizsäcker zurück und nennt als Beispiele Geigenspielen oder Klettern.[151] Die Regulation des Verhaltens geschieht im skizzierten Zusammenspiel der vier Aspekte leiblichen Lebens. Die Frage nach der kausalen Verursachung des Handelns wird auf diese Weise an physiologische Abläufe zurückgebunden. Erledigt ist sie damit noch nicht. Sie verschiebt sich auf die Frage nach der motivierenden Intentionalität, welche das Ziehen an der Glocke oder das Geigenspiel initiiert. Offensichtlich ist nach der bisher geschilderten Auffassung, dass es sich dabei nicht um einen Bewegungsvorentwurf im Sinne eines fertigen Programms handeln kann, dem der situative Bedeutungszuwachs im Tun nur äußerlich wäre.

Der Charakter des Vorläufigen kennzeichnet nämlich beide Seiten: Das initiierende Motiv entsteht in einem Raum der leiblichen Subjektivität sich anbietenden Möglichkeiten und ist situativ reguliert; es trifft auf eine vorläufig

---

[148] Ebd., 99 (Hervorheb. von H.-M. R.), vgl. 178.

[149] Ebd., 186 f. Der Bedeutungsinhalt besitzt auch hier mehr die Struktur eines praktischen ‚Wissens-wie‘ als die Struktur eines theoretischen ‚Wissens-dass‘.

[150] Ebd., 188.

[151] Ebd., 189 f.

organisierte physiologische Struktur und realisiert bzw. organisiert sich dann weiter durch die erwähnte Bedeutungsfunktion.

Wir werden die Frage nach der Kausalität auch noch einmal im Blick auf Weizsäckers Konzeption selbst aufnehmen müssen. Gleichwohl ist der erreichte Erkenntnisstand festzuhalten: Der Grundsatz, dass innerhalb des leiblichen Geschehens der subjektiven Bedeutung eine organisierende (eine ‚formierende') Funktion für physiologische Abläufe zugewiesen werden kann, impliziert nicht nur eine Abgrenzung von einem epiphänomenalistischen Materialismus, er markiert einen entscheidenden Gesichtspunkt psychosomatischer Theoriebildung.

In semiotischer Reformulierung spielte ein solcher Grundsatz für die Theoriekonzeption von Th. v. Uexküll und W. Wesiack eine zentrale Rolle (4.2.). Für die semiotische Kopplung wurde dort eine (offene) Programmstruktur unterstellt. Wir hatten die Problematik dieser Unterstellung bereits diskutiert (4.4.).

Beachtenswert ist nun, dass in durchaus vergleichbarer Weise auch in neueren Konzeptualisierungen der psychosomatischen Medizin eine konsequente Orientierung am erwähnten Grundsatz eingefordert wird. Einiges spricht dafür, eine solche Orientierung im Sinne eines ‚Forschungsimpulses' für zukunftsweisend zu erachten. Deshalb sei am Ende dieses Unterkapitels darauf kurz eingegangen, bevor der Blick wieder auf Weizsäcker zurückgelenkt wird.

Es kann mittlerweile als Konsens gelten, dass psychische oder mentale Prozesse als körperliche Aktivierungsmuster des ZNS beschreibbar sind. Psychisches bzw. Mentales auf der einen Seite und Somatisches bzw. Neurologisches auf der anderen Seite sind miteinander verwoben und laufen gleichzeitig ab. Bei einer Angst besteht etwa die Wirkrichtungsproblematik darin, dass einerseits die Wahrnehmung und die damit einhergehende Emotion beispielsweise über das sympathoadrenale System *körperlich* wirksam werden (Erhöhung der Herzfrequenz), dass aber andererseits diese körperlich ablaufenden Angstreaktionen und die entsprechenden Dispositionen als Angst *psychisch* wirksam werden. Dabei muss man sich klarmachen, dass die Frage, wie Psychisches auf Somatisches wirkt bzw. wie Somatisches auf Psychisches wirkt, bereits eine Trennung von Ich und Umwelt bzw. Körper voraussetzt. Wir hatten sie als phänomenologische Objektivierung im Sinne eines „Körper-Habens" bereits thematisiert. Ein Mensch, der Angst hat, vermag sich daher in einer dualistischen Logik zu äußern: „Ich habe Angst. Mein Herz klopft. Meine Hände zittern." Und er wird quasi-kausal sagen: „Mein Herzklopfen kommt von meiner Angst." Das ist sozusagen der Anhaltspunkt des psychophysischen Dualismus in der Lebenswelt.

Zur dualistischen Fehldeutung kommt es durch die Ontologisierung dieses Sachverhalts. Angenommen wird dann, dass ein Reiz, der in einer psychischen Wirklichkeit zu verorten sei, eine Reaktion bewirke, die in einer physischen Wirklichkeit zu verorten sei (und umgekehrt). Am recht populären Konzept von Stress lässt sich ersehen, dass dabei nicht so sehr das Denken im Reiz-Reaktions-Schema an sich problematisch ist, sondern dessen Isolierung bzw. Abstraktion von der lebensweltlich-existentiellen Relation eines Subjekts zu seiner Umwelt bzw. zu seinem Körper. Denn innerhalb dieser Relation, innerhalb dieser Begegnung bzw.

dieses Umgangs reagiert ein Mensch nicht einfach auf physische oder psychische Reize, sondern auf die *subjektive Bedeutung,* die diese für ihn haben. Entscheidend ist daher also die Bedeutung, die ein Stressor erhält. Emotionen spielen in diesem Zusammenhang eine wichtige Rolle, insofern sie die Bedeutung und die implizite Bewertung für das erlebende Subjekt anzeigen und darüber hinaus bereits zu bestimmten Handlungen disponieren bzw. motivieren (Furcht vor einer Schlange).

Von dem hier nur grob zusammengefassten Zusammenhang gehen G. Rudolf und P. Henningsen aus, wenn sie sich auf ihre Weise den Grundsatz zu eigen machen, „dass die subjektive Bedeutung entscheidend wichtig für die Wirkung eines objektiven Geschehens ist."[152] In der psychosomatischen Pathogenese hängt es darum von mehreren Faktoren und Mediatoren ab, ob und wie ein belastendes Ereignis krankheitsauslösend wirkt: Für die Beurteilung der Frage, ob eine fehlende Bedürfnisbefriedigung als Enttäuschung oder Frustration erfahren wird und dabei etwa mit Wut einhergeht, vielleicht sogar den Selbstwert tangiert, ist die Beachtung der subjektiven Bedeutungsdimension grundlegend. Diese ist geprägt von früheren Erfahrungen ähnlicher Art, welche selbst wiederum die möglichen Verarbeitungsmodi und die strukturelle Vulnerabilität mitbestimmen. Die Befolgung des genannten Grundsatzes schlägt sich im Rahmen dieser Konzeption in der Forderung nieder, bei der Entstehung einer Symptombildung und auch beim Umgang mit ihr dem Zusammenspiel dreier Aspekte Rechnung zu tragen: einem Konflikt in seiner Lebensbedeutung, den Verarbeitungsmodi von Konflikten und der strukturellen Vulnerabilität.[153]

Für die Psychoneuroimmunologie setzt sich insbesondere Ch. Schubert für die Integration der subjektiven Bedeutung in der psychosomatischen Forschung ein.[154] Gerade das dynamische Netzwerk des Immunsystems zeige, dass beide Wirkrichtungen ineinandergreifen: Psychosoziale Ereignisse und damit verbundene Emotionen verändern immunologische Levels *(top-down)* und umgekehrt beeinflussen Veränderungen in immunologischen Abläufen das psychische Erleben und Verhalten *(bottom-up).* Entscheidend ist die Einsicht, dass die stressbedingte Cortisol-Ausschüttung in Abhängigkeit von der erlebten Situation und der subjektiven Bedeutung variiert. Am Beispiel der chronischen krebsassoziierten Erschöpfung (cancer-related fatigue, CaRF) demonstriert Schubert, dass hinsichtlich der Pathogenese beide Wirkrichtungen ausgemacht werden können: Die Erschöpfung stellt sich einerseits als Folge traumatischer psychosozialer Belastung und insofern als Somatisierung dar; sie stellt sich andererseits immunologisch als durch ein dysfunktionales Stresssystem verursacht und insofern als

---

[152] Rudolf und Henningsen (2017, 22); vgl. 93.

[153] Ebd., 104–110.

[154] Schubert (2011).

Psychisierung dar.[155] Behandlungen, die nur einen Pfad im Blick haben (Verhaltenstherapie oder Pharmakotherapie) seien weniger effektiv als Behandlungen, welche sich der existentiellen Problematik des krebskranken Subjekts in seiner Interaktion mit seiner Umwelt bzw. seinem Körper zuwenden. Solche Behandlungen könnten dann der subjektiven Bedeutung der Krebserkrankung für diese Interaktion und der vorauszusetzenden biographischen Vulnerabilität die nötige Aufmerksamkeit schenken.

Wir sind damit wieder bei Weizsäcker angelangt, für den hinsichtlich der Pathogenese die Alternative Somatisierung versus Psychisierung und die Alternative Somatogenie versus Psychogenie hinter die Frage zurücktraten, welche existentielle Bedeutung ein belastendes Ereignis für die Kohärenz des Menschen in seiner Beziehung zu seiner Umwelt bzw. zu seinem Körper besitzt. Denn diese Frage ist nicht nur psychologisch, sondern physiologisch von hoher Relevanz. Buytendijk oder neuerdings auch Schubert nehmen diesbezüglich ein zentrales Anliegen Weizsäckers auf. Zu beachten wäre lediglich: Für Weizsäcker ergibt sich der erwähnte Grundsatz, dass der subjektiven Bedeutung (der pathischen Intentionalität) eine organisierende Funktion für physiologische Abläufe zugemessen werden kann, bereits aus seiner Unterscheidung von Funktion und Leistung: Die *Funktion* des Stresssystems bzw. des Immunsystems prozediert gemäß kausalen Mustern oder Pfaden – jedenfalls dann, wenn man diese Systeme isoliert betrachtet. Als *Leistung* des Subjekts ist Stress aber eine Antwort auf ein belastendes Ereignis, welche von subjektiven Bedeutungen und vorausliegenden Bedeutungs- und Verarbeitungsschemata abhängig ist. Stress betrifft ein leibliches Subjekt in seiner Welt und in seiner pathischen Situiertheit. Zur Symptombildung kommt es für Weizsäcker gerade dann, wenn in einer Krise Bedeutungsschemata und Verarbeitungsmodi auflaufen bzw. zusammenbrechen. Zwischen dem Krankheitsauslöser (Stress) und dem Symptom besteht deshalb, soviel war schon sichtbar geworden, kein direkter Kausalzusammenhang. Das mehrfach erwähnte Zug-Beispiel könnte im Sinne eines nichtdeterministischen multiplen Pfadmodells gedeutet werden. Von subjektiven Parametern ist abhängig, in welchen Pfad bzw. welchen Zug „eingestiegen" wird.

## 9.3    Medizin auf veränderter Grundlage einer Wissenschaft vom Leben

### 9.3.1    Ein dem Leben angemessener Wirklichkeitsbegriff?

Der besondere Gegenstand der Medizin, das leibliche Subjekt des Menschen, erfordert erhebliche Umstellungen in den medizintheoretischen Grundlagen. Weizsäcker gibt der neuentstandenen psychosomatischen Medizin die Warnung mit auf den Weg, dass ohne Revision des Gesundheitsbegriffs und ohne Revision

---

[155] Ebd., 393 f., 396 f.

des Wirklichkeitsverständnisses allenfalls neuer Wein in alte Schläuche gegossen werde.[156] Wie eingangs erwähnt, sprach Weizsäcker von einer „Aufgabe eines Neubaus von unten her" und verortet diesen im zeitgenössischen Kontext des Umbruchs in der modernen Physik. In der bis zu dieser Stelle gebotenen „Zusammenschau" wurde die Revision des Gesundheitsbegriffs systematisch zu explizieren versucht. Bereits die Analyse seiner Untersuchungen zur Sinnesphysiologie ergab, dass seine Auffassung vom „Funktionswandel" Weizsäcker zum Hebel wurde, um ein mechanistisches Verständnis des Organismus zu überwinden und zu einer Revision der Grundbegriffe – sprich: einer „biomorph aufgestellten Kategorientafel" – zu gelangen (9.1.3.).[157] In den Blick kam die Flexibilität des physiologisch gegebenen Organismus zum Vollführen von individuellen biologischen Leistungen. Damit soll nichts weniger als seine Subjektfähigkeit erwiesen werden. Grundsätzlich war dabei der Dimension der „Bedeutung" eine Schlüsselstellung zuzuschreiben. Für die Interaktion eines Subjekts mit seiner Umwelt bzw. mit seinem Körper ist sie unhintergehbar. – Im weiteren Verlauf hatten wir uns, bedingt durch den Fokus auf den Gesundheitsbzw. Krankheitsbegriff, auf das Verhältnis eines leiblichen ‚Ich' zu seinem Körper und das Körpererleben konzentriert.

Der Blick ist nun wieder zu erweitern. Die Umstellung bezieht sich ja auf das Gegenüber von Organismus bzw. ‚Ich' zu dessen Umwelt. Sie betrifft damit nicht nur die Voraussetzungen des Gesundheits- oder Krankheitsbegriffs, sondern die Voraussetzungen des Wirklichkeitsbegriffs im Ganzen. Die „Fiktion eines Weltgebäudes", dem raumzeitliche Kategorien der Physik zugrunde liegen und in das ein Organismus qua Körper eingeordnet werden könnte, gelte es zu überwinden.[158] *Ziel ist nun ein der Individualität und der Subjektivität des Lebens angemessener Wirklichkeitsbegriff.* Die physiologische Erforschung des Funktionswandels bzw. das biologische Leistungsprinzip bot den Ausgangspunkt, jene erforderliche Revision der Grundbegriffe wie Raum, Zeit, Kraft, Kausalität oder auch der Logik in Angriff zu nehmen und jenem „Neubau von unten her" den Weg zu bereiten.

Die Zielbestimmung, zu einem angemessenen Wirklichkeitsbegriff zu gelangen, führt in den Bereich einer erkenntnistheoretischen Grundlegung. Weizsäcker redet ohne Zögern auch von „Metaphysik" und entsprechend auch von einer „Umgestaltung der Metaphysik".[159] Im Blick auf die angesprochene Theoriearchitektonik wechselt er, um es mit seiner eigenen Metapher zu sagen, vom ersten Strom der physiologischen Untersuchungen und Reflexionen zum zweiten Strom der empirisch-philosophischen Untersuchungen und Reflexionen.[160] Vor diesem Hintergrund stellt die „Metaphysik" eine einerseits

---

[156] Über psychosomatische Medizin (1952, GS 6, 517).

[157] Funktionswandel und Gestaltkreis (1950, GS 3, 621).

[158] Grundfragen Medizinischer Anthropologie (1948, GS 7, 262).

[159] Seelenbehandlung und Seelenführung (1926, GS 5, 119).

[160] Grundfragen Medizinischer Anthropologie (1948, GS 7, 256).

rückbezügliche, andererseits vorgreifende Reflexion über die Physik angesichts der Besonderheit des Lebens dar. Dieser Überschritt der Reflexion ist nicht lediglich philosophische Kür; er ist für eine kritische Medizintheorie geradezu Pflicht. Das gilt jedenfalls dann, wenn es als Mindestbedingung zu gelten hat, dass die der Medizin zugrunde liegenden und von ihr angewandten Kategorien für die Erfassung von Lebendem geeignet sind.

Die philosophische und medizintheoretische Herausforderung besteht für Weizsäcker darin, dass die Kritik bzw. die Dekonstruktion der von den Naturwissenschaften übernommenen Kategorien, sprich: der Erweis deren Unangemessenheit, zwar im Horizont einer Naturphilosophie formuliert werden kann, nicht aber deren Revision oder deren konstruktive Umformung. Mit Weizsäckers eigenen Begrifflichkeiten gesagt: Auch die „Umgestaltung der Metaphysik" will „intraterritorial" gewonnen sein. Sie kann nicht aus einem naturphilosophischen, erkenntnistheoretischen oder weltanschaulichen Über- oder Unterbau bezogen werden, sondern aus „dem Turnier der Wissenschaft mit sich selbst".[161] Der Weg in die experimentelle (Sinnes-) Physiologie entsprach für Weizsäcker auch einer den erkenntnistheoretischen und metaphysischen Fragestellungen verpflichteten Theoriebildung. Die Rede einer „Aufgabe eines Neubaus *von unten her*" trifft das Anliegen recht genau.

Werkgenetisch hebt die Suche nach einem dem Leben angemessenen Wirklichkeitsbegriff nun allerdings mit seiner naturphilosophischen Vorlesung „Am Anfang schuf Gott Himmel und Erde" (1919/20) an. Wie gleich zu sehen sein wird, bietet diese eine kritische Rekonstruktion der Geschichte moderner Natur- und Humanwissenschaften. Leben als individuelles Leben, das ,Ich' sagen kann, so lautet der Vorwurf des jungen Privatdozenten, werde von diesen Wissenschaften ungeachtet aller ihrer Fortschritte grundsätzlich verfehlt. Eine nachkantianische Wissenschaft habe sich in eine Lage hineinmanövriert, die einen „völlige[n] Umsturz der Begriffe" provoziere.[162]

Welchen Weg diese Suche nimmt, erhellt auf der einen Seite dann die *klinische Praxis:* Als an der Arzt-Patienten-Beziehung orientierte *praktische* Wissenschaft hat Medizin ein individuelles Subjekt in einer spezifischen Situation vor sich, welches sich erst in der Interaktion und im Handeln erschließt. Eine völlige Inkompatibilität zur Verfasstheit der Medizin als *theoretischer* Wissenschaft ist vorgezeichnet, wenn diese durch Objektivierung eine solche Verallgemeinerung anstrebt, die das Individuelle und damit das Menschliche des Menschen eliminiert. Damit würde aber nichts weniger als das selbstgesteckte Ideal *exakter* Wissenschaften verfehlt.[163] Von der klinischen Praxis her muss die Suche also einer solchen Wissenschaft gelten, die der Individualität und der Indeterminiertheit ärztlichen Handelns und Veränderns gerecht wird. Die Theoretisierung geht in diesem

---

[161] Grundfragen Medizinischer Anthropologie (1948, GS 7, 257 f.).

[162] Am Anfang schuf Gott Himmel und Erde (1919/20, GS 2, 320).

[163] Vgl. Fälle und Probleme (1947, GS 9, 247).

Fall vom Handeln und von der aktiven Veränderung aus. Das Ergebnis der Suche kreist für Weizsäcker dann um die Kernbegriffe „Begegnung" und „Umgang".[164] „Begegnung und Umgang von Arzt und Krankem [sind] ein Prototyp jeder erkennbaren und für uns nur durch Veränderung erkennbaren Wirklichkeit".[165] Dieser Weg geht also davon aus, „daß die wesentliche Beschreibung der Medizin im Verhältnis von Arzt und Krankem enthalten sei".[166] Man geht nicht fehl zu sagen, die erwähnte „Umgestaltung der Metaphysik" werde der Arzt-Patienten-Beziehung abgewonnen.

Auf der anderen Seite führt der Weg über die *physiologische und psychophysische Forschung*. Wie bereits ausführlich dargelegt, dienen die sinnesphysiologischen Experimente unter anderem der Beantwortung der Frage, wie sich die Subjektivität des Lebens in der Begegnung und im Umgang mit der Umwelt bildet (8.3.1.). Auch von dieser Seite her erweisen sich „Begegnung" und „Umgang" als Kernbegriffe des Wirklichkeitsverständnisses. Das bedeutet, dass die Entstehung der Wirklichkeit ein sich als Gegenüber zu seiner Umwelt verhaltendes Subjekt voraussetzt. Weil dieses Subjekt konstitutiv an dem beteiligt ist, was in der Begegnung Wirklichkeit wird, impliziert dies weiter die Indeterminiertheit der Zukunft. Von dieser Seite her geht man nun nicht fehl zu sagen, dass die Dekonstruktion der frühen naturphilosophischen Vorlesung in der „Gestaltkreis"-Untersuchung ihre konstruktive Antwort findet. Die dort explizierte biologische Theorie des organischen Lebens muss als empirisch-philosophische Grundlegung zu jener erwähnten „Umgestaltung der Metaphysik" verstanden werden. Weitere aufschlussreiche Einblicke lassen sich bereits in seinen Helmstedter Vorlesungen von 1925 greifen, auch wenn der Obertitel „Seelenbehandlung und Seelenführung" es auf den ersten Blick nicht vermuten lässt. Sie bieten vor allem auch eine Vertiefung des Subjektivitätsthemas hin zum Thema der Personalität und der Intersubjektivität.[167] Dazu treten thematisch orientierte Beiträge zum Stichwort Zeit und Unbestimmtheit (etwa „Gestalt und Zeit", 1942) oder zum Stichwort Logik bzw. Logizität der Medizin („Das Antilogische", 1923; „Medizin und Logik", 1951).

Die folgenden Unterkapitel widmen sich dem Ziel von Weizsäckers Bemühung, einen dem Gegenstand der Medizin, der Subjektivität des Menschen, angemessenen Wirklichkeitsbegriff zu formulieren.

Aufschlussreich ist es dabei, zuvor seinen Ausgangspunkt in den naturphilosophischen Erörterungen der frühen Vorlesung von 1919/20 noch etwas genauer in Augenschein zu nehmen. Es erweist sich nämlich, dass die Dekonstruktion die Konstruktion präformiert, dass also die kritischen Fragen bereits den Antwortversuchen den Weg weisen.

---

[164] Der Gestaltkreis (1940, GS 4, 96).

[165] Grundfragen Medizinischer Anthropologie (1948, GS 7, 261).

[166] Ebd., 255.

[167] In ihr fällt das erwähnte Stichwort von der „Umgestaltung der Metaphysik": Seelenbehandlung und Seelenführung (1926, GS 5, 119).

Das Anliegen der naturphilosophischen Vorlesung selbst lässt sich gleich zu Beginn greifen. Weizsäcker bringt sein Missbehagen mit dem unkritischen Verhältnis der Philosophie seiner Zeit zu den Naturwissenschaften zum Ausdruck: Der Neukantianismus einschließlich dessen Umformung durch E. Cassirer betreibt Philosophie als Erkenntnistheorie. Eine solche sieht ihre Aufgabe zwar in der kritischen Rekonstruktion der Formen und der logischen Voraussetzungen wissenschaftlicher Erkenntnis, bleibt aber gegenüber ihren Inhalten völlig unkritisch. Sie inthronisiert die Wahrheitsansprüche der Erfahrungswissenschaften, anstatt sie kritisch zu prüfen. Eine solche kritische Prüfung wäre die Aufgabe einer Philosophie, deren Dasein sich dem Motiv der denkerischen Verantwortung bzw. Mitverantwortung verpflichtet weiß.[168] Für Weizsäcker obliegt es der Naturphilosophie also, die Ansprüche der modernen Naturwissenschaften auch inhaltlich kritisch zu prüfen. Im vorliegenden Fall konzentriert sich diese Prüfung – das weiß der Hörer anfänglich noch nicht – auf die Frage, ob sie das Leben der Lebewesen erreichen bzw. zu begreifen erlauben.

Um das Ergebnis vorwegzunehmen: Vor der Hintergrundfolie der biblischen Schöpfungserzählung präsentiert sich die Geschichte der modernen Naturwissenschaften als Geschichte verfehlter Grundentscheidungen, die Kants Vorhersage, eine an mechanischer Ursächlichkeit orientierte Wissenschaft werde am Begreifen eines Grashalms scheitern, im Nachhinein bestätigt.[169] Die Geschichte dieser verfehlten Grundentscheidungen hebt mit der Antithese des ersten Schöpfungstags zwischen einer geschaffenen Welt mit Gott und einer selbstbestehenden Welt ohne Gott an; die erste Seite wird durch den deutschen Idealismus weitergeführt, die zweite Seite durch die empirischen Wissenschaften. Der Sieg der empirischen Wissenschaften wird unter dem Begriff „Entgottung" namhaft gemacht. Entsprechend den sieben Schöpfungstagen bietet Weizsäcker sodann insgesamt sieben z. T. etwas schematisch wirkende Begriffe, um seine kritische Rekonstruktion der Grundentscheidungen einprägsam zu bündeln: Neben „Entgottung" sind dies „Entgeistigung", „Entdinglichung", „Entsinnlichung", „Entlebendigung", „Entseelung" und „Entwertung". In ihnen artikuliert sich für Weizsäcker die „Krise der Naturwissenschaften".[170]

> Die zweite Grundentscheidung, die „Entgeistigung", bezieht sich auf die Trennung von Natur bzw. sinnlicher Welt auf der einen Seite und Geist bzw. geistiger Welt der Bedeutung oder der Symbole auf der anderen Seite: Einer materialistisch und geistlos verstandenen Welt tritt eine bedeutungsverleihende und theoriebildende Wissenschaft gegenüber, die jene nur als sinnliche Tatsache gebraucht und letztlich zu unterwerfen trachtet.[171]

---

[168] Am Anfang schuf Gott Himmel und Erde (1919/20, GS 2, 266 f.).

[169] Ebd., 320. Vgl. Kant, KdU (1790, A 349 f. / B 353 f.).

[170] Am Anfang schuf Gott Himmel und Erde (1919/20, GS 2, 292). Husserls Krisis-Schrift erschien erst 1936. Eine analoge kritische Stoßrichtung lag mit Cassirers Erstlingswerk „Substanzbegriff und Funktionsbegriff" (1910) allerdings bereits in der Luft.

[171] Am Anfang schuf Gott Himmel und Erde (1919/20, GS 2, 279–282). Das Grundproblem ist hier nur verkürzt wiedergegeben und wäre einer Vertiefung wert: Die kritische Auseinandersetzung mit einem damals vom Neukantianismus geprägten Wissenschaftsideal hat in der

Die dem Ideal der Mathematisierung folgende quantifizierende Naturwissenschaft überwindet dabei die qualitative Mannigfaltigkeit der Dinge und versucht, Naturerscheinungen kausal auf intranaturale Bedingungen zurückzuführen. Der solchermaßen von der Natur losgelöste Geist bewegt sich nunmehr in einer entdinglichten Welt der Erscheinungen. In ihr wird Leben durch einen toten Mechanismus von chemischen Vorgängen und atomaren Prozessen erklärt.[172] Die Gegenbewegung berief sich auf eine unmittelbare Naturwahrnehmung, um am Naturbild einer vergeistigten und sinnvollen dinglichen Natur festhalten zu können. So konnten Dinge noch als Dinge, Menschen noch als Menschen, nicht als Maschinen, gesehen werden. Goethes Vorwurf an Newton, er verwandle die Farbenpracht der Welt in Wellenlängen, veranschaulicht den Konflikt der entgegengesetzten Naturbilder.

Die Mathematisierung durch die modernen Naturwissenschaften findet ihr Urbild in der Erzählung des vierten Schöpfungstags, demzufolge der Natur durch die Lichter der Gestirne eine messbare Zeit aufdiktiert wird. Der Vorzug von Zeichen, Symbolen und Zahlen ist in der Moderne darin zu sehen, zwischen der entgeisteten Natur und dem denkenden Geist vermitteln zu können, ohne in einer Vergeisterung [sic] der Welt als ganzer Zuflucht zu suchen.[173] Die Mathematisierung gibt der quantifizierenden Naturwissenschaft das kritische Mittel, zu prüfen, welche Qualitäten nur subjektive Empfindung (Farbe) oder doch auch objektive Realität außerhalb von uns (Wellenlängen) sind. Diese Entwicklung, die man eine Entmythologisierung der Qualitäten nennen könnte, wird von Weizsäcker präziser als „Entsinnlichung" gefasst. Wie die Relativitätstheorie zeige, macht sie auch vor den letzten beiden Qualitäten, nämlich Raum und Zeit, nicht halt.[174] Wissenschaftsgeschichtlich erhellend ist es, dass gerade Physiker wie Helmholtz, Fechner oder Mach das so sich anbahnende Vakuum vor Augen hatten, denn irgendwie müssen subjektive Empfindungen wie Farben, Töne, Gerüche, Wärme oder Kälte etc. in diese Welt der mathematischen Funktionen hineinkommen. Der Auf-

---

neueren Philosophie durch die Diskussion um die Position von J. McDowell eine Fortsetzung gefunden. Auch bei ihm geht es um eine Kritik an einer Entgeistigung der Natur und um die Überwindung eines zu engen Naturbegriffs. McDowell kritisiert eine Trennung von theoretischer Vernunft, die auf die Naturerkenntnis gerichtet ist, und praktischer Vernunft, die außerhalb der Natur verortet wird. Wie Weizsäcker sucht er den Menschen als Teil der Natur und die Natur als Teil des Menschen zu begreifen (vgl. Weizsäcker, Das Antilogische 1923, GS 2, 375). Für McDowell besitzt der erweiterte Begriff der natürlichen Welt selbst bereits logoshafte Struktur und umgekehrt ist das praktische Vermögen bzw. der praktische Logos der Menschen selbst Teil der Natur, wenn man diese mit Aristoteles als zweite Natur des Menschen auffasst: „Im ausgebildeten Zustand ist die praktische Vernunft keine Instanz, die unserer Natur von Vorschriften macht, sondern dieser Zustand ist unsere zweite Natur. […] Wirksam ist die zweite Natur in einer Welt, in der sie mehr vorfindet als das, was vom entmenschlichten Standpunkt, den die Naturwissenschaften – für ihre Belange zu Recht – einnehmen, ohne weiteres sichtbar ist." (McDowell 2002, 65) Die Übereinstimmung beider geht über die Auseinandersetzung mit einem Wissenschaftsideal im Gefolge Kants und über das konstruktive Anliegen, einen angemessenen Naturbegriff zu reformulieren hinaus. McDowell führt dies allerdings auf eine moderne Relektüre von Aristoteles zurück, während Weizsäcker Augustin, aber auch phänomenologische Impulse verarbeitet. Zu beachten ist außerdem, dass Weizsäcker von vornherein ein ambitionierteres Ziel verfolgt: Als Arzt ist er an einer solchen Naturwissenschaft interessiert, die als Wissenschaft vom Leben auch Personwissenschaft sein kann. Wir werden auf dieses Motiv gleich zu sprechen kommen.

[172] Am Anfang schuf Gott Himmel und Erde (1919/20, GS 2, 292).

[173] Ebd., 300 f.

[174] Ebd., 302 f.

schwung der Sinnesphysiologie erklärt sich vor diesem Hintergrund mühelos, ebenso ihre Verbindung zur Neurophysiologie: Der objektive Raum und die objektive Zeit werden zu Vorstellungen des Subjekts degradiert; sie sind als Raum- und Zeitvorstellungen nichts anderes als Produkte des physiologischen Organismus bzw. des Gehirns. Weizsäcker ahnt eine Konsequenz voraus, die der spätere Cassirer dann gezogen hat: Die Wissenschaft findet sich in einem Pluralismus von symbolischen Vorstellungs- und Bedeutungsformen wieder.

Eine davon noch nicht angefochtene begrifflich-rationale Wissenschaft wird indes vor ihre entscheidende Herausforderung erst gestellt: das Leben. Denn ihre begrifflich-verallgemeinernde Zugangsweise wird die Individualität *meines* Lebens in „seinem konkreten, einmaligen, persönlichen Dasein" immer verfehlen.[175] Der Selbsterzeugung und der Selbsterhaltung des Lebens ergeht es nicht besser. Obwohl sie eigentlich die Identität von Ursache und Wirkung zu denken erfordert (traditionell: *causa sui*), wird sie ins Schema kausalmechanistischen Denkens gepresst, für welches Ursache und Wirkung getrennt und in Kausalketten darstellbar sind. Leben wird zum Mechanismus, der Unterschied von lebendem und totem Eiweiß wird schlicht unsinnig. Auch hier bleibt die Gegenbewegung nicht aus. Anstatt das Organische im Anorganischen aufzulösen, löse diese nun das Anorganische im Organischen auf: Die ganze Natur sei ein Organismus, sie sei Leben. Weizsäcker nennt als Exponenten Schelling und verweist auf die breite Strömung der Naturphilosophie im Mittelalter und der Renaissance.

Davon unangefochten stellt die kausalmechanistische Erklärung der Artentstehung dann einen weiteren Kulminationspunkt der Wissenschaftsgeschichte dar, insofern sie die Einheit der Wissenschaft wiederherzustellen und deren Erweiterung zur Weltanschauung (Evolutionstheorie) zu befördern erlaubte.[176] Für die gesamte Entwicklung fällt Weizsäckers Urteil, wie zu erwarten, äußerst kritisch aus: Insofern die mechanistisch-physikalisch orientierte Biologie das Besondere des Lebens durch die Rückführung auf physiologische Vorgänge im phylogenetisch entstandenen Organismus oder Gehirn zu erklären trachtet, führt sie vom Leben weg und kann im strengen Sinn auch nicht mehr Biologie genannt werden.

Doch die Geschichte der Wissenschaften ist damit nicht zu Ende: Was der Biologie versagt ist, wird durch die Psychologie zu entdecken erhofft: Im Seelischen sei der Kern und die Subjektivität des Lebens zu finden. Allerdings folgt nicht nur die Psychophysik dem Bestreben, analog zur äußeren Natur nun auch die innere Natur des Menschen dem mathematischen Erklärungshorizont gefügig zu machen. Der letzte Hort des Subjektiven wird objektiv. Weizsäckers Kommentierung des Weber-Fechnerschen Gesetzes: „In dem Augenblick, als das Verhältnis von äußerem und innerem Vorgang, von Reiz und Empfindung, als mathematische Gleichung auf dem Papier steht, da verschwindet auch das Subjekt aus der Welt; es ist ja jetzt objektiv geworden."[177]

Weizsäcker selbst will sich einen leichten Weg aus dieser „absolute[n] Krisis" versagt sein lassen. Die Aporie besteht für ihn darin, dass die mathematisierten Naturwissenschaften und mit ihnen eine mechanistische Biologie einerseits den materialen Aufbau des Organismus ernstnehmen und zur Gewinnung von Wissen, das Wahrheitsansprüche kontrollierbar macht, unabdingbar erscheinen – dass ihnen aber andererseits das Leben als Besonderheit dieses materialen Organismus abhandenkommt. In die Krise geführt werden diese Wissenschaften von der schlichten Wirklichkeit und der einzigen Tatsäch-

---

[175] Ebd., 310. In diesem Kontext des Individualitätsproblems tauchen zum ersten Mal die späteren „pathischen Kategorien" auf: Das Leben ist immer ein jemeiniges Leben. Ich will, ich kann, ich darf, ich soll, ich muss leben (ebd., 309).

[176] Ebd., 315.

[177] Ebd., 325.

lichkeit des „Ich lebe".[178] Es ist diese Stelle, an der sich für Weizsäcker die erwähnte Vorhersage Kants, die Naturwissenschaften würden am Begreifen eines Grashalms scheitern, bewahrheitet. Die Tatsächlichkeit des „Ich lebe" lässt sich nicht durch die Überführung in eine drittpersonale Perspektive physiologischer Zugänge und erst recht nicht „durch Mikroskopie meiner Gehirnganglien" begreifen.[179] Die Tatsächlichkeit des Lebens, sein Ich-sein-Können, überschreitet die Grenze des Objektivierbaren prinzipiell. Mein Ich ist Subjekt von Empfindungen, die stets und allein Empfindungen für mich sind; als solches Ich entzieht es sich selbst aber meinen Empfindungen und meinem Erkennen. Dieses Ich ist nichtgegenständlich – Weizsäcker fügt hinzu: übernatürlich. Berechtigt zu diesem Schluss findet er sich durch die biblische Schöpfungserzählung: Das Ich-Sein des Lebens gehört nicht mehr zum von Gott Geschaffenen, es verdankt sich Gottes Geist. Mehr noch: Als Lebensodem Gottes ist es ein Teil Gottes. „Das Ich-sein-Können des Menschen, das ist sein übernatürliches Sein; denn an diesem Ich gemessen, wird Natur *meine* Natur, zum Nicht-ich degradiert: bloßes Objekt – sie muß es sich gefallen lassen, Objekt zu werden, nur Erscheinung zu sein, bedingt zu sein von einem Ich. Niemals wird dieses Ich selbst Natur; und darin besteht die Abstammung des Menschen von Gott, daß er eines besitzt, was nur ihm ganz allein angehört: sein Ich."[180]

Es ist an dieser Stelle nicht der Ort zu erörtern, in welcher Weise Weizsäcker den biblischen Gedanken der Belebung von Gen 2,7 mit dem Gedanken der Gottähnlichkeit von Gen 1,26 zusammenschließt. Auch die Nähe zu einem idealistischen Geist- und Naturverständnis im Gefolge Schelers, das er später zurückweist[181], wäre eine Erörterung wert. Weizsäcker selbst betrachtet im Rückblick seine philosophischen Reflexionen der Wissenschaft als „bloßes Vorspiel" der Frage nach dem Menschen, deren Beantwortung er aber in der Medizin, näherhin in der medizinischen Anthropologie habe finden müssen.[182] Auch sei er noch von der Hoffnung getragen gewesen, nach der Katastrophe des Ersten Weltkriegs käme es zu einer „Durchdringung" von Profanem und Christlichem, von Wissenschaft und Religion.[183]

Die entscheidenden Fragen nach dem Menschen sind mit der naturphilosophischen Vorlesung von 1919/20 gleichwohl in einer solchen Weise gestellt, dass sowohl Weizsäckers eigene kritische Standortbestimmung in der modernen Wissenschaftsgeschichte als auch seine Forschungsbiographie retrospektiv verständlich werden. Bereits die wenige Jahre später verfasste Schrift „Das Antilogische" (1923) zeigt, dass er die in der Vorlesung kritisch zugespitzte Antinomie von einer mathematisierten und mechanistischen Biologie auf der einen Seite und einer Wissenschaft des individuellen Lebens auf der anderen Seite durchaus als produktive Dialektik auffasst.[184] Nicht darum geht es, die an Allgemeingültigkeit interessierten mathematisierten Naturwissenschaften beiseite zu schieben; es geht darum, deren Gegensatz und deren Zuordnung zu einer praktischen Wissenschaft

---

[178] Ebd., 328.

[179] Vgl. ebd., 316.

[180] Ebd., 330 f. (Hervorhebung im Orig.).

[181] Kranker und Arzt (1928, GS 5, 229).

[182] Natur und Geist (1954, GS 1, 118).

[183] Ebd., 196.

[184] Vgl. ebd., 117.

der individuellen Person präzise zu bestimmen.[185] Bereits eine Aussage wie „die Person N hat blaue Augen", erst recht eine Aussage wie „die Person N ist 1,70 m groß", birgt eine Polarität von Individuellem und Allgemeinem in sich. Sie ist als Polarität zweier Urteilsweisen (quantifizierend *und* personifizierend), zweier Geltungsweisen (für etwas *und* für jemand) und zweier empirischer Wirklichkeitssphären (einer logisch-allgemeingültigen *und* einer antilogisch-kontingenten) zu bearbeiten.[186] Dann kann auch die Frage der Messbarkeit *eines* Menschen, die Frage nach einer „Anthropometrie" einer differenzierten Antwort zugeführt werden. Für sich genommen strebt die naturwissenschaftliche Zugangsweise immer von der individuellen Person weg, während die anthropologische Medizin immer zu ihr hinstrebt. „Man kann sich diese beiden: die einzelne Person N und das mathematische Gesetz der Physik als Pole vorstellen, zwischen denen sich die Begriffe der Anthropologie bilden müssen. [...] Oberflächlich kann man also sagen, dass die anthropologischen Begriffe (nicht Worte) immer eine allgemeingültige und zugleich eine persönliche Seite haben."[187]

Die erkenntnistheoretische Schlussfolgerung: Die Wirklichkeitskonstitution eines auf die Besonderheit der Person und deren Sinneserfahrung abzielenden Erkennens kann gegenüber einer durch Logizität gekennzeichneten Wirklichkeitskonstitution der Naturwissenschaften nicht als bloßer Schein abgetan werden. Sie besitzt ihr eigenes Recht, ihre eigene Logik („Antilogik").[188] Die experimentelle Sinnesphysiologie gestattet für Weizsäcker einen Zugang zu dieser eigenständigen Realität des individuellen Subjekts, deren eigene Logik Messbarkeit nicht ausschließt. In Anlehnung an Kant und zugleich gegen dessen Monopolisierung der mathematischen Logik formuliert, erweist sich der Mensch als „Bürger zweier Welten".

So gesehen ist es alles andere als unbedeutend, wenn die in der naturphilosophischen Vorlesung pointiert herausgestellte Antinomie als „Dialektik der Wissenschaft"[189] und als „Bipolarität der Wissenschaft"[190] weiter zu explizieren versucht wird. Die bereits mehrfach erwähnte spätere zweifache Methode der Medizin erhält hier ihre frühe wissenschaftsphilosophische Begründung. Wir

---

[185] Das Antilogische (1923, GS 2, 388); vgl. auch den Brief vom 6.3.1921 an R. Ehrenberg, Cousin von F. Rosenzweig und mit diesem und Weizsäcker in einem philosophisch-religiösen Freundeskreis verbunden: „Dass die Befreiung der Wissenschaften und ihr tragischer Weg zur Entgottung der Welt und Wissenschaft zugleich der Weg des Wahrheitsgewissens war und noch ist, – dem kannst du dich so wenig entziehen [...] wie ich." (unveröffentlicht, zit. in Emondts (1993, 471).

[186] Das Antilogische (1923, GS 2, 385–389).

[187] Ebd., 388 f.

[188] Wie bereits erwähnt, lässt sich die „Antilogik" insbesondere an der Zeitlichkeit des Lebens demonstrieren: Leben bewahrt gerade durch Anderswerden seine Identität. Dazu weiter unter 9.3.3.

[189] Empirie und Philosophie (1917, GS 2, 259).

[190] Das Antilogische (1923); GS 2, 385.

werden diese Doppelung gleich im Blick auf den zentralen Wirklichkeitsbegriff der Begegnung zu beachten haben, insofern Menschen als Etwas *und* als Jemand begegnen.[191] Damit bewegen wir uns wieder auf bekanntem Terrain.

Nicht zuletzt, auch dieser Rückverweis soll nicht fehlen, ist die frühe wissenschaftsphilosophische Grundlegung für Weizsäckers Auffassung der Kompatibilität von Medizin als praktischer Wissenschaft und Medizin als theoretischer Wissenschaft wegweisend: Auch als praktische Wissenschaft bezieht sich Medizin auf eine theoretisch zugängliche Wirklichkeit, nämlich auf eine Natur der individuellen Person, die einer eigenen Logik folgt. Die spätere Forderung einer besonderen „Logizität der Medizin" in der biographisch orientierten Behandlungspraxis nimmt diesen Ansatz auf.[192]

### 9.3.2   Kernbegriffe einer Wissenschaft vom Leben: Begegnung und Umgang

Die Suche nach einem dem Leben angemessenen Wirklichkeitsbegriff führt zu einer Umstellung des Leitbegriffs der Wissenschaft: Für eine Wissenschaft vom Leben ist nicht Objektivität bzw. objektive Erkenntnis leitend, sondern Begegnung bzw. Umgang.[193] Der Begriff der Begegnung bzw. der Begriff des Umgangs markiert eine Verbindung der polaren Gegensätze von Subjektivität und Objektivität. Subjektivität allein gibt es nicht – das ist bei der Rede von der „Einführung des Subjekts" zu beachten; Objektivität allein gibt es nicht – das hat wissenschaftliche Medizin zu beachten.[194] Entscheidend ist nämlich, wie Subjekte ihrer Umwelt, ihren Objekten oder ihrem Körper begegnen bzw. mit ihnen umgehen, weil sie sich in dieser Begegnung bzw. in diesem Umgang zuallererst bilden. Es gilt, „was ein Gegenstand ist, das hängt davon ab, wie man mit ihm umgeht."[195] Wie bereits zu sehen war, stellt die lebenspraktische Objektivierung selbst bereits eine standpunktbezogene biologische Leistung dar. Aber auch die auf Verallgemeinerung und Entpersönlichung abzielende Objektivierung der empirischen Naturwissenschaften ist letztlich als eine Form des Umgangs mit den als Dingen betrachteten Sachverhalten der Welt anzusehen. Dass der Objektivitätsbegriff im Bereich der empirischen Wissenschaften beweglich und veränderbar sein kann, zeigt die Sinnesphysiologie, insofern sie die Objektivität von subjektiven Empfindungsqualitäten (wieder) anzuerkennen vermag.[196] Weizsäcker erhebt es

---

[191] Der kranke Mensch (1950, GS 9, 515).

[192] Medizin und Logik (1951), dazu oben, 8.1.4.

[193] Die frühe Verwendung des Begriffs „Begegnung" führt in die Nähe M. Bubers, während später der Begriff „Umgang" als der umfassendere an Gewicht gewinnt: vgl. Anonyma (1946, GS 7, 62); Pathosophie (1956, GS 10, 68).

[194] Der Gestaltkreis (1940, GS 4, 96).

[195] Medizin und Logik (1951, GS 7, 362).

[196] Pathosophie (1956, GS 10, 57 f.).

geradezu zum Kriterium eines „richtigen Umgangs", „wenn wir die Objektivität und die Subjektivität so beweglich sein lassen, daß der Gegenstand nur das ist, als was man mit ihm umgeht."[197] Die bereits mehrfach erwähnte und von Weizsäcker selbst als wegweisend eingestufte Umstellung der konzeptionellen Grundstruktur auf die Gegenüberstellung und das Verhältnis von Ich und Umwelt[198] geht so mit einer Revision der Wirklichkeit einher, auf welche sich empirische Wissenschaften beziehen: „Ich und individueller Organismus widersetzen sich der Analyse im Sinne der klassischen Naturwissenschaft. Ihre Frageform hatte gelautet: Erkenntnis erkennt Objektives; die neue lautete: Ein Ich begegnet seiner Umwelt."[199]

Im Folgenden stelle ich die vier wichtigsten Elemente jenes entlang der Leitbegriffe Begegnung bzw. Umgang entworfenen Wirklichkeitsbegriffs zusammen, um daran anschliessend vier Folgerungen für die Medizin- und Gesundheitstheorie zu skizzieren:

1. Subjektivität und Individualität auf der einen Seite und Gegenständlichkeit und Objektivität auf der anderen Seite entstehen durch eine biologische Leistung. Durch sie lokalisiert ein Mensch seine Empfindung in seinem Körper oder in seiner Umwelt, durch sie verhält er sich zu seiner Umwelt, er ordnet sich dieser ein bzw. wird in sie eingeordnet.

2. Das sich zu seiner Umwelt verhaltende Subjekt ist auf diese Weise konstitutiv an dem beteiligt, was ihm als Umwelt entgegentritt und was im Umgang bzw. in der Begegnung Wirklichkeit wird. Diese Wirklichkeit ist „eine beständige Auseinandersetzung von Ich und Umwelt, eine immer erneute Begegnung von Ich mit Umwelt, ein flüssiger Umgang von Ich und Umwelt."[200] Weder Subjekt noch Umwelt sind also feststehende oder bereits fertige Größen. Das gilt es bei der Rede der Kohärenz bzw. der Responsivität von Subjekt und Umwelt bewusst zu halten.

3. Die Subjekt-Umwelt-Beziehung ist eine pathisch motivierte Beziehung. Der pathische Umgang richtet sich auf etwas, das (noch) nicht Wirklichkeit ist. Individuation vollzieht sich lebensgeschichtlich als Sich-Entwerfen in eine indeterminierte Zukunft hinein – als ein Sich-Entwerfen, das die gegebene Wirklichkeit des lebensgeschichtlich Gewordenen nicht überspringen kann. Mit der Unterscheidung von Funktion und Leistung ließ sich dies physiologisch genauer explizieren: Jede kreative Leistung setzt gegebene Funktionen voraus und wird durch eine Fähigkeit zum Funktionswandel ermöglicht.

4. Weizsäckers Wirklichkeitsauffassung muss also im Rahmen einer Medizintheorie verstanden werden, die sich am Leitbegriff des Umgangs bzw. der Begegnung orientiert. Im Rahmen dieser Orientierung kommt dann die

---

[197] Medizin und Logik (1951, GS 7, 363).

[198] Vgl. 8.3.4.; Natur und Geist (1954, GS 1, 184).

[199] Der Gestaltkreis (1940, GS 4, 299).

[200] Grundfragen Medizinischer Anthropologie (1948, GS 7, 263).

dynamische Polarität von Subjektivität und Objektivität, von antilogisch-kontingentem und logisch-allgemeingültigem Zugang, von pathischer und ontischer Existenz in den Blick. Es handelt sich um zwei „Sphären" der Wirklichkeit.[201] Das begründet auch die erwähnte zweifache Methode der anthropologischen Medizin: Menschen begegnen uns nicht nur als Etwas, sondern auch als Jemand.[202]

Die theorieimmanenten Zusammenhänge und die Folgerungen dieses Ansatzes lassen sich nun ebenfalls recht einfach bündeln. Lediglich das Thema der Logizität der Medizin macht es erforderlich, einen Gedanken etwas mehr auszuführen, der bisher nur am Rande vorkam („Logophanie", vgl. 8.1.3.).

1. Medizin als theoretische Wissenschaft entfaltet sich als medizinische Anthropologie, die von der skizzierten Duplizität der Handlungskontexte der Begegnung bzw. des Umgangs – sowohl im Ich-Umwelt-Verhältnis als auch im Arzt-Patienten-Verhältnis – ausgeht. Sie legt Rechenschaft darüber ab, wie quantifizierende und auf Allgemeingültigkeit zielende Zugänge und personifizierende und auf kontingente Lebenssituationen zielende Zugänge zueinander passen. Als theoretische Wissenschaft soll Medizin dieser Aufgabe nun „intraterritorial" nachkommen, „[a]utochton auf dem Boden der Naturwissenschaft",[203] also ohne Anleihen bei einer philosophischen Anthropologie zu beziehen. Die Begegnung eines Subjekts mit seiner Umwelt wird aus diesem Grund Thema von physiologischen Experimenten. Der „Gestaltkreis" will als experimentell erarbeitetes Modell der Begegnung verstanden werden.

Ob durch die sinnes- und neurophysiologische Fokussierung auf die Einheit von Wahrnehmung und Bewegung tatsächlich auch die personal-zwischenmenschliche Begegnung eingeholt werden kann, darf man bezweifeln.[204] Zentral werden jedenfalls empirische Beobachtungen und Untersuchungen der Begegnung bzw. des Umgangs von Mensch und Umwelt. Dabei ist es eines, die innere Funktionsweise eines Organismus zu erforschen (Funktion *im* Organismus). Entscheidender ist es, der individuellen Leistung (Leistung *des* Organismus) ansichtig zu werden, weil sich darin die Subjektfähigkeit des Organismus ihren Ausdruck verschafft.[205] Es eröffnet sich der Weg, einen biologischen Akt von der Leistungsseite her als Akt eines individuellen Subjekts zu begreifen. Die Verortung dieses Subjekts mithilfe der pathischen Kategorien stellt sich dann als weitere Station auf diesem Weg dar.

Eine theoretische Medizin, die mit empirischen Mitteln der Subjektivität des Menschen näherkommen will, ist Weizsäcker zufolge daher gehalten, sowohl die

---

[201] Vgl. Anonyma (1946, GS 7, 62).

[202] Der kranke Mensch (1950, GS 9, 515).

[203] Grundfragen Medizinischer Anthropologie (1948, GS 7, 263).

[204] Vgl. Emondts (1993, 400).

[205] Über Psychophysik (1943, GS 4, 447).

Funktionsseite als auch die Leistungsseite des Organismus vor Augen zu haben:
„Die Biologie und die Medizin werden erst mit dem Erfolge einer Leistungslehre
zufrieden sein können, welche den *Organismus in seiner Umwelt* darstellt."[206]
2. Zwischen pathischer und gegenständlicher Weltbeziehung besteht kein
Widerspruch, sondern eine dynamische Polarität und ein komplementäres Verhältnis. Grundlegend hierfür ist die erwähnte Einsicht, dass die Unterscheidung
und die Trennung von Ich und Umwelt, von Subjekt und Objekt selbst schon biologische Leistungen darstellen, zu der beispielsweise hirngeschädigte Menschen
nicht mehr imstande sind.[207] Eine gesunde, sprich: kohärente bzw. responsive
Ich-Umwelt-Beziehung erlaubt es, durch die Leiblichkeit hindurch ganz bei den
Dingen dieser Welt sein zu können (Modus pathischen Erlebens), zugleich aber
auch unterschiedliche Grade einer vergegenständlichenden Beziehung einnehmen zu können (Modus gegenständlichen Erlebens). Wir hatten bereits auf
K. Goldstein verwiesen, der die unterschiedlichen Formen des Ich-Umwelt-Verhältnisses in Stufen zuordnete (9.2.3.). Der Neurologe und Psychiater E. Straus
wird die polare Struktur der Wahrnehmung zur Grundlage seiner Konzeption
machen und dabei – anders als Weizsäcker an dieser Stelle – vor allem auch die
konstitutive Bedeutung einer impliziten Intersubjektivität hervorheben: Nicht
erst Inkohärenzerfahrungen wie Schmerzen führen dazu, dass die unmittelbare
Weltbeziehung zugunsten einer gegenständlichen unterbrochen wird, sondern
bereits die im täglichen Handeln vorausgesetzte Unterstellung, sich nicht lediglich in einer jemeinigen, sondern in einer gemeinsamen Welt zu bewegen.[208]
Weizsäcker gelingt es hingegen, die Variabilität und Durchlässigkeit der beiden
Begegnungsmodi zu demonstrieren: Im sinnlichen Erleben, darauf bezieht sich
Weizsäckers Schlüsselerlebnis im 1. Weltkrieg,[209] kann sich eine „ursprüngliche
Ungeschiedenheit" von Subjekt und Objekt einstellen. Die Revision der Wirklichkeitsverständnisses setzt beim Erlebnis des Subjekts ein und versucht von da aus,
den Vorgang des Auseinandertretens von Subjekt und Objekt zu rekonstruieren.
Beim Schwimmen im Wasser vermag die Trennung von Subjekt und Umwelt
zwar auf den ersten Blick einfach sein, zugleich aber ist hier die Umweltkraft
des Wassers, zum Teil durch eigene Bewegungen hervorgerufen, konstitutiv am
Vollzug des Schwimmens beteiligt. Ähnliches ließe sich zum Hämmern sagen,
wobei hier der Hammer als Verlängerung des Arms zu erscheinen vermag. Die
Grenze zur Umwelt wäre dann sozusagen weiter „draußen", während sie etwa
bei der Nahrungsaufnahme weiter „drinnen" wäre.[210] Das wohl aufschluss-
reichste Beispiel Weizsäckers, das Schreiben mit dem Federhalter, wurde bereits
erwähnt. Deutlich wurde die Standpunktbezogenheit der Objektivierung: Je nach

---

[206] Die Tätigkeit des Zentralnervensystems (1939, GS 3, 576) (Hervorhebung im Orig.).

[207] Über die Hirnverletzten (1948, GS 3, 602, 614).

[208] Fuchs (2017b).

[209] Natur und Geist (1954, GS 1, 81).

[210] Der Gestaltkreis (1940, GS 4, 235, 246).

Situation kann ich meine Hand, den kratzenden Widerstand oder die Papierunter-
lage als Objekt und damit als Stück Umwelt empfinden.[211] Die so entstehende
objektive Wahrnehmung oder Erkenntnis lässt sich im Raum der Intersubjektivität artikulieren oder lokalisieren. Gleichwohl ist sie von der gegenständlichen
und objektivierenden Wahrnehmung der Naturwissenschaft noch einmal zu unterscheiden. Denn erstere bleibt ein Erkennen für ein Subjekt, selbst wenn es verallgemeinert wird, während letztere für die raumzeitliche Welt zu jeder Zeit und
an allen Orten gelten soll. Was die intersubjektive Geltung von gegenständlichem
Wahrnehmen bzw. Erkennen betrifft, unterscheidet Weizsäcker deshalb zwischen
„Allgemeinschaftlichkeit" und „Allgemeingültigkeit".[212]

3. Um der Logizität der Medizin auf die Spur zu kommen, hat man sich ebenfalls von der „Fiktion eines Weltgebäudes" stabiler raumzeitlicher Körper und
Kräfte zu verabschieden und sich am besonderen Umgang von Subjekt und
Umwelt und am besonderen Umgang von Arzt und krankem Menschen zu
orientieren. Zur Erfassung der Logik dieses Umgangs können eine mathematisch-
physikalische Logik und eine ebensolche Kausalität nicht vorausgesetzt werden.
Es handelt sich vielmehr um eine Logik, die aus dem Umgang sich gegenseitig
konstituierender Bezugsgrößen selbst erst zu erheben ist. Am Beispiel der ärztlichen Behandlung hatten wir dies bereits vorgeführt bekommen (8.1.4.). Die Feststellung, dass es lebenden Organismen an mathematisch-physikalischer Logik
mangle, darf Weizsäcker zufolge weder zu einer übergriffigen Logifizierung
noch zur Preisgabe von Lebensphänomenen an das Unvernünftige führen. Sie
soll vielmehr zum Anlaß genommen werden, der Frage nach den diesen Lebensphänomenen eigenen logoshaften Strukturen nachzugehen.

Zur Beantwortung dieser Frage ist man also an Lebensphänomene des
Umgangs gewiesen. Das heißt, die Logizität aus Lebensphänomen zu erheben,
welche dem eigentlichen Bereich der Logik nicht zugerechnet werden, nämlich
aus dem Bereich kontingenter Erfahrung. Genau dies fasst Weizsäcker in den
Begriff „Logophanie", der als bewusste Umstellung des Begriffs „Phänomenologie" entworfen ist.[213]

Versucht man die unterschiedlichen Logiken zu kontrastieren, kommen
Momente zum Vorschein, die bereits erörtert wurden: Die These der Antilogik
des Lebens oder die These einer Verwirklichung des Unmöglichen sind lediglich,
um Weizsäckers eigener Einschätzung zu folgen, „riskante" Theoretisierungen
bzw. Begriffsfassungen, welche die Eigenart der medizinischen Logik auf den
Punkt zu bringen versuchen. Als Gegenüberstellung formuliert: Während eine
mathematisch-physikalischer Logik folgende Medizin statistisch vorgeht und
die Individualität eines Menschen auf „einen Fall von" reduziert, hält eine dem
individuellen Subjekt zugewandte Medizin offen, was im situativen Umgang mit

---

[211] Ebd., 307.

[212] Das Antilogische (1923, GS 2, 376 f.).

[213] Medizin und Logik (1951, GS 7, 345).

einer Krankheit resultiert. Das endgültige Resultat stellt sich erst am Ende der Behandlung ein und offenbart die erfahrbare Originalität des Einzelfalls: „Also so ist das."[214] Während eine naturwissenschaftlich orientierte Medizin chemische und physikalische Gesetzmäßigkeiten im Organ ausfindig zu machen sucht und sich daran die Richtigkeit ihres objektivierenden Umgangs bemisst, bezieht sich eine dem individuellen Subjekt zugewandte Medizin von vornherein auf den pathischen Umgang des Patienten. Die Richtigkeit dieses Umgangs lässt sich nicht situationsinvariant feststellen. Weizsäcker demonstriert dies mit dem einfachen Beispiel des Einschlagens eines Nagels: Die Richtigkeit des Nagel-Einschlagens hängt davon ab, welche Wünsche und Ziele ich damit verbinde und ob ich diese mit meinen Handlungen zu erreichen weiß.[215]

Eine logophane Medizin gewinnt ihre Erkenntnis also aus der Praxis der Auseinandersetzung und des Umgangs eines Patienten mit seiner Krankheit und den sich dabei einstellenden Urteilen und Begriffen. Letztere lassen sich nicht unbesehen auf lediglich subjektive Eindrücke zurückführen und vernachlässigen. Weizsäckers Modell der „Es-Bildung" zeigte bereits, wie wichtig es ist, kognitiv-emotionale Stellungnahmen zu einer Körperstörung und darauf bezogene Vergegenständlichungen ernst zu nehmen. Eine Somatisierung eines Konflikts erschließt sich häufig erst über eine Analyse solcher Äußerungen.

Der logophane Zugang kann sich auf sämtliche Kategorien beziehen, also etwa auf Raum, Zeit oder Kausalität. Aussagen wie „Der Bazillus ist schuld", „Das ist das Alter", „Meine Arbeit macht mich krank" stellen sich als leidenschaftliche Gebrauchsformen der Kausalität (Kausalattributionen) dar, die in vielen Fällen eine entlastende Funktion für das Ich intendieren.[216] Die Logophanie der Zeit ließe sich am Umgang mit menschlicher Endlichkeit und Tod studieren; die Logophanie des Raumes an den Sehnsuchtsräumen von Menschen, an dem, was ihnen fern und nah ist („die ferne Geliebte"), was innen und außen ist („in sich hineinfressen"). Die Logophanie der Zahl schließlich vermag weitere Ambivalenzen des Umgangs zu offenbaren: Die Zahl kann Einzigartigkeit und Individualität anzeigen, sie kann diese im quantifizierenden Umgang aber auch geradezu vernichten: Ein Mensch wird zu einer Nummer.[217]

4. Gesundheit und Krankheit sind als individuelle Formen der Begegnung bzw. des Umgangs von Ich und Umwelt aufzufassen. Im weiteren Horizont der beschriebenen Umstellungen im Wirklichkeitsbegriff erweist sich Weizsäckers Gesundheit- und Krankheitsverständnis als schlüssig. Der Abschied von der „Fiktion eines Weltgebäudes", in welches das menschliche Ich als Körper nachträglich eingeordnet werden könnte, hat auch diesbezüglich Folgen, die zum großen Teil bereits sichtbar wurden. Das Gefüge mathematisch-physikalischer

---

[214] Ebd., 358, vgl. oben, 8.1.3.

[215] Ebd., 363.

[216] Pathosophie (1956, GS 10, 201–203).

[217] Ebd., 215 f. Der Gebrauch der naturwissenschaftlichen Logik, der Kausalität und der Quantifizierung wäre also selbst als Form eines leidenschaftlichen Umgangs anzusprechen.

Kategorien und Koordinaten kommt in Bewegung, wenn der Einsicht Rechnung getragen werden soll, dass Ich und Umwelt keine für sich gegebenen und fertigen Bezugsgrößen sind. Die Einordnung bzw. die Ordnung eines lebenden Organismus hängt von dessen individueller biologischer Leistung bzw. Leistungsfähigkeit ab. Genauer im Blick auf den Zusammenhang der unterschiedlichen Bezugsebenen formuliert: Dass Subjektivität erst in der Begegnung bzw. im Umgang entsteht, bedeutet physiologisch, dass sie durch eine individuelle biologische Leistung konstituiert wird, welche die mehr oder weniger kohärente Einordnung eines lebenden Organismus in seine Umwelt erbringt.[218] Wie zu sehen war, bewegt sich Weizsäcker an dieser Stelle in grundsätzlicher Übereinstimmung mit K. Goldstein. Was die Folgerungen hinsichtlich der Umstellungen im Wirklichkeitsbegriff betrifft, geht Weizsäcker allerdings weiter als Goldstein. Während dieser die Besonderheit des biologischen Organismus (beispielsweise seine Akausalität) mit Einsichten der Quantenphysiker N. Bohr und P. Jordan zu explizieren sucht und in erkenntnistheoretischen sowie anthropologischen Fragen an M. Scheler und E. Cassirer – seinen Cousin – anknüpft, versucht Weizsäcker, einen eigenständigen Wirklichkeitsbegriff zu entwickeln, welcher der Individualität des leiblichen Subjekts in seinem Umgang mit seiner Umwelt entspricht. Das erklärt auch noch einmal die gegenüber Goldstein fundamentalere Rolle des Pathischen und die nun auch für das Wirklichkeitsverständnis grundlegendere Funktion der pathischen Kategorien: Sie dienen dem Anliegen einer solchen exakten Wissenschaft, welche der Individuation bzw. der Individualität des Menschen gerecht zu werden vermag. Sie vermögen das, was mathematisch-physikalische Kategorien nicht vermögen, sie bieten die – pathische – Verortung eines individuellen Subjekts in seiner Begegnung bzw. in seiner Auseinandersetzung mit seiner Umwelt. *Krankheiten lassen sich dann als Störungen oder Konflikte in der pathischen Konstellation eines Menschen in seiner Beziehung bzw. in seinem Umgang mit der Umwelt begreifen.* In diesem Horizont kommen dann mathematisch-physikalische Kategorien oder Zusammenhänge wieder vor – aber in der Erlebnisperspektive der ersten Person: Die Kausalität der Natur wird in vielen Fällen als „Müssen" erlebt und ist als solches pathogenetisch auch wirksam. Wir werden darauf zurückkommen.

### 9.3.3   Die Herausforderung einer exakten Wissenschaft: Personalität als Individualität

Für den frühen Weizsäcker wird Kants Mahnung, die kausalgesetzliche Methode der Naturwissenschaft würde das Leben eines Grashalms nicht zu erklären vermögen, zur „Vorahnung künftiger biologischer Wissenschaft".[219] Die

---

[218] Über die Hirnverletzten (1948, GS 3, 611).

[219] Einleitung zu Kant: Der Organismus (1923, GS 1, 515, 511). Diese Besprechung zeigt Weizsäckers Zuordnung der ersten zur dritten Kritik Kants und damit einen hermeneutischen Schlüssel seiner Kantinterpretation.

naturphilosophische Vorlesung wertete dieses Unvermögen als ein Scheitern an der Wirklichkeit – nämlich an der Wirklichkeit eines „Ich lebe".[220] Den Grund für dieses Unvermögen sieht Weizsäcker in der Kantschen Objektivitätstheorie selbst, insofern diese modern-naturwissenschaftliche Kategorien in eine philosophische Gegenstandstheorie hineinprojiziert und damit das Streben nach Überindividuellem und Unpersönlichem gewissermaßen prinzipialisiert.[221] In der Wirkungsgeschichte der Naturwissenschaften selbst hat sich, so Weizsäcker, ein Ideal der Sachlichkeit bzw. der Objektivität durchgesetzt, das die „Wirklichkeit des Geschichtlichen und Lebendigen" nur noch als Wirklichkeit von Objekten unter Objekten wahrnehmen kann. Geschichtslosigkeit und Entpersönlichung, Unveränderlichkeit und Unparteilichkeit werden leitend.

In der Medizin macht sich die Insensibilität im Blick auf das Individuell-Lebensgeschichtliche und -Persönliche besonders in der Pathogenese bemerkbar, insofern naturwissenschaftliche Erklärungen das Individuum nicht erreichen. Für dieses sind Fragen wie: „Warum gerade jetzt?", „Warum gerade hier?" viel entscheidender als Fragen der kausalen oder der statistischen Erklärbarkeit. In diesem Zusammenhang äußert sich Weizsäcker zur Frage der wissenschaftlichen Exaktheit: „[D]ie naturwissenschaftliche Medizin ist mir nicht exakt genug, um die Wirklichkeit der Krankheit zu erfassen."[222]

Während die frühe Kritik als konstruktive Kritik sich weitgehend in den Bahnen des Denkens von M. Buber bewegt und darauf verweist, dass lebende Organismen Objekte sind, denen ein Subjekt innewohnt, und dass ein Mensch ein ‚Ich' ist, das erst an einem ‚Du' entsteht,[223] rekurriert die spätere Antwort auf die physiologisch demonstrierbare „Wirklichkeit der Begegnung": Grundlegend für diese Wirklichkeit ist die Fähigkeit des Organismus zu „improvisierende[r] Individuation", welche selbst auf die Fähigkeit eines physiologischen Funktionswandels zurückgeführt wird.[224] Im Blick auf die Forderung nach einer medizinischen Wissenschaft, die exakt genug ist, die Individualität des Lebens zu erreichen, wurde deshalb die „Gestaltkreis"-Untersuchung für Weizsäcker wegweisend: Der Funktionswandel ermöglicht Individualität und Indeterminiertheit biologischer Akte, sodass sich Leben in der Organismus-Umwelt-Begegnung als individuelles Leben konstituiert und sich als solches gegenüber seiner Umwelt behaupten kann. In einem Satz lautet das Ergebnis: „So ist der Funktionswandel die Bedingung, die Subjektivität aber der Kern der Individualität."[225]

---

[220] Am Anfang schuf Gott Himmel und Erde (1919/20, GS 2, 309, 328).

[221] Einleitung zu Kant: Der Organismus (1923, GS 1, 510).

[222] Der kranke Mensch (1950, GS 9, 247).

[223] Einleitung zu Kant: Der Organismus (1923, GS 1, 511); Der Arzt und der Kranke (1926, GS 5, 12, 26); vgl. Anonyma (1946, GS 7, 62).

[224] Der Gestaltkreis (1940, GS 4, 304, 306).

[225] Individualität und Subjektivität, GS 6, 385.

Die bisher gebotene Analyse folgte weitgehend diesem physiologischen Zugang zur Individualität des Menschen, wenngleich die ebenfalls analysierte biographische Pathogenese eine auch eigenständige Antwort auf die Fragen nach Individualität und Indeterminismus sichtbar werden ließ. Bedenkenswert ist, dass sich im physiologischen Explikationshorizont der *Begriff der (leiblichen) Subjektivität* gegenüber dem *Begriff der Personalität* nach vorne schiebt. Wie bereits ausführlich thematisiert, kennzeichnet „Subjektivität" den Gegenstand der Medizin – und das bedeutet, kurz gesagt, dass die Individualität im Verhältnis von einem leiblichen Ich zu seiner Umwelt verortet wird.[226] In Vergessenheit geraten könnte, dass der frühere Weizsäcker sich an dem für ihn bedeutungsähnlichen Begriff der Personalität orientiert und seine Forderung nach einer medizinischen Wissenschaft, die der Individualität des Lebens gerecht wird, als Forderung nach einer „Personwissenschaft" formuliert.[227] Der äußere Grund für diese Begriffsverlagerung lässt sich durch Weizsäckers Auseinandersetzung mit andersartigen Begriffsfassungen von Person bzw. Personalität recht gut greifen. Auf der Seite der Philosophie gelten sie denjenigen von M. Scheler und H. Plessner, auf der Seite der Medizin gelten sie denjenigen von F. Kraus und G. v. Bergmann („Persönlichkeitsmedizin" oder „Ganzheitsmedizin"). Dieser Grund für die Begriffsverlagerung wird von ihm explizit auch als solcher benannt.[228] Es verwundert daher nicht, dass der Personbegriff bei Weizsäcker nicht ebenso klar umrissen erscheint wie der Begriff der Subjektivität und dass sein Gebrauch abhängig vom Adressatenkreis und vom Explikationshorizont schwankt. Nicht auf (philosophische) Begrifflichkeiten und Ideale, so liest man bereits beim früheren Weizsäcker, käme es an, sondern auf die Sache, nämlich auf den praktischen Lebensbezug, an dem der Medizin gelegen ist: die Situation *dieses* individuellen Menschen und *dieser* seiner Situation oder Lebenslage.[229]

Trotz der begrifflichen Schwierigkeiten und Verlagerungen lohnt es sich, Weizsäckers Konzeption unter der Forderung einer „Personwissenschaft" wenigstens kurz in den Blick zu nehmen. In ihr artikuliert sich die Forderung nach jener exakten Wissenschaft, die der Individualität und der Indeterminiertheit des Menschen gerecht zu werden sucht. Sie bewegt sich gegenüber der (sinnes-) physiologischen Fokussierung auf *Individualität als Subjektivität*, in der man auch eine Engführung sehen könnte, im weiteren Horizont der zwischenmenschlichen Relationalität und der entwicklungspsychologischen Individuation. *Individualität als Personalität* zu fassen, bietet jedenfalls in dieser Hinsicht einen reichhaltigeren Zugang zur „Wirklichkeit der Begegnung" und damit zu der Wirklichkeit, auf

---

[226] Vgl. 9.1.1.; dazu die Einführung des Subjektivitätsbegriffs in: Der Gestaltkreis (1940, GS 4, 299 f.).

[227] Das Antilogische (1923, GS 2, 385).

[228] Klinische Vorstellungen (1938–41, GS 3, 146); vgl. Psychotherapie und Klinik (1926, GS 5, 169).

[229] Über Gesinnungsvitalismus (1923, GS 2, 364). Es handelt sich hier um eine Stellungnahme zu einem zuvor von H. Plessner veröffentlichten Aufsatz („Vitalismus und ärztliches Denken").

dies sich medizinische Wissenschaft zu beziehen hat. Die Textgrundlage ist dafür, wie angedeutet, recht klein. Sie beruht hauptsächlich auf frühen Texten und den „Helmstedter Vorlesungen" (1925/26). Weizsäcker bietet keine Theorie der Intersubjektivität, eher eine Theorie der Begegnung. Dabei darf allerdings nicht übersehen werden, dass für ihn im Begriff der Subjektivität doch auch die Relationalität einer „Bipersonalität" oder „Pluripersonalität" mitgedacht werden muss: Subjektivität ist nämlich Polarität eigen. Das heisst: Sie gründet nicht lediglich in Selbstbewegung und Selbstwahrnehmung im Gegenüber zur Umwelt, sondern in der Anerkennung, darin anderen Subjekten zu begegnen.[230]

Personalität bedeutet für Weizsäcker zunächst also Individualität. Es geht ihm hierbei um die Gegenständlichkeit, auf die sich medizinische Wissenschaft bezieht. In einer frühen Rezension zur „Pathologie der Person" von F. Kraus betont er die Notwendigkeit, Person als Gesamtgebilde und Person als Einzelperson im Sinne „dieser Mensch" deutlich zu unterscheiden.[231] Anstatt das Individuell-Einmalige bzw. das Individuell-Geschichtliche eines Menschen wirklich zum Gegenstand der Medizin zu machen, droht ansonsten eine sog. personalisierte oder individualisierte Medizin unter Okkupation des Terminus „Personalität" einen Menschen doch wieder als „Objekt unter Objekten" zu betrachten.[232] Das Streben nach einer Individualpathologie wird von Weizsäcker zwar begrüßt, in den Bahnen eines an Naturgesetzlichkeit orientierten wissenschaftlichen Denkens sei die der Regelmäßigkeit sich entziehende Person allerdings nicht zu erfassen.

In „Das Antilogische" (1923) schafft er sich zur Bearbeitung dieses Problems dann selbst eine wissenschaftsphilosophische Grundlage. Wir hatten die zentrale Aufgabe dieser Grundlegung bereits angesprochen (9.1.1.): Wie lässt sich die Individualität und Geschichtlichkeit dieses Menschen als Person N mit allgemeingültigen Urteilen wie „hat blaue Augen" verbinden? Aufgrund der Geschichtlichkeit (später: der Selbstwerdung) eines Menschen lässt sich die Allgemeingültigkeit dieses Urteils nur unter Inkaufnahme seiner Irrealität aufrechterhalten: In der allgemeingültigen mathematisch-physikalischen Zeit lassen sich „sind blau" und „waren blau" als Realitätsaussagen nicht vereinbaren. Die Augen des „sind" können nicht identisch sein mit den Augen des „waren".[233] Der Personbegriff, welcher der intendierten „Philosophie der Person" bzw. der „Personwissenschaft" zugrunde gelegt wird, verweist auf eine Gegenständlichkeit bzw. eine Identität, die Weizsäcker als „antilogisch" kennzeichnet: Die Person N bleibt sich durch objektive Veränderungen, also durch Nichtidentität hindurch, gleich. Die ebenfalls bereits erwähnte unvermeidliche Polarität einer Personwissenschaft besteht darin, jene individuelle Person N doch mit allgemeingültigen und quantifizierenden

---

[230] Pathosophie (1956, GS 10, 400 f.).

[231] Zum Begriff der Krankheit (1919, GS 1, 486 f.).

[232] Ebd., 485; vgl. Der Arzt und der Kranke (1926, GS 5, 13).

[233] Das Antilogische (1923, GS 2, 386).

Begriffen zu prädizieren. Was „der Mensch" genannt wird, stellt letztlich eine Hybridisierung einer Person N mit dem verallgemeinernden Gegenpol der Natur dar. In der Realität gibt es diesen Hybrid aber gar nicht.[234] Um die *reale* antilogische Gegenständlichkeit der Person zu erfassen, ist eine Revision der naturwissenschaftlichen Kategorien und Begrifflichkeiten unumgänglich. Unter anderem stellt sich dann heraus, dass es bereits von einem naturwissenschaftlich objektivierenden Zugang abhängig ist, wenn der Begriff des Individuums individualistisch oder atomistisch verkürzt aufgefasst wird.[235]

Vor diesem Hintergrund bieten die „Helmstedter Vorlesungen" (1926) eine recht klar profilierte Position im Blick auf jene gesuchte „Personwissenschaft": Gegenüber einer Wissenschaft, welche um des Anspruchs der Allgemeingültigkeit willen eine Entpersönlichung ihres Gegenstands voraussetzt, sieht sich eine Wissenschaft, welche die „Person zum Rahmenbegriff der Wissenschaft" erhebt, zwar mit dem Problem der Allgemeingültigkeit konfrontiert. Gleichwohl müsste eine solche Wissenschaft nun mit dem Anspruch auftreten können, „das wirkliche Leben der Menschen" zu beschreiben.[236] Ziel ist also eine Wissenschaft, welche die Individualität der Person N zum Gegenstand hat und dabei „einer falschen Metaphysik der menschlichen Person" den Abschied gibt.[237] Im Unterschied zu anderen Veröffentlichungen bezieht sich diese Abgrenzung nicht nur auf die verallgemeinernde und objektivierende Weltsicht der Naturwissenschaften, sondern auch auf individualistische Engführungen und auf eine philosophische Vergeistigung der Personalität.

In den „Helmstedter Vorlesungen" wird die Individuation der Person nämlich auf einer vitalbiologischen und zugleich auf einer intersubjektiv-entwicklungspsychologischen Grundlage demonstriert, was, wie gesagt, noch einmal einen anderen Zugang zur „Wirklichkeit der Begegnung" eröffnet: Personbildung bzw. Individuation zur Person hat nicht von für sich existierenden Einzelwesen, sondern von einer „ursprünglichen Verbundenheit" auszugehen. In den Primärbeziehungen des Menschen, in der frühkindlichen Bindung an die Mutter, handelt es sich zunächst um eine vitale und triebhafte Beziehung. Durch Übertragung etwa auf eine Betreuerin differenziert sich ein geistiger Bindungsfaktor heraus, der auf diese übergehen kann. Erst indem eine andere Person die Rolle (Weizsäcker: das „Amt") der Mutter übernehmen kann, wird die Mutter im geistig-relationalen Sinn als Person erkannt – in ihrer Einmaligkeit und in ihrer Unvertretbarkeit. „Erst indem die einfache Bindung zwischen Mutter und Kind gelöst und durch Übertragung distanziert, transformiert wird, erst in dem wird überhaupt die Mutter für das Kind Person, eben neben der anderen Person."[238] Zur Bildung einer

---

[234] Ebd., 389.

[235] Ebd., 392.

[236] Seelenbehandlung und Seelenführung (1926, GS 5, 135).

[237] Ebd., 121.

[238] Seelenbehandlung und Seelenführung (1926, GS 5, 116). Vertretbar ist die Rolle (das „Amt"), ein loslösbarer geistig-idealler Faktor, während die Person selbst unvertretbar bleibt.

individuellen Persönlichkeit braucht es darum mindestens drei Personen.[239] Eine Ontologie der Person, welche – unter Anwendung einer mathematischen Kategorie der Zahl – von für sich existierenden Einzelmenschen ausgeht, so betont Weizsäcker auch hier, verfehle die Realität. „Wir sind ursprünglich eben gerade nicht ein Individuum und noch ein Individuum und ein drittes usw., sondern wir sind ursprünglich verbundene Personen, nicht Ich ist die metaphysische Absolutheit, sondern Wir."[240] Die Annahme der Autonomie eines isolierten Menschen, den man in Analogie eines isolierten Atoms denken könnte, erweist sich als verfehlt.[241] *Personsein ist wesensmäßig und ursprünglich Relationalität und Verbundenheit eigen, sie ist Für-Sein und Mit-Sein.* Personbildung und Individuation vollziehen sich in der Transformation einer ursprünglichen Relationalität und Verbundenheit lebender Personen, die Weizsäcker „Bipersonalität" oder „Pluripersonalität" nennt.[242]

Das „quasi a priori der Personwissenschaft", welches Weizsäcker zunächst in die Individualität einer einzelnen Person N sucht,[243] ist hier in einem entwicklungspsychologischen Horizont intersubjektiv und relational gefasst. Gegenüber Schelers Personverständnis, das er als idealistische „Vergeistigung" kritisiert,[244] meint Weizsäcker eine Personbildung und eine Psychagogik profilieren zu müssen, die auf eine Kultivierung geistiger *und* vitaler Bindungen, auf eine Bildung des Geistes oder Bewusstseins *und* des Leiblichen oder des Triebhaften abhebt.[245]

In Weizsäckers weiteren Veröffentlichungen tritt das durch Relationalität und Intersubjektivität gekennzeichnete Verständnis der Person – wie der Personbegriff überhaupt – zugunsten des Subjektivitätsbegriffs zurück. Wir hatten dafür den sinnesphysiologischen Zugang der „Gestaltkreis"-Untersuchung verantwortlich gemacht. Weizsäckers Äußerungen in der Pathosophie in Bezug auf „Subjektivität" lassen sich so deuten.[246] Bezeichnenderweise kommt so auch sein Vortrag „Individualität und Subjektivität" (1939) ganz ohne den Personbegriff aus. An der Fragestellung der individuellen Pathogenese orientiert, wird der Begriff der Subjektivität dann an der Stelle eingeführt, an welcher ein Indeterminismus in der Krankheitsentstehung als konstitutiv anerkannt werden musste.[247]

---

[239] Ebd., 117, in Analogie zur theologischen Trinitätslehre.

[240] Ebd., 115.

[241] Ebd., 121.

[242] Ebd., 114, 122. Genau genommen ist die Realität *zwischen* Personen zu verorten, es handelt sich nicht um eine distributive, sondern eine „konjunktive" Realität für beide bzw. für mehrere.

[243] Das Antilogische (1923, GS 2, 385).

[244] Kranker und Arzt (1928, GS 5, 229).

[245] Seelenbehandlung und Seelenführung (1926, GS 5, 124, 136).

[246] Pathosophie (1956, GS 10, 387–401).

[247] Individualität und Subjektivität (1939, GS 6, 382). Hier taucht das bereits mehrfach erwähnte Bild des Schachspiels auf, das im Gestaltkreis (GS 4, 274) für den Zusammenhang von Bewegung und Wahrnehmung, sodann für Begegnung von Ich und Umwelt überhaupt verwendet wird.

Die beiden Begriffsfelder „Subjektivität" und „Personalität", die letztlich beide die Grundausrichtung von Weizsäckers Konzeption markieren und darum beide mit Nachdruck von ihm bearbeitet werden, scheinen so doch unausgeglichen nebeneinander und auch nacheinander zu stehen. „Subjektivität" beinhaltet im Sinn des „Gestaltkreises" Selbstbewegung und Selbstwahrnehmung, erstpersonale Zugänglichkeit („Erlebnisprinzip") und Indeterminismus in der Ich-Umwelt-Begegnung. „Personalität" hebt auf Individualität in dieser Begegnung ab und kann solches mit Relationalität und Intersubjektivität verbinden. Beide Begriffsfelder dienen ihm dazu, den besonderen Gegenstandsbezug der Medizin gegenüber anderen Wissenschaften herauszustellen. Und beide konvergieren daher im Erfordernis einer Revision mathematisch-physikalischer Kategorien und Vorstellungen.

### 9.3.4 Biomorphe Kategorien und Logizität der Medizin

Die eigenständige Wirklichkeit des Lebens, auf die sich Biologie und Medizin beziehen, ist die Wirklichkeitskonstitution eines individuellen Subjekts in seiner Begegnung bzw. seinem Umgang mit seiner Umwelt. Die Logik dieser Begegnung bzw. dieses Umgangs ist eine andere als die Logik naturwissenschaftlicher Objektivierung. Um die eigentümliche kategoriale Verfasstheit dieser Wirklichkeit zu erschließen, konnte Weizsäcker beide Hauptwege seines medizinischen Forschungsprogramms beschreiten: den Weg einer (sinnes-) physiologischen Experimentalforschung und den Weg einer klinischen Phänomenologie der Begegnung.

Wie zu sehen war, zeigt der erste Weg, dass die biologische Leistung des Subjekts konstitutiv ist für dessen Einordnung in seine Umwelt, für dessen Objektbildung, auch für dessen Erfahrung der Zeit. Weil „die biologische Leistung sich selbst als Maß [setzt]", bewegt sich ein lebendes Subjekt eben nicht in einem vorgegebenen raumzeitlichen „Weltgebäude", sondern schafft sich seine eigene Welt, seinen Raum und seine Zeit.[248] Anders gesagt: Nicht das Leben ist in Raum und Zeit, sondern Raum und Zeit sind – genauer: werden – im Leben.[249] Der zweite Weg erhebt Logik und Kategorien aus Lebensphänomenen des (leidenschaftlichen) Umgangs eines Menschen beispielsweise mit seiner Krankheit. Es ist der beschriebene Weg der „Logophanie" bzw. einer logophanen Medizin.[250]

---

[248] Gestalt und Zeit (1942, GS 4, 351).

[249] Vgl. ebd., 352.

[250] Der erste Weg verdichtet sich im „Gestaltkreis", der zweite Weg wird etwa in der „Pathosophie" (GS 10, 201 ff.) gewählt, auch in: Medizin und Logik (1951).

Beide Wege folgen der Grundeinsicht, dass die für Unbelebtes entworfenen Kategorien untauglich sind, um Lebendes zu erfassen. Was die Rede von „Kategorien" betrifft, hatte Weizsäcker „die Grundbegriffe, mit denen Medizin und Wissenschaft arbeiten", vor Augen und bezieht diese auf Raum, Zeit, Kraft, Kausalität und Logik.[251] Erkenntnistheoretisch genauer betrachtet zielt die Auseinandersetzung auf eine Revision der Kategorientafel I. Kants in der transzendentalen Logik dessen „Kritik der reinen Vernunft".[252] Man kann sagen: Durch alle Phasen seines Werks sieht Weizsäcker „das Zurückgehen von einer mechanomorph zu seiner *biomorph aufgestellten Kategorientafel der Wissenschaft* als ein dringendes Erfordernis, ja als ein Programm."[253] Der erwähnte „Neubau von unten her" ließe sich als Umbau ebenfalls von hier aus begreifen. Wir sprachen auch bereits Weizsäckers Überzeugung an, dass ohne Revision der Grundkategorien alle Bemühungen um eine psychosomatische Medizin oder um eine personalisierte bzw. individualisierte Medizin doch nur zum Scheitern verurteilte Versuche sind, neuen Wein in alte Schläuche zu füllen.

Dass sich Weizsäckers Auseinandersetzung auf Kants Kategorientafel bezieht, hat nicht nur mit seiner intensiven Kantbeschäftigung während seines Philosophiestudiums in Freiburg zu tun,[254] sondern vor allem mit Kants Einfluss auf die naturwissenschaftliche Erkenntnistheorie. Wir hatten den Vorwurf des jungen Weizsäcker an die Adresse eines neukantianisch aufgeladenen Wissenschaftsideals kennengelernt, dieses legitimiere unkritisch eine naturwissenschaftliche Wissenschaftspraxis mit der Objektivitätstheorie Kants, welche selbst naturwissenschaftliche Kategorien zu einer philosophischen Gegenstandstheorie überhöht habe. Medizin und Biologie, auch die zeitgenössischen Entwicklungen der Sinnesphysiologie und der Psychologie standen für Weizsäcker im Bann dieser Wissenschaftspraxis. In diesem Kontext sah er es als Aufgabe der Wissenschaftsphilosophie und als Aufgabe der empirischen Grundlagenforschung gleichermaßen, die in jener Wissenschaftspraxis vorausgesetzten Kategorien auf den Prüfstand zu stellen und nach einer solchen Kategorientafel und einer solchen Logik Ausschau zu halten, die dem biologischen Verhalten und der Wirklichkeit der Begegnung bzw. des Umgangs gerecht werden.[255] Die Natur der objektiven Naturwissenschaften folgt einer anderen Logik als die Natur kranker und gesunder Menschen.[256]

Es wäre ein größeres Unterfangen, Weizsäckers Revision der Kategorientafel Kants im Einzelnen durchzubuchstabieren. Sie bezieht sich tatsächlich auf alle vier Gruppen der Kategorien (Quantität, Qualität, Relation – hier vor allem:

---

[251] Der kranke Mensch (1950, GS 9, 490).

[252] Kant (1781, KrV A 80 f. B 106 f.).

[253] Einleitung zur Physiologie der Sinne (1926, GS 3, 396) (Hervorheb. von H.-M. R.).

[254] Vgl. Natur und Geist (1954, GS 1, 20 f.).

[255] Vgl. Medizin und Logik (1951, GS 7, 344, 361).

[256] Der Arzt und der Kranke (1926, GS 5, 16).

Kausalität – und Modalität). Sein pathisches Wirklichkeitsverständnis, sein Verständnis des Indeterminismus und seine These der Verwirklichung des Unmöglichen stellen sich beispielsweise als Revisionen der Modalität dar. Erwähnenswert ist, dass Weizsäcker auch die Anschauungsformen von Raum und Zeit, die Kant selbst von den Verstandeskategorien unterschieden hatte, zu den Kategorien zählt.[257] Weizsäcker verweist zur Relativierung der Einteilung Kants auf Aristoteles.[258]

Im Folgenden gehe ich exemplarisch der Revision einer einzigen Kategorie nach. Ich folge dabei dem (sinnes-) physiologischen Zugang und beschränke mich auf die recht ergiebige *Kategorie des Raums*. Dieser konzentrierte Blick ermöglicht es, beispielhaft Denkstrukturen und systematischen Zusammenhang hervortreten zu lassen. Auf die Kategorie der Zeit waren wir schon ausführlicher zu sprechen gekommen (8.3.1.), die Kategorie der Kausalität wird uns noch einmal beschäftigen.

Zunächst grundsätzlich: Die sinnlich erlebte Realität der Wahrnehmung ist von einer physikalischen Wirklichkeitserfassung zu unterscheiden. Das Sehen ist trotz analoger Elemente wie den Rezeptoren der Retina mehr und anderes als der Strahlengang in einem optischen Instrument. Im Exkurs zur Sinnesphysiologie (8.3.) wurde die Bearbeitung dieses Problems durch Helmholtz und die Kritik Weizsäckers daran bereits angesprochen. Ausgangspunkt war die Frage, wie sich die physikalisch beschreibbare Außenwelt zur subjektiven Innenwelt der Sinneswahrnehmung verhält. Helmholtz unterschied deutlich zwischen der objektivierbaren Reizseite, welche der physikalischen Sphäre angehört, und einer subjektiv-erlebten Empfindungsseite, welche einer psychischen Sphäre angehört. Damit versucht er, für Weizsäcker allerdings unzulänglich, der Unterscheidung zwischen dem Sehen *eines Dings* und dem *Sehen* eines Dings Rechnung zu tragen. Auf einen völligen Irrweg begibt er sich für Weizsäcker, wenn er einer „Zweiwelten- oder Zweisphärentheorie" folgend eine Korrespondenz zwischen beiden mittels einer Zeichentheorie meint herstellen zu können.[259] Denn die Parallelisierung der beiden Sphären führe dazu, dass Kategorien, die – von Kant – als Konstruktionsmittel zur Erfassung der äußeren Natur der Dinge entworfen wurden, eine analoge Repräsentanz in der inneren subjektiv-psychischen Wahrnehmungssphäre angesonnen wird.

Diese mehrmals wiederholte Kritik an Helmholtz wird nun verständlich, wenn man sich klarmacht, dass bei diesem ein paradigmatischer Fall einer Parallelisierung von physikalischer und psychischer Sphäre und einer darauf bezogenen (zeichentheoretischen) Korrespondenztheorie vorliegt. Ein solcher Ansatz führt dazu, dass die erforderliche Revision der für die objektive Erfassung der Natur entworfenen Kategorien umgangen wird bzw. überhaupt nicht in den

---

[257] Pathosophie (1956, GS 10, 208).

[258] Medizin und Logik (1951, GS 7, 340).

[259] Einführung in die Physiologie der Sinne (1926, GS 3, 340).

Blick kommt. Helmholtz steht, ohne es zu wissen, für die Revisionsverweigerer, die sich zwar im Sinne des Neukantianismus meinen auf Kant berufen zu können, dessen Kategorien aber psychologisch bzw. sinnesphysiologisch umdeuten und auf unzulässige Weise empirisch totalisieren. Mit einer derartigen Psychisierung und auch Biologisierung der Kategorien Kants ist zugleich noch einmal jene „falsche Metaphysik" im Raum der Wissenschaften angesprochen, gegen die Weizsäcker meinte ankämpfen zu müssen.

In seiner „Einführung zur Physiologie der Sinne" (1926) bietet die Kategorie des Raums nun ein erhellendes Beispiel für Weizsäckers eigene Bearbeitung des hiermit allgemein skizzierten Problems. Es legt überdies auch eine zweite Front der Auseinandersetzung mit seinem Lehrer J. von Kries offen. Wie im erwähnten Exkurs bereits skizziert, ist Weizsäckers eigene Voraussetzung klar: Um wirklich zu einer Physiologie des Raumsinns zu gelangen und zum „amathematischen Wesen des Wahrnehmungsraumes" vorzudringen, habe man sich von der physikalischen Raumvorstellung und darauf bezogenen Korrelationshypothesen zu lösen und von der „phänomenologischen Mannigfaltigkeit der Raumeindrücke" auszugehen.[260] Der personal-phänomenologische Raum ist vom mathematisch-euklidischen Raum geschieden und nicht nach der Konstruktionsnorm objektiver Erkenntnis gebaut. Das zeigt sich darin, dass Raumerlebnisse beispielsweise dem Gesetz eines isotropen Raums zuwiderlaufen. Für das Raumerlebnis sind rechts/links, oben/unten, vorne/hinten nicht zu relativierende subjektive Eindrücke, sondern die entscheidenden Bestimmungen eines Richtungssystems, das seinen Nullpunkt im jemeinigen Leib hat („egozentrische Lokalisation"), zugleich aber in einem festen Umweltraum eingebettet erscheint[261]. Die Indifferenz des quantitativ-isotropen Raumdenkens trifft auf eine sinnliche Raumwahrnehmung, für welche meine rechte Hand niemals meine linke werden kann. Mindestens ebenso gewichtig ist ein weiterer Sachverhalt: Die ortsinnliche Leistung ist wie die raumsinnliche Leistung überhaupt nicht nur eine biologische Leistung des optischen Systems, sondern eine synästhetische Leistung auch des vestibulären oder des taktilen Systems. Auch ein blinder Mensch verfügt über einen Raumsinn.[262] Bei einer solchen Wahrnehmung handelt es sich, um dies noch einmal zu wiederholen, um eine biologische Leistung, *durch* die wir zu den Dingen dieser Welt kommen. Es war ja als Grundfehler gekennzeichnet worden, Empfindungen bzw. Wahrnehmungen selbst als ‚etwas' meinen betrachten zu können.

Das Programm, sich eine „biomorph aufgestellte Kategorientafel der Wissenschaft" zu erarbeiten, lässt sich am Beispiel der Kategorie des Raums also recht gut nachvollziehen. Die Notwendigkeit eines formalen mathematischen Raumbegriffs zur objektivierenden Reflexion über Raumprobleme wird nicht bestritten,

---

[260] Ebd., 383, 390.

[261] Ebd., 377, 389. Wir hatten auf Husserls „Nullpunkt" der Wahrnehmung schon hingewiesen, Weizsäcker nimmt den Gedanken einer „egozentrischen Lokalisation" von J. von Kries auf (GS 3, 723).

[262] Ebd., 374, 385.

es wird aber die kategoriale Differenz zum phänomenalen Wahrnehmungs-raum herausgestellt. Weizsäckers eigenem Benennungsvorschlag folgend könnte man von „Lebensraum" und – analog dazu – von „Lebenszeit" reden, um die Differenz zu mathematisch-physikalischen Vorstellungen von Raum und Zeit auch terminologisch festzuhalten.[263] Er wird nicht müde zu betonen: Die Subjektivi-tät dieses Lebensraums und die Subjektivität dieser Lebenszeit dürfen nicht der Relativierung preisgegeben werden, als handle es sich lediglich um subjektive Eindrücke. Ihnen eignet vielmehr ein nichtrelativer und geradezu grundlegender Bestimmungscharakter, der den Bestimmungen der objektiven Verstandeswelt in nichts nachsteht. Die Wirklichkeit jenes Lebensraums und jener Lebenszeit ist darum nicht unwirklicher als die objektive Wirklichkeit der Verstandeswelt.[264]

Spätestens hier drängt sich ein Seitenblick auf Heideggers Bestimmung von Raum und Zeit in „Sein und Zeit" (1927) auf. Auch er warf dem objektivierenden Zugang der Natur-wissenschaften vor, die kategoriale Verfasstheit menschlicher Lebenswirklichkeit, die er als „In-der-Welt-Sein" expliziert, zu missachten. Das „Dasein" des Menschen ist nicht von der Welt des Seienden und Vorhandenen aus zu bestimmen, sondern von der Faktizi-tät der Begegnung aus, der Faktizität der Zuhandenen, des Für-Seins und des Mit-Seins aus. Ähnlich wie Weizsäcker kritisiert er die „naive[..] Meinung, der Mensch sei zunächst ein geistiges Ding, das dann nachträglich ‚in' einen Raum versetzt wird."[265] Positiv gewendet: „Das Dasein hat selbst ein eigenes ‚Im-Raum-sein'", das sich erst von der Faktizität der Begegnung her erschließt.[266] Dieser phänomenale Raum des Daseins wird als existenzialer Raum der Vertrautheit und der Bedeutsamkeit, als Umgangs-Raum, näher bestimmt.[267] Die sinnesphysiologische Einsicht, dass wir durch die Wahrnehmung bei den Dingen dieser Welt sind, führt Heidegger nun allerdings geradezu zu einer Umkehrung der Rede Husserls vom „Nullpunkt" der Leiblichkeit bzw. der Rede von Kries von der „egozentrischen Lokalisation". Heidegger spitzt zu: „Sein Hier versteht das Dasein aus dem umweltlichen Dort."[268] Eine solche Ansicht liegt einem existenzialen Ansatz nahe, welcher davon ausgeht, dass Existenzmöglichkeiten des Daseins vom Anderen her zuwachsen bzw. entzogen werden.[269] Das Ergebnis ist dann eine solche Verräumlichung der Leiblichkeit, welche dem Leib eine Raumstelle zuzuschreiben nicht mehr erlaubt. Seine Phänomenalität ist durch Abwesenheit und Entzogenheit gekennzeichnet.[270] – Eine solche existenziale Überdeckung der „egozentrischen Lokalisation" ist Weizsäcker durch seine physiologische Rückbindung der Wahrnehmungstranszendenz (etwa an die Koordinationsleistungen des vestibulären Systems) verwehrt.

---

[263] Ebd., 397. Für die Lebenszeit sind Bestimmungen wie kurz/lang, vergangen/gegenwärtig/zukünftig grundlegend.

[264] Ebd., 409.

[265] Heidegger (2001, 56).

[266] Ebd.

[267] Ebd., 107: „Die Räumlichkeit des Daseins wird daher auch nicht bestimmt durch Angabe der Stelle, an der ein Körperding vorhanden ist."

[268] Ebd.

[269] Vgl. ebd., 383 f.

[270] Dazu weiter Espinet (2012).

Weizsäcker geht von einer mehrfach bestimmbaren Wirklichkeit aus, die er einem uniformierenden Wissenschaftsverständnis entgegensetzt.[271] Der „Bestimmungscharakter" der personalen Sinneswirklichkeit ist ein anderer als derjenige der objektivierenden Verstandeswirklichkeit. Dies verkennen Korrelationsmodelle, die physiologischen Reiz und sinnliche Wahrnehmung meinen parallelisieren zu können. Hierzu muss schlichtweg gesagt werden: Dem Reiz einer „grünen" Wellenlänge entspricht nicht eine „grüne" Empfindung oder Wahrnehmung, sondern durch sie ist uns etwas Grünes gegeben.[272] Gleichwohl kann und soll nun unter der Wahrung der Differenz gleichsam „rückwärts" gefragt werden, in welcher Weise und in welchem Umfang z. B. ein sinnlicher Raumeindruck auf physiologische Reize und darauf bezogene physiologische Vorgänge zurückgeht. Erinnert sei an den Grundsatz, dass jede biologische Leistung, also auch die Leistung des Raumsinns, von einer intakten Funktionsfähigkeit der Organe abhängig ist. An hirnverletzten Patienten ließ sich dieser Zusammenhang studieren.[273] Eine existenziale Raumbestimmung hingegen, wie sie Heidegger vorlegte, brauchte sich um solche physiologischen Zusammenhänge oder Rückbezüge nicht zu kümmern.

Die Differenz von personaler Sinneswirklichkeit und objektivierender Verstandeswirklichkeit besteht also in einer Differenz des Bestimmungscharakters von Wirklichkeit; es enthüllt sich eine „Fremdheit zwischen der psychischen Dingwelt und der physischen Dingwelt".[274] Um diesen Gegensatz zu bearbeiten und eine Zuordnung sichtbar zu machen, die nicht ins Fahrwasser der Korrelationstheorie gerät, greift Weizsäcker insofern noch einmal auf Kant zurück, als er eine Analogie zu dessen Antinomien der reinen Vernunft herstellt, diesen aber eine phänomenologisch-sinnesphysiologische Deutung gibt: Drückte sich für Kant in den Antinomien das Unvermögen aus, die Natur als Ganzes in Verstandeskategorien zu denken, so zeigt für Weizsäcker nun die sinnesphysiologische Forschung das Unvermögen, sinnliche Phänomene in Verstandeskategorien zu denken (zu messen, zu konstruieren etc.).[275]

Auf dem Hintergrund dieser Überlegungen lassen sich noch einmal schön Zusammenhänge und Denkstrukturen des Wirklichkeitsverständnisses Weiz-

---

[271] Einführung in die Physiologie der Sinne (1926, GS 3, 410): „Freilich, wer glaubt, daß alle Welt und Wissenschaft *eine* Uniform anhaben, kann nicht zugeben, daß nicht immer dasselbe gilt, daß im Wahrnehmen mit den Sinnen nicht das wahr sein kann, was im abstrahierenden Verstand wahr ist und umgekehrt." (Hervorheb. im Orig.).

[272] Ebd., 413. Dieser Gedanke einer Transzendenz des intentionalen Bewusstseins war seit Brentano geläufig und wird von Husserl auch auf Farbempfindungen zugespitzt: „Ich sehe nicht Farbempfindungen, sondern gefärbte Dinge, höre nicht Tonempfindungen, sondern das Lied der Sängerin." (Husserl 1984, 387). Weizsäcker selbst beruft sich auf eine Arbeit der deutsch-jüdischen Philosophin E. Landmann, die Husserls Phänomenologie in dieser Hinsicht erkenntnistheoretisch aufgearbeitet hatte (Landmann 1923).

[273] Über die Hirnverletzten (1948, 597 f.).

[274] Einführung in die Physiologie der Sinne (1926, GS 3, 421).

[275] Ebd., 423.

säckers herausstellen: Die Rede von der „Antilogik" der phänomenalen Sinneswirklichkeit ist für ihn nicht lediglich wissenschaftsphilosophisches oder phänomenologisches Denkkonstrukt. Sie legt sich ihm aus der experimentellen Forschung im Bereich des Sinnesphysiologie nahe, um die Andersartigkeit der sinnlichen Wirklichkeitswahrnehmung positiv explizieren zu können. Sie ist ein Beispiel dafür, was er „empirische Philosophie" bzw. „empirisch-philosophische Bestimmung der Grundbegriffe" nennt.[276]

Der Bestimmungscharakter der sinnlichen Wahrnehmung setzt eigene Begriffsbestimmungen voraus, die nicht objektive Allgemeingültigkeit, sondern personale Gültigkeit *für jemand* haben, die Weizsäcker in „Das Antilogische" (1923) auch eine „konjunktive" Gültigkeit nennt.[277] Darin ist die Sinneswirklichkeit also von der Verstandeswirklichkeit als einer Bestimmung durch Ordnung unter allgemeingültigen Begriffen unterschieden. Gerade im kontrastierenden Vergleich enthüllt sich, dass und wie sich phänomenal gegebene Gegenstände sinnlichen Wahrnehmens der Erfassung mittels Verstandeskategorien widersetzen. Sie enthüllen die Eigentümlichkeit, „daß wir im Sinnlichen logisch Widersprechendes im Erlebnis einer Anschauung zu vollziehen vermögen."[278] Der weitere Blick zeigt dann, dass solche antilogischen Sachverhalte in der ganzen Biologie auftreten, bei jeder Zellteilung, bei jedem Werden, bei jeder Identität eines Lebewesens in der Zeit.

Das Charakteristikum des Antilogischen erhält so seinen systematischen Ort im Wirklichkeitsverständnis Weizsäckers. Die Bedeutung der Fokussierung auf das sog. „Erlebnisprinzip" fügt sich in diesen systematischen Zusammenhang mühelos ein: Die besondere kategoriale Verfasstheit der Sinneswirklichkeit, ihre „antilogische" Verfasstheit, erschließt sich erst, wenn der phänomenale Zugang zur Wahrnehmung auf den *erstpersonalen Vollzug des Wahrnehmens,* auf das *sinnliche Erlebnis im Wahrnehmen* umgestellt wird. So versteht Weizsäcker selbst die erforderliche Umstellung vom Wahrnehmen oder Sehen der *Dinge* zum *Wahrnehmen oder Sehen* der Dinge. Das sinnliche Erlebnis ist das neue Phänomen, der neue „Gegenstand", welcher der Phänomenologie und Physiologie der Sinne zugrunde gelegt wird. Dabei ist lediglich klarzustellen, dass im Erlebnisvollzug der Empfindung bzw. der Wahrnehmung nicht Empfindungen oder Wahrnehmungen selbst (als ‚etwas') empfunden oder wahrgenommen werden. Im sinnlichen Erlebnis sind wir eben *durch* die Empfindung bzw. durch die Wahrnehmung bei den Dingen unserer Welt.

---

[276] Weizsäcker erweist sich in diesem Anliegen als Schüler J. von Kries: „Sinnesphysiologie treiben heißt, eine Zentralfrage der wissenschaftlichen Philosophie aufwerfen." (Rez. J. v. Kries (1923, 664). Vgl. Anonyma (1946, GS 7, 60, 256).

[277] Das Antilogische (1923, GS 2, 376). In der Erkenntnisgemeinschaft könne aus dieser Erkenntnisform dann eine „Allgemeinschaftlichkeit" entstehen, die von objektiver Allgemeingültigkeit zutiefst geschieden sei. Denn Relationalität im Sinne von Interessiertheit und Involviertheit lassen sich aus dieser Erkenntnisform nicht tilgen, sie bleiben konstitutiv.

[278] Einführung in die Physiologie der Sinne (1926, GS 3, 424).

Eine systematische Zusammenschau der komplexen Theoriebildung Weizsäckers zeigt also, in welcher Weise er nicht nur die kategoriale *Differenz* zwischen physiologischen Vorgängen der objektiven Wirklichkeit und der sinnlichen Erlebniswelt expliziert, sondern auch die *Beziehung* zwischen beiden zu verdeutlichen sucht. Diese Beziehung folgt nicht einem Korrelationsprinzip, ihr eignet vielmehr selbst eine antilogische Struktur. Darauf kommen wir noch einmal zurück.

## 9.4    Umrisse einer komplementären Psychosomatik

Weizsäcker gehört zu den Impulsgebern der Psychosomatik, zugleich hat er sich mit der gleichnamigen Bewegung zunehmend kritisch auseinandergesetzt. Der mehrmals angeführte Vorbehalt, ohne eine Revision des Gesundheitsbegriffs und ohne Revision des Wirklichkeitsverständnisses werde allenfalls neuer Wein in alte Schläuche gegossen, gehört in diesen Zusammenhang.[279] Nachdem wir im letzten Kapitel das Wirklichkeitsverständnis systematisch erkundet und vertieft hatten, gilt es nun auch positiv zu umreißen, welchem Verständnis von Psychosomatik Weizsäcker den Weg zu bereiten gedachte. Um bereits die entscheidende Weichenstellung herauszustellen, ließe sich sagen: Gegenüber einer von ihm als Simplifizierung empfundenen *additiven* Psychosomatik tritt er für eine noch näher zu bestimmende *komplementäre* Psychosomatik ein.

Ein additives Verständnis zielt auf die Einführung der Psychologie in die somatische Medizin und hat dabei insbesondere Fragen der Pathogenese vor Augen, es lässt aber die Auffassung vom Menschen und seiner Krankheit unberührt. Eine solche Psychosomatik erschöpft sich vielfach in einer Psychophysiologie, welche sich der Meinung hingibt, mit dem wissenschaftlichen Nachweis von psychophysischen Wirkmechanismen – etwa hinsichtlich der Wirkung von Stress auf das Herz-Kreislauf-System oder auf das Immunsystem – den entscheidenden Schritt bereits getan zu haben.[280] Noch problematischer erweist sich ein Rekurs auf die Psychologie, wenn bei fehlender Erkenntnis somatischer Ursachen eine psychische Ursache oder eine dubiose „psychosomatische" Bedingtheit unterstellt wird. Ein solcher Rekurs auf die Psychologie funktionalisiert diese zum pathogenetischen Lückenbüßer. Weizsäcker macht daher nicht nur eine „fortgesetzte Ignorierung der Psychosomatik" Sorgen, sondern mindestens ebenso eine angeblich „psychosomatische' Denkweise mit einer geradezu barbarischen Psychologie".[281] Eine rechtverstandene Psychosomatik aber verlangt, das Seelische, vor allem das Seelisch-Unbewußte, mit wissenschaftlichen Mitteln ebenso akkurat und kritisch zu erforschen wie das

---

[279] Vgl. noch einmal: Über psychosomatische Medizin (1952, GS 6, 517).

[280] Psychosomatische Medizin (1948, GS 6, 451, 453).

[281] Ebd., 460.

Körperliche.[282] Letztlich verlangt sie, die Vorstellung einer kausalen Pathogenese organischer Erkrankungen grundsätzlich zu überdenken. – Wir werden in diesem Zusammenhang daher noch einmal auf das Problem psychophysischer Kausalität und auf das Problem der Psychogenese zurückkommen.

Ein additives Verständnis verkennt letztlich, dass zwischen einer *Einführung der Psychologie* in die Medizin und einer *Einführung des Subjekts* in die Medizin ein systemsprengender Unterschied besteht: Letztere erfordert es, auch bei jeder rein physiologischen Analyse des Organismus das menschliche Subjekt für grundlegend zu erachten.[283] Wir hatten bereits gesehen: Was Weizsäcker als Leistungsfähigkeit im Unterschied zur Funktionsfähigkeit thematisiert, betrifft die Subjektfähigkeit des physiologischen Organismus in dessen Beziehung zu seiner Umwelt. Die ein additives Verständnis bewegende Frage nach dem Verhältnis von Psyche und Soma bleibt zwar wichtig, bearbeiten lässt sie sich aber erst im Rahmen der Frage eines individuellen Subjekt-Umwelt-Verhältnisses. Psyche und Soma stellen in diesem Zusammenhang zunächst zwei unterschiedliche Begegnungs- und Umgangsformen dar, welche selbst im Verhältnis gegenseitiger Vertretung und gegenseitiger Verborgenheit zueinanderstehen. Für sich genommen mögen sie zwar kausalgesetzlichen Mustern folgen, dennoch waltet zwischen ihnen keine kausalgesetzliche Wechselwirkung (vgl. 8.3.4. Abb. 8.4).

Im Blick auf das Erfordernis einer umfassenden Berücksichtigung des menschlichen Subjekts betrachtet Weizsäcker die entstandene psychosomatische Bewegung allenfalls als Zwischenstation, als „Übergang" zu dem, was von ihm als „anthropologische Medizin" bezeichnet wird.[284] Eine solche geht von der mehrfach herausgestellten Doppeleinsicht aus, dass sich die leibliche Subjektivität des Menschen in der Begegnung bzw. im Umgang mit seiner Umwelt und in der Geschichte seiner Selbstwerdung bildet. Eine recht verstandene psychosomatische Medizin – Weizsäcker nennt sie auch „anthropologische Psychosomatik"[285] – bedarf deshalb eines Gesundheits- und Krankheitsbegriffs, für den sowohl die Dimension des (pathischen) Umgangs und der damit verbundenen (pathischen) Bedeutungswelt als auch die Dimension des lebensgeschichtlichen Werdens grundlegend sind (9.1.2. / 9.2.3.). Eine solche Psychosomatik dürfe das Psychische auch nicht der Individualpsychologie überlassen, sondern habe die soziale Relationalität des Seelischen, den Umgang der Subjekte untereinander und miteinander samt der damit gegebenen Konflikthaftigkeit, zu berücksichtigen.[286]

Eine größere Herausforderung sieht Weizsäcker im „umstürzenden Charakter" der von ihm anvisierten psychosomatischen Therapie. Diese ergibt sich aus

---

[282] Ebd., 455 f.

[283] Ebd., 451. Diesen Weg hat dann insbesondere Weizsäckers Schüler F. Buytendijk konsequent beschritten, vgl. 9.2.3.

[284] Über Psychosomatische Medizin (1952, GS 6, 517 f.).

[285] Psychosomatische Medizin (1948, GS 6, 454).

[286] Ebd., 456 f.

der bereits erwähnten „cyclomorphe[n] Ordnung" von „Ich-Bildung" und „Es-Bildung" (8.2.): Psychotherapie intendiert häufig Bewusstmachung („was Es war, soll Ich werden"). Das kann, auch das wurde erwähnt, mitunter dazu führen, dass eine als Materialisierung eines Konflikts entstandene Organkrankheit zwar therapiert werden kann, es aber zur Neuauflage des Konflikts kommt. Weizsäcker fordert, sich der Ambivalenz einer solchen therapeutischen Ausrichtung bewusst zu sein und auch einer „gegenläufigen Orientierung" in der psychosomatischen Therapie Rechnung zu tragen („was Ich war, soll Es werden"): Das komplementäre Moment zur Bewusstmachung, nämlich die Materialisierung oder Verkörperung eines Konflikts in einer Organkrankheit, ist nicht um jeden Preis zu bekämpfen. Wie andere Formen der Chronifizierung, wie Abbau- und Degenerationsprozesse (Altern) lässt sich eine solche Materialisierung auch als „Es-Bildung" verstehen, die zur Gesundheit eines Menschen gehören kann.[287] Weizsäcker spricht in diesem Zusammenhang auch von einer „heilsame[n] Verdrängung" von Bewusstsein und mutmaßt, damit nicht nur den Protest mancher Psychotherapeuten, sondern auch der Jasperschen Existenzphilosophie zu provozieren.[288]

Eine anthropologische Psychosomatik im Sinne Weizsäckers ist in erkenntnistheoretischer und methodischer Hinsicht als *komplementäre* Psychosomatik anzusprechen. Für eine systematische Vertiefung des damit Gemeinten lässt sich an bereits Analysiertes anknüpfen. Die soeben angesprochene Komplementarität von „Ich-Bildung" und „Es-Bildung" bot zunächst zwar ein hilfreiches klinisches Modell. Dieses erwies sich aber aufgrund seiner psychologischen Voraussetzungen und seiner eigenständigen Begriffsbildung als erklärungsbedürftig (9.1.2. und 9.2.1.). Explizit nimmt Weizsäcker im Zusammenhang seiner physiologischen „Gestaltkreis"-Untersuchung auf einen „Komplementarismus" Bezug. Bei seiner philosophischen Schlussauswertung sieht er mehrere Möglichkeiten, „biologisches Geschehen überhaupt in Kategorien des *Komplementarismus* dazustellen. Wir lernten mehrere Arten davon kennen und verweisen nur auf den psychophysischen Komplementarismus, das Äquivalenzprinzip, die komplementäre Einheit im methodischen Indeterminismus (Drehtürprinzip, Schachspielprinzip)."[289] Mit den zuletzt genannten Stichworten sind an dieser Stelle die entscheidenden Verbindungslinien angesprochen, die zur näheren Klärung des vagen Begriffs „Komplementarität" verhelfen können. Weizsäcker hat dabei zweifellos die Begriffsverwendung von „Komplementarität" in der theoretischen Physik von N. Bohr und W. Heisenberg vor Augen, füllt diesen Begriff aber eigenständig.[290]

---

[287] Vgl. ebd., 462; auch Pathosophie (1956, GS 10, 394).

[288] Über psychosomatische Medizin (1952, GS 6, 520).

[289] Der Gestaltkreis (1940, GS 4, 319) (Hervorheb. im Orig.).

[290] Die Grundlagen der Medizin (1944, GS 7, 27). Die Entdeckung des „Drehtürprinzips" sei unabhängig und zeitlich vor der physikalischen Begriffsverwendung erfolgt (ebd., 25); Weizsäcker gesteht dem Begriff der Komplementarität allerdings zu, das Gemeinte besser und unmissverständlicher auszudrücken, als dies die Metapher der Drehtür vermag.

Tatsächlich zeigte sich uns die Komplementarität am deutlichsten bei der Rückführung der pathisch-ontischen Doppelexistenz des Menschen auf den *physiologischen Zusammenhang von Funktion und Leistung,* in dessen Rahmen Weizsäcker auf das Drehtürprinzip und das Schachspielprinzip zu sprechen kam (8.4.2., insbesondere Abb. 8.5): Auf der einen Seite lässt sich die *Funktionsfähigkeit* des Organismus partiell, in der Isolierung der einzelnen Funktionen, analysieren. Wie sich die Funktionen im Verbund bzw. im Netzwerk verhalten, welche individuelle Leistung des Subjekts sie also ermöglichen, muss von dieser Seite her offenbleiben. Auf der anderen Seite lässt sich die praktische *Leistungsfähigkeit* des Subjekts, die dieses durch den Verbund seiner Funktionen erbringt, ebenfalls analysieren. Beide Analyseperspektiven, Analyse der Funktion und Analyse der Leistung des Subjekts, schließen sich aus. Sie verhalten sich zugleich komplementär zueinander, insofern nur in der Wechselseitigkeit beider Analyseperspektiven Lebendiges begriffen werden kann. Die Chance für die Therapie, auch dies wurde bereits skizziert (8.4.3.), besteht darin, sowohl auf der Funktionsseite als auch auf der Leistungsseite ansetzen zu können. Damit ist die korrekte Anwendung der Drehtür-Metapher umrissen. Ihre Schwäche liegt darin, das Verhältnis der beiden Perspektiven zueinander nur unzureichend darstellen zu können. Außerdem leistet sie in der unbesehenen Übertragung auf das Verhältnis von Psyche und Physis dem Missverständnis Vorschub, es handle sich um zwei getrennte Bereiche.[291] Um einiges unproblematischer erweist sich die Drehtür-Metapher zur Veranschaulichung im Blick auf die Zuordnung der Behandlungsperspektiven von „jemand" und „etwas" und im Blick auf die Zuordnung der Dimensionen des Pathischen und des Ontischen.

Die Schachspiel-Metapher gestattet eine weitere inhaltliche Klärung der Komplementarität, die über die Wechselseitigkeit zweier Analyseperspektiven hinausgeht: Sie zeigt, dass mit dieser Wechselseitigkeit ein *methodischer Indeterminismus* einhergeht, der bei jeder Entstehung von Lebenswirklichkeit, bei jeder Begegnung eines Lebewesens mit seiner Umwelt, als grundlegend angesehen werden muss.

In der Zusammenschau wird man darin mühelos die (physiologisch-biologische) Begründung für Weizsäckers (klinische) Forderung einer biographischen Analyse individuellen Krankseins finden können. Sie entspricht der Analyse eines Schachspiels, bei der man sich am Vollzug des Spiels (der praktischen Leistung),

---

[291] Weizsäcker gibt diesem Missverständnis Vorschub, wenn er von einer „wechselseitigen Ersetzbarkeit von Körperlichem und Seelischem" bzw. von einer gegenseitigen Vertretbarkeit redet (Von den seelischen Ursachen der Krankheit (1947, GS 6, 405); Der kranke Mensch (1950, GS 9, 531). Gegenüber einem *exklusiven* Verständnis, welches impliziert, dass dort, wo Seelische sei, Körperliches nicht sei, vertritt Weizsäcker aber ein *inklusives* Verständnis. Das zeigt sich daran, dass er seinen Drehtür-Vergleich als Erläuterung des Prinzips einer gegenseitigen *Verborgenheit* und des Prinzips einer gegenseitigen *Verschränkung* verstanden wissen will (Der Gestaltkreis (1940, GS 4, 124). Ein analoges Verständnis müsste man, wie er selbst andeutet, im Bereich der von der Gestaltpsychologie und auch von K. Goldstein gebrauchten Unterscheidung von Figur und Hintergrund suchen (Goldstein (2014, 256 f.).

nicht am gesetzmäßigen Verhalten der jeweiligen Spieler (den Funktionen) zu orientieren habe.

> Weizsäckers eigene Zusammenfassung ist an dieser Stelle wert, noch einmal zitiert zu werden: „[I]n einer Beziehung ist diese Situation dieselbe wie beim Schachspiel. Ich kann als Spieler von Weiß nicht voraussagen, wie Schwarz ziehen *wird*, ich muß, um es zu erfahren, zuerst selbst ziehen. Ich kann nicht voraussagen, wie sich meine Funktion als solche benehmen *wird*; ich muß sie in ihren Verband einsetzen, in die praktische Leistung. Isoliere ich sie, z. B. experimentell, dann kann ich die Funktion voraussagen, aber nicht die angewandte Leistung. Erprobe ich die Leistung, dann verzichte ich auf die Isolierung der Funktion und damit auf Gesetzmäßigkeit. Der methodische Indeterminismus ist also wesentlich für mein Verhältnis zu meiner Funktion."[292]

Mit dem Gegensatzpaar Gesetzmäßigkeit und Indeterminismus ist bereits das Thema der Kausalität angesprochen. Der Gedanke der Komplementarität ermöglicht es, Kontexte bzw. Bereiche, in denen die Kategorie der Kausalität ihre Anwendung findet, und Kontexte bzw. Bereiche, in denen ein Indeterminismus oder eine gewisse Freiheit ihren Ort haben, zu unterscheiden und zuzuordnen. Die *Funktionen im* Organ vermögen weitgehend nach kausalen Gesetzmäßigkeiten ablaufen, die *Leistungen des* Organs hingegen geben dem Organismus einen Spielraum der Freiheit gegenüber seiner Umwelt. Wir sagten schon: Einerseits setzen biologische Akte (Leistungen) des Subjekts zuverlässig arbeitende Funktionen und zugleich ein flexibles Funktionenbündel voraus, andererseits gehört zu diesen Akten selbst ein Verhalten *zu* diesen Funktionen bzw. zu dieser Funktionsfähigkeit (8.4.2.). Dem entspricht die paradoxe Einsicht, dass die kausalgesetzlichen Abläufe der Funktionen mit zu den Voraussetzungen gehören, damit das Subjekt jener Kausalgesetzlichkeit nicht restlos unterworfen ist, sondern sich zu ihr verhalten kann. Hierher gehört Weizsäckers Stichwort von der durch Funktionswandel ermöglichten „improvisierende[n] Individuation".[293]

Eine Krise bedeutet, dass eine relativ stabile und kausalen Mustern folgende Ordnung unterbrochen wird und sich die „psychophysische Konstellation" als Ganzes verschiebt. Auch ein solcher Ordnungsübergang bzw. Ordnungswandel lässt sich nicht kausal darstellen oder erklären. Der Aspekt des Indeterminismus, auch das war bereits gezeigt worden, zeigt sich darin, dass offenbleibt, wie sich dieser Übergang bzw. dieser Wandel gestaltet, dass also offenbleibt, in welcher Weise sich eine neue – als „Ich-Es-Bildung" beschreibbare – Subjekt-Umwelt-Ordnung etabliert. Mit ihr etabliert sich dann eine neue „psychophysische Konstellation". In diesem Zusammenhang einer krisenhaften Wandlung mit der Kategorie der Kausalität zu arbeiten, erweist sich als verfehlt. Weizsäcker favorisiert hier die Figur einer (indeterminierten) reziproken Äquivalenz.

Der Frage einer inhaltlich ausgeführten komplementären Psychosomatik weiter nachzugehen, scheint ein lohnendes Unterfangen. Zum einen lässt sich

---

[292] Individualität und Subjektivität (1939, GS 6, 384) (Hervorheb. im Orig.).

[293] Der Gestaltkreis (1940, GS 4, 306).

so ein Zugang zum Leib-Seele-Problem gewinnen, zum anderen ist damit auch eine aktuelle Problematik der psychosomatischen Medizin angesprochen. In verschiedener Weise wurde in jüngerer Zeit auf das Konzept der Komplementarität immer wieder zurückgegriffen,[294] seine Bedeutung für eine psychosomatische Grundlagenrevision oder eine wissenschaftstheoretische Verortung der Psychosomatik im Ganzen der Medizin ist indes kaum aufgenommen worden. Wir werden am Ende des Kapitels darauf Bezug nehmen.

### 9.4.1  Antilogische Komplementarität

Weizsäcker verband den Gedanken der Komplementarität („Komplementarismus") mit dem von ihm gebrauchten Schachspiel- und Drehtürprinzip. Wie zu sehen war, verdichtete sich seine Betrachtung in der physiologischen Zuordnung von Funktion und Leistung. Der Gedanke der Komplementarität betraf so zunächst den erkenntnistheoretischen Zugang (Stichwort: gegenseitige Verborgenheit, Wechselspiel von auf Funktionen bezogener Experimentalanalyse und auf Leistung bezogener Analyse der Lebenswirklichkeit).

Klärungsbedarf ergibt sich, wenn man von der erkenntnistheoretischen Frage zur ontologischen übergeht und fragt: Wie ist die Korrelation bzw. die Zuordnung zwischen beiden Seiten zu denken? Der Klärungsbedarf wird noch deutlicher, wenn man den unterschiedlichen Bezugspunkten der Komplementarität gewahr wird: „Leistung" und „Funktion" sind auf unterschiedlichen Beschreibungsebenen zu verorten. „Drehtür" und „Schachspiel" werden aber auch auf gleichgeordnete Begriffe wie Psyche und Physis, Wahrnehmung und Bewegung bezogen. Im ersten Fall handelt es sich um die Zuordnung von Sachverhalten der subjektiven und weitgehend erstpersonalen Gegebenheit zu Sachverhalten der drittpersonalen Gegebenheit, im letzten Fall um die Zuordnung zweier Sachverhalte der drittpersonalen Gegebenheit, also um Sachverhalte *innerhalb* des Bereichs der „Funktionen". Im ersten Fall geht es um die Zuordnung zwischen Gegebenheiten der Dimension von ‚jemand' zu Gegebenheiten der Dimension von ‚etwas', im letzten Fall geht es um die Zuordnung zwischen Gegebenheiten innerhalb der Dimension von ‚etwas'.[295]

Eine systematische Interpretation, die diesen Fragen weiter nachgeht, muss unter Vorbehalt geschehen. Denn sie erfordert, unterschiedliche Zusammenhänge, in denen sich Weizsäcker zum angesprochenen Problem der Zuordnung äußert, miteinander zu verbinden. Ihr kommt jedoch hilfreich entgegen, dass bei Weizsäcker klinische und sinnesphysiologische Erkenntnisse in einer analogen Entsprechung zueinanderstehen und sich deshalb gegenseitig erhellen können.

---

[294] Fahrenberg (1992), Tress (2002), Walach (2020), aber auch Carrier und Mittelstraß (1989).

[295] Die zuletzt genannte Zuordnung droht freilich Differenzen zu unterschlagen und kann lediglich als erste grobe Annäherung gelten. Der Rekurs auf den Funktionsbegriff ist diesbezüglich bereits klarer.

Im Blick auf den Hintergrund des skizzierten Problems der Zuordnung und die Verwendung des Begriffs „Komplementarität" ist zweierlei interessant: Zum einen hatte Weizsäckers Neffe, der Physiker C. F. v. Weizsäcker, bereits die Strukturverwandtschaft des Gestaltkreis-Gedankens und des Komplementaritäts-Gedankens thematisiert und dabei *zwei Arten der Komplementarität* unterschieden, eine parallele (zwischen gleichgeordneten Begriffen wie Ort und Impuls) und eine zirkuläre (zwischen raumzeitlicher Beschreibungsebene und Wellenfunktion).[296] Zum anderen hatte zuvor schon N. Bohr den Gedanken der Komplementarität nicht nur auf die Dualität gleichgeordneter Begriffe, sondern auf die zirkulär aufeinander bezogene Polarität von unterschiedlichen Beschreibungsebenen bezogen.[297]

Dieser Hintergrund lässt das, was als Klärungsbedarf bei Weizsäcker notiert wurde, in anderem Licht erscheinen. Die unterschiedlichen Bezugspunkte der Komplementarität gilt es nicht zu nivellieren, sondern auch bei terminologischer Mehrdeutigkeit herauszuarbeiten. In der Sinnesphysiologie Weizsäckers besteht diese darin, dass Wahrnehmung und Bewegung als komplementäre *Funktionen* im Blick sein können. Wahrnehmung und Bewegung können aber auch als *Leistungen* im Blick sein, welche selbst wiederum – in einer ebenso als komplementär anzusprechenden Weise – die Funktionen von Wahrnehmung und Bewegung voraussetzen. Vorläufig könnten wir sagen, eine *horizontale Dimension der Komplementarität* (zwischen gleichgeordneten Funktionen) und eine *vertikale Komplementarität* (zwischen Funktionsebene und höherer Strukturebene der Leistung) sind auf eigenartige Weise miteinander verbunden. Um den Gedanken der Komplementarität genauer zu erfassen, gälte es diese Verbundenheit genauer zu analysieren.

Ich versuche das damit Umrissene an Beispielen aus der „Gestaltkreis"-Untersuchung zu demonstrieren: Um zur Leistung des Wahrnehmens – etwa einer vorbeilaufenden Katze – zu gelangen, müssen meine Funktionen des Wahrnehmens und Bewegens miteinander verschränkt sein, und zwar so, dass die bedingende Tätigkeit (Augen- und Kopfbewegung), durch die die laufende Katze mir erscheint, nicht erscheint.[298] Das führt zur präzisen Definition des Drehtür-Prinzips: „Jeder Akt ist Wahrnehmung und Bewegen. Aber ich kann im Wahrnehmen die es ermöglichende Bewegung nicht wahrnehmen und kann im Bewegen die es bedingende Wahrnehmung nicht vollziehen."[299] Das Prinzip der Verschränkung zwischen Wahrnehmung und Bewegung, von dem Weizsäcker redet, will in der Weise als Prinzip der gegenseitigen Verborgenheit verstanden sein, dass das jeweils andere ausgeschlossen wird. Um eine Leistung zu konstituieren, muss also die jeweils andere (bedingende) Funktion unterschlagen

---

[296] C. F. v. Weizsäcker (1956, 33).

[297] Vgl. Otte (1999, 713).

[298] Der Gestaltkreis (1940, GS 4, 124).

[299] Ebd., 335.

oder verdrängt werden. Weizsäcker sieht darin eine Analogie zu Freuds Verständnis der Verdrängung.[300] Wieder im Beispiel: Wenn wir Zug fahren (Auto fahren oder gehen), unterschlagen wir die Wahrnehmung der fortlaufenden oder vorbeilaufenden Häuser, Bäume etc. zugunsten der Wahrnehmung von uns selbst als bewegt. Anders gesagt: Unsere Wahrnehmungsfähigkeit (als Leistung) hängt daran, dass wir solche ‚antilogischen' Widersprüche auflösen können – durch Unterdrückung einer anderen Wahrnehmung oder Bewegung (als Funktion).[301] Weizsäcker redet auch von einer „negative[n] Leistung".[302] Ein Mensch, der zu ihr nicht mehr in der Lage ist, vermag sich in der objektiven Welt nicht mehr zurechtzufinden; seine Einordnung in sie ist gefährdet.

Genauer betrachtet heisst das auch: Eine gesunde Leistungsfähigkeit impliziert die Fähigkeit, unterschiedliche Standpunkte einnehmen zu können. Solche unterschiedlichen Standpunkte kommen durch eine Ersetzung – beispielsweise einer Bewegungswahrnehmung durch die Wahrnehmung einer Selbstbewegung – zustande, wie sie beim erwähnten Beispiel eines anfahrenden Zuges häufig erlebt wird. Wie wir gleich sehen werden, nimmt Weizsäcker die Freiheit der Wahl unterschiedlicher Bezugs- oder Standpunkte auch für sein Verständnis der psychophysischen *Dynamik* in Anspruch, das er als Gegenmodell zu einem Verständnis einer psychophysischen *Kausalität* oder eines psychophysischen *Parallelismus* empfiehlt.

Bleiben wir im Bereich von Wahrnehmung und Bewegung und folgen weiter der sinnesphysiologischen Auswertung des „Gestaltkreises": Weizsäcker fordert eine Abkehr von einem zweiseitigen Schema, das eine lineare Beziehung zwischen Reiz und Empfindung, zwischen physischer Größe und erlebter Größe gestatten würde. Er schlägt vielmehr ein *dreiseitiges Schema* zwischen Reiz, Bewegung und Empfindung vor. Die Vorstellung einer linearen Kausalität ist für ihn damit obsolet, insofern Lebewesen bereits durch ihre Bewegung an dem beteiligt sind, was als Reiz der Umwelt empfunden wird.[303] Im Drehstuhlversuch zeigt eine dreiseitige Untersuchung, dass auf einen Reiz (der selbst einer Bewegung zugehören kann) die Bewegungswahrnehmung in eine Wahrnehmung der Selbstbewegung umzuschlagen vermag. Bei objektiver Kabinendrehung kann die Kabine oder – in der Täuschung – der eigene Körper als gedreht wahrgenommen werden. Es bleibt also „die Freiheit, ob wir den eigenen Körper oder die Umgebung als bewegt wahrnehmen – ungeachtet der objektiven Tatsache."[304] Die Leistung der Erhaltung des Körpergleichgewichts kann auf mehreren Wegen erreicht werden. In diesem Fall sind beide Wege gegenseitig ersetzbar.

---

[300] Ebd., 124.

[301] Ebd., 227.

[302] Ebd., 124.

[303] Zum Begriffswandel der Biologie (1935, GS 4, 68 f.).

[304] Der Gestaltkreis (1940, GS 4, 289).

Damit ist sachlich die Stelle markiert, an der Weizsäcker das Prinzip des Ersatzes bzw. der Stellvertretung oder das Prinzip der Äquivalenz im sinnesphysiologischen Zusammenhang formuliert. Es könne sich dabei auch um einen *partiellen* Ersatz oder eine *partielle* Äquivalenz handeln. Im Drehversuch lassen sich Körper und Umgebung (Kabine) beispielsweise in je halber Geschwindigkeit gegeneinander bewegen, um den gleichen Effekt einer bestimmten Selbstdrehung oder Kabinendrehung zu erreichen. Es gibt also auch eine „stückhafte[.] Vertretbarkeit".[305] Weizsäcker folgert, dass ein „fast unbegrenzter Relativismus" der Zuordnung von physikalischem Beitrag der Bewegung auf der einen Seite und Größe des erlebten Eindrucks der Bewegung auf der anderen Seite möglich ist, um die Relation von Ich und Umgebung zu gestalten.[306]

Diese sinnesphysiologischen Befunde korrespondieren für Weizsäcker nun mit den klinischen Befunden. Bei gleichem Reiz bzw. bei gleicher Störung hängt es von der Disposition bzw. der Beteiligung des Subjekts ab, ob es zu einer „Krise" kommt oder nicht. Kommt es zu einer solchen, kann dies zu einem Umschlag oder einer Umformung einer relativ stabilen Ordnung in eine andere führen. Was in sinnesphysiologischem Horizont als gegenseitige Vertretbarkeit von Wahrnehmung und Bewegung auftrat, zeigt sich als gegenseitige Vertretbarkeit von Psychischem und Physischem. In seiner Abhandlung „Körpergeschehen und Neurose" (1933) war bereits festzustellen: Eine Krise als „Kreuzungspunkt" zwischen zwei Ordnungen führt zu einer Umordnung der psychophysischen Konstellation, welche die Struktur eines reziprok-spiegelbildlichen Verhältnisses besitzt. Das bedeutet konkret: Psychische Symptome können sich bei einer Unterdrückung von körperlichen Abläufen bilden – und umgekehrt. Wir hatten bereits die dem Prinzip der gegenseitigen Vertretbarkeit folgende reziprok-spiegelbildliche Kopplung anschaulich im Sinne gegenläufiger Vektoren zu fassen versucht: Wird auf der psychischen Ebene eine misslungene oder verdrängte Verarbeitung eines Selbst- oder Beziehungskonflikts als Verschiebungsvektor von 1 nach 0 dargestellt, entspräche diesem auf der physischen Ebene ein Verschiebungsvektor von 0' nach 1', wobei völlig offen bleibt, ob es sich bei 1' um eine Immunreaktion oder eine Lähmung handelt. In einer Krise kann es also zu solchen Umordnungen psychophysischer Funktionsstrukturen kommen, dass auf der einen Seite Symptome verschwinden und zugleich auf der anderen Seite sich neue bilden (8.2.3.).

Spätestens hier erhebt sich die Frage, ob die zugrunde liegende Parallelisierung des sinnesphysiologischen Verhältnisses zwischen Bewegung und Wahrnehmung mit dem psychosomatischen Verhältnis von Physischem und Psychischem im Sinne einer Analogie nicht die Heterogenität der zu vergleichenden Phänomene übergeht. Diese Frage entzündet sich besonders an derjenigen Stelle, an der das behauptete Prinzip der Vertretung bzw. der Äquivalenz eine „Art Kräfteverwandlung" voraussetzt und damit letzt-

---

[305] Ebd., 290.
[306] Ebd., 289.

lich den physikalischen Energieerhaltungssatz auch für die psychophysische Dynamik in Anwendung zu bringen scheint. Damit provoziert Weizsäcker den Vorwurf, die von ihm selbst geforderte Revision der (physikalischen) Grundbegriffe bliebe auf halbem Wege stehen. Doch gerade an dieser Stelle wird das Problem von ihm auch gesehen und – im „Gestaltkreis" leider nur kurz – angesprochen. Er meint, dass gerade die Drehschwindel-versuche zeigten, „daß hier eine Grundverschiedenheit gegenüber jeder physikalischen Dynamik unüberwindlich bestehen blieb."[307] Der entscheidende Unterschied bestehe darin, die biologische Leistung und also auch die psychophysische Dynamik nicht nach Analogie der physikalischen Dynamik zu analysieren, sondern umgekehrt die physikalischen Begriffe nach Analogie der Biologie umzudeuten. Im Übrigen verknüpfte auch Bohr seine Vorstellung der Komplementarität mit Analogien im Bereich der Lebens-wissenschaften. – Wir werden im folgenden Unterkapitel dieses Problemfeld etwas näher ausleuchten.

Die Freiheit der Wahl des Bezugspunkts im Bereich der Sinnesphysiologie findet sich in der psychophysischen Dynamik als *Indeterminismus* im Verhält-nis zwischen Physischem und Psychischem wieder. Auch bei aller reziproken Äquivalenz bleibt offen, wie sich aufgrund einer Krise die Umordnung der psychophysischen Konstellation gestaltet. Das entspricht dem erwähnten drei-seitigen Schema: Eine Krise geht auf einen Reiz zurück, an dem der Mensch qua Disposition bzw. Bedeutungserteilung selbst beteiligt ist. Dieser Reiz bringt die wechselseitige Beziehung von Physischem und Psychischem in Bewegung und erzwingt eine neue psychophysische Ordnung. Im Wechselspiel zwischen Physischem und Psychischem lässt sich jeweils nur eine Funktions-seite beobachten. Wie sich die jeweils andere Funktionsseite gestalten wird, lässt sich nicht vorhersagen. Damit ist der genaue Zusammenhang benannt, in dem Weizsäcker die Schachspiel-Metapher gebraucht. Die Entsprechung zur Komplementarität von Ort und Impuls, wie sie in der Heisenbergschen Unbestimmtheitsrelation ihren Ausdruck findet, ist offensichtlich: Die Bestimmt-heit des einen schließt die Bestimmtheit des anderen aus. Komplementarität geht mit Indeterminismus einher.[308]

Weizsäckers Schachspiel-Prinzip verbindet die Komplementarität gleich-geordneter Größen mit der Unbestimmtheit bzw. der Indeterminiertheit ihrer Inter-aktion. Wie zu erwarten, führt er es im sinnesphysiologischen Zusammenhang von Wahrnehmung und Bewegung ein und wendet es dann auf den psychophysischen Zusammenhang von Physischem und Psychischem an: Die Spielregeln des Spiels (die Naturgesetze) vermögen nicht die Züge des Gegenspielers zu erklären, zugleich ermöglichen sie das Spiel. Sie legen fest, was möglich und was nicht möglich ist. Die Reziprozität zeigt sich darin, dass auf den Zug eines Spielers der andere Spieler ziehen muss. In welcher Weise dieser jedoch zieht, lässt sich erst im Vollzug des Spiels beobachten. Der Spielzug lässt sich zwar nicht voraussagen

---

[307] Ebd., 286.

[308] Ebd., 275: „[A]ls auch die Physik begann, einen Indeterminismus einzuführen", begrüßte die Biologie „diesen Bundesgenossen […]"

(die Unbestimmtheit des Gegenzugs gehört zu den Bedingungen und zu den Spielregeln des Spiels), er lässt sich aufgrund der Spielregeln allenfalls vermuten.[309]

Übertragen bedeutet dies: Die physischen und psychischen Funktionen folgen zwar für sich naturgesetzlichen Abläufen; sie ermöglichen durch ihre Wandelbarkeit (Funktionswandel) und durch die vielfältigen Möglichkeiten ihres Zusammenspiels die biologischen Leistungen des menschlichen Organismus.[310] Im Blick auf das psychophysische Verhältnis ist es daher nicht zielführend, kausal festgelegte Verknüpfungen im Sinne von Ursache und Wirkung zu unterstellen, wenn beide Seiten sich wie zwei Schachspieler verhalten.[311] Denn dann kann man nur die eine Seite beobachten und analysieren, während die andere Seite durch Unbestimmtheit gekennzeichnet ist. Eine Experimentalanalyse oder Diagnose einzelner Funktionen hat zwar den Vorteil, aufgrund der diesen eigenen Gesetzmäßigkeiten wissenschaftliche Aussagen über deren Funktionsfähigkeit machen zu können, sie hat sich allerdings der Isolierung und damit der begrenzten Aussagekraft gewahr zu sein. Sie entspricht der isolierten Betrachtung einzelner Schachspieler im Schachspiel. Unwichtig wird diese Analyseperspektive nicht, insofern Funktionen, wie gesagt, Leistungen ermöglichen oder auch unmöglich machen können.

Um zu einer „reichere[n], strukturierte[n] Zusammenhangslehre" zu gelangen, die eine lediglich kausale oder lediglich parallelistische Psychophysik hinter sich lässt, hat man sich an die durch die Funktionen synthetisierte Leistung zu halten. Gerade weil nicht vorausgesagt werden kann, wie sich die Funktionen als solche im Verbund verhalten, gilt es sie in ihrem Zusammenspiel im Organismus und in dessen Begegnung mit der Umwelt zu analysieren. Man wählt gewissermaßen den Umweg über den Vollzug des Spiels, weil von hier aus erkennbar wird, nach welchen Regeln und nach welcher Struktur das Zusammenspiel der Funktionen durch die „komplementäre Akteinheit" des Subjekts konstituiert wurde.[312] Die

---

[309] Ebd., 273: „Die Verwirklichung des Spiels ist also wesensmäßig gebunden an die Einhaltung der Spielregeln und die Freiheit des Zuges, also an die Verknüpfung von Vermutung und Beobachtung – nicht an die Verknüpfung von Ursache und Wirkung nach einem Gesetz. Ich kann nicht gleichzeitig Spieler und Gegenspieler sein, und nur wenn ich unter der Bedingung der Unbestimmtheit des Gegenzuges bleibe, kommt die Wirklichkeit des Spiels zustande. Diese (teilweise) Unbestimmtheit ist die Realbedingung solchen Geschehens. Wir können von einem methodischen Indeterminismus in der Entstehung dieser Art von Wirklichkeit sprechen."

[310] Die Kehrseite (ebd., 239): „Damit haben sie auch Macht, sie [diese Leistungen] unmöglich zu machen."

[311] Wie zu sehen sein wird, ist ein (nichtlineares) kausales Wirkungsverhältnis als Grenzfall möglich.

[312] Vgl. ebd., 295. Die Revision des Zeitverständnisses und die Beachtung der Struktur der biologischen Zeit erzwingt eine doppelte Perspektive auf biologische Akte, welche das klassische Verständnis von Wirklichkeit und Determinismus sprengt: „Solange hier ein Ereignis bevorsteht, ist es unterdeterminiert; ist es geschehen, dann ist es determiniert. Nicht die Bedingungen, sondern die Verwirklichung schafft die Kennbarkeit der determinierenden Kräfte herbei." (Gestalt und Zeit (1942, GS 4, 357) Weizsäcker demonstriert dies an Bewegungsvollzügen, die sich anders vollziehen, als sie intendiert wurden – weil sie so, wie sie intendiert waren, gesetzmäßig nicht vollziehbar gewesen wären. Die Indeterminiertheit des Vorblicks wird durch die Determination des Rückblicks gleichsam ergänzt.

durch den Funktionswandel ermöglichten biologische Akte bzw. Leistungen ver-
körpern als individuelle „Improvisationen" Subjektivität, zugleich haben sie kraft
dieser Subjektivität ihre Einheit.

Im Ergebnis führt dies zu einer *phänomenologischen Orientierung* der psychophysischen Leistungsanalyse und auch der psychosomatischen Diagnostik. Analog dazu, wie in der sinnesphysiologischen Leistungsanalyse vom erlebten Vollzug
der Wahrnehmung und der Bewegung ausgegangen wird, wird hier von der Einordnung eines Subjekts in seine Umwelt bzw. seiner „konvergenten" Gesamtrichtung auf seine Umwelt ausgegangen.[313] Und zwar im Wissen darum, dass
dieser Vollzug bzw. diese Ausrichtung funktional-physiologisch und funktional-
psychologisch auf unterschiedlichen Wegen zustande kommen konnte. Der
Erkenntniszugang entspricht also der ontologischen Struktur, wie biologische
Leistungen und Leben überhaupt sich bilden.

Weil biologischen Akten ein Indeterminismus eigen ist, kann ihre Analyse
immer nur *ex eventu* erfolgen – im Bild gesprochen: von der gespielten Schachpartie aus.[314] Wir hatten auf diesen Begründungszusammenhang von Weizsäckers
Konzept einer biographischen Pathogenese schon hingewiesen.

Es bleibt, die skizzierte Konzeption noch einmal als ganze in den Blick zu
nehmen und die in ihr zum Ausdruck kommende Vorstellung von Komplementarität nun auch als antilogische Komplementarität deutlicher hervortreten zu lassen.
Ersichtlich wurde, dass die komplementären Größen Bewegung und Wahrnehmung bzw. Physisches und Psychisches (die Schachspieler) nicht direkt
korrelieren, sondern über den „Umweg" der Leistung, des Akts bzw. des Vollzugs (das Schachspiel). Dass und inwiefern Weizsäcker eine psychophysische
Kausalität und ebenso einen psychophysischen Parallelismus ablehnt, erklärt
sich von hier aus. Man könnte versuchsweise von einer *nichtlokalen Korreliertheit* sprechen, gemäß welcher die globale Größe der Subjektivität das Zusammenspiel der partiellen Funktionen reguliert.[315] Man ist damit allerdings noch nicht
bei der Behauptung angelangt, dass intentional-pathische Sachverhalte der Voll-
zugs- und Erlebnisperspektive (Perspektive der Ersten Person) im Zusammenspiel der physischen und psychischen Funktionen (Perspektive der Dritten Person)
wirksam sind. Festgehalten ist zunächst, dass eine direkte Korrelation zwischen
beiden ausscheidet. Denn, um das entscheidende sinnesphysiologische Argument gegen die Korrelationsthese zu wiederholen: Unsere leiblich-erlebte Wahrnehmung (Empfindung) ist kein wahrnehmbares ‚Etwas', weil wir *durch sie*
wahrnehmen und *durch sie* bei den Dingen unserer Welt sind.[316] Der methodische
Dualismus zwischen beiden Ebenen bzw. Perspektiven lässt lediglich zu, von einer
„Koinzidenz" von psychophysischen Vorgängen auf der Reiz- und Funktionsseite

---

[313]Vgl. Individualität und Subjektivität (1939, GS 6, 382 f.). Diesen Gedanken hat F. Buytendijk
(1967, 84), im Sinne Weizsäckers aufgenommen.

[314]Vgl. Gestalt und Zeit (1942, GS 4, 356); Individualität und Subjektivität (1939, GS 6, 379).

[315]Vgl. Walach (2020, 348 f.).

[316]Vgl. Einleitung zur Physiologie der Sinne (1926, GS 3, 413 f.).

und intentional-subjektiven Vollzügen bzw. Zuständen auf der Erlebnis- oder Leistungsseite zu sprechen. An dieser Stelle nimmt Weizsäcker den Vorschlag seines Schülers Prinz Auersperg (kritisch) auf.[318]

Der Gedanke der Komplementarität wird auf diese Weise also auch als Komplementarität unterschiedlicher Bezugsebenen (lokal/Funktion/‚etwas‘ auf der einen Seite – global/Leistung/‚jemand‘ auf der anderen Seite) zur Geltung gebracht. Damit noch einmal das theoretische Fundament offengelegt, auf das Weizsäckers Doppelung von biomedizinischer und psychologischer Analyse auf der einen Seite und phänomenologischer und biographischer Analyse auf der anderen Seite zurückgeht. Sein Medizinverständnis, genauer: seine medizinische Anthropologie, geht von einer „zweifachen Methode" der Medizin aus (6.1.). Zur Übersicht der unterschiedlichen Dimensionen der Komplementarität: Abb. 9.1.

Vollständig wird das Bild, wenn wir die skizzierte Komplementarität der unterschiedlichen Bezugsebenen und der zwischen ihnen waltenden „Koinzidenz" mit dem von Weizsäcker zuvor entworfenen Theoriekonzept des „Antilogischen" verbinden.[319] Denn bereits dieses stellte sich der Herausforderung, die sich logisch widersprechenden Befunde der empirisch-naturwissenschaftlichen Analyse einerseits und der Analyse geschichtlichen individuellen Lebens und Erlebens andererseits (komplementär) zuzuordnen (vgl. 9.3.1.). Im Satz: „Durch Organvorgänge entstehen sinnliche Erlebnisse" will „entstehen" nicht kausal, sondern komplementär-antilogisch verstanden werden. Das heißt: „[D]ie Identität des sinnlichen Vorgangs [entsteht] durch die Nichtidentität ihres physiologischen und ihres erlebnismäßigen Anteils hindurch."[320] Diese Formulierung der antilogischen Struktur der Komplementarität und der Koinzidenz mag etwas unanschaulich wirken. Sie wird anschaulicher, wenn man auf die Identitätserhaltung von Lebewesen blickt: (Physische) Veränderungen stören diese Identität nicht nur nicht, sie sind notwendige Bedingung, um sie aufrechterhalten.[321] Einer Psychosomatik ist daher eine „positive Einschätzung des Materiellen" aufgegeben: Die materiellen Bedingungen der Funktionen gehören der gesetzmäßigen Bestimmtheit der Natur zu, zugleich ermöglichen sie durch ihre Wandelbarkeit und Unbestimmtheit auch die Einschränkung von Gesetzmäßigkeit und damit Leben.[322] Für freiheitliche Akte ist deshalb kein eigener übermaterieller ‚psychischer‘ oder ‚geistiger‘ Wirkfaktor zu unterstellen. Solche Akte lassen sich mühelos denken, wenn „in die Idee

---

[318] Der Gestaltkreis (1940, GS 4, 291–294); vgl. Natur und Geist (1954, GS 1, 79 f.).

[319] Vgl. Weizsäcker selbst ebd., 79.

[320] Einleitung zur Physiologie der Sinne (1926, GS 3, 426).

[321] Gestalt und Zeit (1942, GS 4, 355). Anschaulich wird die antilogische Struktur der Komplementarität bereits bei der Wahrnehmung einer Bewegung: Diese unterschlägt das objektive Auseinandersein der verschiedenen Orte, die ein Punkt P durchläuft, zugunsten der Identität der Bewegung von P bzw. zugunsten der Wahrnehmung einer Figur als Ganzer. Vgl. Wahrheit und Wahrnehmung (1943, GS 4, 389). Die Nähe zur Gestaltpsychologie ist hier augenscheinlich.

[322] Der Gestaltkreis (1940, GS 4, 239).

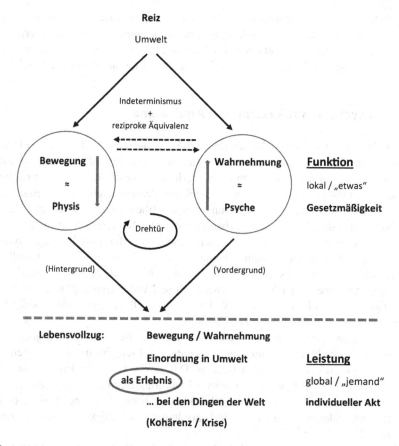

**Abb. 9.1** Die *vertikale* Dimension der Komplementarität betrifft das Bezugsebenen übergreifende Verhältnis zwischen Funktion und Leistung; die *horizontale* Dimension der Komplementarität betrifft das Verhältnis zwischen psychischen und physischen Funktionen selbst. Bei der zuerst genannten vertikalen Dimension kommt ein antilogischer Zusammenhang zwischen gesetzmäßig prozedierenden Funktionen und durch sie konstituierten individuellen Leistungen bzw. Akten des Subjekts in den Blick. Wechselseitige Vertretbarkeit und Ausschließlichkeit der Analyseperspektiven lassen sich an der Wahrnehmung einer Figur demonstrieren: Entweder nehmen wir die Figur als Ganzes oder die Bewegung ihrer Teile wahr. – Bei der horizontalen Dimension psychophysischer Komplementarität geht Weizsäcker von einem dreiseitigen Schema aus, das eine wechselseitige Ersetzbarkeit und eine reziprokspiegelbildliche Kopplung physischer und psychischer Funktionen kennt, um eine Leistung zu konstituieren. Das Zusammenspiel der Funktionen im Verbund entspricht dem Indeterminismus eines Schachspiels. Für die Analyse legt sich ein „Umweg" über die synthetisierte Leistung und damit über die „komplementäre Akteinheit" des Subjekts nahe, um das Zusammenspiel der Funktionen *ex eventu* zu erhellen. Denn die globale Größe der leiblichen Subjektivität ist entscheidend für das Zusammenspiel der partiellen Funktionen. Ein direkter Zusammenhang (eine kausale Korrelation) zwischen Psyche und Soma stellt allenfalls einen begrenzten Sonderfall dar.

der gesetzmäßigen Bestimmtheit der Natur eine gesetzmäßige Unbestimmtheit mit aufgenommen worden" ist.[323] ‚Antilogische Komplementarität' impliziert also, dass materielle Gesetzmäßigkeiten des Lebens die Einschränkungen ihrer selbst ermöglichen, sie ermöglichen individuelle Improvisation und damit Freiheit.[324]

### 9.4.2 Psychosomatik reziproker Äquivalenz

Das in Umrissen vorgestellte Verständnis der Psychosomatik soll in diesem Unterkapitel noch einmal vertieft werden. Für den weiteren Verlauf der Untersuchung wäre solches zwar nicht zwingend erforderlich, dennoch kann eine Vertiefung zur Klärung einiger offener Fragen und auch zur Verdeutlichung von Weizsäckers Konzeption dienen. Wir orientieren uns hauptsächlich an seinem Beitrag „Über Psychophysik", der, 1943 in der Fachzeitschrift „Der Nervenarzt" erschienen, den damaligen Untertitel der Zeitschrift „mit besonderer Berücksichtigung psychosomatischer Beziehungen" zum Thema nahm.[325] Hinsichtlich der Erhellung des Verständnisses von Psychosomatik wird man hier einiges erwarten dürfen. – Daneben sind seine beiden Vorträge „Wahrheit und Wahrnehmung" und „Über das Nervensystem" von Bedeutung, die Weizsäcker im selben Jahr vor der Deutschen Philosophischen Gesellschaft in Leipzig hielt.

Der Ausgangspunkt ist uns geläufig: Wie die Biologie im Allgemeinen, so müssen auch Medizin und psychosomatische Medizin im Besonderen als *Leistungswissenschaft* verstanden werden. Das heißt: Über die Erforschung der Funktion eines Organs bzw. dessen innerer Funktionsstruktur hinausgehend richtet sich das Interesse auf die Analyse und Erklärung seiner Leistung, welche es im Verbund mit anderen Organen für die Einordnung des Subjekts in seine Umwelt erbringt.[326]

Nun hatte bereits die von E. H. Weber und G. Th. Fechner etablierte „Psychophysik" die Beziehung zwischen der Aussage des wahrnehmenden und empfindenden Subjekts (Perspektive der Ersten Person) und einem physikalischen Reiz (Perspektive der Dritten Person) zu erfassen gesucht. Ihr Anliegen einer exakten Zuordnung von subjektiver Sinnesaussage und physikalischer Aussage entspricht, so ließe sich zunächst sagen, dem Anliegen einer Leistungswissenschaft im Sinne Weizsäckers. Weber und Fechner meinten dies aber messend tun und eine gesetzmäßige Zuordnung im Sinne einer mathematischen Formel (dem

---

[323] Gestalt und Zeit (1942, GS 4, 353).

[324] Im sinnesphysiologischen und biologischen Kontext ist Freiheit nicht als einen bewussten Urteilsakt voraussetzende Wahlfreiheit zu verstehen. Es geht hier um unterschiedliche Möglichkeiten des Ich-Umwelt-Verhältnisses und deren organische Voraussetzung. Erst in der „pathischen" Erweiterung geht es um ein „Wollen" (vgl. Der Gestaltkreis (1940, GS 4, 314–316); auch oben, 9.1.4.).

[325] Über Psychophysik (1943, GS 4, 445).

[326] Ebd., 447; vgl. Die Tätigkeit des Zentralnervensystems (1939, GS 3, 576).

Weber-Fechnerschen-Gesetz) formulieren zu können. Nach der im vorigen Unter-kapitel umrissenen Konzeption scheint Weizsäcker die Übernahme einer der-artigen Zuordnung zur Erklärung sinnlicher Wahrnehmungsleistung lediglich verneinen und an deren Stelle nur eine subjektive Beliebigkeit bei der Konstitution subjektiver Leistungen setzen zu können (Stichwort: Freiheit und Unbestimmt-heit).[327] Man könnte hierfür gerade den Drehstuhl-Versuch heranziehen. Denn bei diesem ist es unerheblich, ob die Leistung des Gleichgewichts durch eine Selbst-bewegungswahrnehmung oder durch die Wahrnehmung einer Fremdbewegung (drehende Kabine) zustande kam. Allerdings scheint doch auch zu offensichtlich, dass gesunde Menschen sich zwar auf ihre subjektive Sinneserfahrung verlassen können müssen, aber dennoch nicht *jede beliebige* subjektive Sinneserfahrung ihre Einordnung in die Umwelt tatsächlich gewährleistet. Dem Relativismus sind offensichtlich Grenzen gesetzt.

Die die ältere Forschungsrichtung der „Psychophysik" bewegende Frage nach der exakten Zuordnung von physikalischer Aussage und Aussage subjektiver Sinnesempfindungen ist also alles andere als unwesentlich – auch wenn der Antwortversuch im Sinne einer mathematischen Funktion für Weizsäcker als nichtüberzeugend abgelehnt werden muss.[328]

Um Weizsäckers eigene Antwort bereits vorwegzunehmen: Die gesuchte „exakte psychophysische Zuordnung" führt weg von einer festen gesetzmäßigen Zuordnung und hin zu einer Relativität, die in der Fähigkeit des menschlichen Subjekts besteht, unterschiedliche Standpunkte zur objektiven Umgebung ein-nehmen zu können. Nach dem bisher Dargestellten ist eine solche Ansicht nahe-liegend. Die erwähnten Beiträge des Jahres 1943 zeigen nun aber darüber hinaus, dass und inwiefern es sich hier um eine *gebundene* Freiheit handelt, welche den Spielraum von Äquivalenzen und Abhängigkeiten ausnutzt, die in der physikalischen Welt selbst ihren Ort haben.[329]

Wieder einmal sind es Beispiele aus der Sinnesphysiologie, die diese Ansicht veranschaulichen sollen: Ein einfaches Beispiel bezieht sich auf die Fahrt mit einer Straßenbahn. Das Wageninnere muss uns als ruhend erscheinen, damit wir uns in ihm bewegen können. Die schnelle Fahrt des Gefährts selbst wird in der Wahrnehmung unterschlagen. Springen wir aber noch während der Fahrt vom Wagen herab, muss unser Organismus schlagartig auf das Bezugsystem der Erde wechseln, um diese als ruhend, den Wagen als bewegt wahrzunehmen. Weizsäcker folgert: „Es ist also Lebensbedingung für mich, daß ich dasselbe Objekt bald

---

[327] Daran entzündet sich letztlich auch die Kritik seines Neffen C. F. Weizsäcker (1956, 39–41): Er wähnt, sein Onkel habe dadurch die Konstitution einer biologischen Leistung der (physikalischen) Erklärbarkeit entzogen.

[328] Weizsäcker analysiert und beurteilt die ältere Psychophysik allerdings unter den von ihm selbst gesetzten Anforderungen einer Leistungswissenschaft – und das heisst: im weiteren Horizont der Frage nach der Einordnung eines biologischen Subjekts in seine Umwelt. Fechner selbst hatte sich auf das Prozedieren einer messbaren Empfindungsfunktion beschränkt.

[329] Über Psychophysik (1943, GS 4, 455 f.).

als ruhend, bald als bewegt, also widersprechend, wahrnehmen kann."[330] Damit demonstriert dieses Beispiel bereits gut, was es mit der „Einführung des Subjekts" und was es mit der konstitutiven Bedeutung des Widerspruchs auf sich hat.

Ein zweites Beispiel bezieht sich auf den sogenannten „Planetenversuch" der Wahrnehmung, den Weizsäckers Schüler P. Christian durchgeführt hatte: Die Relativität der Wahl des Bezugs- oder Standpunkts in der Wahrnehmung, die schon beim Drehstuhlversuch analysiert worden war, wird nun bei der Wahrnehmung von (zwei) bewegten Lichtpunkten untersucht. Lässt man einen Lichtpunkt sich horizontal geradlinig bewegen, nimmt die Versuchsperson diese geradlinig-horizontale Bewegung als solche wahr. Lässt man sodann um diesen Lichtpunkt einen zweiten auf derselben Ebene rotieren, dann wird die geradlinig-horizontale Bewegung des ersten unterschlagen und die Versuchsperson nimmt *beide* Lichtpunkte als umeinander kreisend wahr.[331] Die Wahrnehmung selbst wechselt vom ursprünglich ruhenden Bezugssystem in ein bewegtes Bezugssystem. Sie nimmt sich sozusagen die Freiheit der Bezugspunktwahl. Dass es sich um eine gebundene Freiheit handelt, wird bereits daran ersichtlich, dass sie Regeln (der sog. Induktion) folgt, welche für *alle* Beobachter gelten. Schaut man sich diese Regeln näher an, so ist ihre Entsprechung zu Regeln der Physik auffallend. Weizsäcker nennt diese Tendenz der Wahrnehmung, dass uns die wahrgenommenen Phänomene nach den Gesetzmäßigkeiten der Physik, Geometrie, Astronomie etc. erscheinen, „Nomophilie" oder „Nomotropie".[332]

Das hat Folgen für die Freiheit der subjektiven Bezugspunktwahl der Wahrnehmung: Sie erweist sich als gesetzmäßig gebunden – und zwar so, dass sie die Relativität der physikalischen oder geometrischen Bezugspunktwahl ausnutzt. Beim Wechsel der Wahrnehmung im Drehstuhlversuch oder im Abspringen vom Straßenbahnwagen ist dies offensichtlich. Der entscheidende Punkt für Weizsäcker ist dabei, dass die subjektive Wahrnehmung, die in der physikalischen Beschreibung als Täuschung erscheinen mag – Beispiel: das als ruhend erscheinende Wageninnere des fahrenden Wagens –, für unsere Einordnung in unsere Umwelt konstitutiv ist. Man könnte sagen: Wir müssen uns in der richtigen Weise täuschen und in der richtigen Weise im Widerspruch zur physikalischen Beschreibung bewegen können. Es gibt also eine konstitutive Täuschungsfähigkeit und Widerspruchsfähigkeit, welche einen gesetzmäßigen (antilogischen) Bezug zum objektiven Sachverhalt beinhaltet. Einfachstes Beispiel: Blicke ich die objektiv parallelen Bahnschienen entlang, dann müssen die von mir weglaufenden parallelen Schienen in der Ferne als konvergierend erscheinen. Ich muss sie konvergierend sehen, um sie *zugleich* als in Wirklichkeit parallele wahrzunehmen.[333]

---

[330] Über das Nervensystem (1943, GS 4, 416).

[331] Gestalt und Zeit (1942, GS 4, 372); Wahrheit und Wahrnehmung (1943, GS 4, 394); Über Psychophysik (1943, GS 4, 451).

[332] Gestalt und Zeit (1942, GS 4, 372); Über Psychophysik (1943, GS 4, 450).

[333] Wahrheit und Wahrnehmung (1943, GS 4, 396): „Die Antilogik der Wahrnehmung besagt hier also, daß ich durch die Konvergenz die Parallelität wahrnehme."

Weizsäcker ist überzeugt, dass es sich hier (wie bei der „Nomotropie" der Wahrnehmung überhaupt) nicht um ein erlerntes Verhalten, sondern um eine der Sinnlichkeit inhärente Struktur handelt.[334]

Die wissenschaftsgeschichtlichen, aber auch die biologischen und medizinischen Konsequenzen dieser Sicht sind für Weizsäcker nun erheblich: Die „Rehabilitierung der Sinnlichkeit" steht im Kontrast zu ihrer neuzeitlichen Abwertung seit Descartes und Newton. Aufgrund ihrer Täuschungsfähigkeit hätten diese in der Sinnlichkeit lediglich das zu Überwindende sehen können. Dagegen habe schon Goethe zu Recht Einspruch erhoben.[335] Bereits der Streitfall zwischen Galilei und Kopernikus auf der einen Seite und der Kirche auf der anderen Seite zementierte eine alternative Ausschließlichkeit zwischen physikalischer Aussage und Sinneswahrnehmung – anstatt gerade in deren *Widerspruch* die Voraussetzung menschlichen Lebens sehen zu können. Für die Sinnesphysiologie besteht jedenfalls die Lösung darin, „daß die Sinne das zeigen müssen, was die Physik leugnen muß".[336]

Die „exakte psychophysische Zuordnung", auf deren Suche die ältere Psychophysik war, führt also zu einer Relativität der Zuordnung von Wahrnehmungsaussagen und physikalischen Aussagen. Sie führt zur Fähigkeit der Wahrnehmung, verschiedene Standpunkte zum Objektiven einnehmen zu können. Letztlich gibt es keine ‚richtige' oder ‚falsche' Wahrnehmung (sog. ‚Täuschungen'), sondern unterschiedliche Standpunkte.[337] Es geht dabei um das Passungsverhältnis des menschlichen Organismus zu seiner Umwelt und damit um eine Voraussetzung seiner Lebensfähigkeit. Weizsäcker kann dies auch als Seitenhieb in Richtung einer Reizphysiologie formulieren, die meinte, sich das psychophysische Verhältnis einlinig kausal denken zu können: Als Reiz- oder Reflexmaschine wäre ein Organismus schlicht nicht lebensfähig. Gesundheit besteht darin, auf den gleichen Reiz unterschiedlich reagieren und unterschiedliche Standpunkte einnehmen zu können, während es ein Zeichen von Krankheit ist, wenn ein Organismus nur im Sinne einliniger Kausalität auf Reize zu reagieren vermag.[338] Dieser Gedanke wird uns gleich noch einmal beschäftigen.

Kommen wir auf die Spielräume jener *gebundenen* Freiheit zurück. Sie lassen sich nämlich als *Spielräume der Äquivalenz* der objektiven Welt näher bestimmen. Als gegenseitige Vertretbarkeit zeigt sich diese Äquivalenz in der Wahrnehmung beispielsweise als Äquivalenz von Geschwindigkeit und Weg: Steigert man die Geschwindigkeit eines sich im Kreis bewegenden Lichtpunkts, dann erscheint

---

[334] Gestalt und Zeit (1942, GS 4, 374).

[335] Vgl. ebd., 363 f.

[336] Über das Nervensystem (1943, GS 4, 417).

[337] Über Psychophysik (1943, GS 4, 459): Die erforderliche psychophysische Grundvorstellung erfordert, „gerade die Täuschung als echte und berechtigte Darstellung des Objekts selbst [zu] begreifen, welche eben durch und nur durch ihre Subjektivität konstitutiv für die Einordnung des Lebewesens in jene objektive Umwelt ist."

[338] Über das Nervensystem (1943, GS 4, 412).

der Kreis größer.[339] Um diese Vertretbarkeit von Weg und Zeit (Geschwindigkeit) in Wahrnehmungsakten von der physikalischen Vertretbarkeit, die zur Relativitätstheorie führte, abzugrenzen, spricht Weizsäcker von einer „psychophysischen Äquivalenz" von Raum und Zeit.[340] Die Freiheit der Standpunktwahl in der Wahrnehmung führt also keineswegs zu einer „unexakten Verwaschenheit der Sinnesaussage gegenüber dem objektiven Vorgang", sondern zu einer klar bestimmbaren Abhängigkeit, der zufolge man Zeitgrößen nicht ändern kann, ohne in der Wahrnehmung auch Raumgrößen zu ändern – und umgekehrt.[341] Gegenüber einem vor uns vorbeilaufenden Pferd nehmen wir den in der Wahrnehmung kleineren und langsameren Schnellzug im fernen Hintergrund dennoch als größer und als schneller wahr. Die Freiheit der Standpunktwahl in der Wahrnehmung ist ermöglicht und zugleich begrenzt dadurch, eine *gegenseitige Abhängigkeit* zwischen Raum- und Zeitgrößen ausnutzen zu können. Für die kohärente Einordnung des Menschen in seine Umwelt ist eine gesunde Ausbildung einer entsprechenden Wahrnehmungsfähigkeit fundamental. Sie bildet die Voraussetzung dafür, die Identität eines Wahrnehmungsgegenstands (über unterschiedliche Entfernungen hinweg) festhalten zu können.[342] Weizsäcker demonstriert analoge Gesetzmäßigkeiten der Äquivalenz nicht nur im Blick auf Leistungen des Wahrnehmungssinns, sondern auch im Blick auf Leistungen des Kraftsinns und im Blick auf die Einordnung des neuromuskulären Systems des Menschen in das System der Umweltkräfte.

Im Ergebnis heisst das: Eine Psychophysik, die meint, einen Kausalzusammenhang oder zumindest eine funktionale Beziehung zwischen einem physischen Objekt und einem psychischen Objekt voraussetzen zu können, geht schon von falschen Voraussetzungen aus. Denn nochmals: Eine Wahrnehmung oder eine Empfindung ist kein (psychisches) Ding. Eine Wahrnehmungsaussage bzw. eine Erlebnisaussage lässt sich mit einer physikalischen Aussage (‚Reiz') indes vergleichen. Tut man dies, erhält man keine gesetzmäßige Zuordnung im Sinne der Struktur von Funktionen ($y = f(x)$), sondern im Sinne von Äquivalenzgesetzen, welche von einer reziproken Ersetzbarkeit ausgehen. Die Äquivalenzen mögen sich vom Standpunkt des physikalischen Bezugssystems als „Täuschungen" darstellen, gerade als solche sind diese jedoch konstitutiv für die Einordnung eines Lebewesens in seine Umwelt. Die erforderliche Leistungsfähigkeit eines Organismus besteht nicht nur in einer Fähigkeit der *Freiheit,* von Akt zu Akt den Standpunkt der Orientierung wechseln zu können, sondern zugleich in einer *Passungsfähigkeit,* sich im Spiel der Äquivalenzen exakt auf die objektiv-physikalische Wirklichkeit beziehen zu können.[343]

---

[339] Wahrheit und Wahrnehmung (1943, GS 4, 392).

[340] Über Psychophysik (1943, GS 4, 456).

[341] Ebd.

[342] Ebd., 456 f.

[343] Ebd., 464 f.

Damit ist im experimentell-sinnesphysiologischen Zusammenhang erhellt, was Weizsäcker als „Verschiebungen psychophysischer Repräsentanz" auch im Zusammenhang der psychosomatischen Klinik früher beobachtete: „An die Stelle seelischer Erlebnisse sind jetzt körperliche Verhaltensweisen getreten, und an der Stelle physiologischer Abläufe ist ein erlebter Wunsch oder Gedanke sichtbar. Jenes Zurücktreten und dieses Vortreten führender Akte und das reziproke Verhältnis von Erleben und Geschehen, von psychischer und von physischer Repräsentanz sind also kreuzweise verschlungen und um den Schnittpunkt der Krise geordnet."[344] Mit dem Äquivalenzprinzip sind wir wieder bei jener reziprokspiegelbildlichen Zuordnung von Psychischem und Physischem angekommen, die wir bereits anschaulich im Sinne gegenläufiger Vektoren zu fassen versuchten.

In der Konsequenz stellt dies psychosomatische Medizin nicht nur vor die Aufgabe, Gesetzmäßigkeiten und Äquivalenzoptionen im Bereich des Psychischen und des Somatischen ausfindig zu machen, sondern ebenso vor die Aufgabe, Gesetzmäßigkeiten und Äquivalenzoptionen der pathisch wahrgenommenen Umwelt zu erkunden. Analog der sinnesphysiologischen Betrachtung und also analog zur Betrachtung von Wahrnehmung und Bewegung kommen Psyche und Soma als zwei spezifisch – nämlich im Sinn des Vertretungsprinzips – aufeinander bezogene Formen der Begegnung mit dieser Umwelt in den Blick. Die Realitätsanpassung kann auf verschiedenen Wegen erfolgen, sie kann die Gegebenheiten dieser Umwelt als objektive Umgebung aber nicht übergehen.

Von hier aus lässt sich noch einmal das Problem der Analogisierung in den Blick nehmen: Wie bereits erwähnt, scheint das Äquivalenzprinzip eine „Art Kräfteverwandlung" auch im psychophysischen Verhältnis vorauszusetzen und damit das physikalische Prinzip des Energieerhaltungssatzes auch für die psychophysische Dynamik geltend machen zu wollen. Wie zu sehen war, gehorchen Wahrnehmungen der „Regel der Konstanz der Vektorsummen" – und darin bilden sie die physikalischen Gesetze der äußeren Natur ab.[345] Weizsäcker sieht selbst die „Versuchung", diese Analogien im Sinne „einer Gleichgesetzlichkeit der äußeren Natur und des inneren psychophysischen Prozesses" zu überdehnen.[346] Die Position von Helmholtz ist für ihn diesbezüglich paradigmatisch. Doch die Zuordnung des Menschen zur äußeren Natur seiner Welt vollzieht sich nicht nach kategorialen Bestimmungen, wie sie dem naturwissenschaftlichen Weltbild eigen sind. Die Einführung des Subjekts impliziert, dass Raum und Zeit in uns entstehen und es erst von daher einen notwendigen Zusammenhang zwischen innerer und äußerer Bewegung gibt (Stichwort: konstitutive Täuschungsfähigkeit). Der Übertragung neuerer physikalischer Einsichten der Quantenphysik auf die Biologie, die schon zu seiner Zeit mit dem Namen „Quantenbiologie" belegt wurde, erteilt Weizsäcker darum eine Absage.[347] Eine solche droht zu übersehen, dass die Sinnlichkeit ihre eigene Wahrheit hat und dass gerade der Widerspruch zwischen objektiver physikalischer Aussage und subjektiver Sinneswahrnehmung zu den Bedingungen einer Einordnung des Subjekts in seine Umwelt gehört. Damit ist eine Analogisierung zwischen sinnesphysiologischen oder biologischen

---

[344] Wege psychophysischer Forschung (1934, GS 6, 249).

[345] Wahrheit und Wahrnehmung (1943, GS 4, 394).

[346] Ebd., 399.

[347] Über das Nervensystem (1943, GS 4, 414).

Aussagen auf der einen Seite und physikalischen Aussagen auf der anderen Seite abgewiesen. – Nicht abgewiesen ist allerdings die Analogisierung zwischen sinnesphysiologischen Aussagen auf der einen Seite und biologischen oder auch psychosomatischen Aussagen auf der anderen Seite. Das Prinzip der Vertretung bzw. der Äquivalenz wird ja vom Verhältnis Wahrnehmung/Bewegung auf das Verhältnis von Psyche/Soma übertragen.

Damit ist der Gesichtspunkt präzisiert, der im Blick auf Weizsäckers Konzeption auch kritisch zu diskutieren wäre. Dieser Gesichtspunkt erklärt zugleich, inwiefern die „Gestaltkreis"-Untersuchung gleichsam zum Generalschlüssel seiner Psychosomatik bzw. seiner medizinischen Anthropologie wurde. Weizsäcker ist der Überzeugung, darin die Gesetze biologischen Lebens gefunden zu haben, die auch für die Pathologie und die Psychosomatik in Geltung bleiben.[348] Vor diesem Hintergrund ist es bemerkenswert, dass und inwiefern die gefundenen Strukturen im Gesamtkontext einer pathischen Psychosomatik kontextualisiert und zum Teil doch auch relativiert werden.

### 9.4.3   Überschritt zu einer pathischen Psychosomatik?

In der klinischen Pathologie erscheint die skizzierte Grundauffassung Weizsäckers tatsächlich innerhalb einer Variabilität unterschiedlicher Arten, sich die psychosomatische Beziehung zwischen Physischem und Psychischem vorzustellen. Sie führte ihn zu einem erweiterten Verständnis einer Psychosomatik, die unter der Voraussetzung des Pathischen an die psychophysische Frage herantritt. Sie führte ihn letztlich zu einer pathischen Psychosomatik.[349]

Der gedankliche Weg, den Weizsäcker in den späten klinischen Vorlesungen in Heidelberg beschreitet und der in Teilen schon sichtbar gemacht wurde, lässt sich folgendermaßen zusammenfassen: Das Prinzip der wechselseitigen Vertretung stellt im klinischen Zusammenhang ein wichtiges Grundgesetz des psychophysischen Verhältnisses vom Leiblichen und Seelischen dar.[350] Gleichwohl warnt Weizsäcker davor, darin eine „Einheitslösung" zu sehen und das psychosomatische Verhältnis allein darauf festzulegen. Die Beziehungen des vegetativen Nervensystems zur Psyche führen über die Relation von Bewegung und Wahrnehmung hinaus, insofern hier Gefühle und Affekte eine fundamentale Rolle spielen.[351] Für eine phänomenologisch orientierte Pathologie empfiehlt Weizsäcker eine Stufung von drei Schemata, um der Variabilität des leiblich-seelischen Zusammenhangs Rechnung zu tragen: 1. psychophysische Kausalität, 2. beseelte Einheit, 3. wechselseitige Stellvertretungs- und Darstellungsfunktion. Beim ersten Schema besteht ein kausaler Zusammenhang dergestalt, dass bei einer Störung einer Nervenbahn auch die psychische Kraft des Willens beispielsweise nicht vermag, einen Arm zu heben. Erforderlich ist bei der psychosomatischen Anwendung dieses kausalen Schemas lediglich, eine „Umkehrbarkeit der Kausalität" in

---

[348] Vgl. Der kranke Mensch (1950, GS 9, 550).

[349] Vgl. ebd., 566, 596.

[350] Vgl. Von den seelischen Ursachen der Krankheit (1947, GS 6, 405).

[351] Fälle und Probleme (1947, GS 9, 148), vgl. 158.

Betracht zu ziehen, also beispielsweise nicht nur zu unterstellen, dass eine Angina von einer Kränkung kommen könne, sondern umkehrt auch eine Kränkung auf eine Angina zurückgehen kann.[352] Das zweite Schema legt sich nahe, wenn jemand vor Scham errötet oder bei Angst erbricht. Beim dritten Schema handelt es sich dann um eine wechselseitige Stellvertretung, wie sie sich u. a. bei somatoformen Störungen oder bei Konversionsstörungen beobachten lässt: Ein Reizdarmsyndrom oder eine Nephritis vertreten einen psychischen Konflikt. Weizsäcker spricht auch von einer wechselseitigen Darstellungsfunktion: Die somatische Erkrankung repräsentiert die Insuffizienz („das Unfertige") psychischer Leistungsfähigkeit – und umgekehrt.[353] Der Körper vollzieht und stellt dar, was die Psyche braucht; die Gefühle vollziehen und stellen dar, was der Körper braucht.[354] Mit diesen variablen Schemata hat man im Grunde genommen die an Symptomen orientierte Ebene psychophysischer *Erklärungen* zugunsten der Ebene des *Begreifens* überschritten (vgl. 8.3.5.). Das hat Folgen. Denn es bedeutet, die ätiologische Frage aus der Engführung des psychophysischen Horizonts überhaupt herauszuführen und nunmehr – im Sinne eines dreiseitigen Schemas – zu fragen, welche Not hinter einer Krankheit steckt und von dieser vertreten wird.[355] Eine psychosomatische Medizin, welche hier nur psychogene Antwortversuche parat hat, erweist sich einen Bärendienst. Weizsäcker demonstriert dies an der Frage, welche Not ein Hirntumor vertrete.[356] Er arbeitet an dieser Stelle mit der bereits skizzierten Vorstellung einer „Verlagerung eines Streits bzw. Konflikts" (8.2.4.). Dabei bezieht sich „Konflikt" nicht lediglich auf einen Konflikt innerhalb der Variabilität psychophysischer Konfliktkonstellationen, sondern auch auf einen pathischen Konflikt („Streit") hinter ihnen.

Die andere Psychosomatik, die Weizsäcker vorschwebt, lässt die Orientierung an der Beziehung von Psyche und Soma also hinter sich – zugunsten einer Orientierung am pathischen Subjekt.[357] Eine Krankheit ist letztlich Stellvertreterin eines solchen Konflikts, welcher im lebensgeschichtlichen Werden eines pathischen Subjekts seinen Ort hat.[358] Darauf bezieht sich eine „biographische Medizin", welche dem, was eine Krankheit vertritt bzw. was sie ausdrückt, lebensgeschichtlich auf die Spur zu kommen versucht. Sie überschreitet darin selbst die Frage nach dem „Warum?" zugunsten der Frage nach dem „Wozu im Warum?".[359] Unter der Voraussetzung des Pathischen an die psychophysische Frage heranzutreten, bedeutet, von einer multiplen Verlagerungsmöglichkeit eines

---

[352] Ebd., 43 f.; Der kranke Mensch (1950, GS 9, 530).

[353] Von den seelischen Ursachen der Krankheit (1947, GS 6, 404 f.).

[354] Der kranke Mensch (1950, GS 9, 532, 541).

[355] Ebd., 549.

[356] Vgl. 548, 579, 583.

[357] Vgl. Über Psychosomatische Medizin (1952, GS 6, 518).

[358] Psychosomatische Medizin (1949, GS 6, 460 f.).

[359] Der kranke Mensch (1950, GS 9, 545, 558).

pathischen Konflikts auf der Ebene verschiebbarer psychophysischer Konfliktkonstellationen auszugehen und so dem Sachverhalt Rechnung zu tragen, dass
der Leib in unterschiedlicher Weise im Lebensdrama „mitredet".[360] Die Frage
nach der kausalen Ätiologie relativiert sich, häufig bleiben Krankheiten (speziell:
somatoforme Störungen) unerklärlich. Sichtbar ist aber das pathische Erleben
und Verhalten, sichtbar ist die Wirkung einer Krankheit als fremdes „Es", das in
wechselseitiger Beziehung zu einer „Ich-Bildung" steht.[361] Analysierbar ist die
pathische Bedeutungsdimension in ihren unterschiedlichen psychophysischen
Auswirkungen. Analysierbar ist der pathische Umgang mit einer Krankheit und
die Rolle, die sie und eine mögliche Therapie im Leben spielt. Zu achten ist
darauf, wie sie den Lebensweg modifiziert. Wie erwähnt, ist dabei auch die Rolle
des Todes in seiner Bedeutung für das Leben zu bedenken.[362] Eine einseitige „verdrängende Somatotherapie" liefe Gefahr, solchen lebensgeschichtlichen Aspekten,
die zum großen Teil Aspekte des emotionalen Erlebens darstellen, zu wenig
Beachtung zu schenken.

### 9.4.4  Kontexte der Kausalität

An mehreren Stellen stieß die vorliegende Untersuchung auf das Problem der
Kausalität. Deutlich wurde insbesondere Weizsäckers Kritik an der Vorstellung
einer kausalen Psychogenese von Krankheiten und an der Annahme einer kausalen
Beziehung zwischen Psyche und Physis. Seine Kritik geht dabei häufig ins Grundsätzliche: Der lebensweltliche Erfahrungssatz „so etwas kommt von so etwas"
verbindet sich allzu gerne mit einem naturwissenschaftlichen (linearen) Kausalitätsdenken, um ein tieferliegendes Bedürfnis nach Erklärung zu befriedigen. Er
verführt dazu, die Komplexität realer Zusammenhänge zu simplifizieren, ganz
abgesehen davon, dass die Frage nach dem „Warum" damit verfehlt wird.[363] Eine
moderne Medizin, die dazu antritt, Krankheiten sogar ätiologisch zu definieren,
verstärkt dieses fragwürdige Szenario nur noch.

Eine solche Kritik stellt jedoch nur eine Seite dar. Die andere Seite besteht in
Weizsäckers konstruktiver Absicht einer Revision der Kategorie der Kausalität. Es war schon zu sehen: In der Auseinandersetzung mit Kants Kategorientafel
betrachtete Weizsäcker es als dringendes Desiderat der Lebenswissenschaften, zu
einer „biomorph aufgestellten Kategorientafel der Wissenschaft" zu gelangen. Im
sinnesphysiologischen Zusammenhang standen dabei, wie bereits skizziert, die
Kategorien von Raum und Zeit auf der Agenda. Die Kategorie der Kausalität führt

---

[360] Vgl. ebd., 566: „Wenn wir von den Voraussetzungen des Pathischen aus an die psychophysische Frage herantreten, dann ist manches anders als bei den gewohnten Versuchen einer
Psychophysik oder Psychosomatik."

[361] Ebd., 596, 602 f.

[362] Vgl. ebd., 607 f., 631.

[363] Vgl. Pathosophie (1956, GS 10, 204); Der kranke Mensch (1950, GS 9, 538, 540).

in weitere – auch wissenschaftsgeschichtliche – Auseinandersetzungen hinein
und ist von grundlegender Bedeutung: Wenn lebende Organismen nicht nach dem
Schema naturwissenschaftlicher (linearer) Kausalität zu begreifen sind, wie dann?
Offensichtlich wurde bereits, dass für Weizsäcker die Einführung des Subjekts
in die Lebenswissenschaften heisst, den Indeterminismus einzuführen. In diesen
Kontext gehört die bereits ausführlich thematisierte Fragestellung, wie sich kausalgesetzliche Funktion und individuelle Leistung bzw. Akt zueinander verhalten.

Im Sinne einer Zusammenschau soll im Folgenden versucht werden, die unterschiedlichen Kontexte der Kausalität zu entflechten und Zusammenhänge zu
rekonstruieren, sodass sichtbar werden kann, inwiefern die Kategorie der Kausalität Anwendung findet, einer Revision unterzogen oder einer Dekonstruktion
zugeführt wird. Dass im Rahmen einer summarischen Darstellung diesbezüglich Fragen offenbleiben, liegt auf der Hand. Wenigstens andeutungsweise ist
dabei der historische Kontext der wissenschaftsphilosophischen Diskussionslage zu berücksichtigen: Das Problem der Kausalität und des Indeterminismus
wurde für Weizsäcker nicht erst mit der aufkommenden Quantentheorie in der
theoretischen Physik virulent; es stand bereits mit dem Problem von Mechanismus
und Vitalismus in der Biologie zur Debatte. Und schließlich ergab es sich aus der
empirischen Sinnesphysiologie und deren neukantianischer Deutung.

Als Ausgangspunkt der Kontextdifferenzierung wählen wir eine für Weizsäcker
fundamentale Einsicht: Eine Krise bedeutet, dass Kausalketten, die für stabile
Ordnungen vorausgesetzt werden, zerreißen. Bei Ordnungsübergängen oder bei
Wandlungen ist das Organismus-Umwelt-Verhältnis in solcher Weise betroffen,
dass der neue Zustand nicht aus einem früheren kausal abgeleitet werden kann.[364]
An Ordnungsübergängen (sinnesphysiologisches Beispiel: Drehstuhlversuche) gilt
das Prinzip der Äquivalenz bzw. das Prinzip der Vertretung. Hier gilt das physio-
logische Leistungsprinzip, das besagt, dass eine Leistung – sprich: eine neue
Organismus-Umwelt-Einordnung – auf mehreren Wegen erbracht werden kann.
Im Grundsatz heisst dies, von einer *multiplen Realisierbarkeit* des Organismus-
Umwelt-Verhältnisses und von einer *pluralen Verschiebbarkeit* von Konflikten
(8.2.2.) auszugehen und beides einem *dynamischen* Verständnis von Gesundheit und Krankheit zugrunde zu legen. Gesundheit zeichnet sich dadurch aus, im
Unterschied zu einer mechanischen Kausalität auf den gleichen Reiz unterschiedlich reagieren zu können (Stichwort: Plastizität und Funktionswandel, vgl. 8.3.4.).
Die „Widerspruchsnatur des Lebens" erfordere es, lebensgeschichtliche Ereignisse
anders zu begreifen als Ereignisse der unbelebten Natur und sich dabei von einem
widerspruchfreien kausaldeterminierten Weltbild freizumachen.

> „Ja, man darf ruhig behaupten, daß wir, wären wir nur eine Reflexmaschine, augenblicks
> zugrunde gehen würden. Der Motor würde in irgendeiner Richtung weiterrasen, bis er an
> einer Mauer oder in einem Graben zerschellte. Es gibt tatsächlich Krankheitszustände,
> welche ein ähnliches Bild darbieten. Krankheit heißt dann: zur Maschine werden. Leben
> können wir also nur, wenn wir im Gegensatz zur mechanischen Kausalität auf genau den

---

[364] Der Gestaltkreis (1940, GS 4, 297).

gleichen Reiz hin einmal die Handlung und ein andermal ihr Gegenteil tun können, so wie die Schüler bei demselben Glockenzeichen das eine Mal in das Klassenzimmer hinein-strömen und das andere Mal den Ranzen packen und hinauslaufen. Überhaupt setzt sich das Leben aus Gegensätzen zusammen, welche mechanisch oder logisch gesprochen, Widersprüche heißen müssen, ja es wird erst sinnvoll durch solche Widersprüche."[365]

Weizsäcker sieht an dieser Stelle durchaus Konvergenzen zur neuen Quanten-physik.[366] Eine zentrale Erkenntnis seiner Gestaltkreis-Untersuchung, die dieser Widerspruchsnatur Ausdruck verleiht, besteht darin, das Organismus-Umwelt-Verhältnis im Sinne einer *zirkulären Kausalität* zu begreifen. Damit ist gegen-über den beiden zuerst angesprochenen Kontexten der Kausalität (in Ordnungen/ an Ordnungsübergängen) ein weiterer Kontext benannt, der bis in die Gegenwart hinein zu ähnlichen Konzeptionen Anlass gegeben hat – etwa zu Theorien nicht-linearer dynamischer Systeme.

Wie wir sehen werden, führt dann allerdings ein vierter Kontext, der dazu anregt, kausales Denken als pathische Umgangskategorie zu fassen, über solche Konzeptualisierungen hinaus und bringt auf seine Weise die Teilnehmer-perspektive von Betroffenen ins Spiel.

Die „Krise der Kausalität", mit der sich E. Cassirer angesichts der sich etablierenden Quantenphysik auseinandersetzte,[367] benennt eine wissenschaftsphilosophische Dis-kussionslage, in der sich auch Weizsäcker vorfand. Diese Diskussion wurde allerdings nicht erst durch die theoretische Physik angestoßen und besitzt außerdem mehrere Ebenen. Nur wenige Hinweise müssen hier genügen: Bereits Jahrzehnte vor der Ent-deckung des Indeterminismus in der Physik kam es zur Problematisierung des Kausali-tätsgedankens in der Biologie und dann insbesondere in Weizsäckers Arbeitsgebiet, der Sinnesphysiologie. Dem Grundsatz nach geht es beim Problem der Kausalität in allen Bereichen zunächst um die gleiche Frage, wie nämlich ein vorliegender Zustand (bzw. ein Ereignis zum Zeitpunkt $t_u$) durch einen früheren Zustand (ein Ereignis zum Zeit-punkt $t_w$) erklärt werden kann. Die klassische Antwort, die von D. Hume bereits kritisiert wurde, behauptet bei der Überführung des einen Zustands in den anderen einen not-wendigen Zusammenhang im Sinne von Naturgesetzen. In der Biologie wurde die Dis-kussion durch E. Haeckels biogenetisches Grundgesetz angeheizt, denn dieses kam einem unbegründeten Überschritt von einer deskriptiven Beschreibung zu einer kausal-mechanistischen Erklärung gleich. Infrage stand schnell die Art der Kausalität von Lebendigem. Der Vitalismus eines H. Driesch, der ein selbstständiges Regulationsprinzip des Organischen behauptete, und der Funktionskreis von J. Uexküll, der statt Kausalität eine (planmäßige) Ich-Umwelt-Struktur vorschlug, können als unterschiedliche Antworten auf diese Frage verstanden werden.[368] An die zuletzt genannte Antwort konnte eine am Systembegriff orientierte Deutung des Lebens (L. Bertalanffy) anschließen, die bis in der Gegenwart zu vielfältigen Entwürfen inspirierte. In der Mehrheit dieser Entwürfe wird nicht bestritten, *dass* eine Gesetzmäßigkeit zwischen früheren und späteren Zuständen besteht, infrage steht aber, *wie* diese verfasst ist. Aufgrund der Wechselseitigkeit des

---

[365] Über das Nervensystem (1943, GS 4, 411 f.).

[366] Ebd., 412; vgl. Natur und Geist (1946, GS 1, 185).

[367] Cassirer (1936, 203).

[368] Cassirer (1957, 183–218); grundsätzlich auch Tetens (2001).

Organismus-Umwelt-Verhältnisses wird ein mechanisch-lineares Verständnis der Kausalität abgelehnt, nahe liegt ein – noch näher zu bestimmendes – Verständnis zirkulärer Kausalität.

In der Sinnesphysiologie lag eine andere Problemstellung vor, an der sich H. v. Helmholtz und Weizsäckers Lehrer J. v. Kries abgearbeitet hatten. Sie lässt sich ebenfalls an Humes skeptischer Position festmachen. Diese besagt, aus einem bislang beobachteten Zusammenhang, demzufolge auf Ereignisse einer bestimmten Art andere Ereignisse einer bestimmten Art folgen, ließe sich kein notwendiger Zusammenhang der Ereignisse ableiten. Der beobachtbare Zusammenhang hat eher den Charakter einer psychischen Gewohnheit. Kants Lösungsvorschlag, die Kategorie der Kausalität zur transzendental-logischen Bedingung (,Apriori') zu erklären, um die Wahrnehmung von Ereignissen in einen systematischen Erkenntniszusammenhang zu bringen, wurde im Neukantianismus gerne aufgenommen, brachte aber die Sinnesphysiologen unter ihnen in ernsthafte Schwierigkeiten. Einerseits lag es nahe, die nun genauer erforschbaren physiologischen und psychologischen Vorbedingungen des Wahrnehmens im Sinne von Kants ,Apriori' aufzufassen, andererseits wurde dieses durch eine Überführung in sinnesphysiologische Zusammenhänge empirisiert (psychologisiert), sodass es nicht mehr leisten konnte, was es sollte. Helmholtz meinte sich so behelfen zu können, dass er die Gewohnheit bzw. das Vertrauen in die Wahrnehmung als das subjektive Korrelat (,Zeichen') für eine in der Natur der Welt innewohnende Gesetzmäßigkeit betrachtete.[369]

Weizsäcker bestritt dann nicht nur diese Parallelisierung und diese Korrelation von psychischer Wahrnehmungswelt und physikalischer Außenwelt („Zweiwelten- oder Zwei-sphären-Theorie"),[370] er bestritt bereits den Ausgangspunkt, der Wahrnehmung eine vor-gegebene (leere) raumzeitliche Ordnung zugrunde zu legen. Denn das Subjekt trifft Raum und Zeit sozusagen im Akt der Begegnung an, es trifft sie im Ereignis der Einordnung in seine Welt an – und zwar nirgends anders als bei und an den Dingen dieser Welt. „Die Welt und ihre Dinge sind nicht in Raum und Zeit, sondern Raum und Zeit sind in der Welt, an den Dingen."[371]

In diesen Zusammenhang fügt sich nun auch die Problematisierung der Kausalität durch die Quantenphysik, insbesondere durch Heisenbergs Unschärferelation. Denn auch hier erwies es sich als Irrweg, Kausalität an eine nichtrelativistisch verstandene Raum-Zeit-Ordnung zurückzubinden, um eine zeitliche Sukzession von zwei Zuständen bzw. Ereignissen voraussetzen zu können. Wenn sich aber Anfangszustände niemals genau bestimmen lassen, wird eine deterministische Auffassung der Kausalität hinfällig.[372] Cassirer zieht in seiner Auseinandersetzung mit Heisenberg den Schluss, dass die Kategorie der Kausalität zwar nicht verabschiedet, aber einer Revision unterzogen werden müsse.[373]

Weizsäckers eigene Revision der Kategorie der Kausalität wird vor diesem äußerst grob skizzierten Hintergrund verständlich. Auch die Problemstellen, die er dabei zu bearbeiten suchte, lassen sich relativ klar zusammenstellen:

---

[369] Vgl. die Übersicht bei Neumann (1987).

[370] Vgl. oben, 8.3., den Exkurs zur wissenschaftsgeschichtlichen Bedeutung der Sinnesphysiologie.

[371] Der Gestaltkreis, GS 4, 234.

[372] Cassirer (1936, 143 f., 202 f.); vgl. dazu Weizsäcker, Der kranke Mensch (1950), GS 9, 525; Pathosophie (1956), GS 10, 203.

[373] Cassirer (1936, 207).

*1. das Problem der Angemessenheit für Lebendes,* wenn naturwissenschaftliche Kategorien unbesehen auf lebende Organismen und im Besonderen auf Menschen übertragen werden.[374]

*2. das Problem der Temporalisierung:* Die Ableitung von Symptomen aus Vergangenem versagt, wenn die Temporalisierung der Erscheinungen mit Schwierigkeiten behaftet ist – sei es angesichts einer Gleichzeitigkeit des Auftretens von Ereignissen, angesichts einer Indeterminiertheit des vergangenen Ereignisses oder auch angesichts einer Unschärfe der Lokalisierung des körperlichen Ortes.[375]

*3. das Problem der Komplexitätsreduktion:* Die Komplexität des Zusammenwirkens unterschiedlicher Kausalketten lässt sich nicht in eine solche Ursachendarstellung bringen, welche der Individuation des Menschlichen etwa in einer Krankheit gerecht wird.[376] Krankheiten entstehen nicht wie naturwissenschaftliche Ereignisse, sondern wie geschichtliche Ereignisse.[377] Menschliches Denken benutzt den Kausalitätsgedanken als Mittel, um die undurchsichtige Komplexität der Zusammenhänge zu reduzieren.[378]

*4. das Problem der Umkehrbarkeit:* Der lebensweltliche Gedanke „so etwas kommt von so etwas" ist mit der „Umkehrung der Kausalität" zu konfrontieren, wie sie sinnesphysiologisch beispielsweise im Tastakt zum Ausdruck kommt: Taste ich mit geschlossenen Augen einen Schlüssel ab, dann lenkt die Tastbewegung einerseits die Reizgestalt, andererseits lenkt die Reizgestalt die Tastbewegung. Die Reizgestalt wird also nicht nur vom Reiz des Objekts, sondern ebenso von der antizipierten Reaktion bestimmt.[379] Was das Organismus-Umwelt-Verhältnis betrifft, ist nach Art eines Gestaltkreises also von einer zirkulären Kausalität auszugehen. Im Blick auf die klassisch chronologisch strukturierte Kausalität ergibt sich dann das Paradox, dass die „Ursache" einer Steuerung in der Zukunft liegen kann.[380]

*5. das Problem des Indeterminismus in der Leistungserbringung:* Das Zusammenspiel kausalgesetzlicher Funktionen ermöglicht biologische Akte und schöpferische Leistungen des Organismus. Weizsäcker verdeutlicht dies mit dem bereits ausführlich thematisierten „Schachspielprinzip".[381]

*6. das Problem leidenschaftlicher Externalisierung:* Je mehr der klassische Kausalbegriff angesichts der Komplexität realer Zusammenhänge an Bedeutung verliert (man also nicht sagen kann, „wer angefangen hat"), desto mehr tritt seine Bedeutung als Mittel subjektiver Komplexitätsreduzierung hervor. Im Kausalitätsdenken äußert sich der leidenschaftliche Umgang des Erklärens und des Externalisierens von Krank-

---

[374] Der kranke Mensch (1950, GS 9, 552), tritt dabei die Dekonstruktion hervor: Die naturwissenschaftlichen Kategorien würden in der Anwendung auf die Medizin einer Zerstörung übereignet werden, sie würden, metaphorisch gesprochen, einen Tod erleiden, den Weizsäcker in Anlehnung an Kant (!) mit dem Begriff „Euthanasie" versehen kann (Kant, KrV B 434). Denn diese Zerstörung eröffne den Weg zu einer Neufassung.

[375] Über Psychosomatische Medizin (1952, GS 6, 520); Fälle und Probleme (1947, GS 9, 119); Der kranke Mensch (1950, GS 9, 520, 525, 538).

[376] Fälle und Probleme (1947, GS 9, 246 f.).

[377] Entstehung und psychophysische Behandlung von Organneurosen (1937, GS 6, 335).

[378] Pathosophie (1956, GS 10, 204).

[379] Über medizinische Anthropologie (1927, GS 5, 184 f.)., Der Widerstand bei der Behandlung von Organkranken (1949, GS 6, 428); aufgenommen bei Merleau-Ponty (1976, 13 f.); vgl. Jacobi (2014, 194), verweist auch auf A. Gehlens „vorweggenommene Antwortverhalten der Umgangsdinge".

[380] Der Gestaltkreis (1940, GS 5, 254 f.).

[381] Ebd., 273; Gestalt und Zeit (1942, GS 4, 353 f.); vgl. oben, 8.3.4.

heitsursachen. Dabei handelt es sich nicht lediglich um ein sekundäres Phänomen: In diesem leidenschaftlichen Umgang vermag sich auch ein Widerstand oder ein Ersatz zu manifestieren, hinter dem mehr vom Wesen einer Krankheit steckt, als es den Anschein hat.[382]

In konstruktiver Hinsicht stellt sich die erwähnte sachliche Differenzierung der Kontexte folgendermaßen dar:

1. *Kausalität in Ordnungen*
Weizsäcker bestreitet nicht, dass es physische und auch psychophysische Strukturen oder Pfade gibt, die im Sinne einer linearen Kausalkette prozedieren.[383] Die mehrfach erwähnte Stressachse (HHN-Achse) wäre ein Beispiel dafür. Das kausalgesetzlich analysierbare Funktionieren von Organen und von psychischen Strukturen ist eine Bedingung des Lebens. Zugleich ist der Funktionswandel ein durchgehendes biologisches Prinzip, sodass, wie erwähnt, auf einen gleichen Reiz unterschiedlich reagiert werden kann und sich Funktionsstrukturen kompensatorisch verschieben können. Damit ist die Kategorie der Kausalität bereits dynamisiert. Für die Pathogenese wird es unerheblich, „wer angefangen hat", das Psychische oder das Physische.[384] Die Dynamisierung innerhalb der Funktionsstrukturen steht im Zusammenhang mit einer dynamischen Organismus-Umwelt-Beziehung und deren multipler Realisierbarkeit. Insofern diese Dynamisierung eine „Umkehrung der Kausalität" einschließt, trägt sie einen Sprengsatz in ein von Linearität gekennzeichnetes Kausalitätsdenken hinein.

2. *Kausalität an Ordnungsübergängen*
Biologische Leistungen setzen kausalgesetzlich beschreibbare Abläufe von Funktionen voraus, zugleich geben sie einem Organismus einen Spielraum der Freiheit, sodass er jener Kausalgesetzlichkeit nicht gänzlich unterworfen ist. Die durch die Fähigkeit des Funktionswandels ermöglichte „Fähigkeit zur improvisierende[n] Individuation" ist bereits Kennzeichen einer kontinuierlichen Wandlungsfähigkeit. Eine Krise stellt aber nicht lediglich eine kontinuierliche Wandlung dar, sie bedeutet die Aufhebung stabiler Ordnungen und „die Preisgabe der Kontinuität oder Identität des Subjekts".[385] Auch wenn es zur Etablierung neuer Ordnung kommt, deren Struktur einer Kausalanalyse zugänglich ist, diese Ordnung selbst lässt sich aus der früheren nicht kausal ableiten.[386] Für das Problem der Pathogenese von Krankheiten hat dies weitreichende Folgen, wie Weizsäcker dies vor seinen „Studien zur Pathogenese" (1935) bereits in

---

[382] Der Widerstand bei der Behandlung von Organkranken (1949, GS 6, 428 f.); Über Psychosomatische Medizin (1952, GS 6, 520); Pathosophie (1956, GS 10, 204).

[383] Hierher gehört das Zugbeispiel, vgl. auch: Von den seelischen Ursachen der Krankheit (1947, GS 6, 402).

[384] Ebd., vgl. 8.3.4.

[385] Der Gestaltkreis (1940, GS 4, 298).

[386] Ebd., 297.

seinem Vortrag „Kreislauf und Herzneurose" (1932) hervorhob: Zwischen einem Symptom und einem Krankheitsauslöser oder einem pathogenen Reiz besteht kein kausaler Zusammenhang, sodass die Suche nach (seelischen) Ursachen oft zu kurz greift.[387] Denn das Symptom geht auf das krisenhafte Zusammenbrechen einer Ordnung zurück, nicht auf einen dieses auslösenden pathogenen Reiz bzw. ein pathogenes Ereignis. Wir erwähnten es schon: Psychologisch kommt es zu Symptombildungen häufig dann, wenn in einer Krise Bedeutungs- und Verarbeitungsschemata auflaufen, zu denen gerade die Verdrängung der eigentlichen „Ursache" gehört. Um es in einem einfachen Beispiel zu sagen: Nicht das Trauma ist die Ursache der Symptombildung, sondern die Krise seiner Verdrängung. Der Arzt bzw. die Ärztin hat darum zu beachten, dass die Kausalattribution eines Patienten im Dienst dieser Verdrängung stehen kann und auf Restitution einer Ordnung aus ist.[388]

Weizsäckers spätere Antwortversuche gehen vermehrt von der Frage der kohärenten Einordnung eines Organismus (eines Menschen) in seine Umwelt aus. In diesem Zusammenhang favorisiert er für die krisenhafte Umordnung psychophysischer Ordnungen oder Konstellationen die Figur einer indeterminierten reziproken Äquivalenz (8.2.3. / 9.4.1. Stichwort: „Schachspiel-Prinzip"). Die Fähigkeit, verschiedene Standpunkte einnehmen und Äquivalenzoptionen ausbilden zu können, muss einhergehen mit einer Passungsfähigkeit, sich im Spiel der Äquivalenzen auf eine reale Umgebung beziehen zu können (9.4.2.).

3.  *Kausalität im Organismus-Umwelt-Verhältnis*
Mit der Umstellung auf die Fragestellung der Einordnung eines Organismus bzw. eines Menschen in seine Umwelt kommt, wie erwähnt, eine zirkuläre Kausalität in den Blick, wie sie im Tastakt präfiguriert ist. Die „Umkehr der Kausalität" hat Konsequenzen für die üblichen Versuche, eine Symptombildung zu erklären. Denn nun kann beides ineinandergreifen: Die Arbeitsunfähigkeit kommt vom Magengeschwür, das Magengeschwür kommt von der Arbeitsunfähigkeit.[389] In diesen Zusammenhang gehört das Vertretungs- und Äquivalenzprinzip, vor allem aber die Vorstellung einer pluralen Verschiebbarkeit von Konflikten (Stichwort: „Es-Bildung", 8.2.3.). Im Unterschied zur Psychoanalyse, welche die verborgenen Krankheitsursachen in der Vergangenheit aufzuspüren sucht, verzichtet eine psychosomatisch-anthropologische Medizin auf eine Beantwortung der Frage, was bzw. wer angefangen habe.[390] Sie orientiert sich an der dynamisch-wechselseitigen Leistung, wie sie sich beispielsweise in Gestaltbildungen äußern

---

[387] Kreislauf und Herzneurose (1932, GS 6, 112 f.); vgl. dazu Wiedebach (2009, 364 f.).
[388] Kreislauf und Herzneurose (1932, GS 6, 114 f.).
[389] Der Widerstand bei der Behandlung von Organkranken (1949, GS 6, 428, 431).
[390] Über Psychosomatische Medizin (1952, GS 6, 520).

kann. Eine kausalanalytische Erforschung findet hier ihre Grenze, zumal mit einer proleptischen Leistungserzeugung gerechnet werden muss.[391]

Dem Werden eines Organismus bzw. eines Menschen liegt eine Fähigkeit zu neuen Leistungen zugrunde, welche einschließt, zwischen kausalen Ordnungen und Strukturen wechseln zu können, um die Kontinuität der Organismus-Umwelt-Beziehung aufrecht zu erhalten. Für Weizsäckers Ontologie der Begegnung von Organismus und Umwelt erfasst allerdings auch eine solchermaßen differenzierte kausalanalytische Fragestellung lediglich einen Aspekt, nämlich den ontischen.

Der pathische Aspekt verweist auf eine Intentionalität des Subjekts, welche die Leistungserbringung reguliert und zu neuem Werden antreibt. Im Bild gesprochen: Die Regeln, an die sich beide Schachspieler halten, erklären nicht den Fortgang des Spiels. Für dessen Eigendynamik ist die Indeterminiertheit des Gegenzugs konstitutiv. Sie ist als in jene Eigendynamik integriert vorzustellen. Wie noch zu sehen sein wird, sollte dabei für die Eigendynamik des Lebens selbst allerdings keine (verborgene) Ganzheitskausalität unterstellt werden.

4.  *Kausalität als pathische Umgangskategorie*
Die Ich-Umwelt-Beziehung wird in Kohärenz oder Krise subjektiv erlebt. Die Naturgesetzlichkeit der Umgebung oder auch des eigenen Körpers kann beispielsweise als einschränkendes Müssen, aber auch als einladendes Können erlebt werden.[392] In diesem Kontext geht es zunächst nicht um die *Geltung* der Kausalitätskategorie, sondern um ihre psychische, näherhin „logophane" *Genese*. Gleichwohl kommt es von hier aus, vom Rückgang auf den „leidenschaftlichen Bodensatz" und auf die logophane Entstehung des kausalen Denkens aus Emotionen und Leidenschaften[393] zur Kritik und zur Dekonstruktion des Gebrauchs der Kausalitätskategorie.[394] Diese Kritik schließt wiederum einen konstruktiven Aspekt ein, insofern diese Kategorie nun in Anspruch genommen wird, um Gedanken- und Begriffsbildungen seitens der Patienten zu dechiffrieren und zum Verständnis ihrer Krankheiten zu verwerten.[395] Das gilt umso mehr, als Gedanken und Begriffe im Ich ebenso fest und unveränderlich erscheinen können wie die materiell fassbare Größe des Nicht-Ich.[396]

In der Behandlung kranker Menschen stellt sich für Weizsäcker die Lage typischer Weise so dar: Die Kausalattribution stabilisiert als pathische Erklärungs- und Umgangskategorie ein bestimmtes Ich-Umwelt-Verhältnis. In der Regel wird dabei die Ursache einer Krankheit in die Umwelt projiziert, die „Schuld" wird in ihr oder im eigenen (als fremd erlebten) Körper gesucht. Darin zeigt sich nicht

---

[391] Vgl. Gestalt und Zeit (1942, GS 4, 367).

[392] Vgl. zur Phänomenologie des Freiheitsbewusstseins auch Habermas (2013, 195 f.).

[393] Pathosophie (1956, GS 10, 204 f.).

[394] Der Widerstand bei der Behandlung von Organkranken (1949, GS 6, 429).

[395] Ebd., 442, 447.

[396] Ebd., 446.

selten das Verlangen, den eigenen (ichhaften) Anteil an der Hervorbringung einer Krankheit zu negieren.[397] Eine „Umkehrung der Kausalität" provoziert in solchen Situationen nicht nur Unsicherheit, sondern auch Widerstand. Die Labilisierung der kausalen Ordnung wird als bedrohlich empfunden. Angesichts einer drohenden Auflösung kausaler Ordnungen ziehen sich kranke Menschen dann häufig auf eine simple Unterscheidung von Ich und Nicht-Ich zurück – dies wieder mit dem Ziel, die eigene Beteiligung an der Krankheitsentstehung zu bestreiten („das Virus kommt ja schließlich nicht von mir"). Eine solche Externalisierung mag funktional sein, man wird ihr zum großen Teil auch rechtgeben müssen; letztlich bleibt sie aber eine Ursachenwahl seitens des kranken Menschen, der sich seinen Feind im Nicht-Ich wählt. Dadurch sperrt er sich aber einer therapeutischen Transformation seiner Ich-Umwelt-Ordnung.[398] Für diese Transformation oder Umordnung gilt: In Form einer veränderbaren Bedeutungserteilung kann Pathisches – über seinen Einfluss auf das Ich-Umwelt-Verhältnis – auch physiologisch wirksam werden (9.2.4.).

Zwischen der Ebene pathischer Intentionalität (‚jemand') und der Ebene von ontischen Ordnungen bzw. Ordnungsübergängen, auch der Ebene physiologischer Leistungsfähigkeit (‚etwas'), besteht selbst allerdings keine kausale Wechselwirkung, sondern das, was Weizsäcker, einen Begriffsvorschlag seines Schülers A. Auersperg aufnehmend, als „Koinzidenz" bezeichnet (9.4.1.).[399]

### 9.4.5 Komplementarität und Kausalität weitergedacht

Die Kontexte, in denen die Kategorie der Kausalität ihre Gültigkeit hat, stehen zur Diskussion. Weizsäcker hatte sich noch mit Vorstellungen einer psychophysischen Wechselwirkung oder einer psychophysischen Korrelation auseinanderzusetzen, die heute kaum mehr vertreten werden. Mit seinem Drehtür-Prinzip und seinem Schachspiel-Prinzip führte er nicht nur den Indeterminismus in diese Zusammenhänge ein, sondern ordnete auch widersprüchliche Beschreibungsweisen im Sinne einer (antilogischen) Komplementarität zu. In der neueren Psychosomatik und auch in der mind-brain-Debatte hat die Kontextualisierung der Kausalität mithilfe der Komplementaritätsthese auf ihre Weise Zuspruch gefunden. Vereinfacht gesagt verbindet sie sich häufig mit der Komplementarität von Erste-Person-Perspektive und Dritte-Person-Perspektive: Phänomenal-intentionale Beschreibungen, die sich hermeneutisch an der Erlebnisperspektive der Ersten Person orientieren, und biomedizinisch-verobjektivierende Beschreibungen, die sich kausalanalytisch in der Dritten Person auf neurophysiologische Prozesse richten, schließen sich zwar

---

[397] Pathosophie (1956, GS 10, 203).

[398] Der Widerstand bei der Behandlung von Organkranken (1949, GS 6, 428–431, 445).

[399] Bei F. Buytendijk sahen wir an dieser Stelle eine „implikativ[.] gegenseitige Relation" vorliegen: Das eine wird nur wirksam durch das andere (9.2.3.).

(teilweise) aus, gleichwohl bedarf es beider, um menschliche Subjektivität darzustellen. Bei Weizsäcker entspräche ein solches Verständnis offensichtlich seiner „doppelten Methode", einen Menschen als ‚jemand' und als ‚etwas' zu betrachten. Allerdings sollte man es sich an dieser Stelle nicht zu einfach machen. Die fast ubiquitäre Verwendung des Komplementaritätsgedankens ist nicht davor gefeit, die Eigenart der Bezüge zu vernebeln und Pseudolösungen anzubieten.[400] Die vorliegende Untersuchung ist insofern selbst davon betroffen, als im Blick auf das Verhältnis der genannten Beschreibungsebenen bzw. Dimensionen der Charakter der Einflussnahme, der Verschiebung oder Einwirkung zum Teil recht vage blieb. Deshalb versuchten wir im Blick auf Weizsäcker die unterschiedlichen Verwendungen des Komplementaritätsgedankens zu präzisieren und seine spezifische „antilogische" Komplementarität herauszuarbeiten. Eine ähnliche Präzisierungsabsicht lag dem letzten Unterkapitel hinsichtlich des Kausalitätsgedankens zugrunde.

Nimmt man beides zusammen, ergibt sich eine relativ klare Struktur, die es beispielsweise erleichtert, die Grundunterscheidung von ‚jemand' und ‚etwas' (auch: von Pathischem und Ontischem) vom Gedanken der Kausalität bzw. einer kausalen Wechselwirkung abzugrenzen. Wie die unterschiedliche Verwendung der Drehtür-Metapher zeigt, ist eine solche klare Strukturierung bei Weizsäcker selbst zumindest nicht explizit gegeben.[401] Im Folgenden handelt es sich um den *Versuch einer systematisierenden Rekonstruktion*, um den Beitrag Weizsäckers zum Grundlagendiskurs gegenwärtiger Psychosomatik aufzuschließen. Gegenüber der an der Dialektik von Funktion und Leistung im Sinne einer Dialektik von Teilen und Ganzes orientierten Darstellung in 9.4.1. empfiehlt es sich hierzu, *drei Ebenen der Komplementarität* zu unterscheiden und deren Bezug zu einem „Dritten" jenseits der Unterscheidung von Psyche und Soma, aber auch jenseits der Unterscheidung der Beschreibungsperspektiven von ‚jemand' und ‚etwas' herauszustellen:[402] nämlich den Bezug zur Situation der Begegnung von Ich und Umwelt. Dazu und zum Folgenden Abb. 9.2.

Der Gestaltkreis-Untersuchung folgend orientierte sich die bisher (v. a. 9.4.1.) erörterte Komplementarität an der *Zuordnung von Funktionen zu Leistungen*. Unterschieden wurde zwischen einer vertikalen Dimension eines komplementären Verhältnisses zwischen Leistungen und Funktionen und einer horizontalen Dimension eines komplementären Verhältnisses zwischen psychischen und physischen Funktionen selbst. Vereinfacht ist beides in Abb. 9.2 auf der rechten Seite dargestellt (äußere Klammer und innere Klammer). Es handelt sich dabei um Beschreibungen gemäß der erklärenden Methode organischer oder psychophysischer Lebenswissenschaften, welche Objektivierbarkeit und Messbarkeit

---

[400] Vgl. auch Fahrenberg (1979, 160).

[401] Die unklare Verwendung dieser Metaphern besteht darin, dass sie sowohl auf das Verhältnis unterschiedlicher Beschreibungsweisen als auch auf das Verhältnis unterschiedlicher ontologischer Größen (Funktionen) zueinander angewendet werden.

[402] Vgl. dazu auch Christian (1986, 179, 316).

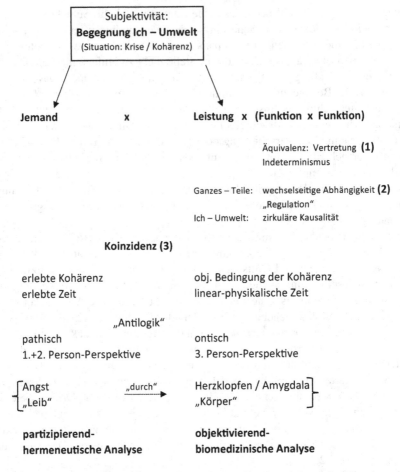

**Abb. 9.2** Komplementarität und Kausalität. Es empfiehlt sich drei Arten der Komplementarität zu unterscheiden („x" steht dabei für drei Formen komplementärer Kopplungen, die im Folgenden expliziert werden). Hier lassen sich die unterschiedlichen Rekonzeptualisierungen des Kausalitätsgedankens zuordnen (1+2). Sie beziehen sich auf die ontische Beschreibungsweise eines Menschen als „etwas", wie sie einer Funktions- und Leistungsanalyse zugänglich ist (rechte Seite). Ihre zweiseitige Struktur gewinnt diese Skizze aber dann durch diejenige Komplementarität, welcher eine Doppelaspektivität zugrunde liegt. Diese schließt den Gedanken kausaler Wechselwirkung aus, gesteht aber eine „Koinzidenz" zu (3). Auch die Beschreibungsweisen dieser Doppelaspektivität beziehen sich auf ein gemeinsames „Drittes", sie beschreiben nämlich die Subjektivität der Ich-Umwelt-Begegnung – das eine Mal unter dem Aspekt persönlicher (pathischer) Subjektivität, das andere Mal unter dem Aspekt psychophysischer (ontischer) Subjektivität. Eine komplementäre Psychosomatik geht davon aus, dass partizipierendhermeneutische Analyse und objektivierend-biomedizinische Analyse sich nicht additiv, sondern komplementär ergänzen. Beide Seiten stehen in einem Verhältnis wechselseitiger Erläuterung, wechselseitiger Verborgenheit, aber auch wechselseitiger Kritik. Die Wissenschaft vom Leben bedarf deshalb der „Übersetzungskunst".[317]

---

[317]Anonyma (1946, GS 7, 84); dort in Verbindung mit dem Gedanken, dass der „Grundriß des Leibes [...] zweiseitig strukturiert" ist (ebd., 81).

voraussetzen, um die Begegnung bzw. Einordnung eines Lebewesens mit bzw. in seine Umwelt zu beschreiben. Davon ist nun wiederum eine Beschreibung gemäß der partizipierenden Methode einer lebensweltlich-biographischen Analyse intentionaler Akte bzw. Erlebnisse einer individuellen Person ('Jemand') zu unterscheiden. Beide Beschreibungen verhalten sich ebenfalls komplementär zueinander. Hier handelt es sich jedoch um eine *Doppelaspektivität zweier unterschiedlicher Bezugssysteme,* auf welche die Frage nach kausalen Wechselwirkungen gar nicht angewandt werden kann. Das unterscheidet sie grundsätzlich von den anderen beiden Formen der Komplementarität. Die so rekonstruierte Struktur erlaubt es beispielsweise, Recht und Grenze einer Erklärung der Wirklichkeit von Subjektivität mithilfe kybernetischer Modelle, mithilfe neurophysiologischer Modelle oder mithilfe Theorien offener dynamischer Systeme zu diskutieren. Für die Rezeption des Gestaltkreises von Weizsäcker war und ist solches nicht unbedeutend. Und es gehört auch mit zu den Voraussetzungen, um Weizsäckers Verständnis der Psychosomatik für den gegenwärtigen Grundlagendiskurs zu profilieren. – Wir setzen mit der bereits beschriebenen Komplementarität zwischen den Funktionen ein (1).

*1. Komplementarität der Funktionen*
Auf dieser Ebene geht es noch nicht um die Zuordnung zweier unterschiedlicher kategorialer Beschreibungsperspektiven, sondern um das Verhältnis mehrerer Funktionen (Gestaltkreis: Bewegung und Wahrnehmung, Physis und Psyche), die im Verhältnis wechselseitiger Vertretbarkeit („Äquivalenzprinzip") zueinanderstehen. Gleichwohl ist zu beachten, dass die unterschiedlichen Bereiche Physis und Psyche bereits unterschiedliche Betrachtungsweisen erfordern, für die Weizsäcker ebenfalls ein Verhältnis wechselseitiger Verborgenheit („Drehtürprinzip") behauptet.

Man wird nicht fehlgehen zu sagen, dass diese Form der Komplementarität anders als die (vertikale) Komplementarität zwischen der Leistungsebene und Funktionsebene weniger anschlussfähig ist. Letztere bezieht sich auf die unvermindert aktuelle Grundfrage, wie sich im Organismus Ganzes und Teile zueinander verhalten. Die (horizontale) Komplementarität sich gegenseitig vertretender Funktionen hingegen hinterlässt (gegen Weizsäckers Intention) nicht selten den Eindruck, mit der stellvertretenden Psychisierung oder Somatisierung werde letztlich eine kausal beschreibbare Verschiebbarkeit unterstellt. Das liefe auf ein plumpes Verständnis der Psychogenie oder Somatogenie von Krankheiten hinaus.[403]

Nun lag der Begriff des *Äquivalenzprinzips,* auf das Weizsäcker sich beruft, als physikalische Grundlage der Relativitätstheorie Einsteins gewissermaßen in der Luft: Zwischen Gravitationskraft und Beschleunigungskraft (etwa einer Rakete in Schwerelosigkeit) besteht ein Verhältnis gegenseitiger Vertretbarkeit,

---

[403] Vgl. Engelhardt (1999b, 118 f.); auch Fahrenberg (1979, 155).

um dieselbe ‚Leistung' zu vollbringen, dass ein Gegenstand zu Boden fällt.[404] Berühmtgeworden ist dann Einsteins Nachweis einer Äquivalenz von Energie und Masse ($E = m \ c^2$). Wir hatten das Problem der Analogisierung bereits angesprochen (9.4.2.). Es relativiert sich, wenn man den spezifisch sinnesphysiologischen und auch klinischen Hintergrund von Weizsäckers Verwendung des Begriffs beachtet: Das „Äquivalenzprinzip" ermöglicht es ihm nämlich, das lineare Kausalitätsdenken, wie es mit der psychophysischen Anwendung des Reiz-Reaktions-Schemas gegeben war, zu durchbrechen: Im Drehstuhlversuch kann, um das Körpergleichgewicht zu wahren, auf einen Reiz hin eine Wahrnehmung der Bewegung durch eine Selbstbewegung ersetzt werden. Bei solchen Versuchen zeigt sich außerdem eine relative Freiheit und ein „fast unbegrenzter Relativismus" des Zusammenspiels und des Wechsels von Wahrnehmung und Bewegung. Das Äquivalenzprinzip ist letztlich ein Prinzip der *Äquifinalität:* Die gleiche Leistung (Körpergleichgewicht) wird auf unterschiedlichen Wegen erreicht.[405] Diese Unbestimmtheit der Reiz-Reaktions-Beziehung ist eine notwendige Realbedingung der Indeterminiertheit von Leistungen.[406]

Nimmt man das Äquivalenzprinzip auf das Prinzip der Äquifinalität zurück, wird ihm der weiterführende Charakter kaum abzusprechen sein: Die Variabilität des Zusammenspiels und die Wandelbarkeit der Funktionen (insbesondere auch der neuronalen Netzstrukturen) liegt der Fähigkeit eines Organismus zugrunde, sich unterschiedlichen Umweltsituationen einzuordnen. Es war diesbezüglich Weizsäckers Anliegen, die recht unbestimmte Vorstellung der Plastizität durch den Rückgang auf die Ermöglichungsbedingungen im physiologisch erweisbaren Funktionswandel empirisch-wissenschaftlich aufzuweisen. Ein ähnlicher Gedanke einer Äquifinalität wandelbarer und austauschbarer Strukturelemente führte E. Murphy in seiner vielbeachteten „Logic of Medicine" zum Terminus „Parastasis". Damit wollte er die Fähigkeit eines organischen Systems benennen, ein ähnliches Ziel über verschiedene kausal beschreibbare Pfade oder Funktionsstrukturen zu erreichen.[407] Für Weizsäcker selbst war die Variabilität im Zusammenspiel der Funktionen, auch in der Wandelbarkeit neuronaler Netzstrukturen, ein Grundbaustein, um Naturgesetzlichkeit und Indeterminismus in der biologischen Leistungserbringung zusammenzudenken.

Problematisch dürfte aus heutiger Sicht der mit seiner Fassung des Äquivalenzprinzips verbundene Gedanke einer gegenseitigen Abhängigkeit im Sinne einer reziprok-spiegelbildlichen Kopplung sein. Die Vorstellung der Komplementari-

---

[404] Ausführlicher: List und Lämmerzahl (2021, 7–24); auch Boblest et al. (2016, 171–175); in seiner Grundform geht das Äquivalenzprinzip auf Newton zurück.

[405] Der Gestaltkreis (1940, GS 4, 288 f.); Wege psychophysischer Forschung (1934, GS 6, 242): Weizsäcker bezeichnet es als „Tatsache, daß gerade Organismen trotz überaus wechselnder Umweltbedingungen einen immer gleichen Erfolg der Leistung zustandezubringen vermögen. In ihren Bewegungen erreichen sie das gleiche Ziel auf unzähligen Wegen."

[406] Vgl. Gestalt und Zeit (1942, GS 4, 353).

[407] Murphy (1978, 234 f.).

tät scheint in diesem Zusammenhang auf ein bestimmtes psychophysisches Zuordnungsverhältnis festgelegt zu werden. Im Horizont der Sinnesphysiologie leuchtet dies ein, insofern eine gegenseitige Abhängigkeit von Länge (bzw. Raum) und Zeit auf der Wahrnehmungsseite („psychophysische Äquivalenz von Raum und Zeit") in einem Passungsverhältnis stehen muss zu ihrer physikalischen reziproken Abhängigkeit (9.4.2.).[408] Auch auf die Äquivalenz und gegenseitige Vertretbarkeit der psychophysischen Reaktionen im Drehstuhlversuch, von Selbstbewegung und Bewegungswahrnehmung, sei noch einmal verwiesen.[409] Im klinischen Horizont war das Prinzip der gegenseitigen Vertretbarkeit und einer reziprok-spiegelbildlichen Kopplung auch in seiner Abhandlung „Körpergeschehen und Neurose" (1933) zu fassen (8.2.3.). In Kurzform lautet das spiegelbildliche Verhältnis: „Was wir so […] im Bewußtsein verbannen, wird im Körper wirksam, und was wir ins Bewußtsein ziehen, verliert an seiner leiblichen Kraft."[410] Weizsäcker bewegt sich hier in Übereinstimmung mit der psychoanalytischen Vorstellung der Verdrängung und mit der gestaltpsychologischen Vorstellung einer dialektischen Verschränkung von Figur und Hintergrund. Damit wird der Vorstellung der Komplementarität (dem Drehtür-Prinzip) ein solches „Prinzip der Verschränkung" unterlegt, das von einem gegenseitigen Ausschluss der Funktionen ausgeht.[411] – Einschränkend sei hinzugefügt, dass eine solche prinzipielle Fassung lediglich den Erkenntniszugang betreffen soll: Im Sinne einer „gegenseitigen Verborgenheit" ist die ausgeschlossene Funktion ja latent da. Und es sei auch hinzugefügt, dass das Verhältnis des gegenseitigen Ausschlusses einen teilweisen Ausschluss und eine teilweise Vertretung bedeuten kann.

*2. Komplementarität von Leistung und Funktion*
Diese Form der Komplementarität (2) wird anders als die zuvor beschriebene vielfach diskutiert. Im Zentrum steht dabei die Zuordnung der Leistung des ganzen Organismus zu den Prozessen seiner Teilfunktionen. Hier handelt es sich zwar auch um eine Komplementarität unterschiedlicher Analyseperspektiven, zugleich aber auch um eine komplementäre Zuordnung von Strukturniveaus des Organismus – und zwar im Sinne einer Zuordnung von Ganzem und Teilen. Die Frage konzentriert sich auf die vertikale Wechselwirkung zwischen beiden – dies wiederum im Unterschied zur Frage nach der umfassenderen Wechselwirkung des ganzen Organismus mit seiner Umwelt.

Für Weizsäcker ist an dieser Stelle der Indeterminismus der Leistungserbringung im Zusammenspiel und im Wandel der Funktionen konstitutiv. Weil nicht vorausgesagt werden kann, wie sich die Funktionen im Verbund verhalten, gilt es ihr Zusammenspiel innerhalb des Organismus in dessen Begegnung mit

---

[408] Vgl. v. a. Über Psychophysik (1943, GS 4, 456).

[409] Vgl. Natur und Geist (1954, GS 1, 74).

[410] Wege psychophysischer Forschung (1934, GS 6, 249).

[411] Der Gestaltkreis (1940, GS 4, 124 f.).

der Umwelt zu analysieren. Im bereits genannten Kontext der Begegnung muss von einer Form der zirkulären Kausalität ausgegangen werden (Stichwort: Tastakt). Gilt Analoges dann auch für die vertikale Wechselwirkung zwischen ganzem Organismus und seinen Teilen, zwischen Leistung und Funktionen? Könnte man dann von einer ‚top-down-Kausalität' und einer ‚bottum-up-Kausalität' reden, wie dies seither vielfach vorgeschlagen wurde?[412]

Zunächst ist für Weizsäcker der Ausgangspunkt der Analyse bei der Situation der Ich-Umwelt-Begegnung deshalb zentral, weil nur über den „Umweg" des Lebensvollzugs erkennbar wird, nach welchen Regeln und nach welcher Struktur des Zusammenspiels sich die „komplementäre Akteinheit" des Subjekts realisiert (hat). Auch eine objektivierend-biomedizinische Analyse ist deshalb wohl beraten, phänomenal anzusetzen, um die organischen Bedingungen einer Ich-Umwelt-Konstellation (sei es im Stadium der Kohärenz oder im Stadium der Krise) zu erhellen. Denn, wir wiederholen es, diese Konstellation hängt von einer Leistungsfähigkeit ab, die, was die physiologischen Funktionen und die psychologischen Funktionen betrifft, auf unterschiedlichen Wegen zustande kommen oder verändert werden kann.

In dieser Analyseperspektive kommt damit eine körperlich-organische Subjektivität in den Blick, die durch das Zusammenspiel der Funktionen bzw. der variablen neuronal-organischen „Netzstrukturen" realisiert wird.[413] Diese Subjektivität (Graphik Abb. 9.2: rechte Seite) ist von der pathischen Subjektivität des Erlebens noch einmal zu unterscheiden (Graphik Abb. 9.2: linke Seite). Diese Unterscheidung wird leicht übersehen.[414] Sie ist aber wichtig, um die Frage nach der vertikalen Wirksamkeit richtig zu verorten.

Klar ist: Auch wenn entweder nur die Ganzheit einer Leistung des gesamten Organismus oder nur seine zu dieser Leistung in Anspruch genommenen Teilfunktionen analysiert werden können (Drehtür-Prinzip),[415] Funktionen *ermöglichen* Leistungen oder sie können Leistungen *unmöglich* machen.[416] Leistungen sind also einerseits abhängig von Funktionen, andererseits *regulieren* und *organisieren* sie diese. Wollte man das Erste als ‚bottom-up-Relation', das

---

[412] Vgl. die instruktive Übersicht über derartige Modelle bei Toepfer (2011, 707–710).

[413] Vgl. Die Neuroregulationen (1931, 20).

[414] Es sollte nicht überlesen werden, dass Weizsäcker im Vorwort zur 4. Auflage des Gestaltkreises (GS 4, 89) schreibt: „Auch bedeutet die Einführung des Subjekts etwas anderes als die Einführung von psychischen Erlebnissen wie Empfindungen und Wahrnehmungen." Vgl. die Rede von einer „physiologische[.] Subjektivität" in: Grundfragen medizinischer Anthropologie (1948, GS 7, 262). Sein Schüler F. Buytendijk hat in seinem phänomenologischen Dualismus die genannte Unterscheidung als Unterscheidung von *körperlicher* Subjektivität und *persönlicher* Subjektivität aufgenommen. Auch er sieht die Einheit beider in einem „Dritten", in einem Gerichtetsein des ganzen Menschen auf seine Welt, und lehnt eine kausale Wechselwirkung zwischen beiden Seiten ab ((1967, 80–84).

[415] Individualität und Subjektivität (1939, GS 6, 384).

[416] Der Gestaltkreis (1940, GS 4, 239).

Zweite als ‚top-down-Relation' ins Auge fassen, ist schnell ersichtlich, dass es
sich hier nicht um einfache Formen vertikaler Kausalität handelt. Zunächst geht
es um eine *wechselseitige Abhängigkeit*. Weizsäcker redet von einem „Prinzip
der Dependenz", demzufolge Funktionen (Beispiel: Magensaftsekretion) von
einer Leistung (Essen) abhängig sind, welche selbst die Zuwendung des Subjekts
zu seiner Umwelt voraussetzt (Appetit).[417] Wir hatten bereits festgestellt, dass
Leistungen sich auf subjektive Bedeutungszuweisungen im Ich-Umwelt-Verhältnis beziehen (9.2.4.). Im Blick auf das ZNS und das Zentralorgan des Gehirns
lehnt Weizsäcker die Vorstellung einer „Führungszentrale" ab und orientiert sich
am Begriff der „Regulation".[418] Der Vortragstitel „Die Neuroregulationen" (1931)
ist programmatisch; er hat die Selbstregulation der Organismus auf Leistungsniveau zum Thema. Diese Selbstregulation ermöglicht es dem Organismus, die
Invariabilität der Funktionen in ihrem Zusammenspiel auszunutzen, um sich den
sich wandelnden Situationen seiner Umwelt einzupassen.[419] Die „Plastizität"
bezieht sich nicht lediglich auf funktionelle Wandelbarkeit, sondern auch auf das
Zentralorgan der Regulation, das ZNS und das Gehirn selbst. Es lässt sich nicht als
„System wohlgeordneter Funktionen" verstehen, wenn es selbst der wechselnden
Auseinandersetzung mit der Umwelt (beispielsweise Krisen) nicht entnommen
ist.[420] Diese selbst können Neuordnungen auf Leistungsniveau erzwingen.

In der Fähigkeit des Gehirns, sich auf Erregungsbilder umzustellen, um unter
wechselnden Bedingungen Leistungseinheiten zustande zu bringen, sieht Weizsäcker ein Forschungsthema künftiger neurophysiologischer Forschung.[421] Die
Entwicklung hat ihm Recht gegeben. Durch die Fokussierung der Neurowissenschaften auf die Erforschung des Gehirns blieb allerdings lange unbeachtet, dass
die von Weizsäcker intendierte Forschungsprogrammatik sich nicht lediglich auf
neurophysiologische Strukturen *im* Organismus (insbesondere im Gehirn) zu
richten hat, sondern ebenso auf die Strukturen der Umwelt, mit denen der Organismus in aktiver Auseinandersetzung steht. Das bedeutet erstens, dass die Gesamtheit der einzelnen Teilfunktionen keineswegs irrelevant ist, insofern sich in ihnen
Strukturen der Umwelt als eines spezifischen Lebensraums eingeschrieben und
insofern verkörpert haben.[422] Das bedeutet zweitens, dass die Interaktion mit der
Umwelt, vor allem die *Bewegung* seitens des Organismus, entscheidet, was „aus

---

[417] Die Tätigkeit des Zentralnervensystems (1939, GS 3, 575).

[418] Ebd., 550.

[419] Die Neuroregulationen (1931, 18).

[420] Die Tätigkeit des Zentralnervensystems (1939, GS 3, 569 f.): „Niemals wird es gelingen, den
Hauptteil unseres Wissens hier in der Form fester mechanischer Gesetze dazustellen; immer
müssen wir dazu eine mit der Zeit sich ändernde Realität annehmen, und dann erst erschließen
sich die charakteristischen und typischen Zusammenhänge."

[421] Ebd., 571.

[422] Ebd., 572 f.: „Das Vestibularorgan ist Träger solcher Zuordnung zu der Umweltstruktur
‚Raum- und Schwererichtung'; die Beziehung lautet: Einordnung in die räumliche Ordnung der
Umwelt und das Kraftfeld der Erde."

der Unmasse einwirkender Reize heraus[ge]holt" wird.[423] Die zirkuläre Kausalität zwischen Organismus und Umwelt impliziert also, dass die Reizgestalt durch das aktive Verhalten des Organismus selbst geschaffen wird – und zwar durch die Eigentümlichkeit der Art und Weise, wie ein Organismus durch seine (Teil-) Organe mit der Umwelt interagiert.

**Exkurs: zirkuläre Kausalität und Abwärtskausalität**
Die skizzierte Auffassung zirkulärer Kausalität verbindet Weizsäcker mit dem Pragmatismus eines J. Dewey und wurde für das kognitionswissenschaftlichen Paradigma der Verkörperung, das in der Gegenwart als Gegenbewegung zu einer isolierten Verortung von Kognition bzw. von Bewusstsein im Gehirn auftritt, von fundamentaler Bedeutung.[424] Eine indirekte Rezeption der Auffassung Weizsäckers führt über deren Aufnahme bei M. Merleau-Ponty[425], die ihrerseits wiederum Eingang fand in das Referenzwerk der „Embodiment"-Bewegung von F. Varela et al. (1993).[426]

Es verwundert allerdings nicht, dass Weizsäckers Gestaltkreis, was sowohl die Wechselwirkung zwischen Ganzheit des Organismus und seinen Teilfunktionen als auch die Wechselwirkung zwischen Organismus und Umwelt betrifft, zunächst im Rahmen der nach dem Zweiten Weltkrieg aufkommenden Kybernetik diskutiert wurde. Das geschah mitunter kontrovers.[427] Im Rahmen der neueren Entwicklung der kognitiven Neurowissenschaft erkundeten Henningsen und Wiedebach dann die Anknüpfungsmöglichkeiten an sog. konnektionistische Modelle neuronaler Netze und an interaktionsorientierte Modelle, für die sich die Zielgerichtetheit intentionaler Zustände im Wechselspiel von Ich und Umwelt konstituiert.[428] Neben solchen Anknüpfungsmöglichkeiten an Modellen der kognitiven Neurowissenschaften und Modellen der Verkörperung (Embodiment) läge in der Gegenwart eine Anknüpfung an Theorien nichtlinearer offener Systeme nahe. Ihnen zufolge gehört es zur Dynamik selbsterzeugender Systeme, dass sich deren Ordnung nicht durch starre Regularität, sondern gerade durch Instabilität und Variabilität (sog. chaotische Attraktoren) erzeugt.[429] Im Blick auf die Wechselwirkung zwischen der Ganzheit des Organismus und seinen Teilen kann für eine nichtlineare Dynamik der Kausalität formuliert werden:
„Die Tatsache, daß das Ganze eines Organismus die Vorbedingung für die Produktion seiner Teile und Komponenten ist, bezeichnen wir als *top-down-Kausalität* oder *globale Kausalität*. Andererseits ist ebenso klar, daß ein Organismus nicht ohne seine Teile und geeignete Beziehungen unter ihnen existieren kann. Dies bezeichnen wir als *bottom-up-Kausalität* oder *lokale Kausalität*. Da diese beiden Kausalitätsbedingungen

---

[423] Ebd., 573.

[424] Fingerhut et al. (2013, 40, 83–88). Beispielhaft Noë (2005, 1): „The main idea of this book is that perceiving is a way of acting. […] The world makes itself available to the perceiver through physical movement and interaction."

[425] Merleau-Ponty (1976, 13 f.).

[426] Varela et al. (2013, 320).

[427] Buytendijk und Christian (1963); dagegen Langer (1964), vgl. auch die Übersicht bei Zybowski (2008, 101–120); zur historischen Verortung in der Geschichte der Psychosomatik: Tanner (2019).

[428] Henningsen (20.003); Wiedebach (2014, 111–121).

[429] Vgl. Gross und Löffler (1997, 38–52); Tschacher und Haken (2019).

zusammenwirken, ergibt sich notwendigerweise die Konsequenz, daß es innerhalb eines Organismus *zirkuläre Kausalität, Rückkopplungskausalität* oder *Netzwerkkausalität* gibt."[430]

Th. Fuchs nimmt solche Vorstellungen auf; er verbindet sie mit der zirkulären Kausalität der Interaktion von Organismus und Umwelt zu einem Konzept einer „integralen Kausalität".[431] So kann er einerseits auch von einer ‚top-down-Kausalität' ausgehen, wonach ein Organismus als Ganzes seine Teile formiert und reguliert,[432] andererseits von einer horizontalen zirkulären Kausalität, derzufolge ein Organismus einen Reiz nicht nur empfängt, sondern auch erzeugt.[433] Damit führt er zweifellos grundlegende Einsichten von Weizsäckers „Gestaltkreis" weiter. Dies gilt noch einmal mehr angesichts dessen, dass er das somit für den an sich geschlossenen physischen Bereich Entfaltete vom Bereich personaler Bewusstseinsphänomene abgrenzt. Eine naturalistisch-physiologische Perspektive auf den Organismus ist das Eine, eine phänomenologisch-personalistische Perspektive auf diesen Organismus als Subjekt das Andere. An dieser Stelle rekurriert er auf eine komplementäre Doppelaspektivität und schließt diesbezüglich jede kausale Wechselwirkung zwischen beiden aus.[434] Wenn schließlich „die Brücke" zwischen beiden Betrachtungsweisen in der Interaktion eines leiblichen Lebens mit seiner Umwelt gesucht wird,[435] entspricht auch dies strukturell der Zuordnung von Kausalität, Neuroplastizität und Komplementarität bei Weizsäcker. Gleichwohl scheint es mir geraten zu sein, im Blick auf die Wechselwirkung zwischen der Ganzheit des Organismus und seiner Teilfunktionen von der Begrifflichkeit der Kausalität (‚top-down-Kausalität') doch weniger Gebrauch zu machen. Im Blick auf die zirkuläre Kausalität zwischen Organismus und Umwelt sind die Verhältnisse klarer.

Dazu sei im Folgenden lediglich ein Punkt herausgestellt, an dem sich für Weizsäcker die Adäquatheit jeder Rede von einer Abwärtskausalität entscheidet. Dieser Punkt eignet sich außerdem, sein Verständnis der Komplementarität noch einmal vor einem zeitgeschichtlichen Hintergrund zu profilieren.

Zunächst war es auch damals recht unproblematisch, das Verhältnis zwischen Ganzheit des Organismus und seinen Teilfunktionen als Dynamik wechselseitiger Abhängigkeit und insofern im Sinne eines dynamischen Systems zu denken.[436] Der Begriff der Funktion hat von vornherein die Ganzheit des Organismus bzw. zumindest eine höhere Systemebene als Bezugspunkt. Die Funktion des Herzens steht im Bezug zum Kreislauf und zum Ganzen des Organismus. Die Problematik fängt dort an, wo man die Ganzheit nicht nur mit wechselseitiger Abhängigkeit, sondern mit (effektiver) Kausalität in Verbindung bringt. Diese Problematik wurde in den 1920er Jahren intensiv diskutiert. Sie verbirgt sich nicht selten hinter gegenwärtigen Modellen der Abwärtskausalität, welche sich in der

[430] An der Heiden (1999, 249) (Hervorhebungen im Orig.).

[431] Fuchs (2017a, 121–133).

[432] Er will dies aber nicht als Kausalität im Sinne einer *causa efficiens,* sondern im Sinne einer *causa formalis* verstanden wissen: ebd., 122 f.

[433] Ebd., 150.

[434] Ebd., 248–256.

[435] Ebd., 233.

[436] Der Systembegriff taucht bei Weizsäcker am Rande auf, etwa im Sinne des raumzeitlichen „Bezugssystems" oder des Nervensystems; vgl. Der Gestaltkreis (1940, GS 4, 112, 115); Die Tätigkeit des Zentralnervensystems (1939, GS 3, 569). Vor allem durch L. Bertalanffy wird der Systembegriff den in Verruf geratenen Terminus „Ganzheit" verdrängen. Dazu Toepfer (2011, 699–720).

Philosophie des Geistes großer Beliebtheit erfreuen. Hier geht es häufig darum, dass sog. ‚höhere' (mentale) Entitäten auf ‚niedere' (neurophysiologische) Entitäten ‚wirken'.

Die Auseinandersetzungen der 1920er Jahre, an denen auch Weizsäcker Anteil hatte, gründeten im Konflikt zwischen mechanistischen und vitalistischen Auffassungen des Lebens. Im Unterschied zur unbelebten Natur sah H. Driesch in der belebten Natur eine „Ganzheitskausalität" wirken.[437] Gegenüber dieser vitalistischen Annahme einer kausal-wirkenden Lebensform schien die Gestaltpsychologie, wie sie prominent W. Köhler ver-trat, einen Ausweg zu bieten, indem sie an dieser Stelle den „übersummativen" Faktor der Gestalt stark machte.[438] Ähnlich wie K. Goldstein, der durch sein holistisches Konzept des Organismus noch stärker herausgefordert war,[439] sah sich auch Weizsäcker veranlasst, zum Vorschlag der Gestalttheorie Stellung zu nehmen. Das zentrale Problem erblickt er in der Verbindung von ‚Ganzheit' und ‚Gestalt' mit dem Kausalitätsgedanken: Wie ‚Ganz-heit' im Allgemeinen, so ist auch ‚Gestalt' im Besonderen kein reales Agens, das einer kausalen Verursachung zugrunde gelegt werden könnte. Die Aufgabe, die Komplexität der dynamischen Regulation („Neuroregulation") zu erforschen, lässt sich durch den Rekurs auf einen „übersummativen" Faktor nicht abkürzen. Eine solche Abkürzung wäre erkauft dadurch, dass eine phänomenal wahrgenommene Ganzheit, für die zweifellos eine Priori-tät der Totalität behauptet werden kann (der Priorität etwa einer Melodie vor den Einzel-tönen oder einer Figur vor ihren Bestandteilen), unbesehen mit einer physiologischen Ganzheit (des Organismus) parallelisiert wird.[440]

Weizsäckers Stellungnahme im Horizont der Sinnesphysiologie ist prägnant:

„Wir kommen auf diesen Begriff des Ganzen und seiner Grenzen sogleich zurück und stellen zunächst nur dies fest: Nicht darin liegt der Vorteil einer richtig verstandenen Gestalttheorie, daß sie in die Physiologie der Sinne ein bisher unbekanntes Agens, wie ‚das Ganze' oder ‚die Gestalt', als eine neue Funktion einführte, sondern darin, daß sie mit großem neuen Tatsachenmaterial die anscheinend im Nervensystem ganz unbegrenzte Kooperation *aller* Teile bei *jeder* Leistung aufzeigt; gewissermaßen also darf dies als ein *Prinzip der allgemeinen Synästhesie* aller Sinnesgebiete und Teilsinnesgebiete bezeichnet werden. [...] Hier zeigt sich, daß der Ausdruck ‚das Ganze' in der physiologischen und der phänomenologischen Anwendung völlig Verschiedenes zu bedeuten hat, aber leider

---

[437] Driesch (1919, 45).

[438] Köhler (1920, 44, 191 f.) (im Gefolge von Ch. v. Ehrenfels, der hierfür beispielsweise das Verhältnis von Melodie zu Einzeltönen anführte). L. v. Bertalanffy (1930/31, 390 f.), rekurriert an dieser Stelle auf eine „Systemgesetzlichkeit", um einen Weg zwischen Mechanismus und Vitalismus zu finden: „Wenn aber diese Konstatierung richtig ist, dann wird es die grundlegende Aufgabe der Biologie sein, die Gesetzlichkeit aufzufinden, welche das organische Geschehen als Ganzes beherrscht. [...] Auf diese Weise kann die organismische Biologie als eine Auflösung des Gegensatzes zwischen Mechanismus und Vitalismus gelten: wer an eine endliche Reduktion der biologischen Gesetzlichkeit glaubt, kann Hand in Hand mit dem, der sie verneint, auf dasselbe große Ziel, die Aufstellung einer organischen Systemgesetzlichkeit, hinarbeiten."

[439] Goldstein (2014, 387–403), problematisiert wie Weizsäcker die Parallelisierung von Psycho-logie und Biologie, wie sie dem Isomorphie-Prinzip Köhlers zugrunde liegt. Für Goldstein ist die „Gestalt" eine Form der Auseinandersetzung von Organismus und Umwelt.

[440] Die Pointe der Kritik besteht für Weizsäcker darin, dass Köhler damit das physikalische Bezugssystem aufwertet und sich der Aufgabe einer Grundlagenrevision, nämlich zu einer „bio-morph aufgestellten Kategorientafel der Wissenschaft" zu gelangen, entzieht: Einleitung zur Physiologie der Sinne (1926, GS 3, 396)! Vgl. Über die Hirnverletzten (1948, GS 3, 598 f.): In seinem Beitrag zur Festschrift von Goldstein formuliert Weizsäcker seine Kritik an die Adresse von Köhler in Wir-Form. Damit kommt eine Übereinstimmung seiner Kritik mit derjenigen Goldsteins zum Ausdruck.

zur Annahme einer Ähnlichkeit oder Parallelität verführt hat. Für die Untersuchung der physiologischen Prozesse, die immer rational und analytisch bleiben muß, hat der Ausdruck des Ganzen eben keine andere Bedeutung als die Summe oder Totalität aller Teile; etwas ‚Überadditives' kommt hier gar nicht in Betracht."[441]

Im Blick auf das Verhältnis zwischen der Ganzheit des Organismus und seinen Teilfunktionen lässt sich positiv sagen: Die dynamische Regulation, fassbar in dem, was Weizsäcker insbesondere als Neuroregulation vor Augen hat, ist bezogen auf *eine synthetische Leistungserbringung der Einordnung eines Organismus in seine Umwelt.* Der gesuchte regulierende und integrierende globale Faktor der Ganzheit ist daher nicht in einer Gesetzlichkeit oder Programmstruktur, sondern in einem Lebensvollzug, einer Situation und einem lebensgeschichtlichen Werden eines Organismus zu suchen. Seine Ganzheit selbst ist nicht anderes als die Gesamtheit seiner Teilfunktionen und -prozesse; ihr kann als solcher auch keine kausal wirkende Kraft zugeschrieben werden. Oder anders gesagt: Die regulierende und integrierende ‚Wirkung' auf die Kooperation der Teilfunktionen geht nicht von der Ganzheit des Organismus als solcher aus, sie ist vermittelt über seine Fähigkeit zu synthetischer Leistung und individuierender „Improvisation", welche seine Einordnung in die Umwelt gewährleistet.[442] In diesem Sinn sind die Teilfunktionen, welche selbst in kausaler Wechselwirkung zueinander stehen, vom Ganzen abhängig („Prinzip der Dependenz").

Überblickt man diesen Gedankengang, wird auch verständlich, warum Weizsäcker dem *Begriff der Subjektivität* vor demjenigen der Ganzheit den Vorzug gibt.[443] Die beschriebenen Leistungen sind anatomisch nicht ortsgebunden, sie sind außerdem durch eine schöpferische Unbestimmtheit charakterisiert.[444] Sie sind aber abhängig von der *‚Situation'* im Subjekt-Umwelt-Verhältnis und deren *Bedeutung* für dieses Subjekt.[445] Das ist sozusagen der globale Bezugspunkt dieser Abhängigkeit.[446]

Inwiefern man hier noch von einer ‚Abwärtskausalität' des Ganzen auf seine Teile reden kann, hängt vom vorausgesetzten Verständnis einer solchen ab.[447] Bezieht man die wechselseitige Abhängigkeit auf ein „Drittes", nämlich die situative Einordnung des Subjekts in seine Umwelt, lässt sich sagen, dass eine Ganzheit ihre Teilfunktionen *reguliert,* mehr noch: dass intentionales Erleben und intentionale Bedeutung *durch* sie wirksam werden.[448] Letzteres ist allerdings noch zu zeigen.

## 3. Komplementarität zweier Beschreibungsweisen

Weizsäcker selbst verbindet den Begriff der Komplementarität mit der Duplizität zweier Beschreibungsweisen, die unterschiedliche kategoriale Bezugssysteme

---

[441] Einleitung zur Physiologie der Sinne (1926, GS 3, 418 f.) (Hervorhebungen im Orig.)

[442] Vgl. Der Gestaltkreis (1940, GS 4, 304).

[443] Funktionswandel der Sinne (1940, GS 3, 592).

[444] Die Tätigkeit des Zentralnervensystems (1939, GS 3, 571); Funktionswandel der Sinne (1940, GS 3, 593).

[445] Vgl. Die Neuroregulationen (1931, 24).

[446] Und in diesem Sinne ließe sich, wie bereits gesagt (9.4.1.), die Vorstellung einer „nichtlokalen Korreliertheit" aufnehmen.

[447] Vgl. Toepfer (2011, 707–710).

[448] Buytendijk (1967, 51, 80, 107, 178), bietet diesbezüglich eine sachgemäße Deutung der Position Weizsäckers.

erfordern.[449] Vorbehaltlich weiterer Differenzierungen kann gesagt werden: Beide beziehen sich auf dieselbe Realität, nämlich die Subjektivität eines Organismus, wie sie sich in der Begegnung mit der Umwelt konstituiert. Die mehrfach erwähnte „doppelte Methode" geht davon aus, dass Menschen dabei zugleich als ‚Jemand' und ‚Etwas' begegnen.[450] Im ausgeführten praktischen Dualismus von Weizsäckers medizinischer Anthropologie wird dies im Sinne zweier Existenzweisen, einer pathischen und einer ontischen, expliziert.[451] Wir hatten die physiologische Grundlegung der pathisch-ontischen Doppelexistenz im Zusammenhang des Funktionswandels und der flexiblen Leistungserzeugung bereits erörtert (8.4.2.).

Festzuhalten ist nun, dass beide Beschreibungsweisen komplementäre Aspekte dieser Existenz bzw. dieser Subjektivität darstellen. An dieser Stelle wäre der Gedanke einer kausalen Wechselwirkung verfehlt. Selbst eine Zuordnung beider im Sinne einer Korrelationstheorie erweist sich als problematisch. Gleichwohl lässt sich kaum bestreiten, dass Erlebnissen oder intentionalen Zuständen der *persönlichen Subjektivität* in irgendeiner Weise *neuronal-körperliche Korrelate* entsprechen müssen.

Eine Zusammenschau der bisherigen Ergebnisse kann auch hier Klarheit bringen (Abb. 9.2): Die objektivierende Analyse (des „Gestaltkreises") erhellt mit der Fähigkeit eines Organismus zur flexiblen Leistungserzeugung bzw. zu „improvisierender Individuation" eine *körperliche Subjektivität* oder eine psychophysische Subjektivität – anders gesagt: eine *Subjektfähigkeit des Organismus.* Diese bildet die objektiv-materielle Bedingung der Lebensvorgänge der von ihr unterschiedenen *pathischen Subjektivität,* welche sich selbst erst einer hermeneutisch-partizipierenden Analyse erschließt. Hier geht es um die *erlebte* Kohärenz, die *erlebte* Zeit, das *erlebte* Sein bei den Dingen dieser Welt. Die von Weizsäcker geforderte Umstellung zu einer „biomorphen" Kategorienlehre gehört in diesen Zusammenhang. Sie dient dazu, den Eigentümlichkeiten des sinnlichen Erlebens gerecht zu werden (9.3.4.).

Auf dieser (dritten) Ebene der Komplementarität (3) besteht die entscheidende Einsicht nicht nur darin, dass zwei sich ausschließende Beschreibungsweisen und zwei sich ausschließende kategoriale Bezugssysteme sich komplementär ergänzen, um die Subjektivität einer Ich-Umwelt-Beziehung zu erfassen. Sie besteht vielmehr auch darin, dass Prozesse der körperlichen Subjektivität, welche sich in der linear-physikalischen Zeit abspielen, die Erlebnisse und intentionalen Zustände der persönlichen Subjektivität ermöglichen – also auch und gerade jenes Zeiterleben, das sich der Erfassung durch physikalische Kategorien widersetzt. Die Binsenweisheit, dass jedes Erleben des Subjekts an Körper- und Gehirnvorgänge gebunden ist und insofern neuronal-körperliche Korrelate voraussetzt, ist

---

[449] Die Grundlagen der Medizin (1944, GS 7, 27).

[450] Der kranke Mensch (1950, GS 9, 514 f.).

[451] Natur und Geist (1954, GS 1, 173).

für Weizsäcker noch zu unbestimmt, um das Problem zu bearbeiten. Dieses tritt auch nicht erst dann auf, wenn eine einlinige Zuordnung unterstellt wird. Weizsäcker sieht die Grundproblematik einer Korrelationstheorie (das „Korrelations-problem") bereits darin, dass sie zwangläufig intentionale Akte und Empfindungen des Subjekts zu ‚etwas' ontologisiert und von ihnen so spricht, „wie man von Äpfeln und Birnen spricht".[452] Dadurch wird letztlich die kategoriale Differenz der komplementären Bezugssysteme unterlaufen. Weizsäcker war deshalb nicht glücklich darüber, dass sein Schüler Auersperg für die Zuordnung von subjektivem Erleben zu physischen Vorgängen nicht lediglich den Terminus ‚Koinzidenz' gebrauchte, sondern noch mit der Begriffsbildung ‚Koinzidential*parallelismus*' meinte operieren zu können.[453] Der Terminus ‚Koinzidenz' selbst zielte nämlich darauf, diejenige „feste[.] und zugleich logisch widersprechende Zuordnung" zu benennen, die Weizsäcker selbst bereits mit seiner Konzeption des ‚Antilogischen' vorschwebte.[454]

Was hat es damit auf sich? In einem Satz formuliert: *Durch neuronal-körper-liche Prozesse* (die einer biomedizinisch-objektivierenden Analyse obliegen) *entstehen intentionale Zustände und Erlebnisse* (die einer hermeneutisch-partizipierenden Analyse obliegen). – In diesem Satz steckt bereits das ‚Anti-logische' der Koinzidenz: Durch *allgemeingültig* beschreibbare Prozesse entsteht *subjektiv-persönliche* Bestimmtheit („Personalgültigkeit").[455] Man hat sich dabei wieder der multiplen Realisierbarkeit und der Äquifinalität der Leistungs-erzeugung auf der physiologischen Seite gewahr zu sein.[456] Auf solche Weise ist jedes Lebewesen an materielle Ermöglichungsbedingungen zurückgebunden und steht insofern auch in seinem subjektiven Lebensvollzug „in einer gesetzmäßigen Entsprechung zu einer objektiven Natur", die Weizsäcker anderenorts auch „Nomotropie" genannt hatte (9.4.2.).[457]

Der Begriff der Koinzidenz verweist auf eine „kausale Lücke"[458] zwischen dem von beiden Beschreibungsperspektiven jeweils Thematisierten. Es ist nicht mög-lich, einer bestimmten neuronalen Erregung ein bestimmtes subjektives Erlebnis zuzuordnen – und umgekehrt. Weil außerdem beide gleichzeitig auftreten können, fehlt eine weitere Strukturbedingung der Kausalität (raumzeitliche Sukzession).

Weizsäckers Vorstellung der Komplementarität und seine Verortung kausaler Erklärungsmuster lässt sich also recht klar fassen und für gegenwärtige Dis-

---

[452] Einleitung zur Physiologie der Sinne (1926, GS 3, 413).

[453] Der Gestaltkreis (1940, GS 4, 291–293).

[454] Natur und Geist (1954, GS 1, 79).

[455] Einleitung zur Physiologie der Sinne (1926, GS 3, 424, 426); zur „Antilogik" oben, 9.2.1.

[456] Das ist der Grund dafür, dass Lebenswissenschaften Lebensvorgänge nicht erklären können, sondern „nur nach den Notwendigkeiten ihrer Grenzbedingungen charakterisieren können." (Der Gestaltkreis (1940, GS 4, 114).

[457] Ebd., 294.

[458] Ebd., 293.

kussionen in den Neurowissenschaften aufschließen. Getrübt wird diese Klarheit durch terminologische Zweideutigkeiten. Wie bereits erwähnt, kann der Terminus ‚Psychisches' sowohl für subjektive sinnliche Erlebnisse (persönliche Subjektivität) als auch für eine Teilfunktion der bewussten Wahrnehmung stehen (psychische Subjektivität). Diese Zweideutigkeiten resultieren aus der experimentellen Sinnesphysiologie, konkret: aus den Drehstuhlversuchen (psychische Wahrnehmung als Leistung/psychische Wahrnehmung als Teilfunktion neben Bewegung). Sie können aber auch als konstitutiv für den Begriff des Psychischen überhaupt gelten, insofern dieser unterschiedliche Gegenstandsbestimmungen wie Bewusstsein, Erleben und Verhalten in sich vereint.[459] Besonders auffällig ist, dass Weizsäcker die Gegenstandsbestimmung des (sinnlichen) Erlebnisses dann als „biologisch" anspricht. Man würde solches eher für die materiellen physiologischen und psychologischen Funktionsbedingungen erwarten. Mit der Gegenständlichkeit des sinnlichen Erlebnisses „ist ein neuer Wirklichkeitskreis geschaffen, der sich ebensowohl vom psychologischen wie vom physikalischen unterscheidet und den wir jetzt den biologischen nennen."[460]

Unabhängig von der eigenartigen Terminologie gilt es also die Grundauffassung zu bewerten, die sich in der erwähnten Behauptung verdichtet, *durch neuronal-körperliche Prozesse* (die einer biomedizinisch-objektivierenden Analyse obliegen) entstünden intentionale Zustände und Erlebnisse (die einer hermeneutisch-partizipierenden Analyse obliegen). Fragen wir zuletzt: *Was könnte eine solchermaßen profilierte These der Komplementarität für das Projekt einer Psychoneurowissenschaft und für eine erkenntnistheoretische Grundlegung der Psychosomatik bedeuten?*

Im Horizont der neueren Hirnforschung lassen sich die materiellen Ermöglichungsbedingungen, die intentionalen Zuständen und Erlebnissen vorausliegen, auf recht intensiv erforschte psychoneuronale „Grundsysteme" beziehen. Der Wissensbestand der empirischen Wissenschaften hat sich erweitert und auch verschoben, sodass sich das, was Weizsäcker als Zusammenspiel psychophysischer Funktionen zu einer individuellen Leistungserzeugung vor Augen hatte, in einem anderen neurobiologischen Rahmen nunmehr anders bestimmen ließe. So enthüllte die funktionelle Neuroanatomie die Bedeutung des limbischen Systems und des amygdalären Komplexes für viele intentionale Zustände und Erlebnisse des Subjekts. In diesem Rahmen könnte man geneigt sein zu sagen: Die pathische Kategorie des ‚Sollens' findet ihre materielle Ermöglichungsbedingung im Stressverarbeitungssystem. Im Hypothalamus und in der Amydala des Gehirns wird das Neuropeptid CRF produziert, das die Freisetzung von Cortisol steuert und dadurch beispielsweise Wachsamkeit und Herzfrequenz erhöht, aber auch die

---

[459] Vgl. Pongratz (1984, 6 f.); auch Fahrenberg (1979, 158).

[460] Einleitung zur Physiologie der Sinne (1926, GS 3, 426). Gerade die Biologie habe mit Kategorien der pathischen Subjektivität zu arbeiten, um die Strukturformen eines biologischen Aktes zu erhellen, vgl. Der Gestaltkreis (1940, GS 4, 313 f.).

Anfälligkeit für depressive Störungen.[461] Für das beruhigende ‚Dürfen' hingegen ließe sich die materielle Bedingung im Serotoninsystem, für das motivationale ‚Wollen' im Dopaminsystem finden.[462] Das ist hier im Einzelnen nicht weiterzuverfolgen. Festzuhalten ist zunächst lediglich, dass Weizsäckers theoretische Grundlegung der Komplementarität zu beachten aufgäbe, die verbreitete Annahme einer Korrelation oder Kopplung von subjektiver Intentionalität und Erleben auf der einen Seite und physiologischer Systemaktivierung oder Erregungsmustern auf der anderen Seite zurückzuweisen.[463] Dies gilt erst recht für die Unterstellung eines direkten kausalen Zusammenhangs. Die Relation erschöpft sich in einer ‚Koinzidenz', welche selbst darin wurzelt, worauf sich beide Seiten beziehen: auf die Beziehung eines Organismus zu seiner Umwelt (in Kohärenz oder Krise).

Eine *erkenntnistheoretische Grundlegung der psychotherapeutischen und psychosomatischen Medizin,* welche Weizsäckers Verständnis einer ‚antilogischen Komplementarität' recht nahekommt, hat W. Tress zu umreißen versucht:[464] Eine Psychosomatik als Wissenschaft habe von zwei komplementären Diskursebenen und Zugangsweisen auszugehen, einer hermeneutischen Analyse intentional-leiblicher Phänomene auf der einen Seite und einer biomedizinisch-kausalwissenschaftlichen Analyse körperlicher Prozesse auf der anderen Seite. Von einer Identität derselben Gegenständlichkeit auszugehen, auf die sich beide Seiten nur in unterschiedlichen Perspektiven (Erste-Person-Perspektive/Dritte-Person-Perspektive) bezögen, würde seiner Meinung nach zu missachten drohen, dass Sachverhalte und Erklärungen bereits von einer kategorialen Beschreibungsperspektive abhängig sind. Auch für Tress ist es daher problematisch, eine Korrelation oder Bedeutungskopplung zwischen dem von beiden Perspektiven jeweils Analysierten zu behaupten.[465] Angemessener erscheint ihm der

---

[461] Roth et al. (2020, 85, 141 f.).

[462] Ebd. 170 f.

[463] Diese findet sich auch im zitierten Lehrbuch: ebd., VI; dagegen Fahrenberg (2013, 290 f.).

[464] Tress und Junkert-Tress (2002).

[465] Eine solche radikale Deutung nähme auf ihre Weise das „Drehtür-Prinzip" Weizsäckers ernst, demzufolge es simplifizierend wäre zu meinen, die Erste-Person-Perspektive und die Dritte-Person-Perspektive bezögen sich auf dasselbe Objekt, als ob dieses Objekt nur zwei Seiten oder zwei Aspekte besäße. Infrage steht also die Identität dessen, was der Komplementarität zugrunde gelegt werden kann. Dieses Problem ist nicht einfach zu lösen, wenn es sich um unterschiedliche Beschreibungsperspektiven handeln soll, die sich nicht einfach additiv ergänzen lassen. Denn dann handelt es sich um gegenseitig sich ausschließende kategoriale Bezugssysteme und Methoden, die in sich geschlossen jeweils die ganze Wirklichkeit zu beschreiben antreten und deshalb schon für die Identifizierung eines Objekts von Belang sind. Dieses Problem hatte letztlich bereits I. Kant in seiner Bearbeitung der Antinomie der Freiheit vor Augen (Kant, KrV (1781, A 532–558): Der Mensch wird nach seinem intelligiblen Charakter und nach seinem empirischen Charakter jeweils in anderem Sinn – heißt: in kategorial unterschiedlichen und in sich geschlossenen Betrachtungsweisen – thematisiert. Dabei schmälern die anzuerkennenden empirischen Bedingungen des Könnens, Sollens und Wollens nicht deren Status als intentionale Akte der Freiheit. Vgl. dazu Weizsäckers Rekurs auf Kant in: Der Begriff des Lebens (1946, GS

bescheidenere Begriff der biomedizinischen oder sozialempirischen Marker, welche lediglich Voraussetzungen des Befindens und Erlebens operationalisieren. Ein ähnliches Verständnis dürfte auch der Weizsäcker-Schüler P. Christian mit

---

7, 30). Ebenfalls im Rückgang auf Kant hat neuerdings Hoche (2007) die in der mind-brain-Debatte einflussreiche Position von M. Velmans, welche sich als charmante Kombination eines nichtreduktiven Monismus und eines epistemischen Dualismus präsentiert, zurückgewiesen (Velmans (2002), vgl. auch schon Carrier und Mittelstraß (1989)). Aufgrund der kategorialen Differenz der komplementären Beschreibungsperspektiven lehnt er die Meinung ab, dass sich die Erlebnisperspektive der Ersten Person und die neurophysiologische Perspektive der Dritten Person auf dasselbe Objekt bezögen. Eine Vereinigung beider ist unmöglich, entweder ist nur die eine oder die andere einzunehmen möglich.

Wie Weizsäcker zu einer solchen radikalen Deutung des Drehtür-Prinzips stünde, wäre ausführlicher Diskussion wert. Insofern sie Einblick in seine philosophische Hintergrundgrammatik gibt, lohnt es sich, auf eine entscheidende Gedankenfigur hinzuweisen. Sie führt zu jener Figur des „Grundverhältnisses" zurück, mit dem die „Gestaltkreis"-Untersuchung abschloss. Hier ist nämlich die Antwort auf die Frage zu suchen, welche Identität bzw. welche Gegenständlichkeit denn einer komplementären Verschränkung der Perspektiven zugrunde liegt. Anders als naturwissenschaftliche Gegenständlichkeit besitzt Leben für Weizsäcker auch eine *nichtgegenständliche* Dimension. Man mag dabei sofort an seinen Grundsatz denken, bei Lebewesen handle es sich um Objekte, welchen ein Subjekt innewohnt. Es geht hier aber auch um ein Weiteres: Während wir physikalische und chemische Gegenständlichkeit machen (sprich: herstellen) können, können wir Leben nicht machen, sondern lediglich vernichten. Das gilt unbeschadet dessen, dass Einsichten in selbstregulierende (autopoietische) Systeme, in Möglichkeiten der Organzüchtung und der Virenherstellung zeigen, dass die Grenze zwischen Lebendem und Unbelebtem relativ ist (Der Begriff des Lebens (1946, GS 7, 31–34). Leben zeugen können wir nur, indem wir selbst am Leben partizipieren. Die Selbstbewegung und das Werden, aber auch der erhaltende Vollzug des Lebens weisen auf eine nichtgegenständliche Dimension des Lebens. Weizsäcker bezeichnet sie als „Grundverhältnis". Die gegenständliche Dimension ist uns bekannt: Es sind Formen der Begegnung von Organismus und Umwelt (Der Gestaltkreis (1940, GS 4, 318 f.), auch Anonyma (1946, GS 7, 47 f.). Das ist die Art und Weise, wie Leben raumzeitlich beobachtbar in Erscheinung tritt. Die nichtgegenständliche Dimension besteht im Verhältnis jedes Lebewesens zu einem Grund, der selbst nicht Gegenstand der Erkenntnis werden kann. Diese Dimension der Subjektivität kann im Leibgeschehen als Abhängigkeit und Freiheit erfahren werden. – Die erkenntnistheoretische Folgerung besagt, dass biologische Erkenntnis den Modus einer partizipierenden Wirklichkeitserfassung und damit den Modus einer praktischen Erkenntnis nicht entraten kann. Der von Weizsäcker bezeichnete „komplementäre Dualismus" setzt also die Verschränkung von Gegenständlichkeit und Nichtgegenständlichkeit des Lebens voraus; das komplementäre Verhältnis der unterschiedlichen Vollzüge ruht letztlich im Grundverhältnis des Lebens selbst (Der Gestaltkreis (1940, GS 4, 320). Weizsäcker gesteht zu, dass an dieser Stelle leibliches Leben ein Geheimnis mit sich führt, welches ihn notgedrungen zum Philosophen, ja zum „grübelnden Schwaben" werden ließ (Begegnungen und Entscheidungen (1951, GS 1, 301, 303). Dabei greift er, grob gesagt, letztlich auf eine jüdisch-christliche Denkfigur zurück, die bei Augustin oder Pascal greifbar ist und auch bei M. Buber oder K. Barth durchscheint: Weil Wirklichkeit nicht nur ‚realitas', sondern dynamische Wirksamkeit, ‚actualitas', bedeutet, ist es zu deren Erkenntnis notwendig, an ihr teilzuhaben, an ihr zu partizipieren. Man kann den jüdisch-christlichen Hintergrund auch darin erblicken, dass das Haltmachen vor einem der Erkenntnis entzogenen Grund nichts anderes darstellt als die „Ehrfurcht vor dem das Leben Hervorbringenden" (Der Begriff des Lebens (1946, GS 7, 39); vgl. A. Schweitzers Programm „Ehrfurcht vor dem Leben").

seiner „integrativen Psychosomatik" vor Augen gehabt haben: Die Methodenvielfalt neurophysiologischer und hermeneutisch-phänomenologischer Zugänge wird mit einem „interpretativen Komplementarismus" verbunden, welcher der Unterstellung einer Isomorphie zwischen intentionalen Zuständen und Gehirnvorgängen den Abschied gegeben hat.[466]

## 9.5 Medizinethik als Ethik in der Perspektive der ersten Person

### 9.5.1 Autonomie als leere Hülse?

Der Respekt vor individueller Autonomie ist zentraler Bestandteil der medizinischen Ethik. Bedingt durch die Verwissenschaftlichung, die Technisierung und die Verrechtlichung der Medizin hat seine Bedeutung noch zugenommen. Unterschiedliche Entscheidungsoptionen eröffnen sich; der Entscheidungsdruck, welcher auf Patientinnen und Patienten lastet, ist größer geworden. Ihn von ärztlicher Seite abnehmen oder reduzieren zu wollen, birgt die Gefahr paternalistischer Bevormundung in sich. In diesen Horizont hinein formulierten T. L. Beauchamp und J. F. Childress in ihrem Standardwerk „Principles of biomedical ethics" die Achtung der Autonomie als eines der vier Prinzipien medizinischer Ethik neben Fürsorge, Nicht-Schaden und Gerechtigkeit.[467] „Autonomie" wird als Fähigkeit, autonome Entscheidungen treffen zu können, verstanden und im Zusammenhang der Forderung eines „informed consent" thematisiert. Dieser Rekurs auf eine (aufgrund bestimmter Kriterien zugeschriebenen) Fähigkeit oder Kompetenz des Entscheidens bedeutet bereits eine erhebliche Revision gegenüber einer moralisch-normativen Auffassung der Autonomie, wie sie paradigmatisch I. Kant vertreten hatte. Denn diese gebietet unbedingte Achtung auch bei mangelnder Entscheidungsfähigkeit oder -kompetenz. Um hier Klarheiten zu schaffen und Zuordnungen zu ermöglichen, ließe sich im Anschluss an die Schweizerische Akademie der Medizinischen Wissenschaften zwischen normativem Autonomieanspruch und empirischer Autonomiefähigkeit unterscheiden.[468]

Die Begriffsrevision gegenüber Kants unbedingt-kategorialer Fassung hin zu einem graduierbaren und situationssensiblen Verständnis von Selbstbestimmung verdankt sich der erwähnten Entwicklungen der modernen Medizin. Sie ergibt sich aber auch aus dem Sachverhalt, dass die Verpflichtung zur Achtung der Autonomie solche moralfähigen Subjekte betrifft, die als endlich-leibliche Wesen angewiesen

---

[466] Christian (1986, 21, 307 f.).

[467] Beauchamp und Childress (2019, 99 ff.).

[468] Rüegger (2013, 35); häufig wird dafür auch schlicht die Unterscheidung zwischen Autonomie und Selbstbestimmung namhaft gemacht, vgl. etwa Gahl (2019). Zum Überblick der Diskussion auch Rieger (2018).

und verletzliche Wesen bleiben. Wechselseitige personale Anerkennung muss daher Situationen asymmetrischer Angewiesenheit einschließen.[469] Damit ist zugleich der Sachverhalt benannt, der es für Weizsäcker ratsam machte, sich für das Ethos des Arzt-Patienten-Verhältnisses nicht am Begriff „Autonomie", sondern am Begriff „Gegenseitigkeit" zu orientieren.[470] Unter ihm wird das Problemfeld des „informed consent" verhandelt; er soll es gestatten, der Individualität des leidenden Subjekts und dessen veränderlicher Wunsch- und Wertstruktur Rechnung zu tragen.

Weizsäckers eigene Revision der Kategorie der Autonomie wird uns gleich näher beschäftigen. Insofern er sich trotz überzogener Kritik an einer „Fiktion der Freiheit"[471] auf ein Grundproblem des medizinethischen Verständnisses von Autonomie bezieht, lohnt es sich, dieses Grundproblem noch etwas näher in Augenschein zu nehmen.

Der in Frage stehende Punkt betrifft die individuelle Wunsch- und Wertstruktur der Patientinnen und Patienten selbst. Diese liegt nämlich ihrer „autonomen" Entscheidung voraus und erweist sich überdies gerade in Situationen von Krankheit als veränderbar und beeinflussbar. Sie ist mithin keine feststehende Größe. Es ist deshalb mit der Möglichkeit zu rechnen, dass auch eine Anpassung an eine durch Widerfahrnisse gekennzeichnete Situation „autonom" bejaht werden kann – etwa dann, wenn eine solche Anpassung dem zuträglich erscheint, was Patientinnen und Patienten als gelingendes Leben zu empfinden vermögen. Solche und ähnliche Fälle werden – häufig im Anschluss an das zweistufige Modell der Willensfreiheit von H. Frankfurt – vielfach diskutiert.[472] Für eine medizinethische Grundlagenreflexion heißt dies in jedem Fall, dass der Rekurs auf eine formale Autonomie im Sinne einer Entscheidungsfreiheit ohne den gleichfalls erforderlichen Rekurs auf eine ethische Urteilsbildung, was Patientinnen und Patienten als das Gute für sich erstreben, *leer* bleibt.[473] Für die Handelnden, die in Heil- oder Pflegeberufen tätig sind, stellt die unbedingte Achtung vor der Selbstbestimmung der Patientinnen und Patienten ein zentrales Orientierungsprinzip dar – für diese Patientinnen und Patienten selbst jedoch benennt die *Frage nach dem Guten* als Frage nach dem, was sie *wollen sollen,* die eigentliche Herausforderung.[474] Indirekt wird sie dadurch auch zur Aufgabe der Heil- und Pflegeberufe selbst – es sei denn, diese reklamieren ihre Nichtzuständigkeit für Fragen nach dem individuell Guten. In jedem Fall gilt es, sich des Unterschieds gewahr zu sein: „Allein, das ‚Sollen' erhält einen anderen Sinn, wenn wir nicht mehr aus

---

[469] Seel (1995, 274).

[470] Bestimmtheit und Unbestimmtheit in der Medizin (1950, GS 7, 331).

[471] Medizin und Seelsorge (1930, GS 5, 254).

[472] Zum Folgenden v. a. Kuhlmann (2011).

[473] In Anlehnung an Kant, KrV (1781, B 75): „Gedanken ohne Inhalt sind leer, Anschauungen ohne Begriffe sind blind."

[474] Coors (2020).

einer inklusiven Wir-Perspektive nach den Rechten und Pflichten fragen, die alle einander gegenseitig zuschreiben, sondern wenn wir aus der Perspektive der ersten Person um unser eigenes Leben besorgt sind und fragen, was zu tun ‚für mich‘ oder ‚für uns‘ auf lange Sicht – und alles in allem betrachtet – das Beste ist. Denn solche ethischen Fragen nach dem eigenen Wohl und Wehe stellen sich im Kontext einer bestimmten Lebensgeschichte und einer besonderen Lebensform. Sie sind mit Fragen der Identität verschwistert: Wie wir uns verstehen sollen, wer wir sind und sein wollen.“[475]

Damit ist der Problemhorizont des folgenden Kapitels in einem ersten Anlauf bereits umrissen. Man wird sagen dürfen, dass die gegenwärtige Medizinethik über die Marginalisierung der strittigen *Frage nach dem guten Leben* noch nicht hinausgekommen ist – ganz im Gegensatz zur breiten Thematisierung dieser Frage im Meer der Ratgeberliteratur.[476] Für Weizsäcker, das lässt sich bereits erahnen, liegt ihr die Marginalisierung des leiblichen Subjekts und dessen pathischer Wunsch- und Wertstruktur voraus. Dies erklärt nicht nur seine Kritik am Begriff der Autonomie, sondern auch dessen Verabschiedung. Was umgekehrt heißt: Weizsäckers Kritik bezieht sich auf einen in seinen Augen verkürzten Autonomiebegriff, welcher erstens der individuellen Wunsch- und Wertstruktur der individuellen Person und zweitens deren relationaler Ermöglichung nicht gerecht wird. Begriffsrevisionen, welche von einer „relationalen Autonomie" ausgehen und Angewiesenheits- und Anerkennungsbeziehungen für konstitutiv erachten,[477] werden, wie gesagt, nicht mehr unter dem Terminus „Autonomie", sondern unter dem Terminus „Gegenseitigkeit" verhandelt. Sie wären selbstverständlich von Weizsäckers Kritik nicht betroffen.

Weizsäckers eigenes Bemühen gilt einem Ethos der personalen Ermöglichung, welches eine Ermöglichung und Begleitung von „Krankheitsarbeit"

---

[475] Habermas (2013, 14).

[476] Zu den Gründen für diese Marginalisierung und zur Notwendigkeit der Thematisierung der Frage nach dem guten Leben in der Bioethik vgl. Kipke (2013), von Weizsäcker her auch: Jacobi (2008b, 468 f., 482). In der angelsächsischen Medizinethik liegen allerdings respektable Konzeptionen eines internen Ethos der Medizin vor, welche sich am Leitfaden der Frage nach dem Guten orientieren – etwa von Pellegrino (2001). Die Vorbehalte, die im deutschen Kontext gegen sie vorgebracht werden, würden für den Principialism ebenso gelten; sie übersehen deren heuristischen Charakter; vgl. Wittwer (2018, 266 ff.). Gleichwohl ist gerade zum Vorschlag von Pellegrino zu sagen, dass das medizinisch Gute aus ärztlicher Sicht und das Gute aus der Sicht des kranken Menschen unvermittelt nebeneinanderstehen. Gerade dieser Schnittstelle gilt das Interesse von Weizsäcker.

[477] Beispielhaft etwa Honneth (1994), Anderson und Honneth (2005); wobei näher zu bestimmen wäre, was „konstitutiv" heißt. Vgl. zum Folgenden auch Rehbock (2002). Formal lassen sich drei Möglichkeiten der Begriffsbestimmung unterscheiden, wie vor allem die Diskussionen zum Themenbereich „Demenz und Selbstbestimmung" gezeigt haben: 1. Begriffserweiterungen bzw. Begriffsrevisionen (die etwa auch leiblich-affekte Formen einbeziehen), 2. Beibehaltung des Vollbegriffs (mit der Konsequenz, dass mit der Demenz eine zentrale Fähigkeit unwiderruflich erlöscht), 3. Verabschiedung des Begriffs aufgrund seiner situativen Unangemessenheit. Dazu Rieger (2018, 221 f.).

einschließt. Das Gute als Ziel des gemeinsamen Handelns ergibt sich in einem Prozess, in welchem beide, Ärztin oder Arzt auf der einen Seite und Patientin oder Patient auf der anderen Seite, ihre jeweilige Wunsch- und Wertstruktur einer Umgestaltung, einer Transformation, aussetzen. Weizsäcker nennt dies auch einen „therapeutische[n] Gestaltkreis".[478] Damit sind die entscheidenden Eckpunkte benannt, die im Folgenden zu erörtern sind. Ein besonderes Augenmerk gilt dabei der Herkunft der Normativität aus der Lebenswelt,[479] welche uns noch einmal auf die inhärente Normativität des Gegenstands der Medizin zurückführt.

Weizsäckers Kritik am Autonomiebegriff ist daher weniger aussagekräftig im Blick auf die Frage, ob er der Vielfalt der möglichen (angemessenen) Begriffs-bestimmungen gerecht wird. Aussagekräftig ist sie allerdings im Blick darauf, was sich ihr – auch als negative Folie – für dessen eigene Konzeption entnehmen lässt.

Zur Debatte steht, wie bereits angedeutet, die individuelle Wunsch- und Wert-struktur des (kranken) Menschen, ohne welche Autonomie gleichsam zur ‚wert-losen‘ Hülse verkommt. Weizsäckers Kritik am philosophischen Autonomiebegriff gestaltet sich so zunächst als Kritik an dessen Voraussetzung, nämlich ein starkes logisches Subjekt zu unterstellen, das es in der Realität nicht gibt. So laufe man Gefahr, die tatsächliche Normativität eines leiblichen Subjekts gar nicht zu Gesicht zu bekommen. Weizsäcker markiert es als Problem, dass philosophische und theologische Begriffskonstrukte nicht selten einer Vergeistigung, also einem Rekurs auf eine Nicht-Natur, aufsitzen. Das führt ihn zum bereits zitierten Urteil, „mit allen diesen Behauptungen der *Nicht-Natur wird etwas Menschliches ver-fehlt*."[480] Sein eigenes positives Vorgehen ist von der Überzeugung getragen, eine ärztliche Ethik habe ihre Grundsätze „intraterritorial" zu gewinnen, um Menschen zu ihrem jeweils „richtigen Menschsein" zu verhelfen.[481] Genau dafür sei aber das Zurückgehen auf die individuelle Wunsch- und Wertstruktur eines Menschen erforderlich, wie Weizsäcker in impliziter und auch expliziter Auseinandersetzung mit der Position M. Schelers betont.[482] Die entscheidende Frage lautet in diesem Zusammenhang, wie man zu einer „Werttafel" in einer ärztlichen Behandlung gelange – und zwar zu einer solchen, welche der Individualität eines kranken Menschen und dessen Situation tatsächlich gerecht werde.[483]

Wer nach Selbstbestimmung frage, dürfe diese nicht als ein zu Könnendes, als gegebene Fähigkeit, naiv voraussetzen („Fiktion einer Freiheit schlecht-hin").[484] Jedes Wollen-Können stehe unter leiblich-relationalen Bedingungen und

---

[478] Über medizinische Anthropologie (1927, GS 5, 189).

[479] Formuliert mit Waldenfels (1994, 129); vgl. auch Jacobi (2008b, 473 ff.).

[480] Grundfragen medizinischer Anthropologie (1948, GS 7, 273 f.).

[481] Ebd., 272; vgl. „Euthanasie" und Menschenversuche (1947, GS 7, 122); auch oben, 9.1.1.

[482] Der Vortrag „Über medizinische Anthropologie" (1927, GS 5, 177–194), ist vor diesem Hintergrund zu sehen.

[483] Ebd., 193, vgl. 181.

[484] Medizin und Seelsorge (1930, GS 5, 254).

motivationalen Voraussetzungen, welche mit den individuellen Zielvorstellungen einer Person verwoben sind.[485] Die Position von Weizsäckers eigener Konzeption ist klar: Das „Selbst" der Selbstbestimmung ist keine vorliegende Gegebenheit. Es handelt sich vielmehr um die dynamisch-veränderbare und insofern relative Wunsch- und Wertstruktur einer Person (‚jewmand'), die als eine pathische zu begreifen ist. Auch auf die dynamische Wechselseitigkeit von „Ich-Bildung" und „Es-Bildung" wäre an dieser Stelle zu verweisen. Ein paradigmatisches Beispiel hierfür ist der Schmerz: Das ‚Ich' vermag durch ein ‚Es' gleichsam entwunden und zugleich wieder neu mit ihm verbunden zu werden.[486]

In seinen Helmstedter Vorlesungen spricht Weizsäcker von „metaphysischen Irrtümern" philosophischer Anthropologie und formuliert dabei zwei Mindestbedingungen, die eine menschenangemessene Rede von Autonomie zu berücksichtigen habe: erstens eine „wesentliche Verbundenheit der vitalbiologischen mit der geistigen Sphäre des Menschen", zweitens eine „ursprüngliche Verbundenheit aller Menschen".[487] Erstere ließe sich als *intrapersonale Relationalität* bezeichnen; diese läge auf der Linie dessen, was eben bereits sichtbar wurde. In diesem Zusammenhang wird die vitale Triebbestimmtheit Freuds gegen Schelers Geistbestimmtheit geltend gemacht. Letztere ließe sich als *interpersonale Relationalität* bezeichnen. In diesem Zusammenhang lautet die Kritik, dass die Betrachtung des Menschen als isolierbare Person einer logischen Abstraktion gleichkomme, der keine ontologische Realität entspreche.

Die Bedingtheit durch Triebe und Leidenschaften nötigt dazu, nicht nur die Bedeutung des „Selbst" in der Rede von Selbstbestimmung zu klären, sondern auch den Sinn dessen, was „Bestimmung" heißen kann.[488] Die Vorstellung einer ‚causa sui' ist nicht nur deshalb eine Fehlkonstruktion, weil sie die passiven affektiven Bestimmtheiten und die interpersonalen Angewiesenheitsbeziehungen ausblendet, sondern auch deshalb, weil sie mit der Vorstellung einhergeht, die Bestimmungsfähigkeit auf die menschliche Zukunft als eines puren Möglichkeitshorizonts beziehen zu können. Der Fehler steckt bereits in einer modallogischen Unterscheidung, welche Vergangenheit mit Notwendigkeit und Determiniertheit, Zukunft hingegen mit Freiheit und Indeterminiertheit assoziiert. Solches wird der Realität des menschlichen Lebens nicht gerecht.[489] Diese Kritik ist uns von der Kritik an der Übernahme mathematischer Zeitvorstellungen her bereits geläufig.

Der Gesamteindruck täuscht also nicht, dass Weizsäcker die Rede von Autonomie bzw. von Selbstbestimmung mit der Realität vielfacher Abhängigkeitsbeziehungen und der Realität des Angewiesenseins auf psychophysische Ermöglichungsbedingungen konfrontiert sieht. Im Grunde genommen bedeutet

---

[485] Seelenbehandlung und Seelenführung (1926, GS 5, 129).

[486] Die Schmerzen (1926, GS 5, 32).

[487] Seelenbehandlung und Seelenführung (1926, GS 5, 121 f.).

[488] Zu einer neueren Übersicht vgl. Seel (2004).

[489] Seelenbehandlung und Seelenführung (1926, GS 5, 119)

dies, von einem schwachen Subjekt auszugehen. Paradigmatisch dafür ist seine tiefgründige Analyse des Ich im Schmerz. Diese Sichtweise ist gegenwärtiger Medizinethik nicht unbekannt. Sie kann allerdings den Verdacht provozieren, unter dem Vorwand der Realitätsangemessenheit ein Einfallstor für einen Paternalismus zu bieten.

Interessanterweise scheint Weizsäcker dieses Problem selbst zu sehen und thematisiert es an mindestens zwei Stellen auch ausführlich: Gegenüber der Inferiorität des schwachen Subjekts fordert er eine „metaphysische Ehrfurcht vor dem Kranken".[490] In einer ersten Annäherung könnte man sagen, er löst dieses Problem tugendethisch, insofern er auf eine Haltung seitens der Ärztin oder des Arztes verweist. Diese Haltung will Weizsäcker allerdings von Mitleid oder Empathie geschieden wissen; in ihr äußert sich nichts anderes als die – noch näher zu bestimmende – Haltung der „Sachlichkeit des ärztlichen Berufs".[491] Die Superiorität des kranken Menschen ist in seiner psychischen oder physischen Schwäche verborgen – genauer gesagt: in dem, was dieser loslassen muss, „opfern" muss. Die Inferiorität von Ärztinnen und Ärzten zeigt sich bereits darin, dass ihnen, obwohl psychisch und physisch meist die Stärkeren, diese Dimension des Kämpfens und Loslassens nur im denkerischen Urteil zugänglich ist und sich dem vollen teilnehmenden Verstehen entzieht.[492] Weizsäcker geht noch weiter: Die Ehrfurcht vor dem Kranken ist letztlich ein Symbol für die Ehrfurcht vor einem Geheimnis, einem Verborgenen, letztlich: einem Heiligen.[493]

Die Gefahr, dass solche symbolische Deutungen Idealisierungen erliegen, ist offensichtlich. Der Vorsatz, Anwalt des kranken Menschen zu sein und dessen Geheimnis in Ehrfurcht zu begegnen, trifft in der Realität auf Arzt-Patientenverhältnisse, die von Machtdynamiken geprägt sind. Die ärztliche Behandlung kann auf Widerstand oder auch auf bereitwillige Unterwerfung stoßen. Beide Extreme reflektiert Weizsäcker im Rahmen von Übertragungsdynamiken. In Situationen fehlender Compliance kann die Herausforderung darin bestehen, Widerstand bewältigen und auch überwältigen zu müssen; Situationen der Bereitschaft des kranken Menschen, sich zu unterwerfen, leisten hingegen der „Machtergreifung des Therapeuten" Vorschub.[494] Was Ehrfurcht und „Sachlichkeit" in solchen Situationen heissen kann, erhellt sich vollends erst von Weizsäckers Auffassung der Gegenseitigkeit her.

Was sich im Blick auf die begriffliche Fassung von Autonomie und Selbstbestimmung allerdings festhalten lässt, ist die interessante Beobachtung, dass Weizsäckers metaphysikkritischer Rückgang auf die realen Bedingungen des

---

[490] Über medizinische Anthropologie (1927, GS 5, 191).

[491] Die Schmerzen (1926, GS 5, 45); vgl. Über medizinische Anthropologie (1927, GS 5, 192).

[492] Ebd., 191 f.

[493] Zum Begriffe der Arbeit (1948, GS 8, 259 f.).

[494] Kranker und Arzt (1928, GS 5, 233 f.); Ärztliche Fragen (1933; GS 5, 294 f., 299).

angewiesenen und schwachen leiblichen Subjekts doch auch eine metaphysische Denkfigur nicht entbehren kann. Die „metaphysische Ehrfurcht" bezieht sich nämlich letztlich auf den ‚homo absconditus' der Person des kranken Menschen.[495] Sie entspricht damit im Grunde genommen einem gewichtigen Anliegen der Würdekonzeption Kants, nämlich die Unverfügbarkeit der Person zu achten.

### 9.5.2 Ärztliches Ethos als Ethos personaler Ermöglichung

Selbstbestimmung ist eine relative und situationsabhängige Fähigkeit. Sie äußert sich in unterschiedlichen Graden des Wollenkönnens.[496] Das Wollenkönnen im Schmerz ist ein anderes als ein Wollenkönnen ohne Schmerz. Die ärztliche Position und die ärztliche Grundhaltung dem kranken Menschen gegenüber bedeuten in jedem Fall Besitz von Macht. Wer meint, die erwähnten Macht- und Übertragungsdynamiken geringschätzen zu können, würde sich einer Illusion hingeben und Gefahr laufen, unkontrollierbaren Momenten die Tür zu öffnen.[497] Eine Behandlung eines kranken Menschen zu übernehmen, bedeutet, in der Willensbildung eine Rolle spielen zu müssen.[498]

Angesichts dieser Ausgangssituation bedarf die ärztliche Grundhaltung, gerade weil sie Besitz von Macht impliziert, nicht nur einer *Ehrfurcht vor dem kranken Menschen,* sondern auch einer *der ärztlichen Profession (seinem „Amt") entsprechenden Zielbildung.* Verallgemeinert gesagt besteht das Ziel darin, Selbstbestimmung *zu ermöglichen,* im konkreten Fall einer Krankheit heisst dies: (neues) Wollenkönnen und (neuen) Umgang mit einer Krankheit zu ermöglichen. Pointiert formuliert: *Ärztliches Handeln ist Ermöglichungs- und Befähigungshandeln.*[499] – Wir hatten schon darauf hingewiesen, dass Weizsäcker im Sinne einer Ermöglichung von Selbstbestimmung und Freiheit auch die Begriffe „Führung" und „Bildung" verwendet wissen will.

> Der Arzt „ist weder Führer noch Deuter, noch Weiser, sondern er ist ein Arzt, d. h. kein Bewirker, sondern ein Ermöglicher; er steht nicht über der Entscheidung, sondern mit dem Kranken *in* der Entscheidung."[500]

---

[495] Im Anschluss an Plessner (1976) formuliert. Weizsäcker spricht auch von einer „eigenartige[n] Verborgenheit des Menschen vor sich selbst" in der Krankheit: Zum Begriffe der Arbeit (1948, GS 8, 265).

[496] Soziale Krankheit und soziale Gesundung (1930, GS 8, 88).

[497] Ärztliche Fragen (1933, GS 5, 300).

[498] Fälle und Probleme (1947, GS 9, 221).

[499] Zum ärztlichen Ethos als Ethos der Ermöglichung bei Weizsäcker auch: Achilles (2008, 155 ff.). Zur Diskussion medizinischen Handelns als praktisches Befähigungshandeln im Rahmen des „Capability Approach" vgl. Rieger (2013, 179–185).

[500] Über medizinische Anthropologie (1927, GS 5, 192) (Hervorheb. im Original).

Das Ziel der ärztlichen Behandlung besteht also gerade angesichts eines situationsabhängigen und veränderlichen Wollenkönnens darin, einem kranken Menschen „einen neuen Spielraum für seine Freiheit" zu geben und ihm Wege zu einem „richtigen Menschsein" zu eröffnen.[501] Diese Zielsetzung ist uns schon bei der Erörterung der inhärenten Normativität des Gegenstands der Medizin aufgefallen. Der Begriff der Gesundheit erwies sich als bezogen auf den Gedanken einer Bestimmung des Menschen und auf den Begriff einer personalen Wahrheit. Erinnert sei auch an Weizsäckers Rede einer „Wahrheitsfindung in der Behandlung".[502] Hinsichtlich der in Frage stehenden „Werttafel" und also hinsichtlich der Frage nach dem Guten geht es darum, dass ich als kranker Mensch, mit Scheler gesprochen, das „An-sich-Gute-für-mich" finde.[503] Wie ebenfalls zu sehen war, kann dies eine Umformung oder eine Rekonfiguration der ursprünglichen Behandlungsintentionen einschließen: „Ja, aber nicht so" (vgl. 8.1.4.).

In der Zusammenschau erhellt sich dabei noch einmal der Vorzug einer Situationsbeschreibung einer Person bzw. eines leiblichen Subjekts mithilfe der pathischen Kategorien (können, wollen, sollen, müssen, dürfen): Diese Kategorien erlauben es nicht nur, der individuellen Person (‚jemand') als eines pathischen Subjekts gerecht zu werden,[504] sie erlauben es auch, dem ärztlichen Handeln als eines Ermöglichungs- und Befähigungshandelns ein solches Begriffsgerüst an die Hand zu geben, das ihre veränderliche individuelle Wunsch- und Wertstruktur abzubilden vermag.

Solches entspricht auch dem Sachverhalt, dass das Behandlungsziel nicht einfach mit der Wiederherstellung einer Gesundheit schlechthin identifiziert werden kann. Auch die Ermöglichung von Autonomie im Sinne einer Entscheidungsfreiheit zwischen unterschiedlichen Optionen würde zu kurz greifen. Häufig sind kranke Menschen froh, überhaupt *eine* Möglichkeit einer sinnvollen Lebensgestaltung zu finden.[505] Das individuell Gute, dass eine Behandlung zu erreichen suchen sollte, besteht für Weizsäcker letztlich in einer Gelegenheit zur Wandlung, in einer Gelegenheit, „zu einem richtigen Menschsein" zu finden.[506] Bezüglich dieses Ziels gilt: Entweder die äußere Situation der (Krankheits-) Not oder

---

[501] Ärztliche Fragen (1933, GS 5, 309); vgl. 302: „Wir haben nicht Menschen zu bilden, sondern zu ermöglichen." Wir hatten schon darauf hingewiesen, dass Weizsäcker eine so verstandene „Führung" auch noch 1934 von einem „Führer" erwartete: Ärztliche Aufgaben (1934, GS 8, 150).

[502] Ärztliche Aufgaben (1934, GS 8, 156).

[503] Vgl. Scheler, GW 2 (2000, 495).

[504] Auf dessen Suche sich Weizsäcker bereits mit seiner Schrift „Das Antilogische" (1923) und letztlich schon mit seiner naturphilosophischen Vorlesung „Am Anfang schuf Gott …" (1919/20) begeben hatte: vgl. 9.3.1.

[505] Vgl. Kuhlmann (2011, 140).

[506] „Euthanasie" und Menschenversuche (1947, GS 7, 122); Von den seelischen Ursachen der Krankheit (1947, GS 6, 406).

die innere Situation des kranken Menschen selbst ändert sich.[507] Ein willentlich bejahtes Selbstseinkönnen ist trotz anhaltender Krankheit möglich. Sie kann Teil dessen sein, was Weizsäcker anderenorts als lebensgeschichtliche Selbstwerdung thematisiert (8.1.).

> „Das situative Verteilungsbild des Wollenkönnens erfährt nun in denjenigen Fällen, die wir mit Erfolg behandeln, jene charakteristische Umgestaltung, der zufolge ein Mensch eventuell sogar trotz gleichbleibender äußerer Situation etwas wollen kann, was er vorher nicht wollen konnte, und zwar im Gefolge einer Umgestaltung seiner *inneren* Situation in Richtung auf Beherrschen oder Ertragen der äußeren Situation."[508]

Das Behandlungsziel der Gesundheit im erweiterten Sinn besteht also darin, ein willentlich bejahtes Menschsein zu ermöglichen – und dieses schließt ein, eine Umgestaltung in der pathischen Struktur des Selbst, in seiner Wunsch- und Wertstruktur zu ermöglichen. Meist heisst dies, ein neues Wollenkönnen zu ermöglichen. Um einen Seitenblick zu geben: Habermas hat dieses individuell Gute, das aus der Perspektive der Ersten Person bejaht werden kann, im Begriff des „Selbstseinkönnens" gefasst.[509] Dies trifft die Zielbestimmung Weizsäckers zunächst recht gut, zeigt aber auch dessen auf seine Zeit beschränkten Problemhorizont. Sie impliziert jedenfalls, dass Menschen auch mit Krankheit gesund sein können. Dieser paradoxe Sachverhalt wird noch einmal deutlicher, wenn man eine weitere bewältigungspsychologische Einsicht hinzunimmt: Gesundheit kann Verzicht bedeuten und Krankheit eine Gelegenheit, diesen Verzicht erträglicher zu machen (Krankheitsgewinn).[510]

Das Grundproblem, das sich Weizsäcker mit seiner weiten Zielbestimmung der ärztlichen Behandlung als Ermöglichung „richtigen Menschseins" einhandelt, ist offensichtlich. Sie wird von ihm selbst als „uferlose Aufgabenerweiterung" durchaus kritisch reflektiert.[511] Man kann auch fragen: „Was geht hier den Arzt noch etwas an, was nicht?"[512] Ist Medizin wirklich für Lebensziele und deren Veränderung zuständig?[513] Wir werden dieses Problem der Zuständigkeit oder

---

[507] Im vielfach diskutierten Zwei-Prozess-Modell der Bewältigungspsychologie wird Ersteres *assimilativer* Bewältigungsmodus, Letzteres *akkommodativer* Bewältigungsmodus genannt. Erforderlich ist bei der akkommodativen Bewältigung eine Umgestaltung im Selbstkonzept und in der Zielhierarchie. Vgl. Rothermund et al. (1994); Brandstädter (2007, 11–32).

[508] Soziale Krankheit und soziale Gesundung (1930, GS 8, 88) (Hervorheb. im Orig.).

[509] Habermas (2013, 17 ff.). Um damit dann allerdings die Herausforderungen durch die neue Genforschung zu markieren: Vormals bejahte Kontingenzen des Lebens rücken nun in den Horizont der Verfügung (durch Andere) ein, sodass das Selbstseinkönnen als allgemeines Erfordernis selbst zu einer kontingenten Option wird.

[510] Fälle und Probleme (1947, GS 9, 223 f.).

[511] Ebd., 221.

[512] Ebd.

[513] Vgl. Seelenbehandlung und Seelenführung (1926, GS 5, 130 f.).

Nichtzuständigkeit der Medizin noch eigens zu bedenken haben. Es betrifft einen zentralen Punkt der Auseinandersetzung Weizsäckers mit K. Jaspers.

Zunächst verbleiben wir im näheren Bereich medizinischen Handelns, wenn wir nach dem Gegenstandsbereich des Ermöglichungs- und Befähigungs- handelns fragen. Was ist hier als das Gegebene anzuerkennen? Was ist als ein der Veränderung Entzogenes anzunehmen? In welchen Fällen also würde das Ermöglichungshandeln auf ein Einüben von Umgangsformen des Akzeptierens, des Abgebens oder des Abschiednehmens hinauslaufen? Man kann in diesem Zusammenhang auch fragen, inwiefern beispielsweise Schönheitsoperationen, „Anti-Aging-" oder „Enhancement-Maßnahmen" zu den Aufgaben der Medizin gehören. Trotz des auf seine Zeit beschränkten Problemhorizonts lassen sich hier bei Weizsäcker durchaus Hinweise finden, welche seiner Zielsetzung des medizinischen Handelns Kontur verleihen.

Ein entscheidendes Stichwort war mit der „verdrängenden Somatotherapie" bereits genannt worden (9.1.2). Weizsäcker zählt es daher zu den „unerläßlichen Pflichten des Arztes", „gesund machende Bewußtheiten" zu fördern.[514] In diesen Zusammenhang gehört die Arbeit am ‚Ich' und dessen Wunsch- und Wertstruktur. Eine solche kann einem ursprünglichen Behandlungswunsch zuwiderlaufen, wenn dieser eine Fokussierung auf ein ‚Es' voraussetzt oder sogar die explizite Forderung beinhaltet, ‚etwas' weghaben zu wollen. Wir sind damit wieder bei der Grundüberzeugung Weizsäckers angelangt: Krankheit vermag die Heraus- forderung einer Arbeit am ‚Ich' mit sich zu bringen, sie kann Gelegenheit einer Wandlung und damit Gelegenheit zu neuer Selbstwerdung werden. Sie kann eine Neuordnung des Ich-Umwelt-Verhältnisses erzwingen, in welcher sich die Krise selbst als das Gestaltende erweist.[515] Weizsäcker rechnet solches zur „Krank- heitsarbeit" und bezieht es in die Zielbestimmung ärztlichen Handelns mit ein: Ärztinnen und Ärzte haben auch „Krankheitsarbeit" zu ermöglichen – und zwar gerade angesichts dessen, dass es pathologische Formen derselben gibt.[516] Pathischen Erfahrungen des Krankseins einen Raum zu schaffen, kann mitunter ebenfalls ein Dienst an der Gesundheit eines Menschen sein. Weizsäcker spricht von einem „Gesundungsraum".[517]

Für ein Gesundheitssystem brächte eine solche Auffassung System- und Standardisierungsbeschränkungen mit sich. Denn das Verlangen nach einer voll- kommenen Risikoabsicherung ginge nicht nur mit überzogenen Erwartungen ein- her, sie würde letztlich zum Gegenteil von mehr Menschlichkeit führen. Denn zu dieser gehört es für Weizsäcker, dass der Mensch sich mit seiner Krankheit, dass er sich mit seiner Endlichkeit und Verletzlichkeit auseinandersetzt. Die Risiko-

---

[514] Der kranke Mensch (1950, GS 9, 605).

[515] Ärztliche Fragen (1933, GS 5, 308).

[516] Zum Begriffe der Arbeit (1948, GS 8, 258, 264 f.); vgl. dazu Achilles (2008, 182).

[517] Die Medizin im Streite der Fakultäten (1947, GS 7, 208).

absicherung soll dem Menschen basale Grundbedürfnisse absichern, nicht aber die erwähnten Auseinandersetzungen ersparen. Sie würde ihm ansonsten jenen „Gesundungsraum" vorenthalten.

### 9.5.3 Gegenseitigkeit und Sachlichkeit angesichts der Normativität des Lebens

Ärztliches Handeln als Ermöglichungshandeln setzt die Haltung verobjektivierender Sachlichkeit voraus, es setzt aber auch die Haltung teilnehmenden Verstehens voraus. Der kranke Mensch bzw. sein Organismus wird einerseits als Erkenntnisgegenstand betrachtet, andererseits als Patient, als leidendes Individuum. Der bereits erörterte „komplementäre Dualismus" und die bereits mehrfach erwähnte „doppelte Methode" Weizsäckers, einem Menschen als ‚Jemand' und als ‚Etwas' zu begegnen, verschaffen sich hier ihre Geltung innerhalb der Arzt-Patienten-Beziehung. Die Verbindung eines vergegenständlichenden Zugangs und eines partizipativen Zugangs ist nun für das Ethos einer personalen Ermöglichung und dabei insbesondere zum Auffinden einer gemeinsamen „Werttafel" im Prozess der Behandlung nicht unerheblich.

Metaphorisch gesprochen geht es darum, Ferne und Nähe in der Arzt-Patientenbeziehung zum Ausgleich zu bringen.[518] Erkenntnistheoretisch betrachtet geht es darum, Gegenständlichkeit und Nichtgegenständlichkeit, Objektperspektive und Teilnehmerperspektive so zuzuordnen, dass der spezifischen Gegenständlichkeit der Situation eines kranken Menschen (seiner „Subjektivität") Rechnung getragen werden kann. Deren Besonderheit besteht darin, nicht als Seiendes aufzutreten, sondern in einer dem Leben innewohnenden Normativität. Dasein ist immer auch So-Sein-Sollen.[519]

Die Aufgabe einer Zuordnung der beiden Haltungen erhellt sich vor dem Hintergrund der Folgen, die Alternativsetzungen mit sich führen würden. Eine Fokussierung auf eine vergegenständlichende Haltung (Typus: objektiver Arzt) würde zu übersehen drohen, dass auch eine objektive Behandlung, bereits das Ausstellen eines Rezepts, eine Form gegenseitiger Beziehung darstellt. Fehlende Compliance oder Widerstand seitens der Patientinnen oder Patienten lassen solches schnell offenbar werden. Vor Gefahren, die eine solche Fokussierung mit sich bringt, vermag eine Haltung der Gegenseitigkeit, eine Haltung partizipativen Verstehens zu bewahren. Denn eine solche gestattet es, die Wunsch- und Wertstruktur des kranken Menschen, den „Aufbau dieses Lebenssystems", welcher sich beispielsweise in Kausalattributionen äußert, zu berücksichtigen.[520] Weizsäcker sieht anderenfalls die „Gefahr, einen großen Apparat von

---

[518] Über medizinische Anthropologie (1927, GS 5, 193).

[519] Die Schmerzen (1926, GS 5, 45).

[520] Ärztliche Fragen (1933, GS 5, 296), vgl. Kranker und Arzt (1928, GS 5, 233 f.).

objektiven internistischen Untersuchungsmethoden in die gähnende Leere des Nichtverstehenkönnens zu werfen".[521]

Eine einseitige Fokussierung auf partizipatives Verstehen (Typus: empathischer Arzt) hingegen wäre den Gefahren von Übertragungs- und Gegenübertragungsmechanismen schutzlos preisgegeben und würde überdies zu übersehen drohen, dass „gerade die Objektivität ein ungeheurer Heilfaktor" ist.[522] Objektivität ist zwar selbst auch eine Art der Beziehung, aber eine solche, die zugleich zum Mittel der Distanzierung und der Klärung werden kann. Eine Ärztin oder ein Arzt antwortet auf ein Verlangen nach Liebe oder einem Verlangen nach Unterwerfung nicht mit Liebe oder Macht, sondern mit einer Objektivierung dieser Beziehungsmuster; sie werden zum Mittel der ärztlichen Behandlung selbst.[523]

Diese Gegenüberstellung zeigt bereits Grundsätze an, die Weizsäcker der Zuordnung der beiden Haltungen zugrunde legt: Zum einen ist jede Behandlung *de facto* gegenseitige Beziehung. Die Haltung der Gegenseitigkeit hebt nur konstruktiv-kritisch ins Bewusstsein, was implizit immer schon der Fall ist. Zum anderen bedarf Gegenseitigkeit der Sachlichkeit.[524] Weizsäcker ist an dieser Stelle deutlich: Gibt sich eine Ärztin oder ein Arzt dem Gefühl des Mitleidens hin,[525] verletzt er oder sie das Gebot der Sachlichkeit und begeht letztlich „einen Verstoß gegen die Regel der Ehrfurcht."[526]

Nicht in gleichem Maße ist allerdings einheitlich, was Weizsäcker unter Sachlichkeit versteht. Das erschwert mitunter die *Zuordnung der beiden Haltungen Gegenseitigkeit und Sachlichkeit.*[527] „Sachlichkeit" kann zum einen im Gegenüber zu Liebe oder Gegenseitigkeit erscheinen (objektive Sachlichkeit),[528] sie kann zum anderen aber auch eine bereits innerhalb gegenseitiger Beziehung vollzogene Sachlichkeit bedeuten (phänomenale Sachlichkeit). Paradigmatisch ist für die zuletzt genannten Fälle die Urszene der kleinen Schwester, die auf den normativen Aufforderungsgehalt der Schmerzen ihres kleinen Bruders intuitiv „sachlich" mit

---

[521] Ärztliche Fragen (1933, GS 5, 297).

[522] Kranker und Arzt (1928, GS 5, 239).

[523] Ebd., 237.

[524] Diese Forderung erhebt Weizsäcker auch gegenüber einer christlichen Seelsorge, deren Proprium er an der typologischen Gegenüberstellung von Hiob und Pythagoras zu erläutern sucht: Meines Lebens hauptsächliches Bemühen (1955, GS 7, 379 f.).

[525] Weizsäcker unterscheidet Mitgefühl und „transjektives Verstehen", vgl. Der Arzt und der Kranke (1926, GS 5, 20); Die Schmerzen (1926, GS 5, 43). Das liegt ungefähr auf der Linie der Unterscheidung Schelers, der ebenfalls zwischen intentionalem Verstehen („Nachfühlen") und Mitfühlen unterschieden hatte.

[526] Über medizinische Anthropologie (1927, GS 5, 192).

[527] Dazu taucht der Begriff der Gegenseitigkeit selbst relativ spät auf, obwohl das Thema einer wechselseitigen Beziehung nach dem Analogon einer durch Objektivierung vermittelten Liebe bereits früher eine wichtige Rolle spielt: Kranker und Arzt (1928, GS 5, 234–239).

[528] Der kranke Mensch (1950, GS 9, 585).

Hinwendung und Berührung reagiert.[529] Auf diesen erweiterten Sinn der Sachlichkeit werden wir gleich zurückkommen müssen. Denn dieser impliziert, dass die ärztliche Zuwendung zur Krankheit einer Patientin oder eines Patienten nicht einem ontisch Gegebenen gilt, sondern einer pathischen Normativität, einem Nicht-sein-Sollenden.

Nähern wir uns der doppelten Haltung aber zunächst von der Seite der Gegenseitigkeit her: Das Gewicht des Beziehungscharakters einer ärztlichen Behandlung erklärt sich vor dem Hintergrund von Weizsäckers Orientierung an der ärztlichen Situation und vor dem Hintergrund eines phänomenorientierten Zugangs zur Krankheitsnot eines Menschen. Die Krankheitsnot „soll dem Arzt zuerst so erscheinen, wie sie dem Kranken selbst erscheint."[530] Richtig verstandene (phänomenale) Sachlichkeit zielt gerade darauf. Sie beginnt nicht mit einer objektivierenden Untersuchung, sondern mit der Frage: „Wo fehlt es dir?"[531] Als Notphänomen stellt Krankheit selbst ein Beziehungsphänomen und ein Wertphänomen dar. Krankheit und Schmerzen trennen von Anderen, von der eigenen Welt und von den nächsten Menschen.[532] Krankheit und Schmerzen offenbaren zugleich auch, was einer individuellen Person wichtig ist, ihre Wunsch- und Wertstruktur, „den Aufbau dieses Lebenssystems".[533]

Die Aufgabe der Gegenseitigkeit ist nun eine ethische. Sie ist letztlich Konsequenz der Einführung des Subjekts in die Medizin: Unter der Voraussetzung der „andere[n] Lage des andern" und seines Situationserlebens gelte es gemeinsam mit dem kranken Menschen zu einer „Werttafel" der Behandlung zu gelangen.[534] Hier schwingt wieder Weizsäckers Ablehnung jeder Fremdbestimmung, jedes „extraterritorialen" Wertbezugs mit. Die Devise der Gegenseitigkeit lautet: „Urteilsfindung in Begegnung mit diesem bestimmten individuellen Kranken".[535] Oder allgemeiner gesagt: „Wahrheitsfindung in der Behandlung".[536] Gegenseitigkeit setzt daher eine Beweglichkeit und Veränderlichkeit auf beiden Seiten voraus. Sie impliziert nämlich, dass „der Arzt selbst den Kanon seiner Haltungen gemeinsam mit dem Kranken einer Umgestaltung preisgibt."[537]

Weizsäcker ist sich allerdings im Klaren darüber, dass es sich bei allen diesen Vorstellungen um ein „Ideal der Gegenseitigkeit" handelt, das außerdem wesentliche Strukturmerkmale der christlichen Nächstenliebe mit sich führt.[538] Die reale

---

[529] Die Schmerzen (1926, GS 5, 27, 46); vgl. Der Arzt und der Kranke (1926, GS 5, 24).

[530] Ärztliche Fragen (1933, GS 5, 295).

[531] Der Arzt und der Kranke (1926, GS 5, 24).

[532] Kranker und Arzt (1928, GS 5, 242): „So steckt in jeder Not ein Stück Narzißmus."

[533] Ärztliche Fragen (1933, GS 5, 296).

[534] Vgl. Bestimmtheit und Unbestimmtheit der Medizin (1950, GS 7, 331).

[535] „Euthanasie" und Menschenversuche (1947, GS 7, 107).

[536] Ärztliche Aufgaben (1934, GS 8, 156); vgl. 9.1.4.

[537] Über medizinische Anthropologie (1927, GS 5, 188).

[538] Pathosophie (1956, GS 10, 438), vgl. 192.

Behandlungssituation ist dagegen durch eine Anfälligkeit für Missverhältnisse und durch zahlreiche Asymmetrien gekennzeichnet. Er denkt dabei nicht nur an den Stellenwert wissenschaftlicher Objektivität, sondern an die schlichte Tatsache der Vergütung ärztlicher Leistungen oder an die Erwartungen seitens der Gesellschaft.[539] Diesbezüglich scheint es ethisch einfacher zu sein, das Persönliche zugunsten des Sachlichen zurückzunehmen, von Ärztinnen bzw. Ärzten als Vertreterinnen bzw. Vertretern des Medizinsystems auszugehen und dann nach den berechtigten oder unberechtigten Erwartungen an dieses System zu fragen. Der späte Weizsäcker hält dagegen: Die moderne Medizin sei der Gefahr eines solchen Denkens bereits erlegen, insofern sie in der Gegenseitigkeit eines stillschweigenden Einvernehmens einem Medizinsystem huldige, das von ärztlichem Handeln nichts weiter verlangt als eine Störungsbeseitigung. Ein solches Medizinsystem lasse die Klinik zu einer „Reparaturwerkstatt" verkommen.[540]

Für Weizsäcker soll „Gegenseitigkeit" dazu dienen, dem *partikularen Ethos der Ersten Person* auf der Spur zu bleiben. Während er nach dem Zweiten Weltkrieg in diesem Zusammenhang die Fremdbestimmung seitens nationalsozialistischer Medizin und dann seitens eines technischen Medizinbetriebes thematisierte, stand in den 1920er Jahren noch stärker die Frage nach der individuellen Wert- und Zielbildung in der ärztlichen Sprechstunde im Zentrum. Philosophisch bewegte sie sich in diesem Zeitraum ein Stück weit parallel zu M. Schelers Kritik am leeren formalen Personbegriff Kants.[541] Mit seiner Figur der Gegenseitigkeit gab er ihr eine eigene originelle Antwort. Bemerkenswert ist und wurde eben bereits angesprochen, dass jenes partikulare Ethos der Ersten Person nicht einfach mit der individuellen Wunsch- und Wertstruktur identisch ist, wie sie der kranke Mensch zu Beginn der Behandlung besitzt. Die erwähnte „Urteilsfindung in der Begegnung" zeigt einen Prozess an, in welchem beide, Ärztin bzw. Arzt auf der einen Seite und Patientin bzw. Patient auf der anderen Seite, eine Veränderung bzw. eine Entwicklung durchmachen.[542] „Informed consent" kann darum auch nicht heissen, dass der Arzt oder die Ärztin in der einseitigen Rolle des Informierenden bleibt.[543] Ärztliches Erkennen kommt erst durch praktischen Umgang und praktische Veränderung zustande, es hat darum immer schon eine ethische Dimension. Deswegen ist es auch von prinzieller Bedeutung, wenn

---

[539] Ebd., 379.

[540] Ebd., 383 f.

[541] Scheler warf Kants formalistischer Vernunftethik vor, die Individualität der Person in ihrem Erleben zu entleeren: Scheler (2000, 370 f.). Seine Konzeption eines „ordo amoris", einer individuellen Wertordnung der Liebe, ist seine Antwort darauf. Anklänge an diese Diskussion finden sich bei Weizsäcker v. a. in „Über medizinische Anthropologie" (1927) und in „Kranker und Arzt" (1928); vgl. oben, 8.1.1.

[542] Vgl. auch: Kranker und Arzt (1928, GS 5, 235).

[543] So auch Achilles (2008, 163).

Weizsäcker festhält, dass ärztliche Autorität sich nicht *über* dem Verhältnis der Gegenseitigkeit, sondern nur *unter* diesem rechtfertigen lässt.[544]

Kommen wir noch einmal zur „Sachlichkeit" im erweiterten Sinn zurück. Wir sahen schon, dass sie von der objektivierenden Sachlichkeit und von der technischen Sachlichkeit, die beide ebenfalls ihren festen Ort innerhalb der ärztlichen Beziehung haben, zu unterscheiden ist. Jene sind dem „Etwas-Verstehen" zuzuordnen; die Sachlichkeit im erweiterten Sinn ist hingegen als eine Form des „Jemand-Verstehens" zu betrachten. In ihrem Zusammenhang gilt es, sich der Not des kranken Menschen zuzuwenden, sich auf den Prozess einer Ziel- und Wertbildung, mithin auf den Prozess einer Rekonfiguration seiner pathischen Ordnung einzulassen. Schon in Weizsäckers früher erkenntnisphilosophischer Abhandlung „Das Antilogische" (1923) wird diese Form der Sachlichkeit von der Objektivität abgegrenzt und dem Erkenntnisideal einer „konjunktiven Erkenntnis" zugeordnet. Während objektive Erkenntnis sich durch Ausschaltung an Interessiertheit auszeichnet, wird konjunktive Erkenntnis gerade durch ihr Interesse an einem ‚Du' konstituiert.[545] Sie ist eine Erkenntnisform, die zu berücksichtigen vermag, dass das zu erkennende Objekt ein pathisches Subjekt enthält und als solches ein Gegenstand im Werden ist. Mehr noch: Seine Gegenständlichkeit hängt davon ab, wie man mit ihm umgeht.[546]

Soweit lassen sich die Gedanken Weizsäckers recht klar fassen. Die inhärente Normativität dieser Sachlichkeit wird von ihm allerdings nicht mehr systematisch entfaltet. Sie kommt dort zum Ausdruck, wo das Dasein des Menschen als So-sein-Sollen gefasst wird.[547] Hier heisst es dann: „Die Sachlichkeit ist jetzt die Gebotserfüllung."[548] Im Zusammenhang der Behandlung von Schmerzen ist dies leicht einzusehen, insofern Schmerzen etwas „Nicht-sein-Sollendes" repräsentieren können, das einer Lebensordnung widerstrebt. Hier ist die Entscheidung, in welche sich beide, Ärztin bzw. Arzt und Patientin bzw. Patient, gestellt sehen, recht einfach nachzuvollziehen.[549] Doch eine Schmerzordnung ist, wie Weizsäcker selbst festhält, noch keine Wertordnung und erst recht keine moralische Ordnung.[550] Das Sollen, das dem Leben innewohnt, besitzt offenbar unterschiedliche Abstufungen und Dimensionen. Es findet sich in Notphänomenen, in Emotionen und Strebungen, aber auch – das sollte nicht vergessen werden – in physiologischen Leistungen wie etwa dem Aufrechterhalten des Körpergleichgewichts. Grundsätzlich gilt jedenfalls: Gehaltvolle Normen ent-

---

[544] „Euthanasie" und Menschenversuche (1947, GS 7, 108).

[545] Das Antilogische (1923, GS 2, 383).

[546] Vgl. Medizin und Logik (1950, GS 7, 362).

[547] Die Schmerzen (1926, GS 5, 45).

[548] Ebd., 46.

[549] Ebd., 33; vgl. Über medizinische Anthropologie (1927, GS 5, 186, 192).

[550] Vgl. Die Schmerzen (1926, GS 5, 36 f.).

stehen aus dem Dasein des Lebens selbst, weil und insofern diesem selbst ein Auf-
forderungscharakter innewohnt, weil und insofern ihm ein Sein-Sollen eigen ist.[551]

Klammert man die offene Frage der Abstufungen dieser Normativität einmal aus, so hat Weizsäcker mit diesem Ansatz die medizinische Ethik an die
*Normativität des Lebens* in solcher Weise zurückgebunden, dass die *Wahrnehmung
dessen, was wertvoll und gut für eine individuelle Person ist,* grundlegend wird.
Die pathischen Kategorien bieten, wie gesagt, ein verallgemeinerbares Begriffsgerüst, um dieses Individuell-Gute-für-jemand einem Beurteilungsprozess zugänglich zu machen.

Weizsäckers ethischer Ansatz hat, so könnte man sagen, dort seine Stärke, wo ein
prinzipienethischer Ansatz seine Schwäche hat bzw. eine Leerstelle hinterlässt. Es handelt
sich um einen Ansatz, der von der Entstehung der Normen in der Lebenswelt ausgeht und
sich am gehaltvollen partikularen Ethos der Ersten Person orientiert. Allerdings scheint
dieser Ansatz nun selbst dort seine Schwachstelle zu haben, wo der prinzipientheoretische
Ansatz seine Stärke hat. Medizinisches Handeln erhält mit dieser lebensweltlichen
Normativität, nennen wir sie einmal Normativität erster Ordnung, zwar im besten Fall
eine situations- und personenbezogene Begründung, es ist damit aber lediglich *prima
facie* gerechtfertigt.[552] Dieses Rechtfertigungsproblem verweist auf eine Grundaufgabe
einer medizinischen Ethik, welche sich an der Frage nach dem individuell Guten zu
orientieren gedenkt. Ihr muss letztlich selbst an einer Verschränkung der Frage nach dem
individuell Guten mit der Frage nach allgemeinen Regeln, vor denen ärztliches Handeln
auch überindividuell gerechtfertigt werden kann, gelegen sein.[553] An dieser Stelle bleiben
bei Weizsäcker zunächst Fragen offen. Zu einer gängigen Beantwortungsmöglichkeit, die
sich an der Prinzipienethik Kants orientiert, hat er sich, pointiert gesagt, selbst den Weg
verbaut.

Weizsäcker liest Kant nämlich als Gegner seines Programms der Gegenseitigkeit.
Für dieses wäre es erforderlich, die Andersheit der anderen Person in ihrer jeweiligen
Situation anerkennen zu können. Kants kategorischer Imperativ erlaube dies nicht, weil
er auf die Allgemeingültigkeit der Norm abhebe.[554] Man könnte versucht sein, darin einen
Nachhall der Kantkritik Schelers zu erblicken. Solches würde allerdings Weizsäckers
eigenständige Auseinandersetzung mit der Philosophie Kants übersehen lassen. Weizsäcker deutet nämlich die ‚gesetzgebende Vernunft' des kategorischen Imperativs durch

---

[551] Diesen Gedanken einer Entstehung der Normen aus der Lebenswelt hat, wie erwähnt,
Waldenfels im Gefolge von Goldstein und den Gestalttheoretikern aufgenommen: Waldenfels
(2019, 256). Für Weizsäcker wäre zu beachten, dass die Gestaltbildung nicht im Sinne einer einlinigen Reiz-Reaktions-Beziehung zu denken ist. Übertragen bedeutet dies, dass die Beziehung
der Gegenseitigkeit bereits präformiert, was als Sollen „gegeben" ist. Das erklärt auch, dass er
in diesem Zusammenhang auf einen therapeutischen Gestaltkreis und auf einen Mut zur Entscheidung rekurriert: Über medizinische Anthropologie (1927, GS 5, 184 f., 190).

[552] Eine pathische Ethik steht an dieser Stelle vor einer ähnlichen Herausforderung wie eine
Ethik der Gefühle: Handlungen verdanken sich einer körperlich gefühlten Beteiligung und Wahrnehmung der Welt, wie sie Bedeutung bzw. Wert für uns hat. Solche emotional bestimmten
Handlungen sind damit aber lediglich *prima facie* gerechtfertigt. Sousa (2016, 304), demonstriert
solches an einem Eifersuchtsmord.

[553] Vgl. zur Diskussion dieses Problems bei Fischer (2008, 211).

[554] Bestimmtheit und Unbestimmtheit der Medizin (1950, GS 7, 331).

die Brille von Kants Objektivitäts- und Naturtheorie, mit der er sich in frühen Jahren intensiv auseinandergesetzt hatte. Auf das Arzt-Patienten-Verhältnis angewendet, verdiente nach deren Sichtweise nur das nach allgemeinen Gesetzen Bestimmbare als Wirklichkeit anerkannt zu werden. Die ‚gesetzgebende Vernunft' des Arztes bzw. der Ärztin kann die Besonderheit der Lage eines Anderen und die Besonderheit einer Erkenntnis für ‚jemand' gar nicht zu Gesicht bekommen.[555] Diese Auseinandersetzung ist hier nicht weiterzuverfolgen und zu diskutieren. Sicher muss man Kant nicht als Gegner des Programms der Gegenseitigkeit lesen;[556] sicher ist aber, dass Weizsäcker ihn so liest. Die Problemstelle wird man eher darin erblicken müssen, dass Kant die Erzeugung der inhaltlichen Normen (Maximen) als gegeben voraussetzt, wenn er, gleichsam auf der Ebene einer Normativität zweiter Ordnung, deren Prüfung durch das praktische Sittengesetz thematisiert. Die erwähnte Leerstelle bezieht sich so gesehen tatsächlich auf die Wahrnehmung dessen, was eine individuelle Person als wertvoll und gut erstrebt. Gerade hier setzt Weizsäcker an. Doch wie beantwortet er dann seinerseits die Frage nach einer allgemeingültigen Normativität zweiter Ordnung, vor der individuelles ärztliches Handeln gerechtfertigt werden kann? An der Beantwortung dieser Frage entscheidet sich, ob und inwiefern sein Konzept tatsächlich ebenso eine Leerstelle aufweist.

Ich schlage vor, Weizsäckers „Prinzip der Gegenseitigkeit"[557] tatsächlich *auch* prinzipienethisch zu lesen. Sein Charakter als Normativität zweiter Ordnung, als formale und verallgemeinerbare Prüfinstanz, wird beispielsweise an der erwähnten Forderung Weizsäckers deutlich, ärztliche Autorität sei nur *unter* dem Verhältnis der Gegenseitigkeit zu rechtfertigen.[558] Gegenseitigkeit ist verallgemeinerbares Kriterium eines richtigen Umgangs.[559] Gegenseitigkeit verlangt vom Arzt bzw. der Ärztin nicht, den eigenen Standpunkt preiszugeben, sie verlangt, wir wiederholen es, eine „Urteilsfindung in der Begegnung". Das bedeutet: Im Falle eines möglichen Konflikts der Sollensforderungen aufseiten des kranken Menschen stellt das Ethos der Ermöglichung und der Befähigung den Arzt bzw. die Ärztin nicht nur vor die Aufgabe, Anwalt einer individuellen Person in deren bestimmter Situation zu sein, sondern ebenso vor die Aufgabe, Anwalt der Sachlichkeit zu sein. Das wiederum schließt ein, die Unzulänglichkeit und die leibliche Abhängigkeit des Menschen[560] ebenso präsent zu halten wie dessen Bestimmungsoffenheit. Im Konflikt der Sollensforderungen lässt sich richtiges Handeln daher nicht durch ein Schlussverfahren gewinnen. Die Entscheidung[561] darüber, welches Handeln in einer konkreten Situation als gut anzusehen ist, bedarf eines Urteils.[562] Sie bedarf außerdem des Muts, die Umgestaltung von Wirklichkeit auf sich zu nehmen.[563] Jede Therapie bedeutet einen Eingriff in eine Sollensordnung und ist moralisch nicht neutral: Mit der Diagnose

---

[555] Vgl. Kritischer und spekulativer Naturbegriff (1916, GS 2, 236); Empirie und Philosophie (1917, GS 2, 259); Das Antilogische (1922, GS 2, 374); auch: Kranker und Arzt (1928, GS 5, 234).

[556] Im Rahmen von Kants Maximenethik würde der Grundsatz der Gegenseitigkeit den Verallgemeinerungstest durch den kategorischen Imperativ bestehen.

[557] Vgl. Grundfragen medizinischer Anthropologie (1948, GS 7, 271); Medizin und Logik (1951, GS 7, 364).

[558] „Euthanasie" und Menschenversuche (1947, GS 7, 108).

[559] Medizin und Logik (1951, GS 7, 364).

[560] Vgl. Der Begriff der Allgemeinen Medizin (1947, GS 7, 190, 210).

[561] Über medizinische Anthropologie (1927, GS 5, 186).

[562] Vgl. Achilles (2008),190; Wiedebach (2014, 54).

[563] Vgl. Der kranke Mensch (1950, GS 9, 557).

einer organischen Erkrankung verliert meist ein *Sollen* seinen Anspruchscharakter. Man *kann* etwas nicht und braucht es auch nicht zu *wollen*.[564] Mit einer erfolgreichen Therapie tauchen dann – gleichsam über den Umweg der Erfüllung physiologischer Sollensanforderungen – moralische Sollensforderungen in neuem Gewand wieder auf. Eine Therapie, welche beispielsweise die Störung meines Körpergleichgewichts beseitigt, führt mich zurück in den Horizont der Sollensanforderungen meiner sozialen und beruflichen Lebenswelt.

### 9.5.4 Zuständigkeit und Nichtzuständigkeit der Medizin

Sollen Ärztinnen und Ärzte dafür zuständig sein, nicht nur Störungen der physischen und psychischen Funktionsfähigkeit eines Menschen zu behandeln, sondern diesen auch zu einem „richtigen Menschsein hinzuführen"? Um diese Frage drehte sich Weizsäckers Auseinandersetzung mit Jaspers. Sie ist am Ende einer systematischen Rekonstruktion der Konzeption Weizsäckers auch im Blick auf deren Beurteilung im Horizont der Gegenwart noch einmal mit Nachdruck zu stellen. Wir verwiesen bereits darauf, dass Jaspers den Einfluss der Psychoanalyse im Nachkriegsdeutschland vor Augen hatte, als er gegen eine Aufgabenerweiterung ärztlichen Handelns auf Fragen der Lebensführung und auf Fragen der Lebensbestimmung Stellung bezog (8.1.1.). Weizsäcker selbst sah die Auseinandersetzung im Gesamtzusammenhang der Alternative zweier Medizinkonzepte und hat, was seine eigene Position angeht, das Problem einer „uferlose[n] Aufgabenerweiterung", wie gesagt, kritisch reflektiert. Er tat dies im Zusammenhang des Problems einer Psychagogie bereits in den 1920er Jahren.[565] Das zeigt, dass er sich des gewissermaßen immanenten Problemdrucks seiner Konzeption lange vor der Auseinandersetzung mit der nationalsozialistischen Überfremdung und vor der Auseinandersetzung mit Jaspers bewusst war. Wichtig für eine Beurteilung der Kontroverse mit Jaspers und erst recht für eine Beurteilung im Horizont der Gegenwart ist die Wahrnehmung des Sachverhalts, dass *beide* Positionen mit dem Anspruch auftreten können, Fremdbestimmungstendenzen und Expansionstendenzen in der Medizin entgegenzutreten: eine Position, die für eine reflektierte Hereinnahme normativer Zielbestimmungen in die Medizin votiert (Weizsäcker) – eine Position, die für eine naturwissenschaftliche Neutralität der Medizin votiert (Jaspers).

Im Grunde genommen ist die neuere Medizin der Konzeption von Jaspers gefolgt. Das Medizinsystem ist für die Behandlung von Krankheiten zuständig; es konstituiert und differenziert sich über seinen Bezug zu unterschiedlichen Krankheiten. Solches kann von der Zielbestimmung der Gesundheit nicht gesagt werden; sie bietet eher eine „Einheitssemantik", auf die sich eine Vielzahl gesellschaftlicher Systeme und Professionen meint beziehen zu können. In einer

---

[564] Vgl. Körpergeschehen und Neurose (1933, GS 6, 216–218).
[565] Seelenbehandlung und Seelenführung (1926, GS 5, 130 f.).

„Gesundheitsgesellschaft" dient solches nicht selten zur Plausibilisierung des eigenen Handelns, vielfach ganz unabhängig von medizinischen Professionen.[566] In der Medizinphilosophie der Gegenwart wird der konstitutive Bezug des Medizinsystems zur Krankheit hingegen gerne herangezogen, um Expansionstendenzen Einhalt zu gebieten.[567] Medizinsoziologisch wäre allerdings darauf zu verweisen, dass es sich hier um kontingente Bezüge handelt, deren Geltung erst noch zu erweisen wäre. Ähnliches wäre zur Entwicklung der ärztlichen Profession selbst zu sagen: Im Zuge der Modernisierung dürfen Ärztinnen und Ärzte immer weniger erwarten, als individuelle Verkörperung einer ärztlichen Kunst wahrgenommen zu werden. Auch ihre Rolle als personifizierte Vertretung der medizinischen Wissenschaft verliert zunehmend an Gewicht. Gefragt ist weniger ihre persönliche wissenschaftliche Qualifikation, gefragt ist eine davon unabhängige biostatistisch überprüfbare „evidence based medicine" (EBM). Als individuelle Handlungsträger einer Arzt-Patienten-Beziehung muss ihnen damit persönlich auch weniger Entscheidungskompetenz zugerechnet werden. Es ist nicht unbegründet zu sagen: Eine datengetriebene und auf ihre Weise individualisierende Präzisions- und Prädiktionsmedizin emanzipiert sich zunehmend von handelnden Ärztinnen und Ärzten; sie bedarf dieser nur noch als Schnittstellen.[568]

Eine solche Entwicklung der Medizin zementiert auf ihre Weise die von Jaspers geforderte Nichtzuständigkeit der Medizin für Fragen individueller Bedeutung und für Fragen individueller Lebensführung. Insofern sich diese Fragen aber nach wie vor nicht ignorieren lassen, mehr noch: sie für den Therapieverlauf essentiell sein können, werden sie vielfach ausgelagert und anderen Professionen zugewiesen. Ein solches Vorgehen kommt auch der von politischer Seite geforderten Ökonomisierung des Medizinsystems entgegen. Für diese stellt eine Verlagerung von einer verstehensbasierten Arzt-Patienten-Beziehung zu einer evidenz- und datenbasierten Behandlung eine vorteilhafte Entwicklung dar. Der biographische Umgang mit einer Krankheit wird der Psychotherapie oder Selbsthilfegruppen überlassen; für palliative Bedeutungsfragen werden Stellen und Ausbildungsgänge etwa im Bereich „Spiritual Care" geschaffen. Schwieriger gestaltet sich der Umgang mit Entscheidungs- und Willensfragen. Insofern im klinischen Praxiskontext der Wille des Subjekts im Sinne einer zurechenbaren „Mitspielfähigkeit" des Patienten benötigt wird, muss das Medizinsystem nun doch auch selbst Praktiken der Willensgenerierung ausüben. Um einer Patientin bzw. einem Patienten die nicht nur mit Respektspflichten, sondern auch mit Verantwortungslasten verbundene Subjektposition zuschreiben zu können, sind Prozesse notwendig, welche eine Eindeutigkeit ihres bzw. seines Willens schaffen oder

---

[566] Vgl. dazu Vogd (2005).
[567] Hucklenbroich (2012); Schramme (2013); schon oben, 2.2.
[568] Borck (2018).

feststellen sollen.[569] Im Extremfall muss dies auch aus pathischen Willens-
regungen oder aus emotionalen Äußerungen möglich sein. Um es nicht so weit
kommen zu lassen, geht die Bewegung dahin, Prozesse der Willensgenerierung
zu standardisieren und vorab zu installieren. Die entsprechenden Prozessmodule
firmieren unter Begriffen wie „Shared Decision Making" (SDM) oder „Advance
Care Planning" (ACP).

Vor dem Hintergrund dieser Entwicklung lässt sich die Position Weizsäckers
leicht konturieren. Die Zuständigkeit der Medizin für individuelle Bedeutungsfragen („Warum gerade ich?") und für Fragen normativer Zielbestimmungen
(„Was soll ich wollen?") wird von ihm mehrfach begründet. Die Begründungen
machen dabei von bereits thematisierten Grundentscheidungen Gebrauch. Nennen
wir die erste eine systemtheoretische Begründung, die zweite eine krankheitstheoretische-anthropologische Begründung und die dritte eine methodische
Begründung. Es handelt sich dabei um Begründungsstränge, die von Weizsäcker
selbst nicht unterschieden werden und sich vielfach überschneiden.

1. Die *systemtheoretische Begründung* rekurriert auf die Alternative „Mitwirkung an der Bestimmung des Menschen unter Menschen" versus „Fremdbestimmung"[570]

Ausgangspunkt einer medizinischen Behandlung und insofern system-
konstituierend für die Medizin ist auch für Weizsäcker eine Krankheitserfahrung.
‚Jemand' wird dadurch zur Patientin oder zum Patienten, dass er oder sie eine
Krankheitsnot artikuliert. Das „Jemand-Verstehen" ist darum die erste Aufgabe in
einer Arzt-Patienten-Beziehung. Für die Feststellung der Behandlungsbedürftig-
keit stellt die Äußerung einer Krankheitsnot aber lediglich eine notwendige, noch
keine hinreichende Bedingung dar. Hier hat das deskriptiv-sachliche Erfassen
einer Krankheit als ‚etwas' nach wie vor seine Bedeutung („Etwas-Verstehen").
Weizsäcker sieht die Konvergenz beider Ebenen darin, dass die Ich-Umwelt-
Beziehung bzw. die Ich-Umwelt-Einordnung eines leiblichen Individuums gestört
ist und als solche gestörte in hohem Maße auch erlebt werden kann („Krise").[571]
Ärztliche Behandlung zielt nun darauf, durch einen Ordnungswandel eine neue
Einordnung zu ermöglichen. Das Ziel lautet also nicht in jedem Fall und in jeder
Hinsicht Gesundheit im Sinne einer Abwesenheit von Krankheit; die Fokussierung
auf die Beseitigung einer Störung griffe zu kurz. Häufig gilt es, *mit* einer Krankheit oder *mit* Schmerzen ein ‚gesundes' Leben führen zu können. Anders als bei
einer Störungsbeseitigung lässt sich das Ende einer Therapie darum auch nicht
durch ein „formales Diktat" festlegen.[572]

Es obliegt einem Arzt bzw. einer Ärztin zu beurteilen, ob und inwiefern ein
Patient wieder in ein konfliktbesetztes oder gar krankmachendes Umfeld entlassen

---

[569] Moos (2016, 190–200).

[570] Über das Wesen der Arzttums (1947, GS 7, 216).

[571] Vgl. oben, 8.2.2. zur Verwobenheit von „Ich-Betroffenheit" und „Es-Betroffenheit".

[572] Fälle und Probleme (1947, GS 9, 221).

werden kann. Es obliegt ihr zu entscheiden, ob beispielsweise einer Patientin der Rat gegeben werden soll, aufgrund erschwerter Bedingungen auf einen Kinderwunsch zu verzichten. Weizsäcker gesteht zu: „Sicher überschreitet er [der Arzt, H.-M. R.] damit die Zuständigkeit der medizinischen Wissenschaft, aber ebenso sicher würde er den Rat besser als irgend ein anderer geben, der die klinischen Befunde und pathogenetischen Zusammenhänge nicht kennt."[573]

Vielfach ist der „Schlußstein einer Therapie" also keine eigentliche ärztliche Handlung mehr. Dennoch steht er in engem Zusammenhang damit, was in der Therapie bzw. im Behandlungsprozess *de facto* die ganze Zeit geschah: Eine Behandlung bezieht sich nicht lediglich auf ein medizinisch-technisches Problem, sie bezieht sich immer schon auf ein Problem der Willensbildung. Eine Ärztin bzw. ein Arzt spielt bereits durch die Übernahme einer ärztlichen Behandlung eine Rolle in der Willensbildung eines kranken Menschen.[574]

Die Thematisierung von Lebenszielen steht ebenfalls in diesem Zusammenhang. Sie setzt weiterhin voraus, dass Krankheit bedeutet, jemand verfehle das „Ziel seines Menschseins". In der Therapie geht es dann darum, auch das war bereits mehrfach zu sehen, in einem von Gegenseitigkeit geprägten Urteilsprozess herauszufinden, was Weizsäcker „die Bestimmung des Menschen unter Menschen" nennt und im Grunde genommen eine neue Einordnung eines Menschen in seine Umwelt darstellt. Für Weizsäcker äußert sich diese in einer neuen Konfiguration des pathischen Könnens, Sollens, Müssens, Dürfens und Sollens – kurz: in einer neuen pathischen Normativität.

Wollte man Weizsäcker in die neuere medizinphilosophische Diskussion einordnen, so käme seine Position in der Nähe der Gesundheitskonzeptionen von Nordenfelt und Whitbeck zu stehen: Gesundheit ist die Fähigkeit, normativ gesetzte Lebensziele der Menschlichkeit realisieren zu können (2.2.). Die bereits angesprochenen unterschiedlichen Stufungen und Dimensionen der Normativität zeigen aber, dass hier eine deskriptiv erfassbare Fähigkeit zur Konstitution einer neuen Ich-Umwelt-Beziehung gemeint sein kann. Diesen Gedanken fanden wir auch bei Goldstein und, ihm folgend, bei Canguilhem. Weizsäcker würde ihnen gegenüber nur Wert darauf legen, dass dieser Konstitutionsfähigkeit eine höchst individuelle Gegebenheit einer pathischen Normativität zugrunde liegt.

Blickt man in die gegenwärtige Medizinpraxis, lässt sich die Einbeziehung von Fragen der Einordnung eines Menschen in seine Umwelt und die Hereinnahme von Fragen der Lebensziele in den medizinischen Diskurs beispielhaft in der Rehabilitationsmedizin und in der Geriatrie beobachten. Der Geriatrie wird empfohlen, sich beispielsweise an einer „selbstverantworteten Lebensführung" zu orientieren, bei der ein Mensch seine dynamisch veränderbaren Ziele auch mit

---

[573] Ebd., 223.

[574] Ebd., 221.

krankheitsbedingten Störungen zu erreichen vermag.[575] Was sich als „geriatrisches Assessment" etabliert hat, ist nicht auf eine Beseitigung von Krankheitsstörungen gerichtet, sondern auf eine Funktionsbefähigung zur täglichen Lebensführung und auch zum Umgang mit Krankheit.[576]

Interessanterweise bewegen Weizsäcker selbst an dieser Stelle systemtheoretisch zu nennende politische Motive: Wenn die Medizin auf die Mitwirkung bei Fragen individueller Lebensbestimmung und bei Fragen individueller Lebensziele verzichtet, dann gibt sie Menschen, die sie um Hilfe ersuchen, dem Verwertungszusammenhang anderer gesellschaftlicher Bestimmungsgrößen preis. Wir hatten auf diesen Kontext schon hingewiesen (8.1.1.): Besäße die Medizin nur ein „reparatorisches" oder „reparationstechnisches" Ziel,[577] würde sie Menschen nur für „beliebige Zwecke verfügbar [...] machen".[578] Sie fügte sich in ein gesundheitspolitisches Denken, das Gesundheit mit Leistungsfähigkeit gleichsetzt – und zwar mit einer solchen Leistungsfähigkeit, die für beliebige Bestimmungen offen ist.[579] Der Gesundheitsbegriff wird damit selbst zum Einfallstor für Fremdbestimmungen. Die Konsequenz: Das Medizinsystem wird – wie Weizsäcker rückblickend auf die nationalsozialistische Medizin meint feststellen zu können – zum Handlanger von politischen Bestimmungsgrößen, welche diese Leistungsfähigkeit für sich in Anspruch nehmen.[580] Weizsäcker sieht also die Indifferenz der Medizin im Blick auf Fragen nach der Bestimmung des Menschseins gesellschaftspolitisch als ausgesprochen gefährlich an. Seiner Meinung nach ist diese problematische Indifferenz freilich in einer naturwissenschaftlichen Neutralität der Medizin begründet, welche den Krankheitsbegriff vom menschlichen Dasein entkoppelt hat.[581]

2. Die *krankheitstheoretische-anthropologische Begründung* rekurriert auf die Alternative „Krankheit als Störung" versus „Krankheit als Weise des Menschseins"

---

[575] Vgl. Kruse (2005). Der Begriff „Selbstverantwortung" löst den Begriff der Selbstbestimmung von einer Fixierung auf aktive Selbstkontrolle und öffnet ihn für passive Komponenten eines Sich-bestimmen-Lassens.

[576] Diese Verschiebung hin zu einem auf die Ich-Umwelt-Beziehung erweiterten Begriff der Funktionalität spiegelt sich in der von der WHO 2001 verabschiedeten „International Classification of Functioning, Disability and Health" (IDF).

[577] Fälle und Probleme (1947, GS 9, 218, 220).

[578] „Euthanasie" und Menschenversuche (1947, GS 7, 122).

[579] Leistungsfähigkeit bedeutet hier: „Verwertbarkeit für beliebige Zwecke" (Über das Wesen der Ärzttums (1947, GS 7, 216). Auch N. Luhmann bezog den Leistungsbegriff im Unterschied zum Funktionsbegriff auf die Zweckbestimmung durch andere gesellschaftliche Systeme, vgl. Luhmann (1999, 54–66).

[580] Der Begriff der Allgemeinen Medizin (1947, GS 7, 148 f.).

[581] Ebd., 149: „Wer nun es etwa unternimmt, die Verwendung der Medizin im nationalsozialistischen Staat zu kritisieren, der wird jene Gleichsetzung von Gesundheit mit Leistungsfähigkeit und jene Indifferenz gegenüber jeder Art der Leistung in der vor-nationalsozialistischen Medizin, die wir einmal die naturwissenschaftliche nennen können, mitkritisieren müssen."

Eine „reparatorische" Zielsetzung der Medizin, welche auf Wiederherstellung einer vielfach bestimmbaren Leistungsfähigkeit des Menschen abstellt, aber Fragen nach der Lebensbestimmung und nach den Lebenszielen ausblendet, überlässt die sie um Hilfe ersuchenden Menschen nun nicht nur einer Fremdbestimmung seitens anderer Bestimmungsgrößen. Sie wird auch dem eigenen Auftrag der Medizin nicht gerecht. Denn, um dies noch einmal zu wiederholen, Krankheit ist nicht lediglich eine Störung der Funktionsfähigkeit, sie hat vielmehr mit der Existenz und „Wahrheit" einer individuellen Person zu tun (9.1.4.). Sie bedeutet zunächst Verfehlung ihrer Bestimmung, soll heißen: eine Verfehlung dessen, was „richtiges Menschsein" für sie heißt.[582] Sie ruft die Frage wach: Was bedeutet „richtiges Menschsein" für *diesen* Menschen? Natürlich lässt sich diese Frage in zahlreichen Fällen mit einer „reparatorische[.]" Einordnung eines Menschen in seine Umwelt beantworten. Eine Krankheit aber auch dann als „Weise des Menschseins" aufzufassen, heisst, ihr in jedem Falle einen Ort in seiner existentiellen Selbstwerdung zuzuerkennen. Sie ist in den Werdegang eines Menschen zu seiner Bestimmung gewissermaßen eingeflochten, sie ist Teil davon.[583]

Weizsäckers eigene Forderung nach einer politischen Medizin, die in den frühen 1930er Jahren wohl noch mit Erwartungen an eine nationalsozialistische Gesellschaftsreform einherging, hat in dieser Fassung des Krankheitsbegriffs und dieser Zielbestimmung der Medizin ihren tieferen Grund: Als Hilfe zur Einordnung eines Menschen in seine Umwelt und als Hilfe, einem Menschen ein Werden zu seiner Bestimmung zu ermöglichen, muss es der Medizin auch um soziale Integration, Gestaltung und Wertschätzung zu tun sein.[584] Nach 1945 hält Weizsäcker an diesen Grundüberzeugungen fest; seine enttäuschten Hoffnungen bestätigen sie ihm geradezu: Die Fremdbestimmung der Medizin durch den Nationalsozialismus mache offenbar, dass eine für Fragen der Lebensbestimmung indifferente Medizin keinen Einspruch erheben konnte, als fremde politische Kräfte in sie selbst eindrangen. Auch hier sucht Weizsäcker den Grund für dieses Versagen darin, dass die vormalige Medizin mit der sie selbst als System konstituierenden Begriffsdifferenz von Krankheit und Gesundheit falsch lag. Sie lag letztlich schon mit den zugrunde liegenden „leeren" Begriff

---

[582] Die Grundlagen der Medizin (1944, GS 7, 21); „Euthanasie" und Menschenversuche (1947, GS 7, 122).

[583] Zur Frage der „christlichen" Medizin (1947), GS 7, 231; vgl. Über das Wesen des Arzttums (1947, GS 7, 216).

[584] Ärztliche Aufgaben (1934, GS 8, 155), redet er von einer „politische[n] Pflicht" des Arztes. Als drei Kernelemente einer politischen Medizin werden „Gestaltung, Einordnung und Wertgabe" genannt (ebd., 152). Wir hatten schon darauf hingewiesen, dass die in diesem Vortrag artikulierten Erwartungen (ein Führer habe dem Individuum zur Freiheit zu verhelfen!) bitter enttäuscht wurden.

des Lebens falsch: „Leben ist so viel, wie *nicht tot.*"[585] Anders gesagt: „Der Fehler der Medizin [bestand …] darin, daß sie voraussetzt, der Mensch wolle nur leben, um jeden Preis."[586] Der Fehler lag im Rückzug auf eine „naturwissenschaftliche Neutralität", die sich für Fragen nach dem Wie, Wozu und Warum des Lebens und der Gesundheit für nicht zuständig erklärte. Vor diesem Hintergrund lautet Weizsäckers Forderung, die Begriffe Gesundheit und Krankheit anthropologisch zu erden und auf Fragen der Bestimmung des Menschseins beziehbar zu machen. Man wird dann beispielsweise des Sachverhalts ansichtig, dass Gesundheit auch Verzicht und Krankheit Gewinn bedeuten kann. Eine auf Störungsbeseitigung (negativ) und bloße Lebenserhaltung (positiv) ausgerichtete Medizin würde solche Dialektiken unbearbeitet lassen. Sie hätte für das, was Weizsäcker „Krankheitsarbeit" eines kranken Menschen nennt, kein Sensorium. Gesundheitspolitisch äußert sich seine Forderung darum in einem „Grundrecht für Ärzte und Kranke auf die Verfügung über Gesundheit und Krankheit". Es handelt sich um ein Anspruchsrecht auf eine innerhalb der Medizin, sprich: innerhalb der Arzt-Patienten-Beziehung *zu vollziehende inhaltliche Selbstbestimmung dessen, was richtiges Menschsein in einer bestimmten Situation für eine bestimmte Person heißt.*[587]

3. Die *methodische Begründung* rekurriert auf die doppelte Methode, sowohl eine Krankheit (‚etwas') als auch ein krankes Individuum bzw. Subjekt (‚jemand') zu behandeln.[588] Auch unabhängig von einem Rückbezug auf anthropologische Reflexionen, wie er sich in Begriffen „Bestimmung des Menschen" oder „Weise des Menschseins" niederschlägt, lässt sich die Verwobenheit einer Krankheit mit einer individuellen Biographie und einem individuellen Erlebnishorizont kaum leugnen. Krankheit geht in der Regel mit individuellem Kranksein und entsprechenden Erlebnissen einher. Die „Jemand-Dimension" der Krankheit wird von Weizsäcker bereits mit dem Begriff „Krise" namhaft gemacht. Dass die Medizin nicht nur für die Störungsbeseitigung von Krankheiten zuständig ist, lässt sich dann beispielsweise damit begründen, dass teilweise gerade durch (!) eine erfolgreiche Störungsbeseitigung sich die kriseninduzierenden Inkohärenzen wieder einstellen können. Wir wiesen eben darauf hin, dass die Entscheidung, ob jemand in

---

[585] Der Begriff der Allgemeinen Medizin (1947, GS 7, 151): „Indem die Idee der naturwissenschaftlichen Medizin den sozialen Kräften außerhalb des ärztlichen Dienstes Blanko-Vollmachten zur Verfügung über Leistung und Leben gab, gestattete sie, daß diese Kräfte in sie eindrangen, Besitz von ihrer Entscheidungsfreiheit nahmen […]".

[586] Fälle und Probleme (1947, GS 9, 225).

[587] Ansonsten stehe die Medizin „der politischen Machtfülle und Verfügung über Leistung und Leben unverbunden und widerstandslos gegenüber[…]": Der Begriff der Allgemeinen Medizin (1947, GS 7, 152). Weizsäcker sieht darin eine Anknüpfung an die Forderung der englischen Habeas-Corpus-Akte. Dazu ausführlich: Zum Begriffe der Arbeit (1948), vgl. den Untertitel: „Eine Habeas Corpus-Akte der Medizin?". In diesem Zusammenhang wird die „Habeas Corpus"-Akte auf die Unantastbarkeit der „Krankheitsarbeit" eines kranken Menschen bezogen. Krankheitsbewältigung ist zu schützende und zu achtende Arbeit.

[588] Vgl. dazu noch einmal: Der kranke Mensch (1950, GS 9, 514 f.).

ein konfliktbesetztes bzw. krankmachendes Umfeld entlassen werden kann, mit zum ärztlichen Handeln gehört.

Der Bezug zur individuellen Biographie zeigt sich allerdings schon früher. Für Weizsäcker ist dies ein Anlass, die Kategorie der Kausalität hinsichtlich Fragen der Pathogenese bzw. der Ätiologie auf den Prüfstand zu stellen. Jemand will nämlich, wenn er oder sie krank wird, nicht nur wissen: „Woher kommt das?" – sondern auch: „Warum gerade ich? Warum gerade jetzt?" Die Fragen nach dem, was der Körper und eine Krankheit in einer bestimmten Situation zu sagen haben, Fragen nach dem Sinn also, lassen sich mit Erklärungen der naturwissenschaftlichen Kausalität nicht beseitigen. Für Weizsäcker enthielte dies sogar eine „Vergewaltigung des Sinns und Wesens" einer Krankheit.[589] Umgekehrt: Die biographische Verortung einer Krankheit und der biographische Umgang eines individuellen Subjekts mit dieser gehören in den Aufgabenbereich medizinischen Handelns.

Weizsäcker war diese Überzeugung so wichtig, dass er mit ihr den „Versuch einer neuen Medizin", den Versuch einer andersartigen Methodik und Logik der Medizin verband. Diese neue Medizin müsse von der Fokussierung auf eine Störungsbeseitigung loskommen. Statt „Weg damit!" sagt sie zunächst Ja zu dem, was der Körper bzw. eine Krankheit zu sagen hat, ehe sie handelnd dagegen vorgeht: „Ja, aber nicht so!"[590] Wir hatten diese Behandlungslogik bereits ausführlich dargestellt (8.1.4.). Wir sehen nun: Was Weizsäcker als Logik der Medizin zu entfalten unternimmt, kann selbst als Antwort auf die Frage begriffen werden, welche Aufgaben in den Zuständigkeitsbereich der Medizin fallen. Fragen wie „Warum gerade ich? Warum gerade jetzt?" wird nicht ausgewichen, sie werden zum Ausgangspunkt eines methodischen Wegs, der schließlich in einem „So ist das also" seine Antwort zu finden vermag. Ärzte bzw. Ärztinnen lagern Sinnfragen nicht aus, sie beantworten diese aber auch nicht selbst. In einem von Gegenseitigkeit und Sachlichkeit geprägten Therapieprozess sollen sie es einem kranken Menschen vielmehr ermöglichen, selbst Antworten auf seine Sinnfragen zu finden oder zumindest den Weg zur Beantwortung dieser seiner Sinnfragen als offen zu erkennen.[591] Sie sollen dies ebenso ermöglichen, wie sie eine neue Einordnung in seine Umwelt und eine neue „Gesamtrichtungsänderung" ermöglichen sollen.[592]

Es sei abschließend hinzugefügt, dass diese Konzentration auf die Interaktion der Arzt-Patienten-Beziehung in Diagnose und Therapie mit der „biographischen Methode" in Zusammenhang steht (8.1.2.). Diese hält dazu an, einen kranken Menschen als ‚jemand' mit entsprechender individueller Biographie und Lebenswelt wahrzunehmen. Dem steht nicht entgegen, dass Medizin faktisch auch Technik ist und es von der ärztlichen Beziehung her keinen Grund für eine

---

[589] Ebd., 540.

[590] Das Problem des Menschen in der Medizin (1953, GS 7, 369 f.).

[591] Ebd., 370.

[592] Vgl. Individualität und Subjektivität (1939, GS 6, 382 f.).

Technikfeindlichkeit gibt.[593] Technik ist eine Weise, der Natur zu begegnen bzw. mit ihr umzugehen. Als solche gehört sie zur Sachlichkeit in der Arzt-Patienten-Beziehung. Die Technisierung der Medizin dürfe allerdings nicht zum Untergang der Gegenseitigkeit und Solidarität führen, wie Weizsäcker meinte, es bereits vorausahnen zu können.[594] Eine technisch perfektionierte Präzisionsmedizin hat ihren Ort *in* der Gegenseitigkeit der ärztlichen Beziehung und auf diese Art *innerhalb* einer sich selbst bestimmenden Medizin.

---

[593] Vgl. die „Apologie der Technik" in: Der Begriff der Allgemeinen Medizin (1947, GS 7, 143–146). Der Aktualität wegen sei ebd., 144 zitiert: „Weder die Befürworter der Naturheilkunde noch die der Christian Science halten stand, wenn die Notlage anklopft, aus der die beste Technik allein heraushilft."

[594] Der Begriff der Allgemeinen Medizin (1947, GS 7, 153).

# Gesundheit als Wandlungsfähigkeit – Ertrag und Ausblick

**10**

Die vorliegende Untersuchung setzte sich zum Ziel, unter Berücksichtigung des historischen Kontexts („Forschungsbestand") und eines gesundheits- und medizintheoretischen Problemniveaus den Gesprächsbeitrag Weizsäckers für die Medizin und die Gesundheitswissenschaften sichtbar werden zu lassen („Forschungsimpuls"). In dieser Hinsicht gilt es zunächst den Ertrag zusammenzufassen.

In einer stärker medizingeschichtlichen Perspektive ließe sich Weizsäckers Entwurf auch als Lehrbeispiel demonstrieren, wie sich im geschichtlichen Wandel der Grundlagenforschung gewisse „Forschungsimpulse" ihren Ausdruck verschaffen. Eine solche Perspektive erhellt, dass und inwiefern die „Suche nach einer anderen Medizin"[1] eine medizininterne und eine interdisziplinäre Suche nach sie legitimierenden Grundlagen aus sich heraussetzt. Das gilt jedenfalls dann, wenn sie dem Anspruch der Wissenschaftlichkeit gerecht werden will.

Was der Zusammenfassung folgend als medizingeschichtliche Verortung und grundlagenwissenschaftlicher Ausblick beigefügt wird, soll zeigen, dass und inwiefern die Auseinandersetzung mit Weizsäckers Entwurf auch im Blick auf gegenwärtige Grundlagendiskussionen zukunftsweisend sein kann und kritische medizintheoretische Diskurse anzuregen vermag.

## 10.1 Ertrag: Zusammenfassung in zehn Punkten

1. Gesundheit und Krankheit beziehen sich auf die leibliche Selbstwerdung eines individuellen Menschen in seiner Beziehung zur Umwelt. Sie stellen unterschiedliche Grade der Kohärenz oder Responsivität seiner Ich-Umwelt-Beziehung dar. Zur Gesundheit gehört dabei die Fähigkeit des Organismus, auf den gleichen

---

[1] So der Titel des Sammelbands von Geisthövel und Hitzer (2019).

Reiz unterschiedlich reagieren zu können. Als „Krise" bedeutet eine Störung nicht nur eine kritische Unterbrechung der Ich-Umwelt-Beziehung, sondern auch eine Verschiebung im Selbstverhältnis des Menschen. Als „Wandlungskrise" vermag Krankheit dabei Gelegenheit zu einer Wandlung und damit zu neuer Selbstwerdung zu werden. Ihr liegt eine Wandlungsfähigkeit bzw. eine „Plastizität" in der psychophysischen Verfasstheit des Organismus selbst voraus („Funktionswandel"). Diese ist die Ermöglichungsbedingung für seine Fähigkeit, wichtige biologische Leistungen auf unterschiedlichen Wegen erreichen zu können. Darauf kann sich auch ärztliches Handeln als Ermöglichungs- und Befähigungshandeln richten.

2. Der Forschungsimpuls der Einführung des Subjekts in die Medizin besteht nicht nur darin, die erstpersonale Perspektive in der Stellungnahme eines Menschen zu einem Krankheitsphänomen und im Arzt-Patienten-Verhältnis zu berücksichtigen, sondern vor allem darin, die Relation von Ich und Umwelt als diejenige Wirklichkeit zu betrachten, auf die sich medizinische Wissenschaft und medizinisches Handeln beziehen. Diese Wirklichkeit einer leiblichen Subjektivität, die Weizsäcker mit dem Kernbegriff „Umgang" versieht, ist bedeutungsvermittelt: ‚Etwas' gibt es hier nur im Umgang und in der Bedeutung für ‚jemand'. Die Bedeutungserteilung kann wiederum einer Therapie („Situationstherapie") zugrunde gelegt werden: So ermöglicht beispielsweise ein Bedeutungswandel eine nichtkonstante Entsprechung von Reiz und Reaktion und kann so zu einer gesunden Ich-Umwelt-Beziehung beitragen. Dass psychischen Phänomenen qua Bedeutungsfunktion eine organisierende Funktion für den physiologischen Organismus zugeschrieben wird, hat insbesondere Weizsäckers Schüler Buytendijk weiterverfolgt. Das Psychische wird dabei nicht außerhalb des Physischen verortet: Bedeutung verwirklicht sich als inkorporiertes und vorreflexives ‚Wissen-wie'. Bei Weizsäcker ergibt sich dieser Sachverhalt aus seiner Fassung des Begriffs der Leistung. Die Bedeutungs- und Umgangsdimension der Auseinandersetzung eines leiblichen Subjekts mit seiner Umwelt wird bei ihm als pathische bestimmt. Die „pathischen Kategorien" (können, wollen, sollen, müssen, dürfen) dienen dem Ziel, der gesuchten Individualität eines Menschen in dessen gelebter Intentionalität gerecht zu werden.

3. Den Menschen als leibliches Subjekt zu begreifen, heißt, ihn in der Duplizität von ‚jemand' und ‚etwas' zu begreifen. Diese anthropologische Grundeinsicht kann als Mindestbedingung einer humanwissenschaftlichen Auffassung vom Menschen und auch als Mindestbedingung eines menschenangemessenen Gesundheitsverständnisses gelten. Sie erlaubt es festzuhalten, dass jemand auch mit Störungen bzw. mit Krankheit gesund sein kann. Im Blick auf die Lebensvollzüge des Menschen lässt sich die erwähnte Duplizität in einer ersten Annäherung als Duplizität von individuell-subjektiver Umgangsfähigkeit und psychophysischer Funktionsfähigkeit explizieren. Die sich anschließenden Fragestellungen betreffen dann nicht erst den wechselseitigen Zusammenhang der beiden Dimensionen, sondern beispielsweise schon das, was als ‚etwas' bzw. als ‚Objekt' operationalisiert wird: Der menschliche Körper ist als ‚Etwas' einer naturwissenschaftlichen Objektivierung nicht gleichzusetzen mit dem ‚Etwas',

das in der eigenleiblichen Erfahrung einer Krankheit als fremd erfahren wird. Während Schüler Weizsäckers hierfür auf die etablierten Begriffsprägungen der Leibphänomenologie zurückgriffen, arbeitete Weizsäcker selbst noch mit dem Begriffsgerüst einer „Ich-Es-Bildung". Mit dieser körperbezogenen Modifikation Freudscher Begrifflichkeiten wollte er, ausgehend von basalen Krankheitsphänomenen („es' bzw. ‚etwas' geht nicht so, wie ‚ich' bzw. ‚jemand' will), das breite Spektrum von Körperverhältnissen in ihrer unterschiedlichen Bedeutungsdimension für die Identität eines Menschen begreifbar machen. Damit ließ sich auch der Sachverhalt bearbeiten, dass Menschen ihren Körper anders ‚haben' als die Dinge ihrer Welt, mehr noch: dass die Grenze zwischen Organismus und Umwelt, zwischen innen und außen labil und variabel ist.

4. Weizsäckers Forschungsprogramm, um zu einer Revision der Grundlagen der Medizin und zu einer Theorie der Biologie zu gelangen, ging zunächst noch nicht von der Hirnforschung als Leitwissenschaft aus, sondern von der Sinnesphysiologie. In ihrem Zusammenhang ließen sich biologische Akte auf psychophysische Zusammenhänge befragen und der Gebrauch naturwissenschaftlicher Kategorien (Raum, Zeit, Kausalität) zur Erfassung von Lebendem auf den Prüfstand stellen. Der Forschungsimpuls kann darin gesehen werden, dass dieser Zusammenhang ihm zum Entdeckungszusammenhang einer Strukturdifferenz wurde, welche er begrifflich als Differenz von „Funktion" und „Leistung" fasst und die er dann auch für die Netzstruktur und die „Neuroregulation" des Zentralnervensystems bzw. des Gehirns geltend macht. Die Grundvoraussetzung einer individuellen Leistung eines Organismus im Verhältnis zu seiner Umwelt bzw. zu seinem Körper wird in einer physiologischen Fähigkeit zum „Funktionswandel" gesehen, welcher selbst ein Bündel bzw. ein Netzwerk an kausalgesetzlich zuverlässig arbeitenden Funktionen voraussetzt. Kausalgesetzlichkeit, Plastizität und Indeterminismus lassen sich so (komplementär) zusammendenken. Die physiologische Bedingung der „Einführung der Subjektivität" besteht darin, dass ein Organismus individuelle Leistungen zu erbringen vermag, die ihm eine relative Unbestimmtheit, sprich: einen Spielraum der Unabhängigkeit gegenüber seiner Umwelt geben.[2]

5. Zwei Konsequenzen dieses Forschungsprogramms traten deutlich hervor: Zum einen wird es aufgrund des Funktionswandels als eines durchgehenden psychophysischen Prinzips für Fragen der Pathogenese letztlich unerheblich, „wer angefangen hat" – das Psychische oder das Physische. Das Problem der Psychogenie wird relativiert, zumal zwischen Psyche und Physis keine Kausalrelationen walten. Wirkungsgeschichtlich ist dies nicht immer beachtet worden. Aufgrund des Indeterminismus im Zusammenspiel beider empfiehlt sich eine „biographische" Methode.

---

[2] Der Gestaltkreis (1940, GS 4, 306); Funktionswandel der Sinne (1940, GS 3, 592 f.) mit Bezug zur Unbestimmtheitsrelation W. Heisenbergs.

Zum anderen impliziert die Plastizität neuronaler Netzstrukturen, dass ein und dieselbe Funktionseinheit oder ein und dasselbe Zentrum zum Träger unterschiedlicher Leistungen werden kann. Eine Fokussierung allein auf das Gehirn würde dabei missachten, dass die Aktivität des Gesamtorganismus und auch die wechselseitige Interaktion mit Strukturen der Umwelt grundlegend sind. Denn durch seine Organe ist dieser gleichsam auf die Umwelt eingestellt; durch deren Aktivität (durch Bewegung) werden Empfindungen von Reizen hervorgebracht und mit Bedeutung versehen.[3] Der enaktive Ansatz des neueren Verkörperungsparadigmas (‚embodiment') kann sich zu Recht auf Weizsäcker berufen.

6. Weizsäckers Programm einer ‚komplementären' Psychosomatik trägt diesen Erkenntnissen Rechnung: Im Blick auf die Doppelexistenz des Menschen wird die Zuordnung der Betrachtungsperspektiven von ‚etwas' und ‚jemand' unter der Zugrundelegung der physiologischen Strukturdifferenz von Funktion und Leistung expliziert. In der Abgrenzung von Vorstellungen einer psychophysischen Kausalität oder einer psychophysischen Parallelität geht Weizsäcker von der Dynamik psychophysischer Funktionen aus, deren Zusammenspiel über den „Umweg" der synthetisierten Leistung eines leiblichen Subjekts in seiner Begegnung mit der Umwelt analysiert werden muss. Die dynamische Sichtweise erlaubt es dann, unterschiedliche Formen der Kausalität im Organismus und in dessen Beziehung zur Umwelt zu beachten und zuzuordnen. Die Erfassung dieser Kausalitätsformen hat bis heute zu unterschiedlichen Modellbildungen angeregt (Regulation, wechselseitige Abhängigkeit, zirkuläre Kausalität, Abwärtskausalität und Aufwärtskausalität). Von der zwischen Funktionen und Leistungen statthabenden Komplementarität ist eine Komplementarität als Doppelaspektivität („antilogische Komplementarität") zweier unterschiedlicher Bezugssysteme zu unterscheiden: In der Psychosomatik äußert diese sich als eine Komplementarität von partizipierend-hermeneutischem Zugang und objektivierend-biomedizinischem Zugang. Das eine Mal wird die Subjektivität der Ich-Umwelt-Beziehung unter dem Aspekt persönlicher (pathischer) Subjektivität, das andere Mal unter dem Aspekt biomedizinischer (ontischer) Subjektivität analysiert.

7. Die Deutung der psychophysischen Dynamik mithilfe des Äquivalenzprinzips (Prinzip der gegenseitigen Vertretung) ergab sich aus dem Forschungsbestand der Sinnesphysiologie. Ihr entsprach die Aufgabenbestimmung einer psychosomatischen Medizin, Gesetzmäßigkeiten und Äquivalenzoptionen im Bereich des Psychischen und Somatischen ausfindig zu machen, aber auch Gesetzmäßigkeiten und Äquivalenzoptionen einer in unterschiedlicher Bedeutung wahrgenommenen Umwelt zu erkunden. Die Rückbindung an die Grundlagenforschung seiner Zeit brachte das Problem einer Analogisierung von heterogenen Gegenstandsbereichen mit sich (sinnesphysiologisch – biologisch – psychosomatisch); sie erklärt zugleich, weshalb die „Gestaltkreis"-Untersuchung so etwas wie ein Generalschlüssel der Psychosomatik Weizsäckers wurde. Durch die Rücknahme auf ein

---

[3] Die Tätigkeit des Zentralnervensystems (1939, GS 3, 572 f.).

weitgehend unstrittiges Äquifinalitätsprinzip (biologische Leistungen lassen sich auf unterschiedlichen Wegen erreichen) und eine darauf bezogene Neuroregulation ließen sich problematische Aspekte der Analogisierung entschärfen. Die Rückbindung an die Grundlagenforschung seiner Zeit ermöglichte es Weizsäcker allerdings auch, Vorstellungen einer Abwärtskausalität, welche sich in der Philosophie des Geistes nach wie vor großer Beliebtheit erfreuen, bereits hellsichtig zu begegnen. Sie kamen damals im Zuge von Ganzheits- und Gestalttheorien auf. Auch diesbezüglich ist für ihn der Gedanke einer dynamischen Regulation zentral: Der regulierende oder integrierende globale Faktor der Ganzheit ist nicht in einer (feststehenden) Programmstruktur zu suchen, sondern in einem Lebensvollzug, nämlich in einer synthetischen Leistungserbringung der Einordnung eines Organismus in seine Umwelt. Das erklärt schließlich auch, warum Weizsäcker dem Begriff der Subjektivität vor demjenigen der Ganzheit den Vorzug gibt.

8. Vor dem Hintergrund einer „antilogischen Komplementarität" kann Weizsäcker den Grundsatz vertreten: Durch neuronal-körperliche Prozesse (die einer biomedizinisch-objektivierenden Analyse obliegen) entstehen intentionale Zustände und Erlebnisse (die einer hermeneutisch-partizipierenden Analyse obliegen). Ohne naive Vorstellungen einer Korrelation oder Kausalität vorauszusetzen, will dieser Grundsatz die Differenz der unterschiedlichen Bezugssysteme ernst nehmen. Die Relation wurzelt letztlich in jenem „Dritten", auf das sich beide beziehen: die Beziehung eines Organismus zu seiner bedeutungsvermittelten Umwelt. Die Vorstellung lässt sich für gegenwärtige Diskussionen in den Neurowissenschaften aufschließen – vermutlich eher im Sinne einer Neurohermeneutik als im Sinne einer jüngst diskutierten Neurophänomenologie (dazu 10.3).

9. Ärztliches Handeln ist für Weizsäcker ein Ermöglichungs- und Befähigungshandeln, welches dem schwachen Subjekt des kranken Menschen in Ehrfurcht begegnet und ihm eine neue Wert- und Zielbildung („Bestimmung des Menschen") und ein neues Wollenkönnen („Spielraum seiner Freiheit") ermöglicht, gegebenenfalls aber auch eine „Krankheitsarbeit" unterstützt. Gegenüber einer Marginalisierung der Frage nach dem guten Leben und gegenüber einer voraussetzungsreichen Hypostasierung des „Selbst" der Selbstbestimmung rekurriert Weizsäcker auf die gegebene individuelle Wunsch- und Wertstruktur eines leiblichen Subjekts, welche sich samt den sich ihr entgegenstellenden Widerständen mithilfe des Begriffsnetzes der pathischen Kategorien abbilden lässt. Ziel in einem von Gegenseitigkeit und Sachlichkeit geprägten Behandlungsprozess ist es, dass jeder kranke Mensch das „An-sich-Gute-für-sich" findet. In diesem Sinn hat Gesundheit für Weizsäcker mit „richtigem Menschsein" und mit (personbezogener) „Wahrheit" zu tun. Die vorausgesetzte ärztliche Doppelhaltung der Gegenseitigkeit und Sachlichkeit entspricht dem komplementären Dualismus von partizipierendem und vergegenständlichendem Zugang. Sie soll dazu dienen, dem partikularen Ethos der Ersten Person auf der Spur zu bleiben und eine Urteilsfindung im gemeinsamen Prozess zwischen Arzt bzw. Ärztin auf der einen Seite und Patient bzw. Patientin auf der anderen Seite zu ermöglichen.

10. Die Zuständigkeit der Medizin ergibt sich für Weizsäcker aus der erwähnten Zielbestimmung „Bestimmung des Menschen", welche im Grunde genommen eine (neue) Einordnung eines Menschen in seine Umwelt darstellt. Er bewegt sich damit in der Nähe von normativen Krankheitskonzepten gegenwärtiger Medizinphilosophie, allerdings erweitert durch eine physiologische Dimension der Normativität. Auch geriatrische Konzepte der Funktionsbefähigung kommen seinen Vorstellungen nahe. Allerdings stehen bei Weizsäcker selbst gesellschaftstheoretische und medizinanthropologische Motive im Vordergrund: Gegenüber Fremdbestimmungen etwa seitens der Politik oder der Gesellschaft habe Medizin für die inhaltliche Selbstbestimmung dessen einzustehen, was richtiges Menschsein in einer bestimmten Situation für eine bestimmte Person bedeute. Dies führt auf die erwähnte Mindestbedingung zurück, an der sich medizinisches Handeln zu orientieren hat: Behandelt wird nicht lediglich eine Krankheit als ‚etwas‘, sondern zugleich ein krankes Individuum bzw. Subjekt als ‚jemand‘.

## 10.2  Einordnung: Psychosomatik und Medizintheorie im geschichtlichen Wechsel der Grundlagenforschung

In medizingeschichtlicher Betrachtung enthüllt sich der Antwortcharakter von Theorie- und Modellbildungen. In dieser Weise sind sie als Teil von sich wandelnden Krisen-, Legitimations- und Orientierungsdiskursen zu begreifen. Das bedeutet auch, dass sich die Funktion ein und derselben Theorie- oder Modellbildung je nach geschichtlichem Kontext ändern kann. Bei der Frage nach der gegenwärtigen Bedeutung von Weizsäckers Werk ist dies in besonderem Maße zu beachten. Es geht hier nicht lediglich um die Tatsache, dass etwa seine „Gestaltkreis"-Untersuchung im Kontext des Forschungsbestands der Sinnesphysiologie zu interpretieren ist. Wichtiger ist im vorliegenden Zusammenhang, dass ihre Funktion im *Kontext der „Krise der Medizin"*, wie sie in der Zeit der Weimarer Republik auch innerhalb der Medizin diskutiert wurde, eine andere war als im *Kontext der Legitimation und der Integration der Psychosomatik in die Allgemeinmedizin*, wie sie dann in der zweiten Hälfte des 20. Jahrhunderts eine Herausforderung darstellte. Noch einmal anders ist eine solche Theoriebildung im *Kontext des beginnenden 21. Jahrhunderts* zu verorten und aufzuschließen, insofern beispielsweise ein heuristisch verstandenes biopsychosoziales Modell als etablierter Ausgangspunkt gewählt werden kann.

Ich versuche in einem ersten Schritt, diese drei angedeuteten (zugegebenermaßen groben) Kontexthorizonte medizingeschichtlich etwas deutlicher zu konturieren, um den Antwortcharakter der Theorie- und Modellbildung Weizsäckers auch über deren Entstehungskontext hinaus hervortreten zu lassen. Das ermöglicht es in einem zweiten Schritt, Weizsäckers Position im heutigen Diskurs zu verorten und die Frage nach ihrer gegenwärtigen Bedeutung und nach möglichen Anknüpfungspunkten kontextsensibel anzugehen. Grob kann man sagen: Ihr Anspruch auf eine Grundlagenrevision der ganzen Medizin trifft nunmehr auf eine mehr oder weniger etablierte Psychosomatik. Deren Logik fügt sich nun ihrerseits einer neurobiologischen und evidenzbasierten Medizin. Und deren pragmatische Legitimation bezieht sich auf eine an gesellschaftlichen Gesundheitsvorstellungen orientierten Funktionalität.

In den 1920er und den frühen 1930er Jahren bewegte sich Weizsäcker mit seiner Problematisierung der Naturwissenschaften in der Medizin und mit seinem Urteil, „daß die gegenwärtige Medizin eine eigene Lehre vom kranken Menschen nicht besitzt",[4] im Kontext einer breiteren und auch heterogenen Debatte, die im deutschsprachigen Raum unter dem Schlagwort „Krise in der Medizin" geführt wurde.[5] Protagonisten der Debatte waren renommierte Persönlichkeiten der Medizin, wie etwa Weizsäckers Lehrer L. v. Krehl in Heidelberg oder der Chirurg F. Sauerbruch damals noch in München. Der Internist und Medizinhistoriker G. Honigmann gründete zusammen mit anderen medizinischen Fachgrößen daraufhin die Zeitschrift „Hippokrates", die dann aber auch zur Plattform alternativer Heilmethoden wurde.[6]

Im vielzitierten Vortrag von Sauerbruch mit dem Titel „Heilkunst und Naturwissenschaft" (1926) lassen sich zentrale Gedanken der Debatte ausmachen, die teilweise bis in den Wortlaut hinein bei Weizsäcker auftauchen. Ausgangspunkt ist die wissenschaftliche (!) Einsicht der Grenzen naturwissenschaftlicher Erkenntnis für Diagnostik und Therapie. „Der Irrglaube, mit der Feststellung eines Röntgenbefundes sei das Wesen der Krankheit erfaßt, ist leider nicht nur bei Kranken, sondern auch bei Ärzten verbreitet."[7] Die „gegenwärtige Krisis" wird im Auseinandertreten von Heilkunst und naturwissenschaftlicher Medizin und schließlich in der Herrschaft Letzterer über Ersterer gesehen. Diese Krise wird für das Kernproblem namhaft gemacht, dass die wissenschaftliche Medizin das leibliche Subjekt des kranken Menschen nicht erreiche. „Die medizinische Wissenschaft kann Krankheiten erforschen. Der kranke Mensch aber kann nicht wissenschaftlich erfasst werden."[8] Interessant sind die Lösungsvorschläge, die Sauerbruch anführt. Als Ideal schwebt ihm die Kombination zweier Betrachtungsweisen vor, die der Struktur nach weitgehend Pascals berühmter Doppelung von *esprit de géométrie* und *esprit de finesse* entsprechen: Dem induktiv-objektivierenden und kausalanalytisch verfahrenden naturwissenschaftliche Erkenntniszugang wird ein Erkenntniszugang der Intuition gegenübergestellt, verstanden als Kunst des subjektiven Erfassens des Ganzen einer kranken Person.[9] Für diesen Erkenntniszugang gelte der Grundsatz: „Leben wird nur durch Leben verstanden." Weizsäcker fordert im selben Jahr die Kombination zweier Erkenntniszugänge

---

[4] Der Arzt und der Kranke (1926, GS 5, 12).

[5] Vgl. zum Überblick: Geiger (2010), Roelcke (2016), auch Neumann (2008).

[6] Vgl. Bothe (1991), Knipper (2007).

[7] Sauerbruch (1926, 1085).

[8] Ebd.; vgl. das obige Zitat Weizsäckers aus demselben Jahr 1926!

[9] Ebd., 1187 f. Sauerbruch beruft sich auf Krehl, welcher einige Wochen zuvor seinen Standpunkt in der Münchner Medizinischen Wochenschrift veröffentlicht hatte: Krehl (1926).

„Etwas-Verstehen" und „Jemand-Verstehen". Auf den Grundsatz seiner „Gestalt-kreis"-Untersuchung wurde schon hingewiesen: „Wer das Leben verstehen will, muß sich am Leben beteiligen."[10] Sauerbruch sieht voraus, dass die Anerkennung der Intuition als eigener Erkenntnisweise auf Widerspruch stoßen wird. Tatsäch-lich geschieht dies zwei Jahre später ebenfalls in München, und zwar an heraus-ragender Stelle: Der Psychiater und Neurologe O. Bumke machte die „Krisis der Medizin" zum Thema seiner Antrittsrede bei der Übernahme des Rektorats. Darin wies er das Ansinnen von Krehl und Sauerbruch vehement zurück.[11] Es ver-wundert nicht, dass Bumke auch von Weizsäcker immer wieder als Vertreter der „alten Schule" wahrgenommen wird. Dabei tritt mehrfach dessen Ablehnung der Psychoanalyse als unwissenschaftlich hervor.[12] Im Kontext des Krisendiskurses finden sich aber entsprechende Vorbehalte gegenüber leichtfertigen Spekulationen der Psychogenie von Krankheiten auch bei Krehl.[13]

Weiter dachte der philosophisch beschlagene Wegbereiter der psycho-somatischen Urologie, O. Schwarz in Wien. Bereits 1923 behalf er sich nicht mit dem vagen Erkenntniszugang einer Intuition, sondern stellte im Rückgriff auf Kant die Frage nach der Angemessenheit der naturwissenschaftlichen Kate-gorien für die Biologie und die Medizin. Die Kategorie der Kausalität, an der sich die Physik orientiere, finde ihre Grenze dort, wo wie in der Biologie sich nicht Teilmomente trennen lassen, sondern die Struktur eines ganzen Organismus erfasst werden müsse. Hier sei die Kategorie des Sinns bzw. der Bedeutung einer Ordnung weitaus angemessener.[14] Schwarz wird schon 1929 eine „Medizinische Anthropologie" verfassen, die er als Kernaufgabe einer Medizintheorie und als wissenschaftliche Grundlegung der Medizin ansieht. Zentral ist ihm dabei die Gegenstandsbestimmung der Medizin. Diesbezüglich greift er auf einen philo-sophisch reflektierten Begriff der Person bzw. der Intentionalität der Person zurück. Der zeitgenössischen Konstitutionslehre, die dazu angetreten war, der Personalität des Menschen in der Medizin Rechnung zu tragen und so einen mög-lichen Ausweg aus der Krise zu bieten, wird bescheinigt, hierfür unzureichend zu sein.[15] – Wie zu sehen war, spiegelte sich in Weizsäckers Unternehmen einer

---

[10] Der Gestaltkreis (1940, GS 4, 303), auch als erster Satz der Vorrede: „Um Lebendes zu erforschen, muß man sich am Leben beteiligen." Auch Anonyma (1946, GS 7, 48).

[11] Bumke (1929, 18. 20 f.). Wobei er Sauerbruch dann zitiert, wenn er mit ihm übereinstimmt.

[12] Natur und Geist (1954, GS 1, 105, 119 f., 122, 160).

[13] Krehl (1926, 1549): „Gewiß freuen wir uns, daß das Seelische am Krankenbett wieder mehr in Betracht gezogen wird, aber die Auswüchse sind schon an allen Orten und Enden da. [...] Was für ein Unfug kommt da jetzt schon heraus. Es ist der alte Schlendrian, wie er sich bei der Diagnose ‚Hysterie' früher geltend machte. [...] und fällt jetzt jemanden ein, daß Symptome psychogen sein könnten, so ist keine weitere Untersuchung mehr notwendig." Krehl problematisiert die Entgegensetzung von Heilkunde und naturwissenschaftlicher Medizin sowie den Rekurs auf eine Intuition (ebd., 1550).

[14] Schwarz (1923, 1129).

[15] Schwarz (1929, 356 f.); zur Konstitutionslehre als Antwort auf die „Krise" der Medizin: Metzger (2019).

Grundlagenrevision dessen lebenslange Auseinandersetzung mit Kants Philosophie, insbesondere mit dessen Kategorientafel. Auch er machte es sich im Kontext des erkenntniskritischen Diskurses der damaligen „Krise der Medizin" zur Aufgabe, nach den Kategorien, dem Gegenstand und nach der Logizität der Medizin zu fragen. Aufschlussreich sind bereits seine kritischen philosophischen Überlegungen der frühen Jahre; insbesondere seine Vorlesung „Am Anfang schuf Gott Himmel und Erde" (1919/20) und seine Schrift „Das Antilogische" (1923) gehören in diesen Kontext. Das gilt auch für seine Reserve gegenüber der zeitgenössischen Konstitutionslehre, gegenüber einer „Persönlichkeitsmedizin" und einer „Ganzheitsmedizin".[16] Anders als Schwarz beharrt Weizsäcker darauf, selbst nicht auf philosophischem oder weltanschaulichem Weg zu einer Grundlagenrevision und zu einer medizinischen Anthropologie zu gelangen. Die Kategorien, der Gegenstand und die Logizität der Medizin sollen „intraterritorial" bestimmt werden, im „Turnier der Wissenschaft mit sich selbst".[17] Wir hatten die Theoriearchitektonik bereits skizziert: Grundlegend werden eine Phänomenologie der ärztlichen Begegnung bzw. des Umgangs eines kranken Menschen mit seiner Krankheit auf der einen Seite und eine (sinnes-) physiologische Grundlagenforschung (Funktions- und Leistungsanalysen) auf der anderen Seite.

In den 1930er Jahren, als Weizsäcker und dessen Schüler ihre sinnesphysiologischen Versuche durchführten, war im Gebrauch der Krisensemantik schon eine gewisse Sättigung eingetreten. Gleichwohl erlaubten es ihm diese Versuche, zu einer „neuen Orientierung", nämlich über den Funktionswandel zum Gestaltkreis zu gelangen und sich so einer „Grundlagenveränderung" der Medizin zu nähern.[18] Während Weizsäcker allerdings immer noch eine Grundlegung der gesamten Medizin und Biologie vor Augen hatte, änderte sich nun zunehmend der Kontext: Ab den 1940er Jahren galt die Suche nach einer anderen Medizin weniger einem anderen Wissenschaftsverständnis der Medizin als ganzer. Sie galt jetzt vielmehr einer anderen – psychosomatischen – Medizin *innerhalb* der Allgemeinmedizin. Die Grundlagenforschung bezog sich nunmehr vor allem auf das Verhältnis von Psyche und Soma, sie bezog sich insbesondere auf die psychosozialen Ursachen von Krankheiten. Die Problematik der Psychogenie als einer unwissenschaftlichen Behauptung stand weiterhin im Raum. Somatisch nicht erklärbare Befunde als „psychosomatisch" auszugeben, wurde auch außerhalb der Medizin zu einer beliebten Kausalattribution. Weizsäcker sprach von einer

---

[16]Hinsichtlich der Konstitutionslehre bzw. der Konstitutionspathologie steht für Weizsäcker gerade das Verständnis der „Person" zur Debatte: Zum Begriff der Krankheit (1919, GS 1, 486 f.).

[17]Grundfragen Medizinischer Anthropologie (1950, GS 7, 257 f.).

[18]Natur und Geist (1954, GS 1, 72 f.); Zur Frage der „christlichen" Medizin (1948, GS 7, 231); vgl. zur geschichtlichen Verwendung des Schlagworts „Krise der Medizin": Natur und Geist (1954, GS 1, 40); Die Grundlagen der Medizin (1944, GS 7, 19); ganz noch im Kontext der Krise der Naturwissenschaft formuliert: Am Anfang schuf Gott Himmel und Erde (1919/20, GS 2, 292, 327).

Psychosomatik „mit einer geradezu barbarischen Psychologie".[19] Bemerkenswert ist, dass seine „Gestaltkreis"-Untersuchung auch im Blick auf die Fragestellung des psychophysischen Verhältnisses an eine bewährte Form der Grundlagenforschung anknüpfen konnte. Sie war in der Lage, die ältere Forschungtradition einer Psychophysik kritisch aufzunehmen.

Im Kontext der Integration und Legitimation der Psychosomatik stellt sich die Grundlagenforschung nach dem Zweiten Weltkrieg ansonsten als heterogen und als wechselhaft dar. Sie war von bestimmten Schul- und Theoriebildungen abhängig. Die verbindende Grundannahme bestand darin, diese Legitimation dann als gelungen zu betrachten, wenn für psychosoziale Einflüsse auf den Körper bestimmte Mechanismen aufgewiesen werden konnten. Bis in die 1990er Jahre hinein bestimmte das Interesse an psychosomatischen Krankheitstheorien das Bild.[20] So bezog die psychosomatische Medizin ihre Anerkennung einmal aus einer Physiologie der Emotionen und darauf aufbauenden Stressmodellen, ein anderes Mal aus einer Physiologie der endokrinen Regulation, dann aus kybernetischen und systemtheoretischen Modellen dynamischer Selbstregulation, die sich mit der modernen Hirnforschung verbinden konnten. Darüber hinaus wäre auf die Etablierung einer Psychoneuroimmunologie zu verweisen. Allerdings kam es auch zu einem Wandel dahingehend, dass neben dem psychogenetischen Fokus auf die Verursachung von Krankheiten zunehmend der Fokus auf ihre Bewältigung und auf die Arbeit am Selbst in den Vordergrund trat.[21]

Das Theorieniveau Weizsäckers ist auch für diesen neueren Kontext als beachtlich zu bewerten. Das gilt insbesondere für diejenigen Grundsätze, die auf Strukturen und Kategorien abheben. Wir haben seine Erarbeitung der doppelten Wirkrichtung bzw. der zirkulären Kausalität und seine Auffassung unterschiedlicher Ebenen der Komplementarität für die Psychosomatik deshalb genauer untersucht (9.4.5.). Seine grundlegende Unterscheidung von Funktion und Leistung und das darauf sich beziehende Prinzip einer flexiblen Leistungserbringung bleiben auch in neurophysiologischer Hinsicht aktuell. Das Äquifinalitätsprinzip, das Weizsäcker mit Goldstein teilte, wird in der derzeitigen Neurobiologie als Konzept einer „Degeneracy" diskutiert.[22] Ein kritischer Forschungsimpuls von bleibender Bedeutung beinhaltet dann insbesondere Weizsäckers Gegenstandsbestimmung, den Menschen als leibliches Subjekt in seiner Beziehung zu einer bedeutungsvollen Umwelt konstituiert zu sehen.

---

[19] Psychosomatische Medizin (1948, GS 6, 460); s. o. 9.4.

[20] Geisthövel und Hitzer (2019, 346), sprechen nun diesbezüglich von einer „Krise".

[21] Hitzer (2019, 259, 269).

[22] Edelman und Gally (2001); Noppeney et al. (2004); Frisch (2014). Das moderne Konzept der „Degeneracy" geht allerdings von einer „structure–function-relationship" aus und verwendet den Funktionsbegriff dort, wo Weizsäcker den Leistungsbegriff verwendet: Dieselbe Funktion kann durch unterschiedliche neuronale Strukturen bzw. Netzwerke erreicht werden. Während die moderne Version einen kompensatorischen und evolutiven Mechanismus vor Augen hat, zeigt sich im Leistungsprinzip für Weizsäcker die schöpferische Fähigkeit des Subjekts.

Spätestens an dieser Stelle wird deutlich, dass sich im Kontext der Integration und Legitimation der Psychosomatik die Fragestellung der Grundlagenforschung gegenüber den Krisenjahren der 1920er und 1930er Jahre auch verengt hat. Fragen nach der besonderen Gegenständlichkeit des Lebens, mit der Biologie und Medizin zu tun haben, treten in den Hintergrund oder werden der Naturphilosophie bzw. der philosophischen Anthropologie überlassen. Die damals erhobene Forderung nach einer Grundrevision der Kategorien wirkt bereits anachronistisch.

Die erwähnte Verengung der Fragestellung ist freilich als ambivalent zu charakterisieren. Sie brachte auch Vorteile mit sich. Sie ermöglichte es, innerhalb des Paradigmas einer naturwissenschaftlich orientierten Medizin und mit deren anerkannten Methoden und Instrumenten beachtliche Erfolge zu erzielen. Diese Ambivalenz hat ihre medizingeschichtliche Analogie im bereits erwähnten Maschinenmodell des menschlichen Organismus. Diese letztlich auf Einpassung der Psychosomatik ausgerichtete Strategie hat aber, wie erwähnt, ihren Preis. Eine Psychosomatik, die auf eine eigene medizintheoretische Grundlegung im Sinne der Fragestellung nach der angemessenen Zugänglichkeit und nach den angemessenen Kategorien zur Erfassung der Subjektivität des Menschen verzichten zu können meint, wird vom späten Weizsäcker mit dem mehrfach zitierten biblischen Wort vom neuen Wein in alten Schläuchen kritisiert.[23] Das Anliegen einer umfassenden „Theorie der Humanmedizin" und eines entsprechenden Paradigmenwechsels hat in diesem Kontext am längsten Th. v. Uexküll aufrechterhalten.[24]

Mit dem Beginn des 21. Jahrhunderts hat sich die Grundlagenforschung noch weiter von einer eigenen integrativen medizintheoretischen Grundlegung verabschiedet. Postmodern gesprochen könnte man sagen, die Zeit der großen Erzählungen sei auch diesbezüglich vorbei. Wie wir gleich sehen werden, trifft dies allerdings nicht in jeder Hinsicht zu. Der Psychosomatik kommt entgegen, dass nun auf der Theoriestufe eines heuristischen Modells ein etablierter Referenzrahmen vorausgesetzt werden kann: das bio-psycho-soziale Modell. Die psychosomatische Grundlagenforschung wird nun zur Schnittstellenforschung. Diese richtet sich darauf, die Schnittstellen oder Pfade zwischen Körper und Psyche (bio-psychische Schnittstelle), zwischen Psyche und Körper (psycho-biologische Schnittstelle), zwischen sozialer Umwelt und Körper (sozio-biologische Schnittstelle) etc. empirisch zu erforschen. Das neuere Lehrbuch von Egle / Heim / Strauß / v. Känel (2020) ist paradigmatisch hierfür. Das zeigt schon der Titel: „Psychosomatik – neurobiologisch fundiert und evidenzbasiert". Angeknüpft wird hier an dasjenige bio-psycho-soziale Modell, das der Psychiater und Internist G. Engel zur Überwindung des reduktionistischen biomedizinischen Paradigmas bereits in den 1970er und 1980er Jahren entworfen hatte. Dieser hatte es allerdings noch mit einer universalwissenschaftlichen Grundlegung der Systemtheorie ver-

---

[23] Über psychosomatische Medizin (1952, GS 6, 517).
[24] Vgl. dazu auch Roelcke (2019).

bunden und dabei für die jeweiligen Systemebenen angemessene Methoden eingefordert (beim Menschen beispielsweise: Introspektion und wechselseitige Kommunikation!). Die Revision dieses Modells geht nunmehr mit dem Anspruch einher, biomedizinischen Anforderungen zu genügen und sich in das Profil einer evidenzbasierten Medizin einpassen zu können. Kritisch lässt sich fragen, wie Ch. Schubert es im selben Lehrbuch sogar explizit tut, ob diese Einpassung dazu führt, den Menschen nun doch nicht bio-psycho-sozial, sondern wieder mit denjenigen Mitteln und Denkschemata zu erforschen, welche zur Erfassung der Komplexität des Lebens einer Person ungeeignet sind.[25] Der Rekurs auf die evidenzbasierte Medizin impliziert jedenfalls einerseits eine deutliche Abkehr vom Konzept einer ärztlichen Heilkunst, die auf ein subjektives Erfassen von Befinden und Bedeutsamkeit abhebt (sei es durch „Intuition", „Interpretation" oder „Bewertung"). Die Orientierung der evidenzbasierten Medizin an biostatistisch überprüfbaren Effizienzpotenzialen relativiert andererseits zugleich die zuvor bestimmende Frage nach der kausalanalytischen Erforschung pathogenetischer Mechanismen. Sie relativiert letztlich auch die Frage nach einer der Gegenständlichkeit des Menschen angemessenen Wissenschaftlichkeit überhaupt. Kurz: Die Orientierung an Effizienz führt zur Indifferenz in Sachen Wissenschaftlichkeit und Wahrheit. Im Blick auf den alten Streit um sie kann dies allerdings eine Entlastung und Entspannung bedeuten.[26]

Entschließt man sich dazu, das Anliegen Weizsäckers dahingehend aufzunehmen, dass der Medizin die Erarbeitung einer eigenen integrativen und anthropologisch reflektierten Grundlagentheorie aufgegeben ist, dann verdient schließlich die gegenüber dem eben erwähnten Lehrbuch andersgelagerte Konzeptualisierung von P. Henningsen der Diskussion. Sein Versuch einer zeitgemäßen psychosomatischen Medizin (2021) lässt ebenfalls erkennen, wie sehr psychosomatische Grundlagenforschung vom Wandel biologischer und neuerdings kognitionswissenschaftlicher Modellbildungen abhängig ist. Und zwar selbst dann, wenn sie auf eine *kritische* Theoriebildung zielt, die Grundstrukturen

---

[25] Schubert (2020, 105): „In all die Euphorie, dass die empirische psychosomatische Forschung nun endlich mit der biomedizinischen Forschung aufschließen, ja diese sogar überflügeln kann, mischt sich jedoch Skepsis. Reicht es denn wirklich aus, einfach zu den biologischen Faktoren psychologische und soziale hinzuzutun und dann theoretisch wie methodisch so weiterzumachen wie bisher?" Vgl. ebd., 120.

[26] Das schien sogar Weizsäcker so gesehen zu haben: Die im Kontext der „Krise der Medizin" in den 1920er Jahren strittige Naturwissenschaftlichkeit habe sich zwar durchgesetzt, die technische Effizienz- und Nutzenorientierung habe aber zu einer Wahrheitsindifferenz des Wissenschaftsprogramms geführt: Die medizinische Wissenschaft sucht das Wesen einer Krankheit oder gar das Wesen des Menschen schon gar nicht mehr zu erfassen. Damit wird auch die Herrschaft materialistischer Rahmenkonzeptionen obsolet. Weizsäcker verbindet bereits Anfang der 1940er Jahre die „Umwandlung von Wissenschaft in Technik" mit einer „befreienden[n] Klärung". Er hofft deshalb, dass auch das strittig gewordene Verhältnis zwischen naturwissenschaftlicher Medizin und ärztlicher Heilkunst „wieder ein unbefangeneres werden" könne (Klinische Vorstellungen 1938–1941, GS 3, 144 f.). Die Vorlesungsreihe wurde in der erwähnten Zeitschrift „Hippokrates" veröffentlicht!

bzw. Strukturkategorien von Weizsäcker in sich aufgenommen hat. Dazu werden letztlich zwei aktuelle Forschungsrichtungen kombiniert: das Konzept der Verkörperung (‚embodiment‘) und das Konzept des „Predictive Coding".

Auch Henningsen orientiert sich zunächst an der Heuristik des bio-psycho-sozialen Modells, um die wechselseitigen Einflussmöglichkeiten von Psyche und Soma zu referieren. Zur Weiterentwicklung und letztlich zur tiefgreifenden Veränderung des Bezugsrahmens dieses Modells führt – hier schwingt das frühere Anliegen einer Grundlagenreform der gesamten Medizin mit[27] – der fundamentale Gesichtspunkt der Subjektivität und der subjektiven Bedeutungserteilung. Das Konzept der Verkörperung bewahrt dabei vor dem Kurzschluss, Subjektivität mit Psychischem gleichzusetzen und nicht ebenso auf Körperliches zu beziehen. An dieser Stelle könne sich die Psychosomatik nicht vor der Hydra des Dualismus in Sicherheit wiegen. Auch der Rekurs auf eine von der Körperlichkeit unterschiedene subjektiv-erlebbare Leiblichkeit, wie er von Seiten philosophischer Leibphänomenologie vorgeschlagen werde, helfe ihr nicht weiter. Das Konzept von ‚Embodiment‘ oder Verkörperung hebt auf eine tiefgreifende Kontinuität bzw. Verwobenheit von „Mind in life" (E. Thompson) ab. Gegenstand ist ein mehrstufiges „verkörpertes Selbst", das in der Relation zu einer für es bedeutungsvollen Umwelt existiert.

Das Gehirn als Regulationsorgan dieses Verhältnisses wird nach dem Konzept des „Predictive Coding" oder des „Predictive Processing" nicht mehr als passive und allenfalls lernfähige Informationsverarbeitungsmaschine gesehen, sondern als aktives Inferenzorgan, als Schlussbildungs- und Vorhersageorgan. Es entwirft quasi ständig Hypothesen über die Umwelt und über sich selbst; seine Bedeutungserteilungen haben die Struktur von Erwartungen. Um Vorhersagefehler (‚prediction errors‘) zu vermeiden und Anpassung zu gewährleisten, habe es zwei Möglichkeiten: entweder die Vorhersage an das sensorische bzw. körperliche Signal anzupassen oder das sensorische bzw. körperliche Signal an die Vorhersage anzupassen. Aufgrund der zuletzt genannten Möglichkeit (sog. ‚aktive Inferenz‘) kann es beispielsweise vorkommen, dass schon unsere Erwartung einer beschämenden Situation unser autonome Nervensystem aktiviert und uns erröten lässt.

Das Konzept der vorhersagenden Regulation (‚predictive processing‘) wird also auch auf die innere Körperwahrnehmung (Hunger, Schmerzen, Übelkeit) angewandt, auch auf die körperlichen Anteile an Emotionen wie Angst oder Ärger. Die „interozeptive Inferenz" in ihrer aktiven Form heisst im Ergebnis: Was wir wünschen oder befürchten – in Anlehnung an Weizsäcker gesagt: die Zukunft des Nichtseienden – bestimmt die körperliche und psychische Regulation.[28] Für lebende Organismen, die ihre Integrität durch Veränderungen hindurch bewahren, ist die bewusste wie unbewusste Fähigkeit zur „interozeptiven Inferenz" wichtig,

---

[27] Henningsen (2021, 58).

[28] Ebd., 93 f.

um die allostatischen Konsequenzen von Regulationsakten beherrschen zu können.[29]

Der für die Fassung des Ich-Umwelt-Verhältnisses wesentliche Begriff der „Bedeutungserteilung" bekommt im Rahmen des „Predictive Processing"-Modells einen ganz bestimmten Sinn: Es handelt sich um Vorhersagen oder Erwartungen, besser: Voreinstellungen, die sich in Emotionen, körperlichen Haltungen oder Vorerfahrungen äußern. Die „Bedeutungserteilung" verbindet ‚top-down'-Prozesse und ‚bottom-up'-Prozesse zu einer zirkulären Kausalität: Mittels aktiver Inferenz re-agieren Menschen auf vorhergesagte Bedeutungen (‚allostatische Antizipation').

Henningsen will nun psychosomatische Krankheiten als Störungen der Bedeutungserteilung und in dieser Weise als „Störungen des verkörperten Selbst" verstehen.[30] Nach dem eben Gesagten impliziert dies, dass Menschen solche Krankheiten nicht nur passiv bekommen, sondern an ihnen auch aktiv – nämlich über unangemessene oder unflexible Voreinstellungen – beteiligt sind. Auch weitere Alternativen werden hinfällig: Körperbezogenes Erleben und subjektiver Umgang werden in den Krankheitsbegriff hineingenommen, sodass jede organische Krankheit potenziell psychosomatisch sein kann. Kriterium ist eine „Störung der Bedeutungserteilung" und damit eine „Störung des verkörperten Selbst". Die Konzeption richtet sich gegen eine verengte somatische Betrachtungsweise, welche belastende Körperbeschwerden in der erstpersonalen Perspektive nicht ernstnimmt (bzw. bei fehlender organischer Erklärung den somatoformen Störungen zuschlägt). Sie richtet sich gleichermaßen gegen eine verengte psychotherapeutische Betrachtungsweise, welche das vermeintlich eigentliche Problem *hinter* funktionellen Körperbeschwerden suchen zu müssen meint – in einem (verdrängten) psychischen Problem oder einem Konflikt. Werden psychosomatische Störungen deskriptiv-phänomenologisch als „Störungen des verkörperten Selbst" aufgefasst, sind zu ihrer Zuordnung Annahmen einer spezifischen (psychogenen) Ätiologie und Pathogenese nicht notwendig. Auch eine schlichte Infektion kann zu einer psychosomatischen Störung werden, wenn anhaltende Körperbeschwerden bestehen bleiben (Beispiel: Long-Covid).[31] Ätiologische Erklärungen haben von unterschiedlichen kausalen Wirkrichtungen bzw. von kausalen Wechselwirkungen auszugehen. Für die Diagnostik empfiehlt Henningsen eine komplementäre oder doppelaspektivische „Simultandiagnostik", welche einerseits die in der Dritten-Person-Perspektive gegebenen Befunde (Störungen neurophysiologischer Prozesse), andererseits die in der Ersten-Person-Perspektive gegebene subjektive Bedeutung (Störung der Bedeutungserteilung) erhebt und in Beziehung setzt.[32] Bei einer funktionellen neurologischen Störung verschränken sich nämlich psychogener

---

[29] Vgl. Seth und Tsakiris (2018).

[30] Henningsen (2021, 113).

[31] Ebd., 123, 143.

[32] Ebd., 149–154.

Aspekt („in mind': Störung der Bedeutungserteilung) und somatogener Aspekt („in body': Störung neurophysiologischer Prozesse). Ersteres entspricht ziemlich genau dem, was Weizsäcker mit seinem „Drehtürprinzip" intendiert, Letzteres dem, was seine Begriffsfassung der „Es-Bildung" einzuholen versucht.

## 10.3 Ausblick: Grundlagenforschung – quo vadis?

Medizingeschichtlich bemerkenswert an Henningsens Konzeption ist zunächst der Versuch, die Psychosomatik von ätiologischen oder pathogenetischen Legitimationsstrategien zu lösen. Das Paradigma der Verkörperung („embodiment') erlaubt es, die Dichotomie von Psyche und Soma zu überwinden. Dabei wird auf ein deskriptiv-phänomenologisches Konzept gesetzt, das bezüglich ätiologischer oder genetischer Fragen neutral ist. Anders verhält es sich mit dem Konzept des „Predictive Coding" bzw. des „Predictive Processing". Hier handelt es sich um eine höherstufige Theoriebildung, welche die dahinterliegenden neurophysiologischen Prozesse abbilden und so auch pathogenetische Fragen beantworten soll. Gegenüber seinem informations- und kognitionswissenschaftlichen Ursprungskontext stellt dies eine erhebliche Erweiterung dar. Es ist zu vermuten, dass dieser Teilbereich der Konzeption (und die daran anschließende Theoriebildung der Medizin oder Psychosomatik) vom Wandel der Grundlagenforschung schneller betroffen sein wird. Attraktiv ist an ihm, dass Erwartungen und Voreinstellung für das In-der-Welt-Sein des Menschen fundamental werden. Darin ist auch eine bedeutende Konvergenz zum Ansatz Weizsäckers gegeben.

Der Versuch einer Standortbestimmung setzt eine etwas differenziertere Sicht voraus. Interessanterweise zeigen sich dann Diskussionspunkte, die Weizsäcker selbst schon als Herausforderung begriff. Um es bereits anzudeuten: Das Konzept des „Predictive Coding" wird nicht umsonst auf H. von Helmholtz zurückgeführt – einem Konzept, mit dem sich Weizsäcker intensiv befasst hatte. Dessen Kritikpunkte an diesem Konzept lassen sich ohne Weiteres in der heutigen Diskussion finden.

1. Der Forschungsimpuls der Position Weizsäckers kann darin zusammengefasst werden, dass sie folgende Grundstruktur mittels Grundlagenforschung zu bearbeiten aufgibt: *Subjektivität ist nicht lediglich in einer erstpersonalen Erlebnisperspektive oder lediglich in intentionalen Bewusstseinszuständen zu suchen; sie bildet sich vielmehr in der Interaktion von Organismus bzw. von Ich und bedeutungsvoller Umwelt samt deren Geschichte.* Um Bewusstsein und Kognition zu erforschen, darf man sich daher nicht lediglich auf das Gehirn fokussieren und die sensomotorischen oder psychisch-emotionalen Aktivitäten bzw. Fähigkeiten unberücksichtigt lassen. Der erwähnten Grundstruktur mag man zwar mittels einer bio-psycho-sozialen Heuristik näherzukommen versuchen, die Frage nach den angemessenen anthropologischen Grundlagen und Kategorien ist damit noch nicht beantwortet. Die „Kernbegriffe" der Interaktion, nämlich Begegnung und Umgang, markieren für Weizsäcker geradezu die Notwendigkeit einer Grundlagenrevision (9.3.2.).

Die skizzierte Grundstruktur lässt sich nun tatsächlich mit den beiden zentralen Momenten des Paradigmas der Verkörperung explizieren: verkörperte Subjektivität und aktive Interaktion bzw. strukturelle Kopplung mit der Umwelt. Sie führt aber auch eine *medizintheoretische* Herausforderung und eine *physiologische* Herausforderung mit sich, die beide letztlich über das kognitionswissenschaftliche und philosophische Verkörperungskonzept hinausführen:

Die medizintheoretische Herausforderung besteht darin, phänomenal-intentionale Beschreibungen, welche sich an der Erlebnisperspektive der Ersten Person orientieren, und biomedizinisch-verobjektivierende Beschreibungen, welche sich kausalanalytisch in der Dritten Person auf physiologische Prozesse richten, ins Verhältnis zu setzen. In neuerer Zeit scheint man sich vielfach mit dem methodisch offenen und doch auch mit zahlreichen Implikationen versehenen Begriff der Korrelation zu begnügen. Vor diesem Hintergrund hat F. Varelas *Versuch einer Neurophänomenologie* Beachtung gefunden.

Die zweite Grundaufgabe besteht darin, die Subjektfähigkeit des physiologischen Organismus zu erhellen. Es gilt wissenschaftlich zu explizieren, inwiefern *durch* Organvorgänge sinnliche Erlebnisse *entstehen,* bzw. inwiefern *durch* neuronale Prozesse intentionale Zustände *entstehen.*[33] Wie mehrfach zu sehen war, gibt sich Weizsäcker an dieser Stelle nicht mit philosophischen Figuren (Stichwort: Gestalttheorie) zufrieden, sondern beharrt auf empirisch-physiologischer Evidenz. Sein „Leistungsprinzip" ist Frucht des Bemühens, die Subjektfähigkeit des physiologischen Organismus zu demonstrieren. Gegenwärtige Forschung arbeitet seit geraumer Zeit mit der *Vorstellung der Emergenz.* – Ich gehe auf beide Antwortversuche kurz ein, bevor ich mich abschließend einer Beurteilung des Theorierahmens des „Predictive Coding" zuwende.

2. Bereits W. Wundt stellte sich der Aufgabe, die Erste-Person-Perspektive in die Psychologie zu integrieren. Dazu versuchte er die Introspektion über direktes Abfragen von Erlebnissen bzw. von Erfahrungen methodisch zu rechtfertigen. Weizsäcker verlegte die Aufgabe in ein von Gegenseitigkeit geprägtes Arzt-Patienten-Verhältnis und bezog darauf seine „biographische Methode". Unter dem Einfluss der Phänomenologie in der Medizin, aber auch unter dem wachsenden Anspruch einer externen wissenschaftlichen Validierung bekam das Problem eine andere Dimension.[34] Es verschärfte sich im Kontext der neueren Hirnforschung.[35] Die naive Vorstellung einer Korrelation oder Korrespondenz, häufig verbunden mit der Vorstellung einer Isomorphie von neuronalen Zuständen auf der einen Seite und Bewusstseinszuständen auf der anderen Seite erlebte eine Renaissance. Entsprechend häufig war und ist auch die unkritische Meinung anzutreffen, man könne von der (durch funktionelle Bildgebung) beobachtbaren

---

[33] Vgl. bei Weizsäcker insbesondere: Einleitung in die Physiologie der Sinne (1926, GS 3, 426).

[34] Overgaard et al. (2008).

[35] Lyre (2017).

Hirnaktivität auf eine bestimmte Funktion schließen (reverse Inferenz). Varelas *Versuch einer Neurophänomenologie* ist vor diesem Hintergrund beachtlich. Er bietet gewissermaßen das Rahmenkonstrukt einer Methode, die Gegebenheiten der Ersten-Person-Perspektive und der Dritten-Person-Perspektive (unter Vermittlung der Zweiten-Person-Perspektive) reziprok aufeinander zu beziehen vermag. Am Beispiel des Zeitbewusstseins hatte er dies eindrücklich vorgeführt.[36] Das ist hier nicht zu entfalten. Festzuhalten ist das Ergebnis: eine nicht-isomorphe Neurophänomenologie, welche die Vorstellung einer einfachen empirischen Korrespondenz hinter sich lässt.

Dieser Versuch löste anhaltende Diskussionen aus. Tatsächlich machen es bereits neurobiologische Einsichten schwer, neurophysiologische Zustände und mentale Zustände in eine Korrelation zu bringen. Erhebliches Gewicht haben hier das *Argument der multiplen Realisierbarkeit* (*derselbe* mentale Zustand lässt sich durch *unterschiedliche* neurobiologische Zustände bzw. Prozesse realisieren) und das *Argument der Kontextabhängigkeit* (*derselbe* neurobiologische Zustand kann je nach Kontext oder Einbettung in die Umwelt *unterschiedliche* Bedeutung haben). Varelas Versuch will beiden Argumenten Rechnung tragen. Unschwer ist zu erkennen, dass Weizsäckers Konzept der Komplementarität, genauer: sein Konzept des Antilogischen, die Problematik bereits vor Augen hatte (9.4.5.). Wie zu sehen war, geht er im Sinne einer Doppelaspektivität von einer stärkeren Ausschließlichkeit der beiden Perspektiven aus.

Um solche und ähnliche Fragen dreht sich auch die kritische philosophische Auseinandersetzung mit der Neurophänomenologie: Nimmt diese die Heterogenität der Zugänge von Erster Person und Dritter Person bzw. die kategoriale Differenz der erstpersonalen Einstellung und der drittpersonalen Einstellung ernst genug? Die gleichsinnige Rede von neuronalen und mentalen bzw. intentionalen *Zuständen,* wie sie in der vorliegenden Untersuchung teilweise ebenfalls verwendet wurde, scheint sie gleich Äpfel und Birnen auf der gleichen Ebene des Dinglichen anzusiedeln. Damit wäre beispielsweise unterschlagen, dass es auf den Gehalt bzw. die Bedeutung von mentalen Zuständen ankommt. Gehalt bzw. Bedeutung konstituieren sich aber in der Begegnung bzw. Interaktion mit der Umwelt samt deren Geschichte.[37] Die Beantwortung der Frage, ob zu ihrer Erhebung die Phänomenologie der geeignete Dialogpartner der Neurowissenschaften ist, hängt davon ab, ob man bereit ist, sie aus ihrem ursprünglichem transzendentalen Begründungskontext herauszulösen. Sie wird letztlich als Hilfswissenschaft bzw. als Instrument der Bewusstseinsforschung herangezogen, um eine drittpersonale Erfassung von Gegebenheiten der Ersten Person zu ermög-

---

[36] Varela (1999). Zu Varelas Entwicklung von einer Theorie autopoietischer Systems zur Neurophänomenologie: Thompson (2004).

[37] Hurley (2001); Walter (2018).

lichen.[38] Im praktischen Horizont der klinischen Fragestellung arbeitet Weizsäcker an dieser Stelle, wie gesagt, mit seiner „biographischen Methode". Tatsächlich bleibt er damit der erwähnten Einsicht auf der Spur, dass sich Bedeutung wie Subjektivität überhaupt in der geschichtlichen Begegnung mit der Umwelt realisiert. Folgt man dieser Einsicht, wäre eher von einer Neurohermeneutik als von einer Neurophänomenologie zu reden.

Auf jeden Fall sollte auch im Blick auf Varelas Versuch einer Neurophänomenologie nicht übersehen werden, dass neurobiologische Erklärung und phänomenologische Erschließung nicht direkt in Beziehung gesetzt werden. Die Komplementarität der Zugänge und Dimensionen verlangt ihm zufolge nach einem Dritten, einer integrativen Theoriefunktion. Und zwar einer solchen, die dem Problem der multiplen Realisierbarkeit und der Kontextabhängigkeit gerecht zu werden vermag. Varela erblickt sie in einer Theorie nichtlinearer dynamischer Systeme. Darin zeigt sich eine strukturelle Ähnlichkeit zu Weizsäcker, auch wenn dieser, wir erwähnten es, von einer stärkeren Ausschließlichkeit im Sinne einer Komplementarität des Antilogischen ausgeht. Seine Theoretisierung hat an dieser Stelle die Subjektivität als Begegnung bzw. als Umgang von Ich und Umwelt im Blick und wird mit dem Anspruch einer Wirklichkeitswissenschaft expliziert (9.4.5.). Ohne externe Beziehung zur Umwelt bzw. zum Körper eines Individuums und dessen Geschichte entbehren mentale Zustände oder innere Bewusstseinszustände auch für ihn desjenigen Gehalts, der ihnen Bedeutung verleiht. Ohne diesen Bedeutungsgehalt aber sind sie stumme Vehikel. Bewusstsein vollzieht sich als praktisches In-der-Welt-Sein und entsteht in der Begegnung.

3. Weizsäckers Vorstellung, dass durch Organvorgänge, insbesondere durch neurodynamische Prozesse, unterschiedliche Erlebnis- und Bewusstseinszustände entstehen können, wird vielfach unter der *Vorstellung der Emergenz* diskutiert. Theorien wie die erwähnte Theorie dynamischer Systeme oder auch Netzwerktheorien vermögen zu demonstrieren (oder: zu simulieren), dass höherstufige Eigenschaften, wie sie die mentalen Eigenschaften darstellen, unvorhersehbar und in gewissem Sinne auch antilogisch aus neurophysiologischen Prozessen entstehen. Das bedeutet: Diskontinuitäten auf einer Makroebene entstehen durch kontinuierliche Veränderungen auf einer Mikroebene – und umgekehrt. Eine isomorphe Abhängigkeit ist nicht notwendig.[39]

Weizsäckers Theorie der Leistungserbringung („Leistungsprinzip") weist dem Netzwerk der Funktionen und dem Potenzial des Funktionswandels die Fähigkeit zu qualitativen Sprüngen, zu „Improvisationen" und zu die Subjektivität konstituierenden „Einmaligkeiten" zu.[40]

---

[38] Darin sieht etwa Lembeck (2010, 174–179), einen Missbrauch der Phänomenologie (Husserls) im interdisziplinären Diskurs.

[39] Vgl. Hurley (2001); vgl. auch Tschacher und Haken (2019).

[40] Gestaltkreis (1940, GS 4, 324 f.).

Zu diskutieren wäre, ob Vorstellungen der Emergenz nicht einer Einbahnstraße folgen, indem sie das Hervorgehen von höheren Leistungen der Makroebene aus Einzelprozessen oder -strukturen der Mikroebene beschreiben, aber der umgekehrten Richtung zu wenig Aufmerksamkeit schenken. Vor dem Hintergrund eines zirkulären Verständnisses der Kausalität und eines wechselseitigen Verhältnisses von Teilen und Ganzem würde sich solches als unterkomplex erweisen. Schließlich wäre auch die Reichweite bzw. die Beschreibungsleistung der Vorstellung der Emergenz zu erörtern, wenn diese einem starken Verständnis von Komplementarität als Antilogik wirklich genügen soll. Letztlich geht es hier um die Näherbestimmung der Rede von „entstehen" (‚emerge').

An dieser Stelle lassen sich Weizsäckers Konzeption recht klare Leitgedanken entnehmen: Er berücksichtigt beide Richtungen im Verhältnis zwischen der Ganzheit einer Leistung (Makroebene) und dem Zusammenspiel der Einzelprozesse oder Teilfunktionen (Mikroebene). Die ‚bottom-up-Relation' besteht darin, dass Einzelprozesse oder Teilfunktionen die individuellen Leistungen der höheren Ebene ermöglichen. Darauf richtet sich eben sein vielfach erwähntes „Leistungsprinzip". Wir hatten aber auch die gegenläufige ‚top-down-Relation' und das darauf bezogene „Prinzip der Dependenz" zu thematisieren: Das Zusammenspiel der Einzelprozesse oder Teilfunktionen ist abhängig von einer Leistung, die eine Einordnung des Gesamtorganismus in seine Umwelt gewährleisten soll. Leistungen haben organisierenden und regulierenden Einfluss auf jenes Zusammenspiel. In der Auseinandersetzung mit dem Vitalismus und mit der Gestalttheorie hält Weizsäcker dabei fest, dass die Ganzheit auf der Makroebene nicht als reales Agens der Verursachung gefasst werden darf („Ganzheitskausalität" oder „summativer Faktor"). Diese muss auf die dynamische Regulation des Organismus-Umwelt-Verhältnisses bezogen werden (9.4.5.). Damit nimmt Weizsäcker eine Struktur vorweg, die E. Thompson – nun unter Zuhilfenahme einer Theorie autopoietischer Systeme und im Rahmen seines enaktiven Ansatzes – als „dynamische Ko-Emergenz" zu fassen versuchte.[41]

Der für Weizsäcker entscheidende Punkt ist der, damit lediglich (aber immerhin!) die Subjektfähigkeit des Organismus dargetan zu haben. Auch eine solche zirkuläre Vorstellung der Emergenz verbleibt im Bereich ontisch-körperlicher Subjektivität. Die erlebte persönliche (pathische) Subjektivität ist davon noch einmal zu unterscheiden. Wir hatten diese Unterscheidung und Zuordnung unter der dritten Ebene der Komplementarität erörtert. Auch ein komplexes Verständnis der Emergenz vermag nicht die Antilogik des Lebens aufzuheben, indem sie Individuelles (Erleben) meint aus Allgemeinem erklären zu können. Anders gesagt: Die Vorstellung der Emergenz (des „Entstehens") ist im Rahmen der Vorstellung einer starken Komplementarität des Antilogischen zu präzisieren und zu verorten.

---

[41] Thompson (2007, 60–65); vgl. auch Fuchs (2017, 246).

4. Das skizzierte Rahmenkonzept des „Predictive Coding" oder des „Predictive Processing" wird von nicht wenigen Vertretern gegenwärtiger Grundlagenforschung in den Kognitions- und Neurowissenschaften als Generalschlüssel einer weitergehenden Theoriebildung verwendet. Darin kann man durchaus eine Analogie zum Konzept des Gestaltkreises bei Weizsäcker oder zum Konzept des Funktionskreises bei Uexküll sehen. Wie erwähnt, besteht die Hauptthese darin, dass das Gehirn als Schlussbildungs- und Vorhersageorgan aufzufassen ist. Es entwirft Hypothesen sowohl über die Umwelt als auch über das eigene Selbst. Das Stichwort lautet „top-down predictions". An dieser Stelle wird vielfach auf H. v. Helmholtz und seine Auffassung von Wahrnehmung als unbewusster Inferenz Bezug genommen: Der Mensch bilde sich ein Modell von Welt und Selbst (‚generative model'), das Ursachen und Konsequenzen abbildet, während ihm die wirklichen Ursachen verborgen sind. Er „rechnet" (im doppelten Sinn) mit vermuteten sensorischen Inputs.[42] Eine solche Auffassung führt zweifellos zu einem Internalismus, der sich damit bescheidet, an die äußere Welt an sich nicht mehr heranzukommen. Die Spannungen zum Verkörperungsparadigma und zu phänomenologischen Ansätzen sind offensichtlich. Bereits Weizsäcker nahm den schlussfolgernd-antizipierenden Agenten, den Helmholtz den Sinnesorganen oder dem Gehirn unterschob, aufs Korn: „Die Sinnesorgane erscheinen als materielle Gebilde, die so arbeiten, als ob sie selbst nachdächten, urteilten, Erfahrungen machten, während es zunächst doch nur der Forscher war, der alles dies tut."[43] Ähnlich lautet nun die Kritik von Bruineberg/Kiverstein/Rietveld: „The anticipating brain is not a scientist".[44]

Der strukturelle Zusammenhang der Theoriebildung des Rahmenkonzepts „Predictive Coding" zur Position von Helmholtz und zum Neukantianismus lässt sich also kaum bestreiten. Man könnte sogar von einer Neuauflage des Neukantianismus, also von einem Neu-Neukantianismus, sprechen, insofern Kants transzendentale Formen a priori jetzt neurowissenschaftlich als „Priors" empirisiert werden. Das wäre allerdings nur die halbe Geschichte. Denn „Predictive Coding" hat mittlerweile viele Gesichter.[45] Ein Internalismus und ein Repräsentationalismus sind keineswegs zwingend. Damit ist auch ein Widerspruch zum Konzept der Verkörperung und zu phänomenologischen Ansätzen nicht zwingend. Das Gegenteil ist der Fall. Gallagher/Allen sprechen von „Predictive Engagement".[46]

---

[42] Friston (2010, 129, 135); Wiese und Metzinger (2017); Bruineberg et al. (2018). In der spezifisch wahrscheinlichkeitstheoretischen Ausdeutung dieser antizipierenden Inferenz spielen sog. „Markov-Decken" eine wichtige Rolle.

[43] Einleitung zur Physiologie der Sinne (1926, GS 3, 330).

[44] Bruineberg et al. (2018) im Titel.

[45] Vgl. Swanson (2016); Piekarski (2017).

[46] Gallagher und Allen (2018). Clark (2016) sieht im Gehirn eine „action-oriented engagement machine" (XVI). Auch er verbindet das Paradigma des „Predictive Coding" mit dem Paradigma von „Embodied Mind".

Das „Predictive Coding"-Konzept hebt bereits selbst die Möglichkeit „aktiver Inferenz" hervor. Durch Bewegung können Wahrnehmungen induziert werden, welche verborgene externe Ursachen ans Licht bringen. Die aktive Einstellung zur Umwelt muss deshalb dem Konzept nicht von außen herangetragen werden. Ein schönes Beispiel, welches aktive Inferenz im engeren Sinn noch gar nicht voraussetzt, ist das Treppensteigen: Das Gehirn entwirft und antizipiert die Schritthöhen. Zum ,prediction error' und zu einem Anpassen des Vorhersagemodells kommt es, wenn wir nach der obersten Stufe ins Leere treten – in der irrtümlichen Erwartung, es käme noch eine weitere Stufe. Wie bei Henningsen bereits zu sehen war, wird das Konzept auch auf innere Körperwahrnehmung übertragen und zum Verständnis eines verkörperten Selbst herangezogen: Ein Beispiel für aktive Inferenz besteht in diesem Zusammenhang darin, dass bei einer erwarteten Bedrohung (bei Stress) der Körper selbst Bluthochdruck generiert – die inferentielle Hypothese oder Vorhersage wird körperlich wirksam.[47] Emotionale Gefühlszustände überhaupt können im Sinne interozeptiver Inferenz gedeutet werden: In einer körperlich engagierten Wahrnehmung nehmen wir eine Schlange als bedrohlich wahr und empfinden Furcht. Der Hinweis, es handle sich um eine ungefährliche Schlange und unsere emotionale Wahrnehmung sei daher einem ,prediction error' erlegen, führt nicht gleich zum Verschwinden der Emotion. Ähnliches ist vom verhaltensinduzierten Schmerz bekannt. Auch er lässt sich als Beispiel aktiver Inferenz deuten, die letztlich einer (unangemessenen) interozeptiven Erwartung folgt. Die Übertragung auf die Psychopathologie von Krankheiten ist naheliegend. Gestört oder unterbrochen ist die Fähigkeit interozeptiver Prädiktion, im weitesten Sinn: die Fähigkeit der angemessenen Bedeutungserteilung.[48]

Kehren wir noch einmal zur Theorievariante des „Predictive Engagement" zurück, so zeigt sich, dass die gegen Helmholtz und den Internalismus gerichtete Kritik sich relativiert und Grundsätze des Verkörperungskonzepts und der phänomenologischen Tradition integriert werden können. Das Rahmenkonzept des „Predictive Coding" ist dann nicht darauf festgelegt, sich auf das Gehirn als Hypothesentester zu beschränken. Das Gehirn kann vielmehr als Regulierungsorgan eines Organismus-Umwelt-Verhältnisses in den Blick kommen. Die Hauptthese lautet dann: Das Gehirn als Teil des Organismus stellt sich antizipatorisch auf die Umwelt und auf das eigene Körperselbst ein. Die externen Inputs müssen daher auch nicht lediglich in ,prediction errors' enggefasst werden, sie sind vielmehr Teil einer umfassenderen (en-) aktiven Responsivität.

Folgt man dieser Variante, landet man interessanterweise beim Musterbeispiel des Tastakts, welches Weizsäcker seiner „Gestaltkreis"-Untersuchung vorausschickte (4.3.1.): Wie die tastende Hand sich auf die Form des zu tastenden Gegenstands einstellt, nämlich in der Interaktion eines wechselseitigen

---

[47] Seth und Tsakiris (2018).

[48] Friston (2010, 136); Seth und Tsakiris (2018, 974).

dynamischen Anpassungsprozesses, so stellt sich das Gehirn antizipativ auf die Bedingungen von Organismus-Umwelt-Beziehungen ein.[49]
Aufseiten des Subjekts bzw. des Organismus wäre letztlich nicht nur von Hypothesen oder Bedeutungserteilungen zu reden, sondern auch von affektiv geladenen Erwartungen und körperbezogenen Stimmungen. Aufseiten der Umwelt bestünde der Beitrag zur Interaktion nicht lediglich in Vorhersagefehlern, sondern in Angeboten und Aufforderungen, die den Bedürfnissen und Fähigkeiten des Lebewesens entsprechen. In der Umweltbeziehung eines Menschen führt die Treppe die Bedeutung des Interaktionsangebots eines Hinauf- oder Hinabsteigens gewissermaßen mit sich. Ein Baum würde dieses Angebot nicht mit sich führen. Das wäre anders, wenn wir ein Eichhörnchen wären.[50] Das Ergebnis ist eine breite integrative und auch spekulative Theorie, die schließlich das Verständnis des Bewusstseins und des menschlichen Selbst grundsätzlich betrifft: Grundlegend wird die Fähigkeit, sich selbst und seine Umwelt vorwegnehmen zu können.[51]

Den theoretischen Rahmen, den K. Friston dem "Predictive Coding"-Konzept mit seinem „Free-energy principle" gab, führte nun bereits eine integrative Sicht auf das Leben im Allgemeinen mit sich: Überleben bedingt Minimierung von Entropie, das bedeutet konkret: die Minimierung von überraschenden Zuständen, welche die dynamische Integrität des Lebens bedrohen. Der Rahmen folgt damit explizit einem evolutionären Optimierungsideal, fasst dieses aber system-theoretisch und wahrscheinlichkeitstheoretisch. Das heißt: Die erwähnten ‚prediction errors' haben weniger mit pathischer Intentionalität zu tun, sondern mit Wahrscheinlichkeitszuweisungen. Der theoretische Rahmen geht von auto-poietischen Systemen aus, die auf Selbstbewahrung und Selbstproduktion abgestellt sind. Der so gefasste Rahmen befördert damit eine Logifizierung der Ich-Umwelt-Beziehung. Oder vorsichtiger gesagt: Er modelliert das Leben als solche. Weizsäcker ist mit seiner Ontologie des Pathischen einen anderen Weg gegangen, welcher vom pathischen und subjektgebundenen Untergrund des Lebens ausgeht. Die Pluralität der pathischen Konstellationen lässt die Verallgemeinerung nicht zu, die Priorisierung menschlicher Aktionen und Regulationen diene allein dem Ziel, ihre autopoietische Integrität und ihr Überleben zu bewahren.[52]

---

[49] Gallagher und Allen (2018, 2643).

[50] Mit Bezug auf das ökologische Wahrnehmungskonzept von J. Gibson: Bruineberg et al. (2018, 2428).

[51] Vgl. die Ausdeutung bei Nikolova et al. (2021). Grundsätzlich auch Clark (2016).

[52] Bruinefeld (2017) weist ebenfalls darauf hin, daß die Helmholtzsche Variante des „Predictive Coding" auf Richtigkeit der Repräsentation ziele, während die systemtheoretisch-kybernetische Variante eine Systembewahrung und Systemreproduktion unterstelle. Die ökologisch-ver-körperungstheoretische Variante könne hingegen auf eine einheitliche Zweckbestimmung ver-zichten. An dieser Stelle kommt bei Bruinefeld die Betonung der Subjektivität ins Spiel: Ziel sei es, einer Situation zu entsprechen, wie sie im Licht der bisherigen Geschichte einer Ich-Umwelt-Beziehung und im Licht verkörperter Bedeutungsschemata („generative model") möglich ist. Das Optimierungsideal wird also auf eine individuelle Ich-Umwelt-Beziehung bezogen.

## 10.4  Epilog: Selbstbeschränkung der Medizin im Dialog mit der Theologie

Dem Hauptanliegen Weizsäckers zufolge bedarf die gesamte Medizin sowohl einer Revision der *Methodik* als auch einer Revision der *Ziele*.[53] Eine psychosomatische Medizin, welche neue Mittel und Methoden intendiert, aber die Ziele beibehält oder übernimmt, unterliegt einem Missverständnis. Eine kritische Reflexion der Zielbegriffe Gesundheit und Krankheit ist unverzichtbar. Ansonsten droht psychosomatische Medizin Teil einer unkritischen Medizin zu werden, die Weizsäcker provokativ auch eine „feige Medizin" nennt.[54] Die Psychosomatik der Gegenwart wird sich dies als Warnung gefallen lassen müssen.[55] Als normative Zielbegriffe sind Gesundheit und Krankheit Voraussetzung für eine kritische Medizintheorie. Sie sind damit für das Verständnis der Medizin überhaupt von zentraler Bedeutung.

Weizsäcker sieht einen Kern des Problems darin, dass die Medizin ihre Ziele von der Gesellschaft und letztlich von den in ihr lebenden Patientinnen und Patienten vorgeben lässt: Wenn Gesundheit das höchste Gut ist und deren Wiederherstellung bzw. die Herstellung der Arbeitsfähigkeit das vorrangige Ziel darstellt, dann ist jedes Mittel recht, wenn es nur zu diesem Ziel führt. Dieses zu hinterfragen oder gar zu ändern, kommt gar nicht in den Sinn.[56] Weizsäcker beobachtet mit Sorge, dass die medizinische Zielbestimmung, zu einem Leben in Gesundheit *und* Krankheit zu befähigen, verdrängt zu werden droht – durch die Zielbestimmung einer Verlängerung des Lebens um jeden Preis. Es geht nicht mehr darum, wie und wofür man lebt, sondern nur noch darum, dass man weiterlebt – möglichst frei von Schmerzen.[57]

Sich die Aufgabe bzw. die normative Zielsetzung von der Gesellschaft geben zu lassen, wie beispielsweise Rothschuh vorschlägt,[58] ist für Weizsäcker also keine Lösung. Seine eigene Maxime war mehrfach sichtbar geworden: Die Medizin habe ihre Zielbestimmung und dabei auch ihre Selbstbeschränkung nicht von außerhalb zu beziehen, sondern „intraterritorial" zu gewinnen.[59] Bemerkenswerterweise lässt sich eine solche Selbstständigkeit der Zielbestimmung und der

---

[53] Meines Lebens hauptsächliches Bemühen (1955, GS 7, 366).

[54] An Leib, Seele und Ehre krank (1949, GS 7, 290 f.).

[55] So auch Geisthövel und Hitzer (2019, 345): „Kritisch ließe sich fragen, inwiefern die heutige Psychosomatik nicht Teil des neoliberalen Projekts geworden ist, Menschen unter allen Umständen und auch für nicht zumutbare Arbeitsbedingungen wieder fit zu machen [...]."

[56] An Leib, Seele und Ehre krank (1949, GS 7, 290).

[57] Bestimmtheit und Unbestimmtheit in der Medizin (1950, GS 7, 332 f.): „Durch die medizinische Verlängerung des Lebens verlängern wir die Fraglichkeit seines Zieles."

[58] Rothschuh (1965, 28, 45).

[59] Der Begriff sittlicher Wissenschaft (1948, GS 7, 248); Grundfragen medizinischer Anthropologie (1948, GS 7, 272); Der kranke Mensch (1950, GS 9, 487 u. ö.).

Selbstbeschränkung gerade im Dialog mit der Physik und insbesondere im Dialog mit der Theologie profilieren: Wie wir gleich sehen werden, vollzieht Weizsäcker zufolge die neuere Physik selbst Formen der Selbsteinschränkung, während die Theologie darüber hinaus eine Zuordnung von immanenten und transzendenten, genauer: von „vorletzten" und „letzten" Zielbestimmungen erlaubt. Das bietet schließlich die Möglichkeit, die Verschiebung auf der Zielebene, welche den auf dem modernen Gesundheitswesen lastenden Handlungsdruck zumindest mitbedingt, zu bearbeiten: Gesundheit rückte zunehmend zum letzten Lebensziel und zum höchsten Gut auf. Demgegenüber besteht die medizinethisch und medizinanthropologisch zu reflektierende Herausforderung darin, Gesundheit als Ermöglichungsgut bzw. als vorletzte Bestimmung aufzufassen und damit die Frage nach darüberhinausgehenden Lebenszielen oder -gütern in rechter Weise zu stellen bzw. offen zu halten.

Wir sind damit letztlich an den Anfang der Untersuchung zurückgekehrt. Um es in Anlehnung an ein Diktum von Weizsäckers Kollegen R. Siebeck zu sagen: *Wir leben nicht, um gesund zu sein, sondern wir sind gesund bzw. wollen gesund sein, um zu leben.*[60] Wobei bei Letzterem dann die Frage nach der Bestimmung der Lebensziele aufgeworfen ist. – Zum Abschluß umreiße ich den Ertrag des Dialogs mit der Physik und dann vor allem den Ertrag des Dialogs mit der Theologie lediglich in einigen groben Strichen.

In der Physik äußert sich deren Fähigkeit zur Selbsteinschränkung darin, dass die Grenze des Geltungsbereichs allgemeiner Gesetzlichkeit bewusst gehalten und der Sinnlichkeit (der sinnlichen Beobachtung) eine kriteriologische Rolle zugewiesen wird.[61] Beispielhaft ist sodann die Einführung des Subjekts des Beobachters. Die Alleinherrschaft des Objektivitätsparadigmas sieht Weizsäcker darin gebrochen. Der Begriff der Objektivität verändert sich, er schließt die Singularität des Faktischen (des Individuums) nicht mehr aus. Eine Konvergenz zu dem, was ihm selbst als Grundlagenrevision in Biologie und Medizin vorschwebt, wird sichtbar.

In der Medizingeschichte erscheint Paracelsus als Vorbild einer – nun medizinisch-anthropologischen – Selbsteinschränkung. Herausgestellt wird von Weizsäcker seine Kunst und sein Ethos des „Haltmachenkönnens". Dabei handle es sich um keine Fortschrittsverweigerung, sondern um ein Respektieren der Grenzen des kreatürlichen, verletzlichen und unzulänglichen Menschen – um eine Ehrfurcht vor der Schöpfung und vor dem Schöpfer.[62]

In der Theologie sieht Weizsäcker eine strukturelle Konvergenz in der Aufgabe einer selbstständigen Zielbestimmung und in der Aufgabe einer eigenen Selbstbeschränkung. So wenig die Medizin ihre grundlegende Orientierung durch Anleihen aus Theologie und Philosophie gewinne, so wenig gewinne die Theo-

---

[60] Siebeck (1953, 459).

[61] Der Begriff sittlicher Wissenschaft (1948, GS 7, 248).

[62] Bilden und Helfen (1926, GS 5, 159 f.).

logie ihre grundlegende Orientierung durch Anleihen aus den Humanwissenschaften oder der Philosophie. Beide treffen sich aber darin, sich einem Menschen in Not zuzuwenden und Krankheit als „Weise des Menschseins" zu begreifen.[63] Beide bekommen Krankheit als Abweichung von der individuellen Bestimmung eines Menschen und so doch zugleich als Gelegenheit eines neuen Werdens zu dieser Bestimmung in den Blick. Beide kennen eine „Krankheitsarbeit"; für beide schließt Heilung eine Richtungsänderung und eine neue Einordnung eines Individuums in seine Umwelt ein. Beide unterscheiden sich aber grundlegend in der unterschiedlichen Zuständigkeit für die „letzte" und „vorletzte" Bestimmung eines Menschen.

Weizsäcker gebraucht diese auf K. Barth zurückgehende und im ethischen Zusammenhang durch D. Bonhoeffer einflussreich gewordene Unterscheidung[64] bei Vorträgen der Evangelischen Akademie Bad Boll auf eigenständige Weise.[65] Er tut dies mit der Absicht, seine eigene Vorstellung der interdisziplinären Zuordnung von Medizin und Theologie darzustellen. Er kann damit defizitäre, aber auch übergriffige Aufgabenzuschreibungen auf beiden Seiten benennen und kritisieren.

In der konzeptionellen Umsetzung bedeutet dies: Die Frage nach der individuellen Bestimmung eines Menschen ist als zentrale Aufgabe einer biographisch orientierten Medizin anzusehen. Diese Bestimmung ist aber eingebettet in eine umfassendere Lebensgeschichte des Menschen, die mit seinem Tod endet. Die „letzte Bestimmung" führt Weizsäcker zur Behauptung einer mit dem Tod sich ereignenden Wandlung.[66] Von dieser Transformation im Letzten kann Medizin nicht reden, Theologie aber muss von ihr reden.[67] Weizsäcker kritisiert eine spiritualistisch und idealistisch gewordene Theologie, welche das biblische Interesse an der Leiblichkeit und insbesondere an der Verwandlung der Leiblichkeit aus dem Blick verloren hat.[68] Er referiert die Aussage des Paulus in 1 Kor 15,46 und stellt exegetisch richtig fest, dass die Seele, mit der es die medizinische Psychologie zu tun hat, hier nicht etwa als ein kostbareres oder gar als unsterbliches Teil des Körpers angesehen wird, sondern schlicht zu demjenigen sterblichen Leib gehört, der seine Verwandlung zu einem pneumatischen Leib erst noch vor sich hat.[69] Medizin bezieht sich nicht auf diese geistliche Wandlung, sondern auf eine natürliche – psychophysische – Wandlungsfähigkeit. Letztere kann aber Vorbereitung oder Verhinderung von Ersterer sein, weshalb sie für die Theologie von erheblicher Bedeutung ist.

---

[63] Zur Frage der „christlichen" Medizin (1948, GS 7, 231).

[64] Bonhoeffer (1992, 140–161).

[65] Vor allem in: Von den seelischen Ursachen der Krankheit (1947); Grundfragen medizinischer Anthropologie (1948).

[66] Von den seelischen Ursachen der Krankheit (1947, GS 6, 411).

[67] Vgl. Ärztliche Fragen (1933, GS 5, 266).

[68] Von den seelischen Ursachen der Krankheit (1947, GS 6, 401).

[69] Ebd., 399 f.

Für die Medizin wiederum enthält der skizzierte umfassendere Horizont der Selbstwerdung einen wichtigen Beweggrund, die eigene Zielbestimmung einer Selbstbeschränkung zu unterziehen: Sieht man einmal von einfachen Therapiefällen etwa einer Restitution nach Brüchen oder einer Entfernung des Blinddarms oder der Gebärmutter ab, so steht zur Diskussion, ob und inwiefern es tatsächlich „letztes" Ziel sein kann, Menschen um jeden Preis gesund zu machen. Weizsäcker urteilt vom erwähnten Horizont her anders: Ziel sei es, einem Menschen zu ermöglichen, aus einer Krankheit diejenige Wandlung zu entwickeln, die seinem individuell-biographischen Menschsein, also seiner vorletzten Bestimmung, entspricht. Gesundung *und* Krankheit können beide Gelegenheiten zu neuer Selbstwerdung bieten. Damit beschränkt sich Medizin zunächst auf den Bereich vorletzter Bestimmungen, sie sieht sich nicht für die höchsten und letzten Ziele des Menschseins zuständig. Gleichwohl könne sie gerade durch die Beschränkung auf die erwähnte lebensgeschichtliche Wandlung und Selbstwerdung indirekt auch einen Dienst an der letzten Bestimmung eines Menschen erbringen. Sie müsse dieselbe Gesundung bzw. dieselbe Krankheit nur als Teilmoment einer transzendenten Selbstwerdung auffassen und beispielsweise einen Menschen befähigen, sich mit seiner Unzulänglichkeit, seiner Vulnerabilität und Endlichkeit auseinanderzusetzen. – Die Kehrseite: Durch bloßes Gesundmachen vermag Medizin allerdings auch einem Verfehlen des letzten Ziels Vorschub zu leisten, insofern sie die „Einmischung" des Tods ins Leben eines Menschen verdrängen hilft.[70] Eine biographisch orientierte Medizin lehrt darauf zu achten, bei der Entfernung eines Hirntumors die „Anerbietung eines Wissens um die Wahrheit" des Menschseins nicht gleich mitzuentfernen.[71]

Es gilt daher letzte und vorletzte Bestimmung des Menschen nicht nur zu unterscheiden, sondern „Gesundmachen und Verwandeltwerden, vorletzte Aufgabe und letzte Bestimmung zu verbinden."[72]

Wird diese Zusammengehörigkeit beider Bestimmungen missachtet, können sich isolierte Zuständigkeitsbeschränkungen einstellen, welche der Einbettung jeder Bestimmung in das Ganze einer lebensgeschichtlichen und transzendenten Selbstwerdung nicht gerecht werden. Resultat ist ein Handeln, das für Weizsäcker nicht selten mit einer Zielverfehlung des Menschlichen einhergeht. So kann er beispielsweise der Medizin vorhalten, durch ihren Rekurs auf die Natur des Menschen seine ethische und transzendente Bestimmung nicht nur auszublenden, sondern häufig zu verleugnen oder gar zu hintertreiben. Man tut so, als sei die geistlich-ethische Verfasstheit oder Lebensgeschichte eines Menschen für seine Krankengeschichte gänzlich unerheblich. Das führt ihn zur bereits erwähnten

---

[70] Vgl. ebd., 406.

[71] Krankengeschichte (1928, GS 5, 65).

[72] Ebd., 412 (Hervorheb. im Orig.).

Feststellung: „Mit der Natur wird hier ein Menschliches verfehlt."[73] Das positive Gegenbild besagt, dass der Rekurs auf die Natur in der Medizin gerade Humanität und Barmherzigkeit erzeugt, weil Menschen völlig unabhängig von ihrer ethischen oder transzendenten Bestimmtheit Anspruch auf Hilfe haben. „Der Ersatz des Wortes Sünder oder Schuld durch das Wort Krankheit ist die Form, welche die Barmherzigkeit in der Medizin annimmt."[74] Postwendend warnt Weizsäcker Theologie und Kirche vor der Meinung, sich auf die Predigt des Glaubens und damit auf die letzte Bestimmung des Menschen beschränken und sein Leiden in Armut und Krankheit, sein Bedürfnis nach Bildung und Gerechtigkeit etc. übergehen zu können. Denn in diesem Horizont vorletzter Bestimmtheiten hat der Lebensvollzug auch des gläubigen Menschen seinen Ort. Sein Gottesglaube ist den Bedingungen der leiblichen Subjektivität und ihrer psychophysischen Verletzlichkeit nicht enthoben.

> „Denn wie steht es mit dem Glauben im Hunger, mit dem Wunder beim Krebs, mit der Gerechtigkeit beim Unfall, mit den Geboten Gottes bei der Notwehr, mit der Gnade bei der physischen Schwäche, mit dem Geist bei der Geisteskrankheit? Habt ihr schon einmal den stückweisen und radikalen Zusammenbruch des geistigen, des moralischen, des religiösen Lebens bei einem Carcinomkranken euch angesehen und das erfahren? – *Also mit der Natur wird etwas Menschliches verfehlt, und mit der Nicht-Natur wird etwas Menschliches verfehlt.*"[75]

Was hier „Natur" genannt wird, ist keine der Veränderung und der Krise entnommene feststehende Gegebenheit, sondern die verletzliche, aber auch wandelbare Ordnung des – hier: organischen – Lebens. Für dieses Leben gilt:

> „gesund sein heiße nicht normal sein, sondern es heiße: sich in der Zeit verändern, wachsen, reifen, sterben können."[76]

---

[73] Grundfragen medizinischer Anthropologie (1948, GS 7, 273). In: „Euthanasie" und Menschenversuche (1947, GS 7, 124), spricht er provokativ vom „Morden des transzendenten Menschen". Das erklärt sich daraus, dass er in einer transzendenten Verankerung der Lebenswürde einen wichtigen Schutzmechanismus gegen eine Vernichtung lebensunwerten Lebens erblickt (ebd., 100).

[74] Grundfragen medizinischer Anthropologie (1948, GS 7, 273).

[75] Ebd., 274 (Hervorheb. v. H.-M. R.). Der mündliche Vortragsstil ist hier offensichtlich beibehalten.

[76] Ärztliche Fragen (1933, GS 5, 294).

# Literatur

Achilles, P. (2008): Ethos und Pathos. Zum Grundriß der medizinischen Ethik bei Viktor von Weizsäcker, in: Gahl, K. / ders. / Jacobi, R.-M.E. (Hg.): Gegenseitigkeit. Grundfragen medizinischer Ethik, BMA 5, Würzburg, 129–195.

Achilles, P. / Stoffels, H. (2008): Die Dimension des Pathischen im Gesundheitsverständnis Viktor von Weizsäckers, in: Grönemeyer, D. / Kobusch Th. / Schott, H. (Hg.): Gesundheit im Spiegel der Disziplinen, Epochen, Kulturen, Tübingen, 231–247.

An der Heiden, U. (1999): Dynamische Krankheiten: Neue Perspektiven der Medizin, in: K. Mainzer (Hg.): Komplexe Systeme und Nichtlineare Dynamik in Natur und Gesellschaft. Komplexitätsforschung in Deutschland auf dem Weg ins nächste Jahrtausend, Berlin/Heidelberg, 247–263.

Andersen, J. / Honneth, A. (2005): Autonomy, Vulnerability, Recognition, and Justice, in: Christman, J. (Hg.): Autonomy and the Challenges to Liberalism, Cambridge, 127–149.

Antonovsky, A. (1993): Gesundheitsheitsforschung versus Krankheitsforschung, in: Franke, A. / Broda, M. (Hg.): Psychosomatische Gesundheit. Versuch einer Abkehr vom Pathogenesekonzept, Tübingen, 3–14.

Antonovsky, A. (1997): Salutogenese. Zur Entmystifizierung der Gesundheit, hg. v. Franke, A. (engl. Orig.: Unraveling the mystery of health. How people manage stress and stay well, San Francisco 1987), Tübingen.

Baier, H. (1988): Richard Siebeck und Karl Barth – Medizin und Theologie im Gespräch. Die Bedeutung der theologischen Anthropologie in der Medizin Richard Siebecks, FSÖTh 56, Göttingen.

Baier, H. (2016): Begutachtung bei Epilepsie – Update Epileptologie. Die Entwicklung des Krankheitsbegriffs und zur Problematik des Ursachenbegriffs in der Epileptologie, in: Der Medizinische Sachverständige 112, 242–247.

Bailer-Jones, D. / Hartmann, S. (1999): Art. „Modell", in: Enzyklopädie Philosophie, hg. v. Steinkühler, H. J., Bd. 1, Hamburg, 854–859.

Barth, K. (1948): Die kirchliche Dogmatik, Bd. III/2: Die Lehre von der Schöpfung: Das Geschöpf, Zollikon-Zürich.

Barth, K. (1951): Die kirchliche Dogmatik, Bd. III/4: Die Lehre von der Schöpfung: Das Gebot des Schöpfers, Zollikon-Zürich.

Beauchamp, T. L. / Childress, J. F. (2019): Principles of biomedical ethics, 8. Aufl., Oxford.

Becker, P. (1998): Die Salutogenesetheorie von Antonovsky: Eine wirklich neue, empirisch abgesicherte, zukunftsweisende Perspektive?, in: Margraf, J. / Siegrist, J. u. a. (Hg.): Gesundheits- oder Krankheitstheorie? Saluto- versus pathogenetische Ansätze im Gesundheitswesen, Berlin, 13–25.

Becker, P. (2003): Anforderungs-Ressourcen-Modell in der Gesundheitsförderung, in: Bundeszentrale für gesundheitliche Aufklärung (Hg.): Leitbegriffe der Gesundheitsförderung, 4. erw. und überarb. Aufl., Schwabenheim a. d. Selz, 13–15.

Becker, P. (2006): Gesundheit durch Bedürfnisbefriedigung, Göttingen.

Bengel, J. / Strittmatter, R. / Willmann, H. (Hg.) (2002): Was erhält Menschen gesund? Antonovskys Modell der Salutogenese – Diskussionsstand und Stellenwert, eine Expertise im Auftrag der BZgA, 7. Aufl., Köln.

Benzenhöfer, U. (2007): Der Arztphilosoph Viktor von Weizsäcker. Leben und Werk im Überblick, Göttingen.

Benzenhöfer, U. / Hack-Molitor, G. (2017): Die Emigration des Neurologen Kurt Goldstein, Ulm.

Bertalanffy, L. v. (1930/31): Tatsachen und Theorien der Formbildung als Weg zum Lebensproblem, in: Erkenntnis 1, 361–407.

Bertalanffy, L. v. (1953): Biophysik des Fließgleichgewichts. Einführung in die Physik offener Systeme und ihre Anwendung in der Biologie, Braunschweig.

Bertalanffy, L. v. (1968): General System Theory. Foundations, developements, applications, New York.

Birbaumer, N. / Schmidt, R. F. (2010): Biologische Psychologie, 7., überarb. u. erg. Aufl., Heidelberg.

Bircher, J. / Hahn, E. G. (2016): Understanding the nature of health: New perspectives for medicine and public health. Improved wellbeing at lower costs, in: F1000Research 5:167.

Bircher, J. / Kuruvilla, S. (2014): Defining health by adressing individual, social, and enviromental determinants: New opportunities for health care and public health, in: Journal of Public Health Policy 35, 363–386.

Boblest, S. / Müller, Th. / Wunner, G. (2016): Spezielle und allgemeine Relativitätstheorie. Grundlagen, Anwendungen in Astrophysik und Kosmologie sowie relativistische Visualisierung, Berlin/Heidelberg.

Böhme, G. (2003): Leibsein als Aufgabe. Leibphilosophie in pragmatischer Hinsicht, Kusterdingen.

Bonhoeffer, D. (1992): Ethik, hg. v. Tödt, I. / Tödt, H. E. u. a., DBW 6, München.

Boorse, Ch. (1977): Health as a theoretical concept, in: Philosophy of Science 55, 542–573.

Boorse, Ch.(2014): A second rebuttal on health, in: Journal of Medicine and Philosophy 39, 683–724.

Borck, C. (2018): Schiffbruch auf dem Datenozean medizinischer Information. Die Präzisionsmedizin der Zukunft, die Effizienz der modernen Medizin und das vergessene Können Heilkundiger, in: Ringkamp, D. / Wittwer, H. (Hg.): Was ist Medizin? Der Begriff der Medizin und seine ethischen Implikationen, Freiburg i. Br. / München, 57–78.

Bormuth, M. (2008): Karl Jaspers und Viktor von Weizsäcker, in: Gahl, K. / Achilles, P. / Jacobi, R.-M. E. (Hg.): Gegenseitigkeit. Grundfragen medizinischer Ethik, Würzburg, 103–126.

Boss, M. (1971): Grundriss der Medizin. Ansätze zu einer phänomenologischen Physiologie, Psychologie, Pathologie, Therapie und zu einer daseinsgemässen Präventiv-Medizin in der modernen Industrie-Gesellschaft, Bern/Stuttgart/Wien.

Bothe, D. (1991): Neue Deutsche Heilkunde 1933–1945, dargestellt anhand der Zeitschrift „Hippokrates" und der Entwicklung der volksheilkundlichen Laienbewegung, Husum.

Brandom, R. B. (2001): Begründen und Begreifen. Eine Einführung in den Inferentialismus, übers. v. Gilmer, E., Frankfurt a. M.

Brandstädter, J. (2007): Das flexible Selbst. Selbstentwicklung zwischen Zielbindung und Ablösung, Heidelberg.

Bruineberg, J. (2017): Active Inference and the Primacy of the ‚I can', in: Wiese, W. / Metzinger, T. (Hg.): Philosophy and Predictive Processing, Frankfurt a. M., doi: https://doi.org/10.155027/9783958573062, 1–18.

Bruineberg, J. / Kiverstein, J. / Rietveld, E. (2018): The anticipating brain is not a scientist: the free-energy principle from an ecological-enactive perspective, in: Synthese 195, 2417–2444.

Buber, M. (1923/2014): Ich und Du, Erstauflage 1923, 16. Aufl., Gütersloh.

Bumke, O. (1929): Eine Krisis der Medizin, Rede gehalten bei der Übernahme des Rektorats 1928, München.

Buytendijk, F. J. J. (1958): Das Menschliche. Wege zu seinem Verständnis, Stuttgart.

Buytendijk, F. J. J. (1967): Prolegomena einer anthropologischen Physiologie, übers. v. van der Sander, F., Salzburg.

Buytendijk, F. J. J. / Christian, P. (1963): Kybernetik und Gestaltkreis als Erklärungsprinzipien des Verhaltens, in: Der Nervenarzt 34, 97–104.

Canguilhem, G. (1977): Das Normale und das Pathologische, hg. v. Lepenies, W. / Ritter, H., übers. v. Noll, M. / Schubert, R., Frankfurt a. M.

Carrier, M. / Mittelstraß, J. (1989): Geist, Gehirn, Verhalten. Das Leib-Seele-Problem und die Philosophie der Psychologie, Berlin/New York.

Cassirer, E. (1936): Determinismus und Indeterminismus in der neueren Physik

Cassirer, E. (1957): Das Erkenntnisproblem in der Philosophie und der Wissenschaft der neueren Zeit. Bd. 4: Von Hegels Tod bis zur Gegenwart (1832–1932), Stuttgart.

Christian, P. (1952): Das Personverständnis im modernen medizinischen Denken, Tübingen.

Christian, P. (1989): Anthropologische Medizin. Theoretische Pathologie und Klinik psychosomatischer Krankheitsbilder, Berlin/Heidelberg u. a.

Clark, A. (2016): Surfing Uncertainty: Prediction, Action, and the Embodied Mind, Oxford.

Coors, M. (2020): „Müssen alle etwas wollen sollen?!" Ethische Fragen des guten Lebens in der Medizinethik, in: Ethik Med 32, 1–3.

Cramer, W. (1972): Art. „Erleben, Erlebnis", in: HWP 2, 702–711.

Damasio, A. R. (2010): Selbst ist der Mensch. Körper, Geist und Entstehung des menschlichen Bewusstseins, übers. v. Vogel, S., München.

Derwort, A. (1948): Zur Psychophysik der handwerklichen Bewegungen (insbesondere des Hammerschlages) bei Gesunden und Hirngeschädigten, in: Weizsäcker, V. (Hg.), Beiträge aus der Allgemeinen Medizin, Heft 4, Stuttgart.

Dietrich, M. / Brandt, T. (2000): Visuell-vestibuläre und okulomotorische Aktivierungsstudien des menschlichen Kortex (PET und fMRT), in: Klinische Neurophysiologie 31 Sonderheft, S71–S80.

Dörner, K. (2003): Die Gesundheitsfalle. Woran unsere Medizin krankt. Zwölf Thesen zu ihrer Heilung, München.

Driesch, H. (1919): Der Begriff der organischen Form, Berlin.

Dubos, R. (1959): The Mirage of Health, Utopias, Progress and Biological Change, New York.

Dubos, R. (1965): Man Adapting, New Haven.

Düweke, P. (2001): Kleine Geschichte der Hirnforschung, München.

Edelman, G. M. / Gally, J. A. (2001): Degeneracy and complexity in biological systems, in: Proceedings of the National Academy of Science (PNAS) 98, 13763–13768.

Egle, U. T. / Heim, Ch. / Strauß, B. / von Känel, R. (2020): Psychosomatik – neurobiologisch fundiert und evidenzbasiert. Ein Lehr- und Handbuch, Stuttgart.

Emondts, S. (1993): Menschwerden in Beziehung. Eine religionsphilosophische Untersuchung der medizinischen Anthropologie Viktor von Weizsäckers, problemata 131, Stuttgart – Bad Cannstatt.

Engel, G. (1977): The need for a new medical model: a challenge for biomedicine, in: Science 196, 129–136.

Engelhardt, D. (1999a): Krankheit, Schmerz und Lebenskunst. Eine Kulturgeschichte der Körpererfahrung, München.

Engelhardt, K. (1999b): Kranke Medizin. Das Abhandenkommen des Patienten, Münster.

Espinet, D. (2012): Martin Heidegger – Der leibliche Sinn von Sein, in: Alloa, E. / Bedorf, Th. / Grüny, Ch. / Klass, T. N. (Hg.): Leiblichkeit. Geschichte und Aktualität eines Konzepts, Tübingen, 52–67.

Fahrenberg, J. (1979): Das Komplementaritätsprinzip in der psychophysiologischen Forschung und in der psychosomatischen Medizin, in: Zeitschrift für Klinische Psychologie, Psychopathologie und Psychotherapie 27 (1979), 151–167.

Fahrenberg, J. (2013): Zur Kategorienlehre der Psychologie. Komplementaritätsprinzip – Perspektiven und Perspektiven-Wechsel, Freiburg i. Br.

Faltermeier, T. (2005): Gesundheitspsychologie, Grundriss Psychologie Bd. 21, Stuttgart.

Filipp, S.-H. / Aymanns, P. (2010): Kritische Lebensereignisse und Lebenskrisen. Vom Umgang mit den Schattenseiten des Lebens, Stuttgart.

Fingerhut J. / Hufendiek, R. / Wild, M. (Hg.) (2013): Philosophie der Verkörperung. Grundlagentexte zu einer aktuellen Debatte, Frankfurt a. M.

Fischer, J. (2008): Gegenseitigkeit. Die Arzt-Patienten-Beziehung und ihre Bedeutung für die medinische Ethik, in: in: Gahl, K. / Achilles, P. / Jacobi, R.-M.E. (Hg.): Gegenseitigkeit. Grundfragen medizinischer Ethik, BMA 5, Würzburg, 197–214.

Fischer, M. H. / Veits, C. (1928): Über optokinetisch ausgelöste Körperreflexe beim Menschen, in: Pflügers Archiv für die gesamte Physiologie des Menschen und der Tiere 219, 579–587.

Frangi, S. (2012): „Weizsäcker et les autres". Merleau-Ponty lettore del Gestaltkreis, in: Chiasmi International 14, 161–193.

Franke, A. (2010): Modelle von Gesundheit und Krankheit, 2. überarb. und erw. Aufl., Bern.

Frick, E. (2009): Psychosomatische Anthropologie. Ein Lehr- und Arbeitsbuch für Unterricht und Studium, unter Mitarbeit v. Gündel, H., Stuttgart.

Frisch, S. (2014): Das Primat des Lebendigen: Kurt Goldsteins Konzept des Organismus und seine Implikationen für die heutige Neuropsychologie, in: Zeitschrift für Neuropsychologie 25, 153–164.

Friston, K. (2010): The free-energy principle: a unified brain theory?, in: Nature Reviews. Neuroscience 11, 127–138.

Fuchs, Th. (2000): Leib, Raum, Person. Entwurf einer phänomenologischen Anthropologie, Stuttgart.

Fuchs, Th. (2008): Lebenswissenschaften und Lebenswelt, in: ders.: Leib und Lebenswelt. Neue philosophisch-psychiatrische Essays, Kusterdingen, 283–305.

Fuchs, Th. (2015): Zeiterfahrungen in Gesundheit und Krankheit, in: Psychotherapeut 60, 102–109.

Fuchs, Th. (2017a): Das Gehirn – ein Beziehungsorgan. Eine phänomenologisch-ökologische Konzeption, 5., erw. Aufl., Stuttgart.

Fuchs, Th. (2017b): Die polare Struktur der Wahrnehmung, in: Hartung, G. / Herrgen, M. (Hg): Interdisziplinäre Anthropologie, Jahrbuch 4/2016: Wahrnehmung, Wiesbaden, 69–78.

Gadamer, H.-G. (2018): Über die Verborgenheit der Gesundheit, 2. Aufl., Frankfurt a. M.

Gahl, K. (1999): Über die Einheit des Menschen aus ärztlicher Sicht, in: Ethik in der Medizin 11, 2–11.

Gahl, K. (2019): Autonomie und Selbstbestimmung des Kranken, in: ders. (Hg.): Begegnung und Verantwortung. Beiträge zu einer ärztlichen Menschenkunde, Freiburg/München, 148–159.

Gallagher, S. / Allen, M. (2018): Active inference, enactivism and the hermeneutics of social cognition, in: Synthese 195, 2627–2648.

Geiger, K. (2010): „Krise" – zwischen Schlüsselbegriff und Schlagwort. Zum Diskurs über eine „Krise der Medizin" in der Weimarer Republik, in: Medizinhistorisches Journal 45, 368–410.

Geisthövel, A. (2016): Aktenführung und Autorschaft. Ärztliches Schreiben in der Subjektmedizin Viktor von Weizsäckers (1920er bis 1950er Jahre), in: Medizinhistorisches Journal 51, 180–208.

Geisthövel, A. / Hitzer, B. (Hg.) (2019): Auf der Suche nach einer anderen Medizin. Psychosomatik im 20. Jahrhundert, Berlin.

Gethmann, C. F. (1996): Heilen: Können und Wissen. Zu den philosophischen Grundlagen der wissenschaftlichen Medizin, in: J. P. Beckmann (Hg.): Fragen und Probleme der medizinischen Ethik, Berlin/New York, 68–93.

Gethmann, C. F. (2005): Zur Amphibolie des Krankheitsbegriffs, in: Gethmann-Siefert, A. / Gahl, K. / Henckel, U. (Hg.): Wissen und Verantwortung, FS J. P. Beckmann, Bd. 2: Studien zur medizinischen Ethik, Freiburg/München, 105–114.

Gethmann, C. F. / Gerok, W. u. a. (2004): Gesundheit nach Maß? Eine transdisziplinäre Studie zu den Grundlagen eines dauerhaften Gesundheitssystems, Berlin.

Göckenjan, G. (2000): Das Alter würdigen. Altersbilder und Bedeutungswandel des Alters, Frankfurt a. M.

Goldstein, K. (1924): Über induzierte Tonusveränderungen beim Menschen (sog. Halsreflexe, Labyrinthreflexe usw.), in: Zeitschrift für die gesamte Neurologie und Psychiatrie 89, 383–428.

Goldstein, K. (1931): Über die Plastizität des Organismus auf Grund von Erfahrungen am nervenkranken Menschen, in: Bethe, A. / von Bergmann, G. / Embden, G. / Ellinger, A. (Hg.): Handbuch der normalen und pathologischen Physiologie Bd. XV/2: Correlationen 1/2: Arbeitsphysiologie II: Orientierung, Plastizität, Stimme und Sprache, Berlin, 1131–1174.

Goldstein, K. (2014): Der Aufbau des Organismus. Einführung in die Biologie unter besonderer Berücksichtigung der Erfahrungen am kranken Menschen, Erstaufl. 1934, hg. v. Hoffmann, Th. / Stahnisch, F. W., Paderborn.

Gottschalk-Mazouz, N. (2008): Die Komplexität des Krankheitsbegriffs aus philosophischer Sicht: Theoretische und praktische, naturalistische und normative Aspekte, in: G. Zurhorst/ ders. (Hg.): Krankheit und Gesundheit, Göttingen, 60–120.

Gross, R. / Löffler, M. (1997): Prinzipien der Medizin. Eine Übersicht ihrer Grundlagen und Methoden, Berlin/Heidelberg.

Gugutzer, R. (2012): Die Sakralisierung des Profanen. Der Körperkult als individualisierte Sozialform des Religiösen, in: ders. / Böttcher, M. (Hg.): Körper, Sport und Religion, Wiesbaden, 285–309.

Habermas, J. (2013): Zwischen Naturalismus und Religion. Philosophische Aufsätze, 2. Aufl., Frankfurt a. M.

Hagner, M. (2008): Homo cerebralis. Der Wandel vom Seelenorgan zum Gehirn, Frankfurt a. M.

Hartmann, F. (1990): „Wir grünen für und für und haben tausenderlei Gesundheit" – Modelle von Gesundsein und Kranksein, in: K.-D. Hüllemann (Hg.): Wohin steuert die Medizin, Berlin/ Heidelberg u. a., 118–141.

Harvey, W. (1628): Exercitatio anatomica de motu cordis es sanguinis in animalibus, engl. Übersetzung: Movement of the heart and blood in animals. An anatomical essay (1628), hg. v. Franklin, K. J., Oxford 1957.

Hausman, D. M. (2014): Health and functional efficiency, in: Journal of Medicine and Philosophy 39, 634–647.

Haverkamp, B. / Bovenkerk, B. / Verweij, M. (2018): A practice-oriented review of health concepts, in: Journal of Medicine and Philosophy 43, 381–401.

Heidegger, M. (2001): Sein und Zeit, 18. Aufl., Tübingen.

Heim, E. / Willi, J. u. a. (1986): Psychosoziale Medizin. Gesundheit und Krankheit in bio-psycho-sozialer Sicht, Bd. 2: Klinik und Praxis, Berlin/Heidelberg u. a.

Helmholtz, H. v. (1967): Handbuch der physiologischen Optik mit 213 in den Text gedruckten Holzschnitten und 11 Tafeln, Leipzig.

Helmholtz, H. v. (1878): Die Thatsachen der Wahrnehmung, in: ders., Gesammelte Schriften, hg. v. Brüning, J., Bd. V.2: Vorträge und Reden, Hildesheim/Zürich/New York 2002, 213–247.

Henningsen, P. (2003): Kognitive Neurowissenschaft als „Umgangslehre". Ein aktuelles Erklärungsmodell für die Medizin?, in: R.-M.E. Jacobi/D. Janz (Hg.): Zur Aktualität Viktor von Weizsäckers, BMA 1, Würzburg, 103–125.

Henningsen, P. (2021): Allgemeine Psychosomatische Medizin. Krankheiten des verkörperten Selbst im 21. Jahrhundert, Berlin.

Heuft, G. / Kruse, A. / Radebold, H. (2006): Lehrbuch der Gerontopsychosomatik und Alterspsychotherapie, 2. überarb. Aufl., München.

Hilt, A. (2019): „Die Monaden haben Fenster…". Viktor von Weizsäckers Einführung des Subjekts in die Medizin oder die Frage nach einem Denkstil subjektiver Erfahrung, in: Internationales Jahrbuch für philosophische Anthropologie 8, 109–122.

Hitzer, B. (2019): Krebs oder wie weit reicht die psychosomatische Medizin?, in: Geisthövel, A. / dies. (Hg.), a. a. O., 258-272.

Hoche, H.-U. (2007): ‚Reflexive Monism' versus ‚Complementarism': An analysis and critisism of the conceptual groundwork of Max Velmans's ‚reflexive model' of consciousness, in: Phenomenolgy and the Cognitive Sciences 6 (2007), 389–409.

Holzhey-Kunz, A. (2014): Phänomenologie oder Hermeneutik seelischen Leidens?, in: Fuchs, Th. / Breyer, T. / Micali, S. / Wandruszka, B. (Hg.): Das leidende Subjekt. Phänomenologie als Wissenschaft der Psyche, Freiburg/München, 33–51.

Honneth, A. (1995): Kampf um Anerkennung. Zur sozialen Grammatik sozialer Konflikte, Frankfurt a. M.

Huber, M. / Green, L. W. / van der Horst, E. (2011): How should we define health?, in: British Medical Journal 26 (343); d4163.

Hucklenbroich, P. (2012): Die Wissenschaftstheorie des Krankheitsbegriffs, in: Schramme, Th. (2012), 135–158.

Hucklenbroich, P. / Buyx, A. (Hg.) (2013): Wissenschaftstheoretische Aspekte des Krankheitsbegriffs, Münster.

Hurrelmann, K. (2006): Gesundheitssoziologie. Eine Einführung in sozialwissenschaftliche Theorien von Krankheitsprävention und Gesundheitsförderung, 6., völlig neu überarb. Aufl., Weinheim/München.

Hurley, S. (2001): Perspection and Action: Alternative Views, in: Synthese 129, 3–40.

Husserl, E. (1984): Logische Untersuchungen, Bd. 2: Untersuchungen zur Phänomenologie und Theorie der Erkenntnis, 1. Teil, Hua XIX/1, Erstausg. 1901, Den Haag.

Husserl, E. (1991): Ideen zu einer reinen Phänomenologie und phänomenologischen Philosophie, Bd. 2, Hua IV, Nachdr. von 1952, Erstausg. 1913, Dordrecht/Boston.

Husserl, E. (1995): Die Krisis der europäischen Wissenschaften und die transzendentale Phänomenologie. Eine Einleitung in die phänomenologische Philosophie, hg. u. eingeleitet v. Ströker, E., 3. Aufl., Hamburg.

Jacobi, R.-M. E. (2001): Gegenseitigkeit und Verantwortung. Viktor von Weizsäckers Beitrag zur medizinischen Ethik, in: Frewer, A. / Neumann, J. N. (Hg.): Medizingeschichte und Medizinethik. Kontroversen und Begründungsansätze 1900–1950, Frankfurt a. M., 276–310.

Jacobi, R.-M. E. (2008a): Der Tod im Leben. Zum Ethos der Geschichtlichkeit in der pathischen Anthropologie Viktor von Weizsäckers, in: Gahl, K. / Achilles, P. / ders. (Hg.): Gegenseitigkeit. Grundfragen medizinischer Ethik, Beiträge zur Medizinischen Anthropologie 5, Würzburg, 277–313.

Jacobi, R.-M. E. (2008b): Gegenseitigkeit und Normativität. Eine problemgeschichtliche Skizze zu den Grundfragen medizinischer Ethik, in: Gahl, K. / Achilles, P. / ders. (Hg.): Gegenseitigkeit, a. a. O., 461–492.

Jacobi, R.-M. E. (2014) Bipersonalität – eine „Umgestaltung der Metaphysik"? Paul Christian und Viktor von Weizsäcker, in: Eich, W. / Jacobi, R.-M.E. (Hrsg.): Bipersonalität, Psychophysiologie und anthropologische Medizin. Paul Christian zum 100. Geburtstag. Würzburg, 161–200.

Jacobi, R.-M. E. (2017): Die Einheit von Wahrnehmen und Bewegen bei Viktor von Weizsäcker. Anmerkungen zur Ideengeschichte der Philosophie der Verkörperung, in: Etzelmüller, G. / Fuchs, Th. / Tewes, Ch. (Hg.): Verkörperung – eine neue interdisziplinäre Anthropologie, Berlin, 161–190.

Jaspers, K. (1948): Allgemeine Psychopathologie, 5. Aufl., Berlin/Heidelberg.

Jaspers, K. (1958): Arzt und Patient (1953), in: ders., Philosophie und Welt. Reden und Aufsätze, München, 184–207.

Jochmaring, J. (2019): Im gläsernen Gehäuse. Zur Medialität der Umwelt bei Uexküll und Merleau-Ponty, in: Bartz, Ch. / Kaerlein, T. /Miggelbrink, M. u. a. (Hg.): Gehäuse: Mediale Einkapselungen, Paderborn, 253–270.

Joraschky, P. / Pöhlmann, K. (2018): Körpererleben, in: Köhle, K. / Herzog, W. et al. (Hg.): Uexküll. Psychosomatische Medizin, a. a. O., 157–167.

Kamlah, W. (1972): Philosophische Anthropologie. Sprachkritische Grundlegung und Ethik, Zürich.

Kipke, R. (2013): Das ‚gute Leben‘ in der Bioethik, in: Ethik Med 25, 115–128.

Klärner, H. (2003): Der Schluß auf die beste Erklärung, Berlin/New York.

Knipper, M. (2007): Medizin zwischen Wissenschaft und Heilkunst? Der Gießener Internist und Medizinhistoriker Georg G. Honigmann (1863–1930) und die „Krise der Medizin" zur Zeit der Weimarer Republik, in: Enke, U. (Hg.): Die Medizinische Fakultät der Universität Gießen: Institutionen, Akteure und Ereignisse von der Gründung 1607 bis ins 20. Jahrhundert, Stuttgart, 369–394.

Kovács, J. (1989): Concepts of health and disease, in: The Journal of Medicine and Philosophy 14, 261–267.

Köhle, K. (2016): Sprechen mit unheilbar Kranken, in: ders. / Herzog, W. / Joraschky, P. et al. (Hg.): Uexküll. Psychosomatische Medizin, a. a. O., 305–323.

Köhle, K. / Herzog, W. / Joraschky, P. u. a. (Hg.) (2018): Uexküll. Psychosomatische Medizin. Theoretische Modelle und klinische Praxis, 8. Aufl., München 2016 (Studienausgabe 2018).

Köhler, W. (1920): Die physischen Gestalten in Ruhe und im stationären Zustand. Eine naturphilosophische Untersuchung, Braunschweig.

Krehl, L. von (1926): Ueber Standpunkte in der inneren Medizin, in: Münchener Medizinische Wochenschrift 73, 1547–1552.

Kreß, H. (2009): Medizinische Ethik. Gesundheitsschutz – Selbstbestimmungsrechte – heutige Wertkonflikte, 2., vollst. überarb. und erw. Aufl., Stuttgart.

Kruse, A. (2005): Selbstständigkeit, bewusst angenommene Abhängigkeit, Selbstverantwortung und Mitverantwortung als zentrale Kategorien einer ethischen Betrachtung des Alterns, in: Zeitschrift für Gerontologie und Geriatrie 38, 272–287.

Küchenhoff, J. / Agarwalla, P. (2013): Körperbild und Persönlichkeit. Die klinische Evaluation des Körpererlebens mit der Körperbild-Liste, 2. Aufl., Berlin/Heidelberg.

Kuhlmann, A. (2011): Krankheit und Freiheit. Überlegungen zu einer Ethik der Lebensführung, in: ders.: An den Grenzen unserer Lebensform. Texte zur Bioethik und Anthropologie, Frankfurt a. M., 125–141.

Landmann, E. (1923): Die Transzendenz des Erkennens, Berlin.

Langer, D. (1964): Kybernetische Verhaltensmodelle und der „Gestaltkreis", zugleich eine Stellungnahme zu der Arbeit von F. J. J. Buytendijk und P. Christian P., in: Der Nervenarzt 35, 113–120.

Lanzerath, D. (1998): Art. „Krankheit", in: Lexikon der Bioethik, hg. v. Korff, W. / Beck, L. / Mikat, P., Gütersloh, Bd. 2, 478–485.

Lanzerath, D. (2000): Krankheit und ärztliches Handeln. Zur Funktion des Krankheitsbegriffs in der medizinischen Ethik, Freiburg/München.

Lembeck, K.-H. (2010): Philosophie als Zumutung? Ihre Rolle im Kanon der Wissenschaften, Würzburg.

List, M. / Lämmerzahl, C. (2021): Das Äquivalenzprinzip. Grundlagen, Tests und neueste Messungen, Wiesbaden.

Lohff, B. (2005): Art. Vitalismus, in: Gerabek, W. E. / Haage, B. D. / Keil, G. u. a. (Hg.): Enzyklopädie Medizingeschichte, Berlin/New York, 1449–1451.

Luhmann, N. (1999): Funktion der Religion, 5. Aufl., Frankfurt a. M.

Lutz, R. / Mark, N. (Hg.) (1995): Wie gesund sind Kranke? Zur seelischen Gesundheit psychisch Kranker, Göttingen.

Lyre, H. (2017): Philosophie der Neurowissenschaften, in: Lohse, S. / Reydon, Th. (Hg.): Grundriss Wissenschaftsphilosophie: Die Philosophien der Einzelwissenschaften, Hamburg, 319–353.

Lyre, H. (2018): Medizin als Wissenschaft – eine wissenschaftstheoretische Analyse, in: Ringkamp, D. / Wittwer, H. (Hg.), a. a. O., 143–166.

Marcel. G. (1954): Sein und Haben. Übersetzung und Nachwort v. Behler, E., Paderborn.

Marcel. G. (1986): Leibliche Begegnung. Notizen aus einem gemeinsamen Gedankengang, in: Petzold, H. (Hg.): Leiblichkeit. Philosophische, gesellschaftliche und therapeutische Perspektiven, Paderborn, 15–46.

Marion, J.-L. (2012): Der Leib oder die Gegebenheit des Selbst (Übersetzung des Kap. „La chair ou la donation du soi", in: ders.: De surcroît. Études sur les phénomènes saturés, Paris 2000), in: Staudigl, M. (Hg.): Gelebter Leib – verkörpertes Leben. Neue Beiträge zur Phänomenologie der Leiblichkeit, Würzburg, 21–41.

McDowell, J. (2002): Zwei Arten von Naturalismus, in ders.: Wert und Wirklichkeit. Aufsätze zur Moralphilosophie, mit einer Einl. v. Honneth, A. / Seel, M., übers. v. Schulte, J., Frankfurt a. M., 30-73.

McMillan, J. (2006): Identity, self, and dementia, in: Hughes, J. C. / Louw, S. J. / Sabat, S. R. (Hg.): Dementia, mind, meaning and the person, Oxford, 63–70.

Merleau-Ponty, M. (1966): Phänomenologie der Wahrnehmung, übers. v. Boehm, R., Berlin (frz. Originalausg. 1945).

Merleau-Ponty, M. (1976): Die Struktur des Verhaltens, übers. u. eingeführt v. Waldenfels, B., Berlin/New York (frz. Originalausg. 1942).

Metzger, N. (2019): Eine Antwort auf die „Krise der Medizin"? Die Moderne Konstitutionslehre im Krisendiskurs 1925–1933, in: Gesnerus 76, 58–89.

Mitscherlich, A. (1990): Krankheit als Konflikt. Studien zur psychosomatischen Medizin 1, 13. Aufl., Frankfurt a. M.

Moos, Th. (2016): Wollen machen. Die Rolle von Klinikseelsorgenden in Praktiken des Willens, in: Moos, Th. / Rehmann-Sutter, Ch. / Schües, Ch. (Hg.): Randzonen des Willens. Anthropologische und ethische Probleme von Entscheidungen in Grenzsituationen, Praktische Philosophie kontrovers Bd. 6, Frankfurt a. M., 189–214.

Moos, Th. (2018): Krankheitserfahrung und Religion, Tübingen.

Mordacci, R. (1995): Health as an analogical concept, in: The Journal of Medicine and Philosophy 20, 475–497.

Morrison, M. / Morgan, M. (Hg.) (1999): Models as Mediators: Perspectives on Natural and Social Science, Ideas in Context, Bd. 52, Cambridge.

Müller, I. W. (1996): Das mechanistische Körpermodell in der Praxis. Die „Fundamenta" des F. Hoffmann, in: Schott, H. (Hg.): Meilensteine der Medizin, Dortmund, 227–233.

Müller, I. (2008): Gesundheit in der Deutung Hildegards von Bingen (1098–1179), in: Grönemeyer, D. / Kobusch Th. / Schott, H. (Hg.): Gesundheit im Spiegel der Disziplinen, Epochen, Kulturen, Tübingen, 369–386.

Murphy, E. (1978): The Logic of Medicine, 2. Aufl., Baltimore/London.

Neumann, J. (1987): Wahrnehmung und Kausalität in den Schriften der Sinnesphysiologen Hermann von Helmholtz, Johannes v. Kries und Viktor von Weizsäcker, in: Gesnerus 44, 235–252.

Neumann, J. (2008): Viktor von Weizsäcker im Kontext medizinischer Theorieansätze zur Zeit der Weimarer Republik, in: Gahl, K. / Achilles, P. / R.-M. E. (Hg.): Gegenseitigkeit. Grundfragen medizinischer Ethik, Beiträge zur Medizinischen Anthropologie 5, Würzburg, 87–102.

Nikolova, N. / Waade, P. / Friston, K.J. / Allen, M. (2021 online): What Might Interoceptive Inference Reveal about Conciousness?, in: Review of Philosophy and Psychology, 1–18 (im Erscheinen), https://doi.org/10.1007/s13164-021-00580-3.

Noë, A. (2005): Action in perception, Cambridge/Mass.

Noppeney, U. (2000): Abstrakte Haltung: Kurt Goldstein im Spannungsfeld von Neurologie, Psychologie und Philosophie, Würzburg.

Noppeney, U. / Friston, K. J. / Price, C. J. (2004): Degenerate neuronal systems sustaining cognitive funktions, in: Journal of Anatomy 205, 433–442.

Nordenfelt, L. (1993): Concepts of health and their consequences for health care, in: Theoretical Medicine 14, 277–285.

Nordenfelt, L. (2007): The concepts of health and illness revisited, in: Medicine, Health Care and Philosophy 10, 5–10.

Nordenfelt, L. (2013): Ill Health or Illness: A reply to Hofmann, in: Health Care Anal 21, 298–305.

Nunner-Winkler, G. (1997): Saure Trauben fürs Alter. Zur Kritik am Zwei-Prozeß-Modell der Bewältigung, in: Tesch-Römer, C. / Salewski, Ch. / Schwarz, G. (Hg.): Psychologie der Bewältigung, Weinheim, 134–151.

Olbrich, E. (1997): Die Grenzen des Coping, in: Tesch-Römer, C. / Salewski, Ch. / Schwarz, G. (Hg.): Psychologie der Bewältigung, Weinheim, 230–246.

Otte, M. (1999): Art. „Komplementarität", in: Sandkühler, H. J. (Hg.): Enzyklopädie Philosophie, Bd. 1, Hamburg, 713–714.

Overgaard, M. / Gallagher, S. / Ramsøy, T. Z. (2008): An Integration of First-Person Methodologies in Cognitive Science, in: Journal of Consciousness Studies 15, 100–120.

Pannenberg, W. (1983): Anthropologie in theologischer Perspektive, Göttingen.

Pascal, B. (1963): Œuvres complètes, hg. v. Lafuma, L., Paris.

Pellegrino, E. D. (2001): The Internal Morality of Clinical Medicine: A Paradigm for the Ethics of Helping and Healing Professions, in: Journal of Medicine and Philosophy 26, 559–579.

Peirce, Ch. S. (1991): Schriften zu Pragmatismus und Pragmatizismus, übers. v. Wartenberg, G., hg. v. Apel, K.-O., Frankfurt.

Piekarski, M. (2017): Commentary: Brain, Mind, World: Predictive Coding, Neo-Kantianism, and Transcendental Idealism, in: Frontiers in Psychology, Art. 2077, 1–3.

Plessner, H. (1975): Die Stufen des Organischen und der Mensch. Einleitung in die philosophische Anthropologie, Berlin/New York.

Plessner, H. (1976): Homo absconditus, in: ders., Die Frage nach der Conditio humana. Aufsätze zur philosophischen Anthropologie, Frankfurt a. M., 138–150.

Plügge, H. (1962): Wohlbefinden und Missbefinden. Beiträge zu einer medizinischen Anthropologie, Tübingen.

Plügge, H. (1967): Der Mensch und sein Leib, Forschungen zur Pädagogik und Anthropologie 9, Tübingen.

Pongratz, L. J. (1984): Problemgeschichte der Psychologie, 2. durchges. u. überarb. Aufl., München.

Rasini, V. (2008): Theorien der organischen Realität und Subjektivität bei Helmuth Plessner und Viktor von Weizsäcker, übers. v. Uhlmann, R. u. Cafaggi, A., Würzburg.

Rehbock, Th. (2002): Autonomie – Fürsorge – Paternalismus. Zur Kritik (medizin-)ethischer Grundbegriffe, in: Ethik Med 14, 131–150.

Reuster, Th. (1990): Viktor von Weizsäckers Rezeption der Psychoanalyse, Stuttgart-Bad Cannstatt.

Ricœur, P. (1996): Das Selbst als ein Anderer, übers. v. Greisch, J., München.

Rieger, H.-M. (2008): Gesundheit als Kraft zum Menschsein. Karl Barths Ausführungen zur Gesundheit als Anstoß für gesundheitstheoretische und medizinethische Überlegungen, in: ZEE 52, 183–199.

Rieger, H.-M. (2013): Gesundheit. Erkundungen zu einem menschenangemessenen Konzept, ThLZ.F 29, Leipzig.

Rieger, H.-M. (2018): Selbstbestimmung in der gerontologischen Ethik. Ein ethischer Orientierungsbegriff auf dem Prüfstand, in: Käfer, A. / Theißen, H. (Hg.): In verantwortlichen Händen. Unmündigkeit als Herausforderung für Gerechtigkeitsethik, VWGTh 55, Leipzig, 219–235.

Rieger, H.-M. (2019): Leiblichkeit in theologischer Perspektive, Stuttgart.

Rimpau, W. (2009): Die Krise der Neurologie in erkenntnistheoretischer Weise. Die Kontroverse zwischen Viktor von Weizsäcker, Kurt Goldstein und Otfried Foerster zum Lokalisationsprinzip 1930, in: Nervenarzt 80, 970–974.

Rinofner-Kreidl, S. (2005): Phänomenologie und Medizin. Entwurf eines Forschungsprogramms, in: Phänomenologische Forschungen, hg. v. Lembeck, K.-H. / Mertens, K. / Orth, W., 285–307.

Ringkamp, D. / Wittwer, H. (Hg.) (2018): Was ist Medizin? Der Begriff der Medizin und seine ethischen Implikationen, Freiburg/München.

Roelcke, V. (2016): „Krise der Medizin" – Modelle der Reform. Zur Frühgeschichte von Psychotherapie und Sozialwissenschaften in der Medizin, in: Psychotherapeut 61, 237–241.

Rombach, H. (1981): Substanz, System, Struktur, Bd. II: Die Ontologie des Funktionalismus und der philosophische Hintergrund der modernen Wissenschaft, 2. Aufl., Freiburg i. Br. / München.

Roth, G. / Heinz, A. / Walter, H. (2020): Psychoneurowissenschaften, Berlin.

Rothermund, K. / Dillmann, U. / Brandtstädter, J. (1994): Belastende Lebenssituationen im mittleren und höheren Erwachsenenalter: Zur differentiellen Wirksamkeit assimilativer und akkommodativer Bewältigung, in: Zeitschrift für Gesundheitspsychologie 2, 245–268.

Rothschuh, K. E. (1965): Prinzipien der Medizin. Ein Wegweiser durch die Medizin, München/Berlin.

Rudolf, G. / Henningsen, P. (2017): Psychotherapeutische Medizin und Psychosomatik. Ein einführendes Lehrbuch auf psychodynamischer Grundlage, 8., unveränderte Aufl., Stuttgart/New York.

Rüegger, H. (2013): Würde und Autonomie im Alter. Ethische Herausforderungen in der Pflege und Betreuung alter Menschen, hg. v. Curaviva Schweiz, Bern.

Sacks, O. (2021): Der Mann, der seine Frau mit einem Hut verwechselte, dt. v. Gunsteren, D., 43. Aufl., Reinbek b. Hamburg.

Sauerbruch, F. (1926): Heilkunst und Naturwissenschaft, in: Die Naturwissenschaften 48/49, 1081–1090 (Nachdruck eines Vortrages auf der 89. Naturforscherversammlung 1926 in Düsseldorf).

Scheler, M. (1976): Der Mensch im Weltalter des Ausgleichs, in: ders.: Späte Schriften, GW 9, hg. v. Frings, M. S., 145–170.

Scheler, M. (2000): Der Formalismus in der Ethik und die materiale Wertethik. Neuer Versuch der Grundlegung eines ethischen Personalismus, GW 2, hg. v. Frings, M. S., 7. Aufl., Bonn.

Scherer, H. (1992): Das Gleichgewicht II: Erkrankungen, Kinetosen, Differentialdiagnose, Therapie, Berlin/Heidelberg.

Schipperges, H. (2004): Hildegard von Bingen, 5. Aufl., München.

Schmieg, G. (2017): Die Systematik der Umwelt: Leben, Reiz und Reaktion bei Uexküll und Plessner, in: Ebke, Th. / Zanfi, C. (Hg.): Das *Leben* im Menschen oder der *Mensch* im Leben? Deutsch-Französische Genealogien zwischen Anthropologie und Anti-Humanismus, Potsdam, 355–368.

Schockenhoff, E. (1993): Ethik des Lebens. Ein theologischer Grundriß, Mainz.

Schramme, Th. (Hg.) (2012): Krankheitstheorien, Berlin.

Schramme, Th. (2012a): Einleitung: Die Begriffe „Gesundheit" und „Krankheit" in der philosophischen Diskussion, in: Schramme (2012), 9–37.

Schramme, Th. (2013): Benötigen wir mehrere Krankheitsbegriffe?, in: Hucklenbroich, P. / Buyx, A. (Hg.): Wissenschaftstheoretische Aspekte des Krankheitsbegriffs, Münster, 85–210.

Schubert, Ch. (2011): Soziopsychoneuroimmunologie – Integration von Dynamik und subjektiver Bedeutung in die Psychoneuroimmunologie, in: ders. (Hg.): Psychoneuroimmunologie und Psychotherapie, Stuttgart.

Schubert, Ch. Psychoimmunologie, in: Egle, U. T. / Heim, Ch. / Strauß, B. / von Känel, R. (2020): Psychosomatik – neurobiologisch fundiert und evidenzbasiert, a. a. O., 105–121.

Schumpelick, V. / Vogel, B. (Hg.) (2011): Medizin nach Maß. Individualisierte Medizin – Wunsch und Wirklichkeit, hg. v. Konrad-Adenauer-Stiftung, Freiburg i. Br.

Schulz, W. (1993): Philosophie in der veränderten Welt, 6. Aufl., Stuttgart.

Schwarz, O. (1923): Die Sinnfindung als Kategorie ärztlichen Denkens, in: Klinische Wochenschrift 2, 1129–1132.

Schwarz, O.(1929): Medizinische Anthropologie. Eine wissenschaftliche Grundlegung der Medizin, Leipzig.

Schwarz, O. (2004): Überlegungen zum Begriff der Selbstbestimmung, in: Szaif, J. / Lutz-Bachmann, M. (Hg.): Was ist das für den Menschen Gute? Menschliche Natur und Güterlehre, Berlin/New York, 293–306.

Seel, M. (1995): Versuch über die Formen des Glücks. Studien zur Ethik, Frankfurt a. M.

Seth, A. K. / Tsakiris (2018): Being a Beast Machine: The Somatic Basis of Selfhood, in: Trends in Cognitive Sciences 22, 969–981.

Shapiro, L. A. (2004): The mind incarnate, Cambridge/Mass.

Siebeck, R. (1953): Medizin in Bewegung. Klinische Erkenntnisse und ärztliche Aufgabe, 2., verbesserte Aufl., Stuttgart.

Siebeck, R. (1956): Die Einheit von Leib und Seele in der theologischen Anthropologie und in der anthropologischen Medizin, in: Vogel, P. (Hg.): Viktor von Weizsäcker. Arzt im Irrsal der Zeit, FS zum 70. Geburtstag, Göttingen, 54–65.

Sousa, R. (2016): Die Rationalität des Gefühls, übers. v. Pape, H., 2. Aufl., Frankfurt a. M.

Staudinger, U. (1997): Grenzen der Bewältigung und ihre Überschreitung: Vom Entweder-Oder zum Sowohl-als-Auch und weiter, in: Tesch-Römer, C. / Salewski, Ch. / Schwarz, G. (Hg.): Psychologie der Bewältigung, Weinheim, 247–260.

Strupp, M. / Hüfner, K. / Sandmann, R. / Zwergal, A. / Dieterich, M. / Jahn, K. / Brandt, T. (2011): Zentrale Augenbewegungsstörungen und Nystagmus. Blick in Hirnstamm und Kleinhirn, in: Deutsches Ärzteblatt 108, 197–204.

Swanson, L. R. (2016): The Predictive Processing Paradigm Has Roots in Kant, in: Frontiers in Systems Neuroscience 10, Art. 79, 1–13.

Swash, M. (2005): John Hughlings Jackson (1835–1911), in: Journal of Neurology 252, 745 f.

Tanner, J. (2019): Die kontroverse Karriere der Kybernetik, in: Geisthövel, A. / Hirzer, B. (Hg.): Auf der Suche nach einer anderen Medizin. Psychosomatik im 20. Jahrhundert, Berlin, 273–288.

Tengland, P.-A. (2007): A two-dimensional theory of health, in: Theoretical Medicine and Bioethics 28, 257–284.

Tengland, P.-A. (2020): Health and capabilities: a conceptual clarification, in: Medicine, Health Care and Philosophy 23, 25–33.

Tetens, H. (2001): Art. „Ursache/Wirkung", in: HWPh, Bd. 11, Basel, 377–412.

Thompson, E. (2004): Life and mind: From autopoiesis to neurophenomenology. A tribute to Francisco Varela, in: Phenomenology and Cognitive Sciences 3, 381–398.

Thompson, E. (2007): Mind in life. Biology, phenomenology, and the sciences of mind, Cambridge MA.

Tillich, P. (1987): Systematische Theologie, Bd. 3, Nachdruck der 4. Aufl., Berlin/New York.

Toepfer, G. (2011): Historisches Wörterbuch der Biologie. Geschichte und Theorie biologischer Grundbegriffe, Bd. 1: Analogie – Ganzheit, Stuttgart/Weimar.

Toepfer, G. (2017): Biologie und Anthropologie der Wahrnehmung: Kopplung und Entkopplung von Organismus und Umwelt, in: Hartung, G. / Herrgen, M. (Hg.): Interdisziplinäre Anthropologie, Jahrbuch 4/2016: Wahrnehmung, Wiesbaden, 3–49.

Töpfer, F. (2007): Das Leib-Seele-Problem in der phänomenologischen Psychiatrie und die Grenze existenzialer Anthropologie, in: Nielsen, C. / Steinmann, M. / ders. (Hg.): Das Leib-Seele-Problem und die Phänomenologie, Würzburg, 211–235.

Tress, W. / Junkert-Tress, B. (2002): Erkenntnistheoretische Grundlagen und Probleme der Psychotherapeutischen Medizin, in: Ahrens, S. / Schneider, W. (Hg.): Lehrbuch der Psychotherapie und Psychosomatischen Medizin, 2. erw. Aufl., Stuttgart/New York, 73–76.

Tschacher, W. / Haken, H. (2019): The Process of Psychotherapy: Causation and Chance, Cham.

Tugendhat, E. (1979): Selbstbewußtsein und Selbstbestimmung. Sprachanalytische Interpretationen, Frankfurt a. M.

Uexküll, Th. / Wesiack, W. (1998): Theorie der Humanmedizin, Grundlagen ärztlichen Dankens und Handelns, 3., völlig neu überarb. Aufl., München/Wien/Baltimore.

Uexküll, Th. / Wesiack, W. (2003): Integrierte Medizin als Gesamtkonzept der Heilkunde: ein bio-psycho-soziales Modell, in: Adler, R. H. / Herrmann, J. H. / Köhle, K. et al. (Hg.): Uexküll. Psychosomatische Medizin. Modelle ärztlichen Denkens und Handelns, 6. Aufl., München/Jena, 3–40.

Varela, F. J. (1999): Present-Time Consciousness, in: ders. / Shear, J. (Hg.): The View From Within. First-person approaches to the study of consciousness, Thorverton, 111–140.

Varela, F. / Thompson, E. / Rosch, E. (2013): Enaktivismus – verkörperte Kognition (aus: The Embodied Mind. Cognitive Science and Human Experience, Cambridge/MA, 1993, 147–184), übers. v. Wild, Th., in: Fingerhut J. / Hufendiek, R. / Wild, M. (Hg.), a. a. O., 293–327.

Velmans, M. (2002): How Could Conciousness Experiences Affect Brains?, in: Journal of Consciousness Studies 9, 3–29.

Vogd, W. (2005): Medizinsystem und Gesundheitswissenschaften – Rekonstruktion einer schwierigen Beziehung, in: Soziale Systeme 11, 236–270.

Walach, H. (2020): Psychologie. Wissenschaftstheorie, philosophische Grundlagen und Geschichte. Ein Lehrbuch, 4., aktualisierte Ausg., Stuttgart.

Waldenfels, B. (1994): Die Herkunft der Normen aus der Lebenswelt, in: ders. (Hg.): In den Netzen der Lebenswelt, 2. Aufl., Frankfurt a. M., 129–149.

Waldenfels, B. (2006): Grundmotive einer Phänomenologie des Fremden, Frankfurt a. M.

Waldenfels, B. (2019): Erfahrung, die zur Sprache drängt. Studien zur Psychoanalyse und Psychotherapie aus phänomenologischer Sicht, Berlin.

Walter, H. (2018): Über das Gehirn hinaus. Aktiver Externalismus und die Natur des Mentalen, in: Nervenheilkunde 37, 479–488.

# Weizsäcker

Weizsäcker, C. F. (1956): Gestaltkreis und Komplementarität, in: Vogel, P. (Hg.): Viktor von Weizsäcker. Arzt im Irrsal der Zeit. Eines Freundesgabe zum siebzigsten Geburtstag am 21.4.1956, Göttingen, 21–53.

Weizsäcker, C. F. (1977): Begegnungen in vier Jahrzehnten: Erinnerungen an Martin Heidegger, hg. v. Neske, G., Pfullingen, 239–247.

(1911): Neovitalismus, in: ders., Gesammelte Schriften, hg. v. Achilles, P. / Janz, D. / Schrenk, M. / Weizsäcker, C. F. v., Frankfurt a. M. 1986ff., Bd 2, 211–223 (folgend als GS, Band- und Seitenzahl zitiert).

(1916): Kritischer und spekulativer Naturbegriff, GS 2, 224–250.

(1917): Empirie und Philosophie, GS 2, 251–260.

(1919): Zum Begriff der Krankheit. Besprechung von F. Kraus, Die allgemeine und spezielle Pathologie der Person. Klinische Syzygiologie, GS 1, 481–490.

(1919/20): Am Anfang schuf Gott Himmel und Erde. Grundfragen der Naturphilosophie, GS 2, 263–349

(1920): Wir und der Raum, in: Daimler Werkzeitung 2, 65–72.

(1922): Wissenschaft und Volkshochschule. Offener Brief an den Herausgeber, GS 2, 351–358.

(1923): Einleitung zu Kant: Der Organismus, GS 1, 502–523.

(1923): Über Gesinnungsvitalismus, GS 2, 359–367.

(1923): Das Antilogische, GS 2, 368–394.

(1923): Rezension J. v. Kries: Allgemeine Sinnesphysiologie, GS 3, 663–670.

(1926): Der Arzt und der Kranke, GS 5, 9–26.

(1926): Die Schmerzen, GS 5, 27–47.

(1926): Der neurotische Aufbau bei den Magen- und Darmerkrankungen, GS 6, 15–33.

(1926): Seelenbehandlung und Seelenführung. Nach ihren biologischen und metaphysischen Grundlagen betrachtet, GS 5, 67–141.

(1926): Bilden und Helfen (Hippokrates und Paracelsus), GS 5, 143–160.

(1926): Psychotherapie und Klinik, GS 5, 161–176.

(1926): Einleitung zur Physiologie der Sinne, GS 3, 325–428.

(1927): Über medizinische Anthropologie, GS 5, 177–194.

(1928): Kranker und Arzt, GS 5, 221–244.

(1928): Krankengeschichte, GS 5, 48–66.

(1929): Epileptische Erkrankungen, Organneurosen des Nervensystems und allgemeine Neurosenlehre, GS 6, 35–103.

(1929): Über Rechtsneurosen, GS 8, 7–30.

(1930): Medizin und Seelsorge, GS 5, 245–258.

(1930): Soziale Krankheit und soziale Gesundung, GS 8, 31–95.

(1931): Die Neuroregulationen, in: Verhandlungen der Deutschen Gesellschaft für Innere Medizin 43, 13–24.

(1931): Biologischer Akt, Symptom und Krankheit, GS 4, 7–21.

(1932): Kreislauf und Herzneurose, GS 6, 105–117.

(1933): Der Gestaltkreis, dargestellt als psychophysische Analyse des optischen Drehversuchs, GS 4, 23–61.

(1933): Körpergeschehen und Neurose. Analytische Studien über somatische Symptombildungen, GS 6, 119–238.

(1933): Ärztliche Fragen. Vorlesungen über Allgemeine Therapie, GS 5, 259–342.

(1934): Ärztliche Aufgaben, GS 8, 143–157.

(1934): Wege psychophysischer Forschung, GS 6, 239–251.

(1935): Zum Begriffswandel der Biologie, GS 4, 63–70.

(1935): Studien zur Pathogenese, GS 6, 253–330.

(1937): Entstehung und psychophysische Behandlung von Organneurosen, GS 6, 331–341.

(1939): Individualität und Subjektivität, GS 6, 373–385.

(1939): Die Tätigkeit des Zentralnervensystems, GS 3, 549–576.

(1938–41): Klinische Vorstellungen, GS 3, 7–147.

(1940): Der Gestaltkreis. Theorie der Einheit von Wahrnehmen und Bewegen, GS 4, 77–337.

(1940): Funktionswandel der Sinne, GS 3, 577–593.

(1940): Geleitwort zu K. Hebel: Arbeitstherapeutische Erfahrungen, GS 8, 169–171.

(1941): Vorwort zum Sammelband: Arzt und Kranker I, GS 5, 345f.

(1942): Gestalt und Zeit, GS 4, 339–382.

(1943): Über Psychophysik, GS 4, 445–465.

(1943): Wahrheit und Wahrnehmung, GS 4, 383–403.

(1943): Über das Nervensystem, GS 4, 405–419.

(1943): Arbeitstherapie bei Hirnverletzten, GS 8, 187–221.

(1944): Die Grundlagen der Medizin, GS 7, 7–28.

(1946): Der Begriff des Lebens. Über das Erforschliche und das Unerforschliche (1946), GS 7, 29–40.

(1946): Anonyma, GS 7, 41–89.

(1947a): „Euthanasie" und Menschenversuche, GS 7, 91–134.

(1947): Der Begriff der Allgemeinen Medizin, GS 7, 135–196.

(1947): Fälle und Probleme. Anthropologische Vorlesungen in der Medizinischen Klinik, GS 9, 7–309.

(1947): Die Medizin im Streite der Fakultäten, GS 7, 197–211.

(1947): Über das Wesen des Arzttums, GS 7, 212–220.

(1947): Von den seelischen Ursachen der Krankheit, GS 6, 399–417.

(1948): Über die Hirnverletzten, GS 3, 595–618.

(1948): Zur Frage der „christlichen" Medizin, GS 7, 221–232.

(1948): Der Begriff sittlicher Wissenschaft, GS 7, 233–254.

(1948): Grundfragen medizinischer Anthropologie, GS 7, 255–282.

(1948): Zum Begriffe der Arbeit, GS 8, 222–267.

(1949): An Leib, Seele und Ehre krank: Grundlagen einer neuen Medizin, GS 7, 283–293.

(1949): Der Widerstand bei der Behandlung von Organkranken. Mit Bemerkungen über Werke von Jean-Paul Sartre, GS 6, 427–449.

(1949): Psychosomatische Medizin, GS 6, 451–464.

(1949): Nach Freud, GS 1, 441–450.

(1950): Funktionswandel und Gestaltkreis, GS 3, 619–631.

(1950): Bestimmtheit und Unbestimmtheit in der Medizin, GS 7, 323–333.

(1950): Der kranke Mensch. Eine Einführung in die Medizinische Anthropologie, GS 9, 311–641.

(1950): Zwei Arten des Widerstandes, GS 6, 477–496.

(1951): Begegnungen und Entscheidungen, GS 1, 191–399.

(1951): Medizin und Logik, GS 7, 334–365.

(1952): Über Psychosomatische Medizin, GS 6, 517–521.

(1953): Das Problem des Menschen in der Medizin: „Versuch einer neuen Medizin", GS 7, 366–371.

(1954): Natur und Geist. Erinnerungen eines Arztes, GS 1, 9–190.

(1955): Meines Lebens hauptsächliches Bemühen, GS 7, 372–392.

(1956): Pathosophie, GS 10.

Welsen, P. (2001): Personale Identität als narrative Identität, in: Phänomenologische Forschungen 1/2, 25–40.

Wessel, K.-F. (1999): Gibt es eine anthropologische Orientierung in der Medizin?, in: Dörner, G. / Hüllemann K.-D. u. a. (Hg.): Menschenbilder in der Medizin – Medizin in den Menschenbildern, Berliner Studien zur Wissenschaftsphilosophie und Humanontogenetik 16, Bielefeld, 34–45.

Whitbeck, C. (1981): A theory of health, in: Caplan, A. L. / Engelhardt, T. H. / McCartney, J. (Hg.): Concepts of Health and Disease: Interdisciplinary Perspectives, Reading, 611–626.

Whitbeck, C. (2012): Eine Theorie der Gesundheit, in: Schramme (2012), 205–222.

Wiedebach, H. (2008): Zum Begriff einer „Ärztlichen Vernichtungsordnung". Skizze einer ‚negativen‘ Lehre des Arztes, in: in: Gahl, K. / Achilles, P. / R.-M. E. (Hg.): Gegenseitigkeit. Grundfragen medizinischer Ethik, Beiträge zur Medizinischen Anthropologie 5, Würzburg, 429–442.

Wiedebach, H. (2009): Some aspects of a medical anthropology: pathic existence and causality in Viktor von Weizsäcker, in: History of Psychiatry 20, 360–376.

Wiedebach, H. (2014): Pathische Urteilskraft, Freiburg/München.

Wiehl, R. (1996): Die Verwirklichung des Unmöglichen. Zum Realitätsproblem in der Philosophie Viktor von Weizsäckers, in: Jacobi, R.-M. E. (Hg.): Zwischen Kultur und Natur. Neue Konturen medizinischen Denkens, Selbstorganisation: Jahrbuch für Komplexität in den Natur-, Sozial- und Geisteswissenschaften Bd. 7, Berlin, 71–87.

Wiehl, R. (2012): Die Schmerzen. Paradigma und Methode, in: Jacobi, R.-M. E. (Hg.): Schmerz und Sprache. Zur Medizinischen Anthropologie Viktor von Weizsäckers, Heidelberg, 45–70.

Wieland, W. (1986): Strukturwandel der Medizin und ärztliche Ethik. Philosophische Überlegungen zu Grundfragen einer praktischen Wissenschaft, Heidelberg.

Wiese, W. / Metzinger, T. (2017): Vanilla PP for Philosophers: A Primer on Predictive Processing, in: dies. (Hg.): Philosophy and Predictive Processing, Frankfurt a. M., 1–18.

Winkler, E. (2019): Ethische Überlegungen zur Disease Interception, in: Jessen, F. / Bug, Ch. (Hg.): Disease Interception. Implikationen einer frühen Diagnose und Krankheitsuntersuchung für Medizin und Gesellschaft, in: Schriftenreihe Monitor Versorgungsforschung, Bonn, 27–38.

Wirth, U. (1995): Abduktion und ihre Anwendungen, in: Zeitschrift für Semiotik 17, 405-424.

Wirth, U. (2003): Die Phantasie des Neuen als Abduktion, in: Deutsche Vierteljahrschrift für Literaturwissenschaft und Geistesgeschichte 77, 591–618.

Wittwer, H. (2018): Die Frage nach dem internen Ethos der Medizin und ihre Bedeutung für die Medizinethik, in: Ringkamp, D. / ders. (Hg.): Was ist Medizin? Der Begriff der Medizin und seine ethischen Implikationen, Freiburg/München, 256–279.

Woopen, Ch. (2011): Individualisierte Medizin als zukunftsweisendes Leitbild?, in: Schumpelick, V. / Vogel, B. (Hg.): Medizin nach Maß. Individualisierte Medizin – Wunsch und Wirklichkeit, hg. v. Konrad-Adenauer-Stiftung, Freiburg i. Br., 94–110.

Zurhorst, G. (2008): Die Verortung psychischer Gesundheit und Krankheit im biopsychosozialen Paradigma, in: ders. / Gottschalk-Mazouz, N. (Hg.): Krankheit und Gesundheit, Göttingen, 7–59.

Zybowski, P. (2008): Rezensions- und Rezeptionsgeschichte zu „Der Gestaltkreis. Theorie der Einheit von Wahrnehmen und Bewegen" von Viktor von Weizsäcker, Diss. Berlin.

# Personenverzeichnis

© Der/die Herausgeber bzw. der/die Autor(en), exklusiv lizenziert an Springer-Verlag GmbH, DE, ein Teil von Springer Nature 2023
H.-M. Rieger, *Gesundheit als Wandlungsfähigkeit,*
https://doi.org/10.1007/978-3-662-67122-1

Printed in the United States
by Baker & Taylor Publisher Services